Das große

Farbenbuch

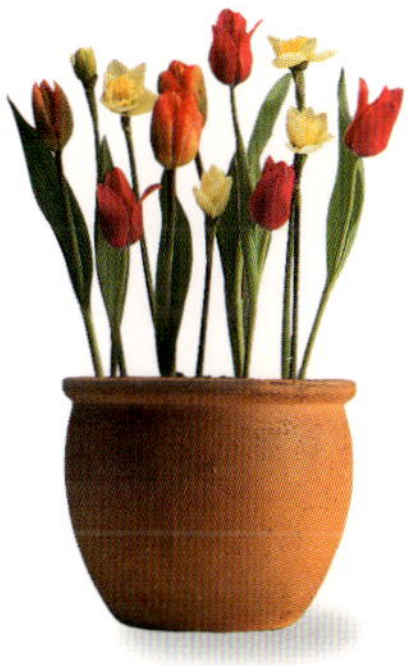

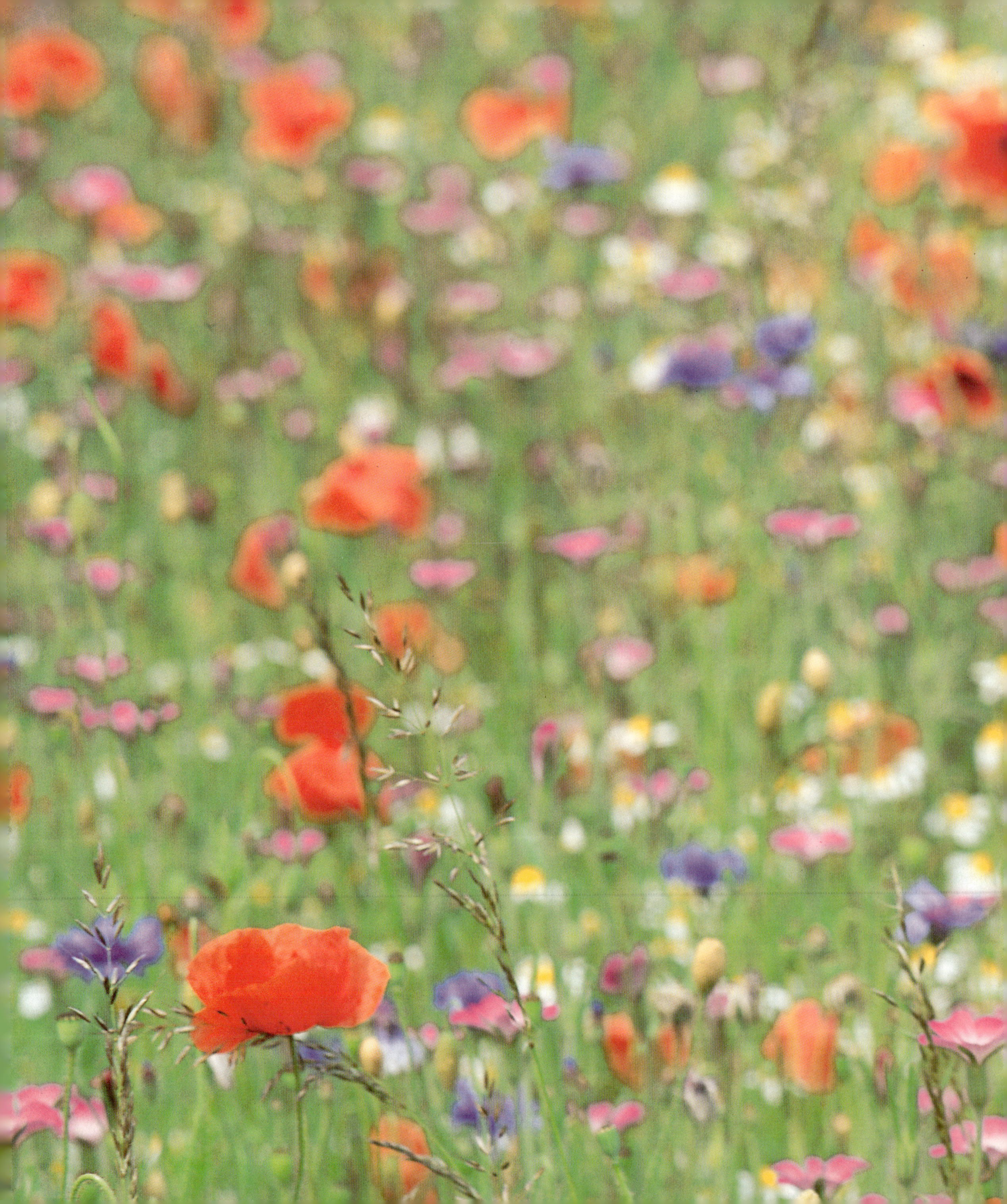

SUZY CHIAZZARI

Das große

Farbenbuch

Heilung mit Farbe · Kleidung und Make-up
Farbe in Raum- und Gartengestaltung
Farben für Persönlichkeit und Seele · Farbdiät

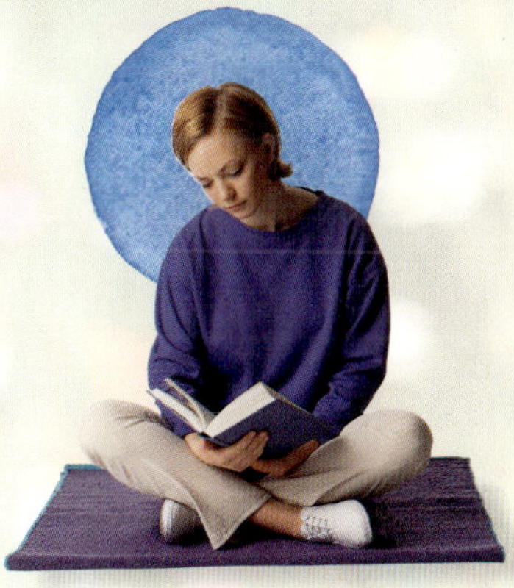

Aus dem Englischen von Rita Höner

ARKANA
Goldmann

Die englische Originalausgabe erschien 1998
unter dem Titel »The Complete Book of Colour«
bei Element Books Limited, Shaftesbury, Dorset, SP7 8BP, England.

Umwelthinweis:
Dieses Buch und der Schutzumschlag
wurden auf chlorfrei gebleichtem Papier gedruckt.
Die Einschrumpffolie (zum Schutz vor Verschmutzung)
ist aus umweltfreundlicher und recyclingfähiger PE-Folie.

1. Auflage

Redaktion: Ralf Lay
Satz: Uhl + Massopust, Aalen
Gedruckt und gebunden in Großbritannien
bei Butler & Tanner Ltd
ISBN 3-442-33625-2

Hinweis

Die Informationen in diesem Buch sind kein Ersatz für ärztliche Empfehlungen. Konsultieren Sie bei Beschwerden immer einen Arzt oder Therapeuten.
Wenn Sie die hier beschriebenen therapeutischen Methoden (professionell) bei anderen Menschen anwenden möchten, beachten Sie die gesetzlichen Bestimmungen zur Ausübung von Heilberufen.

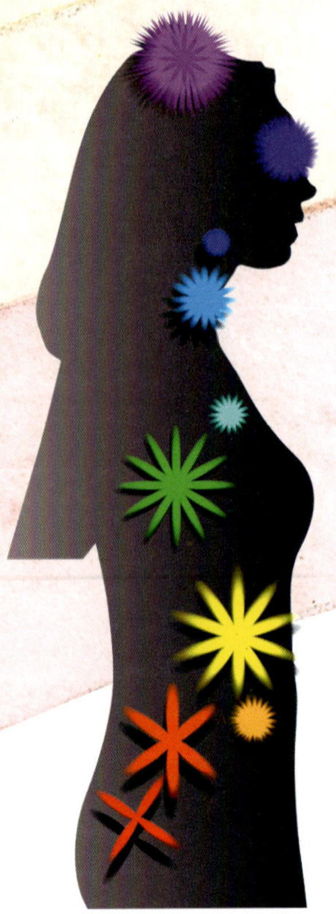

Gewidmet meinem Mann David,
der mich bei meinen vielen Reisen
zum Studium der Farben
immer unterstützt und ermutigt hat.

Danksagungen

Ich danke
Maria Andersson, Michael Attree, Phillip Auchinvole, Patricia Blunt, Gary Brown, Adam Carne, Rukshana Chenoy, Kathleen Cooper, Roger Cooper, Gemma Davis, Kate Davis, Rachel Dyker, Tracy Ejuetami, Angela Enahhoro, Hazel Fairchild, Alexandra Grant, Trevor Gunn, C. Hawes, Pat Infanti, Amanda Jones, Iana Kaskero, Mette Lauritzen, Sarah McGowan, A. Mackay, Oliver Milne, Richard Moss, Elin Osmond, Anna Owen, Jackie Oxley, Joshua Oxley, Bethany Pool, Lauren Pool, Barbara Price, Rebekkah Ryan, Michelle Sawyer, Emma Scott, Francesca Selkirk, Bethany Sword, Lauren Sword, Sheila Sword, Louise Williams
für ihre Hilfe bei den Fotografien.

Visagistin: Tracy Ejuetami

Ich danke
Alexandra Workwear, Brighton; Aura-Soma Colour Therapeutics; Horncastle, Lincolnshire; Bright Ideas, Lewes; C&H Fabrics, Brighton; Evolution, Brighton; Farnworths, Brighton; The Floor, Brighton; Floor and Wall Design, Hawkhurst, Sussex; Just Pine, Hove; Lands' End Direct Merchants, Rutland; The Pier, Abingdon, Oxon; Wendy Rose Ltd, Brighton
für die freundliche Leihgabe der Requisiten

Bildnachweis

AKG: 43 u.

A–Z Botanical: 34 und 35 (Hintergrund), 168 o., 169 l., 170 o., 171 ur., 173 u., 174 ol., 178 o., 227 (runder Hintergrund)

Bridgeman Art Library: 246

Werner Forman Archive: 208 o., 222 u., 238 or.

Garden Picture Library: 168–187 (Detail), 169 r., 170 u., 171 M. ol., M. ul., ul., or., M. or., M. ur., 172 o., 174 ul., or., ur., 175, 176 l., r., 177 l., r., 178 u., 179 r., 180, 181, 207 ur.

Houses & Interiors: 108 o., u., 111 o., 113 o., 114 o., 118, 121, 123 o., 125 o., u., 130 ol., M. o., M. u., ur., 131 M. o., ul., M. u., ur., 135 o., 136, 140 ol., or., 141, 142 o., 146 u., 147 o., u., 148 o., u., 159, 161 o. r., 246

The Hutchison Library: 164 or.

The Image Bank: 12–25 (Detail), 12, 23 o., u., 24, 25 u., 26, 27 und 37 (Hintergrund), 39 ur., 70 ol., 112 o., 131 ol., 139 ol., M. ol., 161 ul., 186 o., 195 r., 196 o., u., 235 o.

Images Colour Library: 2,3 (Hintergrund), 8 und 9 (Detail), 9, 16, 17 ol., 22 ol., 25 o., M., 36 (Hintergrund), 54, 57 o., 68 ol., 82 o., 115 o., 122, 126 o., 130 or., 139 M. or., or., 149 o., 152 ol., 164 ul., 166, 167 (Hintergrund), 171 ol., 173 o., 179 l., 190 l., r., 191, 195 l., 212 o., 214 o., 226 (runder Hintergrund), 234 (Hintergrund), 235 u. (Hintergrund), 246–256 (Detail)

The Interior Archive: 105 u., 106, 107 (Hintergrund), 109, 116 o., u., 119 l., r., 129, 130 ul., 131 or., 132, 133 o., u., 134, 135 u., 143, 146 o., 149 u., 153

NHPA: 22 or., u.

Science Photo Library: 14 l., r., 193 l., 240 M. o., M. r.

Aliki Sapountzi: 165

Winfalcon's Healing Centre: 212 u.

INHALT

TEIL EINS

DAS REICH DER FARBEN

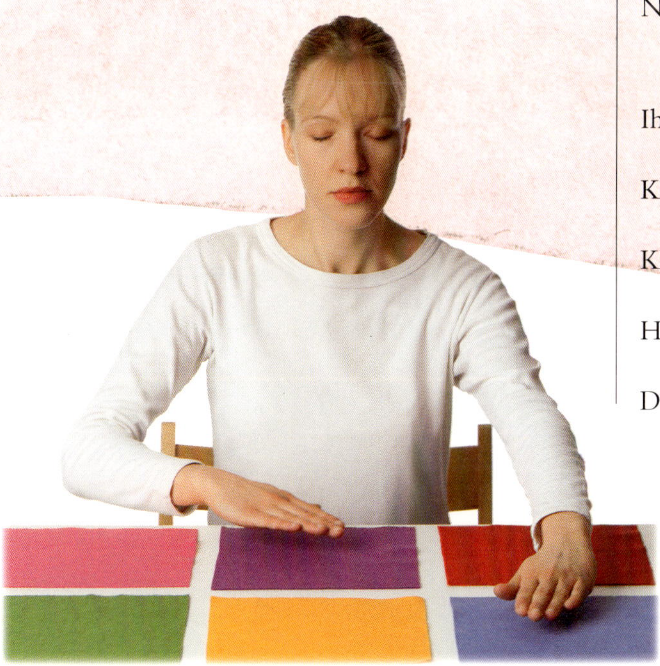

TEIL ZWEI

UNSERE PERSÖNLICHEN FARBEN

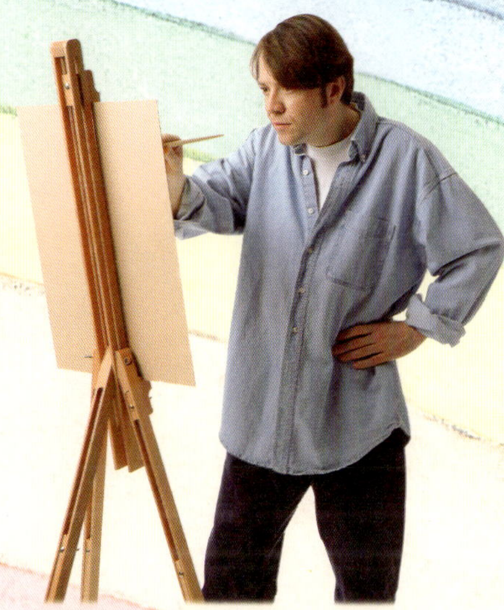

TEIL DREI

FARBEN UND LEBENSMITTEL

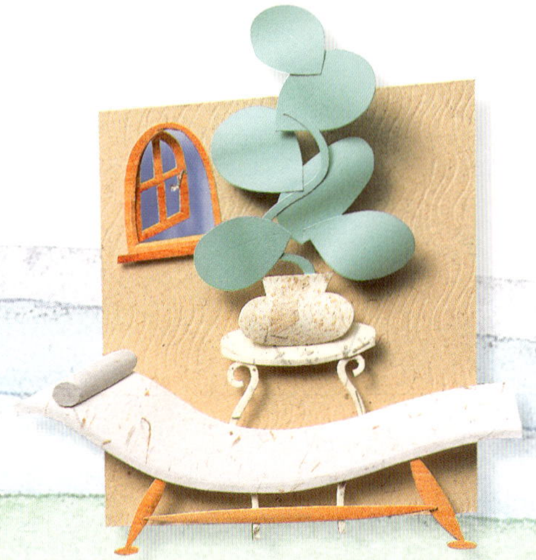

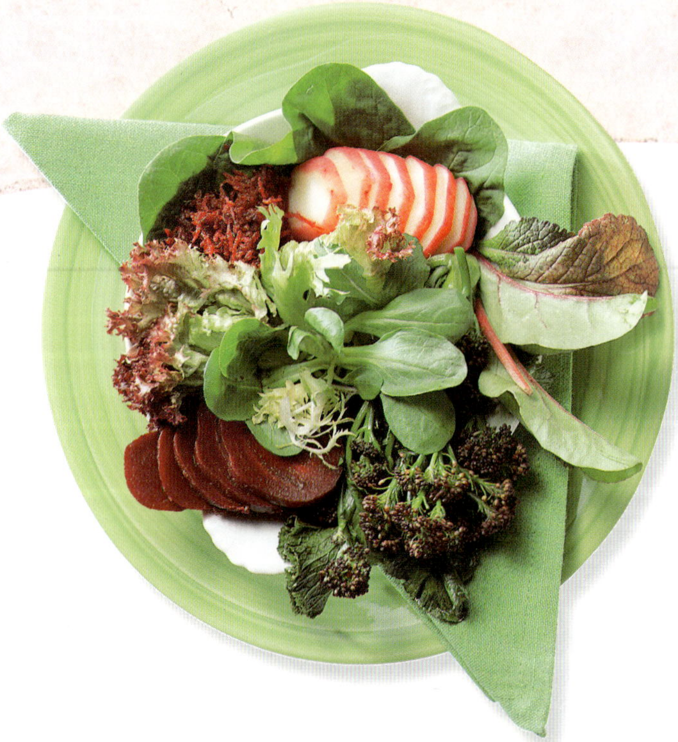

TEIL VIER

FARBEN UND WOHNRAUMGESTALTUNG

TEIL FÜNF

FARBEN IM GARTEN

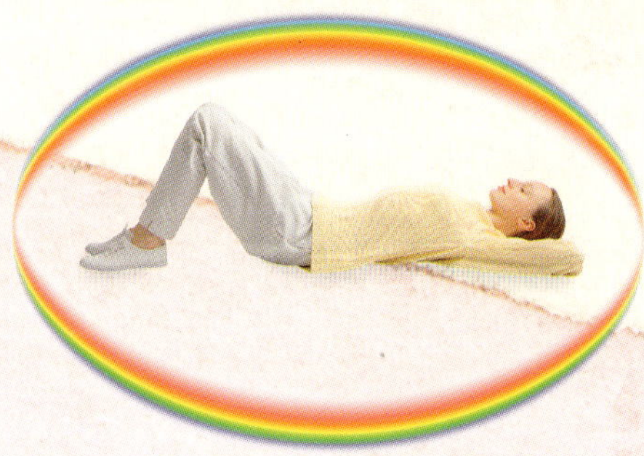

TEIL SECHS

MIT FARBEN HEILEN

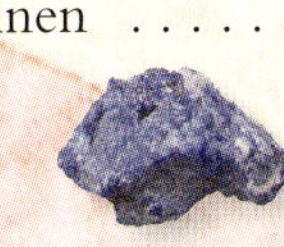

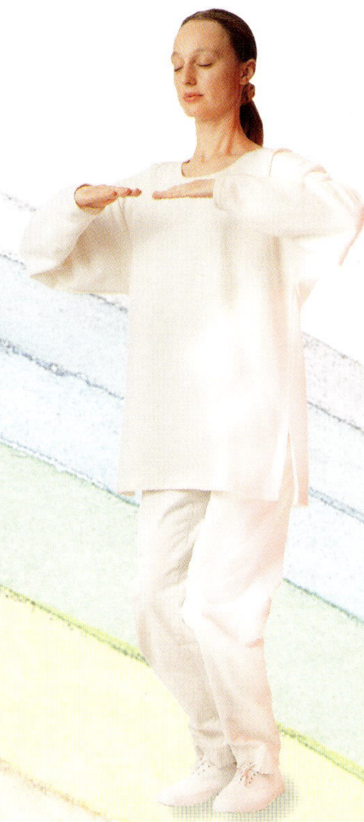

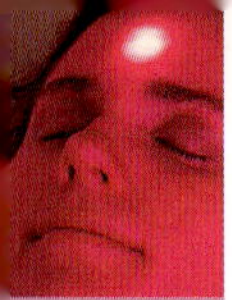

ZU DIESEM BUCH

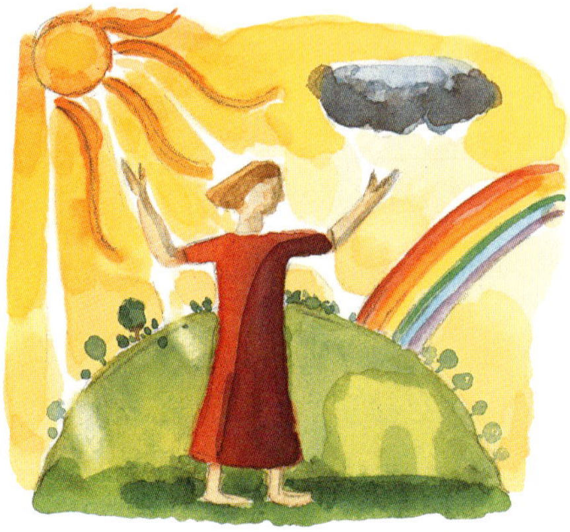

Die Natur hat uns Farben gegeben, damit Körper, Seele und Geist neue Kraft aus ihnen schöpfen können. Farben nähren den gesamten Bestandteil des Lebens. Bei allem, was wir tun, gehen wir aktiv oder passiv mit ihnen um; Lichtwellen wirken in jeder Sekunde unseres Daseins auf uns ein, sie durchdringen unser Energiesystem im Wachen und Schlafen. Wachstum, Blutdruck, Körpertemperatur, Muskelaktivität, Schlafrhythmus und Immunsystem werden durch Lichtstrahlen beeinflußt, ebenso wie unsere Gefühle, Stimmungen und Gedanken. Jeder Mensch hat eine persönliche Beziehung zu Farben, und oft geben wir uns selbst intuitiv eine »Farbbehandlung«, indem wir ein ganz bestimmtes Kolorit für unsere Kleidung oder als Dekor in Haus und Garten wählen. Meist reagieren wir unbewußt auf Farben; doch wenn wir ihre Eigenschaften kennen, sind wir in der Lage, mit ihrer Hilfe gezielt unsere Lebensqualität und unser Wohlbefinden zu verbessern.

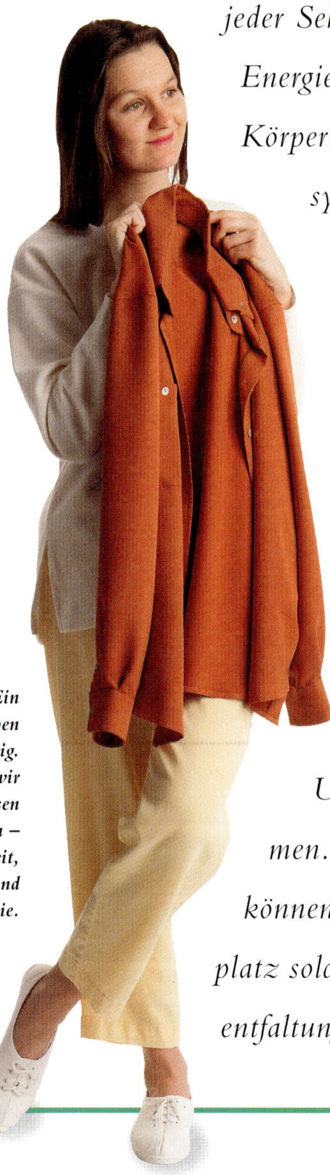

RECHTS: ***Ein Bewußtsein für Farben ist lebenswichtig. Die Farben, die wir wählen, beeinflussen unser gesamtes Wesen – Gesundheit, Selbstbewußtsein und Energie.***

Unser Organismus kann Farben auf vielerlei Weise aufnehmen. Wenn Sie wissen, wie Farben auf Körper und Seele wirken, können Sie für Ihre Kleidung, für Wohnung, Garten und Arbeitsplatz solche Kolorationen wählen, die Glück, Erfolg, Persönlichkeitsentfaltung, Selbstwertgefühl und Kreativität fördern. Farbenergie läßt

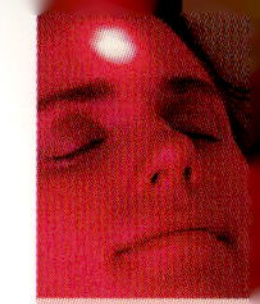

sich auch über Speisen und Getränke aufnehmen. So können wir mit Farben mehr Freude und Erfüllung in unser Leben bringen.

Farben werden darüber hinaus als Therapiemittel eingesetzt, um gesund zu bleiben und Beschwerden zu lindern. Auf der ganzen Welt haben sich schon in alten Zeiten entsprechende Heilmethoden entwickelt. Heute entdecken wir dieses Wissen wieder. Farbforscher und -therapeuten verwenden Licht auf zeitgemäße Weise zur Heilung; doch Sie müssen kein ausgebildeter Therapeut sein, um die Wohltaten einer Farbtherapie zu genießen. Grundlage der Gesundheit sind körperliches und seelisches Gleichgewicht; und wenn wir blaß, also »farblos« und erschöpft sind, reicht oft schon die Erkenntnis, daß wir »ein bißchen Farbe« brauchen, um für einen energetischen Ausgleich zu sorgen. Darüber hinaus besitzt Licht – obwohl es physikalisch meß- und beeinflußbar ist – auch eine spirituelle Qualität, die den Menschen seit jeher fasziniert und inspiriert.

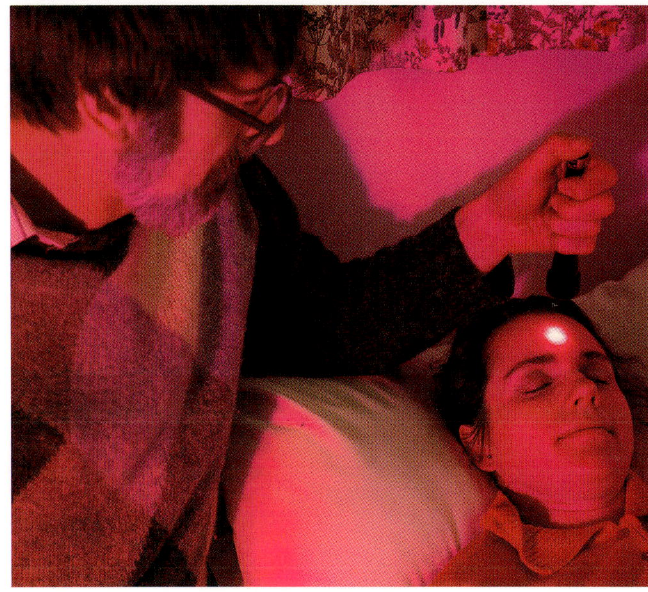

OBEN: ***Ein Farbtherapeut arbeitet mit Licht, um die Energie in einem Raum zu stimulieren, der von einer Heilfarbe erfüllt ist.***

Mit diesem Buch möchte ich Ihnen meine Liebe zu den Farben und mein Wissen über sie nahebringen. Ich hoffe, daß sie Ihr Leben genauso wunderbar verändern wie meins. Wenn wir die universelle Sprache der Farben erlernen und ihre Botschaften verstehen, erfahren wir sehr viel über uns selbst und gehen immer mehr dazu über, Farben zu unser aller Wohl auch therapeutisch zu nutzen.

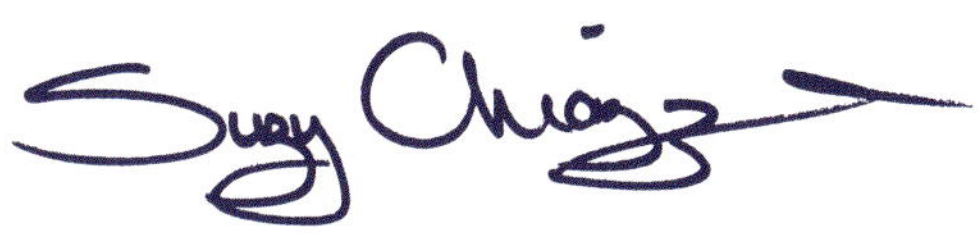

SUZY CHIAZZARI

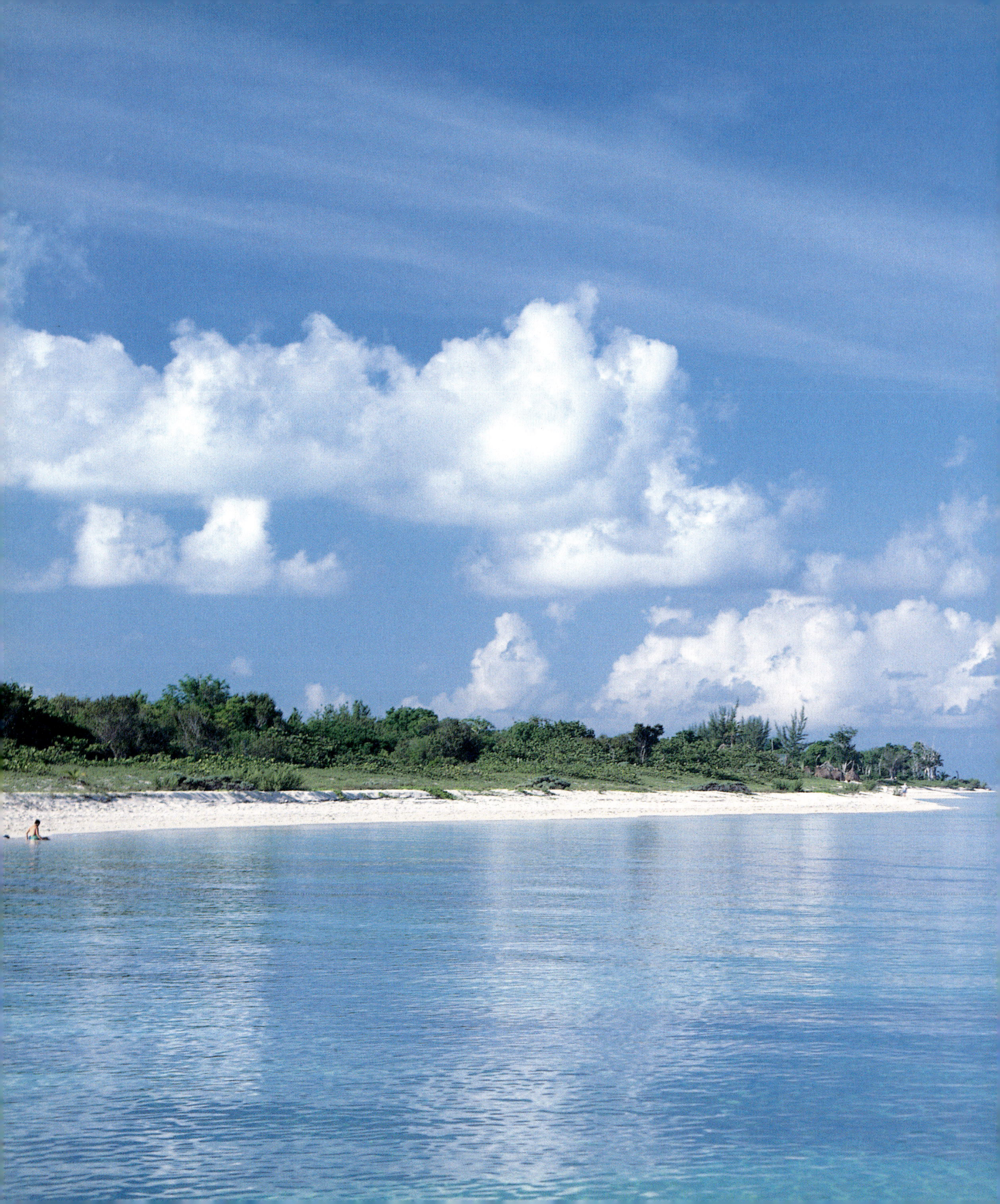

TEIL EINS

DAS REICH DER FARBEN

In allen Ländern und Kulturen beherrscht und durchdringt die alte »Sprache« der Farben unser Leben, aber nur wenigen Menschen ist dies bewußt. In unserer schnellebigen Welt werden wir ständig mit Farben bombardiert, doch viele haben das Wissen um ihre wahre Bedeutung verloren. Farben umgeben uns und nähren unsere Sinne. Wir sehen, fühlen und absorbieren sie. Geist, Körper und Seele werden stark von ihnen beeinflußt.

Manche Farben stimulieren und energetisieren den Körper, andere beruhigen und entspannen ihn. Sie können heilen – und schaden. Innere Organe, Blutkreislauf, Nerven-, Lymph- und endokrines Drüsensystem werden ständig durch die Farben beeinflußt, mit denen wir uns umgeben. Auf Geist und Seele üben sie eine tiefgreifende Wirkung aus – sie verändern unsere Stimmung, unser Wohlbefinden und die Art, wie andere uns wahrnehmen. Auch in spiritueller Hinsicht sind Farben sehr wichtig. Als Sprache der Seele waren sie zu allen Zeiten Bestandteil religiöser Rituale. Von den safranfarbenen Roben der tibetisch-buddhistischen Mönche und dem Königsblau des christlichen Marienmantels bis zu Schwarz und Weiß, die auf der ganzen Welt Tod, Geburt und Erneuerung symbolisieren, vermitteln Farben Glaubensanschauungen sehr viel unmittelbarer als Worte.

Aber nicht nur wir Menschen werden von Farben beeinflußt. Im Tier- und Pflanzenreich können Farben über Leben und Tod entscheiden. Sie sollen Erwünschtes anziehen, als Tarnung dienen, Gefahren abwehren und sexuelle Signale aussenden.

Farben sind unauflöslich mit dem Leben verbunden. Wir sollten ihre vergessene Sprache wieder erlernen – um gesund und glücklich zu sein und vielleicht sogar um auf dieser Erde zu überleben.

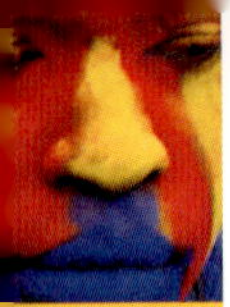

WAS SIND FARBEN?

Das Universum ist ein Magnetfeld positiver und negativer Ladungen, die ständig in Schwingung sind und elektromagnetische Wellen unterschiedlicher Länge und Geschwindigkeit aussenden; zusammen bilden sie das elektromagnetische Spektrum.

RECHTS: ***Wir sehen nur etwa 40 Prozent der im Sonnenlicht enthaltenen Farben; sie reichen von Rot über Orange, Gelb, Grün und Blau zu Violett***

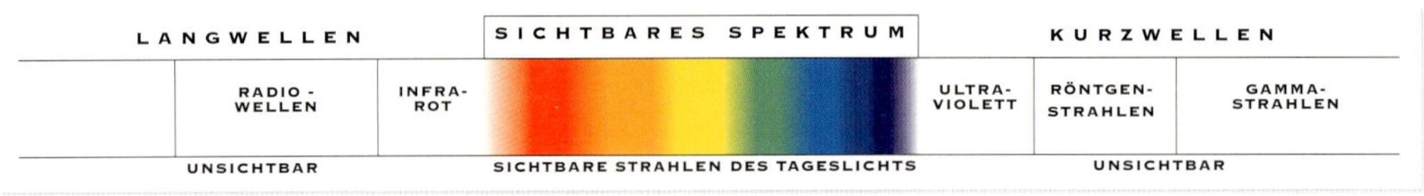

DAS ELEKTRO~MAGNETISCHE SPEKTRUM

Wir sehen etwa 40 Prozent der im Sonnenlicht enthaltenen Farben. Obwohl weißes Licht farblos und immateriell erscheint, besteht es aus Farbschwingungen und weist sowohl eine Wellen- wie auch eine Teilchennatur auf. Die Strahlungsenergie von reinweißem Sonnenlicht nährt Körper, Seele und Geist; jede Farbschwingung wirkt außerdem auf andere Weise heilend.

UNTEN: ***Die Regenbogenfarben sind nur eine Farboktav im elektromagnetischen Spektrum. Insgesamt gibt es 60 oder 70 Oktaven.***

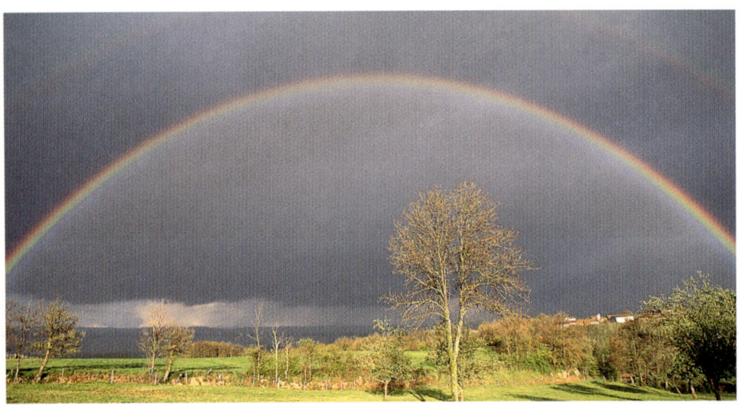

Die Farben im Licht

Die Farben im Sonnenlicht werden sichtbar, wenn wir es durch ein Prisma schicken. Weil jede Farbe eine andere Wellenlänge hat, wird jede unterschiedlich stark gekrümmt. Bei einem Regenbogen wirken Wassertröpfchen am Himmel als natürliche Prismen. Das auftreffende Sonnenlicht wird unterschiedlich stark gekrümmt, so daß ein Regenbogen entsteht. Die Regenbogenfarben bilden eine »Oktav« des Lichts und sind als »reine Farben« bekannt.

Rot hat die längste sichtbare Wellenlänge und die langsamste Frequenz. Seine magnetische Energie ist wärmend und anregend. Violett hat die kürzeste Wellenlänge und die höchste Frequenz. Es wirkt kühlend und reinigend.

Jenseits des sichtbaren Spektrums

Beidseitig des sichtbaren Spektrums gibt es weitere Wellenlängen. Dem violetten schließt sich das ultraviolette Licht an, diesem folgen elektromagnetische Strahlen, deren Frequenzen zu- und deren Wellenlängen abnehmen; dazu gehören Röntgen- und Gammastrahlen.

Am anderen Ende des Spektrums schließt sich dem roten das infrarote Licht an. Wie Rot wirkt es wärmend, gibt aber eine konzentriertere Hitze ab; diese Eigenschaften werden auch bei Infrarotlampen genutzt. Es folgen elektromagnetische Wellen, deren Wellenlängen zu- und deren Frequenzen abnehmen, etwa die Radiowellen.

Mystiker glauben seit langem, wir könnten Farben außerhalb des Sehspektrums sehen – in der Meditation mit unserem »Dritten Auge«.

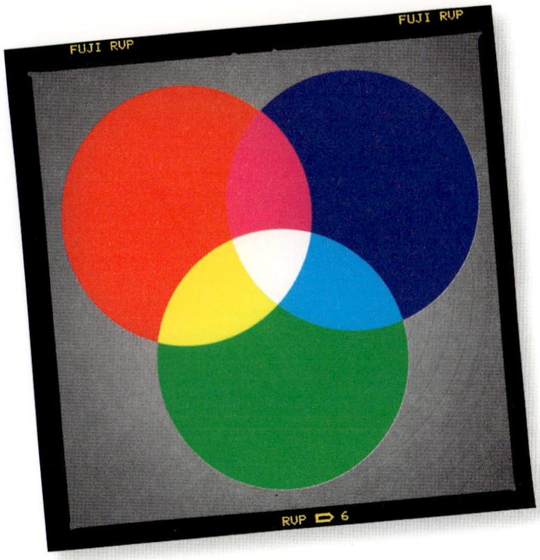

GANZ LINKS: *Die sich überschneidende Projektion der drei Primärfarben auf einem Bildschirm ergibt weißes Licht. Dies wird als additive Mischung bezeichnet.*

WIE FARBEN ENTSTEHEN

Weißes Licht läßt sich in drei Primärfarben auffächern: Orangerot, Grün und Violettblau. Wenn diese Lichtfarben übereinanderprojiziert werden (etwa mit farbigen Scheinwerfern vom Beleuchter in einem Theater), entsteht weißes Licht. Dies bezeichnet man als additive Farbmischung; sie wird zum Beispiel von Farbtherapeuten verwendet.

Die Farben von Anstrichen, Stoffen und Gegenständen generell haben eine andere Qualität; sie kommen durch Lichtsubtraktion zustande. Dabei ergibt sich ein weiteres Trio von Primärfarben, nämlich Rot, Blau und Gelb. Sie gelten als primär, weil sie nicht aus anderen Farben hergestellt werden können. Ihre Mischung ergibt Schwarz. Solche subtraktiven Mischungen kommen immer dann vor, wenn Farbe auf Material aufgetragen wird.

KOMPLEMENTÄRFARBEN

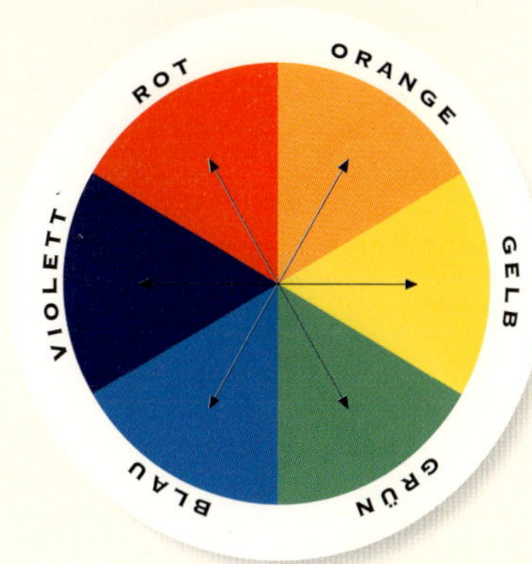

Grün *ist die Komplementärfarbe von* **Rot.**
Orange *ist die Komplementärfarbe von* **Blau.**
Gelb *ist die Komplementärfarbe von* **Violett.**

FARBKREISE

Die Anordnung dieser sechs Farben als Kreissegmente ergibt einen Farbkreis. Auf ihm liegen bestimmte Farben einander gegenüber: Jede hat eine Komplementär- bzw. Gegenfarbe. In diesem Kreis gibt es drei Komplementärpaare. Die Komplementärfarben ziehen einander ähnlich an wie positive und negative Magnetpole. Sie können dies selbst feststellen: Sehen Sie eine Farbe eine Zeitlang an, und lenken Sie den Blick dann schnell auf ein weißes Stück Papier. Ein paar Momente lang sehen Sie als Nachbild die Komplementärfarbe auf dem Papier.

Benachbarte Farben lassen sich weiter mischen, bis Sie Farbenkreise mit 12, 24, 48 oder mehr Segmenten haben; der Unterschied zwischen den Nachbarfarben wird dabei immer geringer.

Die additiven Lichtfarben ergeben einen anderen Farbkreis. Den drei Primärfarben Orangerot, Grün und Violettblau stehen dort die sekundären Farben Türkis, Magentarot (Zyklam) und Gelb gegenüber.

Die Mischung von jeweils zwei primären Materialfarben führt zu folgendem weiteren Farbtrio: Rot und Gelb ergibt Orange, Gelb und Blau Grün und Rot und Blau Violett. Dies sind die drei sekundären Farben.

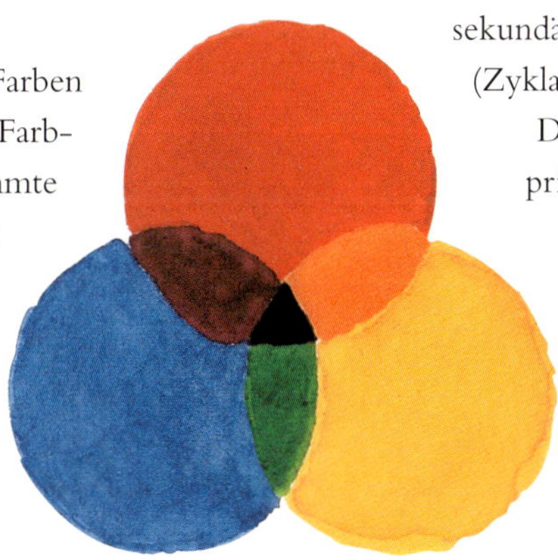

LINKS: *Die Mischung der primären Materialfarben Rot, Blau und Gelb ergibt Schwarz. Dies wird als subtraktive Mischung bezeichnet.*

FARBEN WAHRNEHMEN

Die Augen sind zweifellos unsere wichtigsten Sinnesorgane; mit ihnen nehmen wir die meisten Informationen auf. Natürliches Sonnenlicht kommt vor allem durch die Augen in den Körper, aber auch über die Haut und die eingeatmete Luft.

RECHTS: ***Das Licht erreicht über die Pupille die Linse, die die Lichtstrahlen krümmt; sie werden dann auf der Netzhaut gebündelt, die die Innenseite des Augapfels auskleidet.***

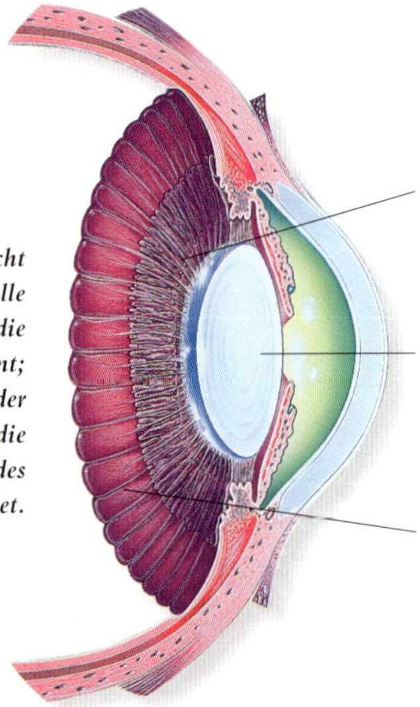

FARBEN MIT DEN AUGEN WAHRNEHMEN

Ins Auge einfallende Lichtstrahlen passieren die Pupille und die vor ihr befindliche Flüssigkeit und erreichen dann die Linse. Wie die Linse einer Kamera krümmt sie die Lichtstrahlen, so daß sie sich auf der Netzhaut bündeln, einer reizempfindlichen Zellschicht an der Innenseite der Augapfelwand.

Erreicht das Licht die Netzhaut, erregt es die dort befindlichen Zellen, die lichtempfindliche Pigmente enthalten. Es gibt zwei Arten von Zellen: Stäbchen und Zapfen. Die Stäbchen sind stärker lichtempfindlich und erlauben das Sehen in der Dämmerung; aber sie registrieren keine Farben, nur Grauschattierungen. Von den weniger zahlreichen Zapfen gibt es drei Typen, die jeweils für eine der drei Primärlichtfarben empfindlich sind – Orangerot, Grün und Violettblau. Die für grünes Licht empfindlichen Zapfen liegen in der Mitte der Netzhaut, so daß das Licht durch den Augenmittelpunkt einfallen kann. Deshalb ist Grün die entspannendste Farbe für Augen und Seele.

Auf die Netzhaut fallendes Licht bringt den Farbstoff der Sinneszelle zum Zerfall. Dies löst einen Nervenimpuls aus, der über den Sehnerv die Sehrinde im rückwärtigen Teil des Gehirns erreicht. Impulse vom rechten Auge wandern zur linken Hirnhälfte, solche vom linken Auge zur rechten Hirnhälfte. Im sogenannten Chiasma opticum kreuzen sich die Nervenfasern.

Nicht alle über die Augen aufgenommenen Lichtimpulse werden zum Sehen benutzt: Die Nervenimpulse wandern über den Hypothala-

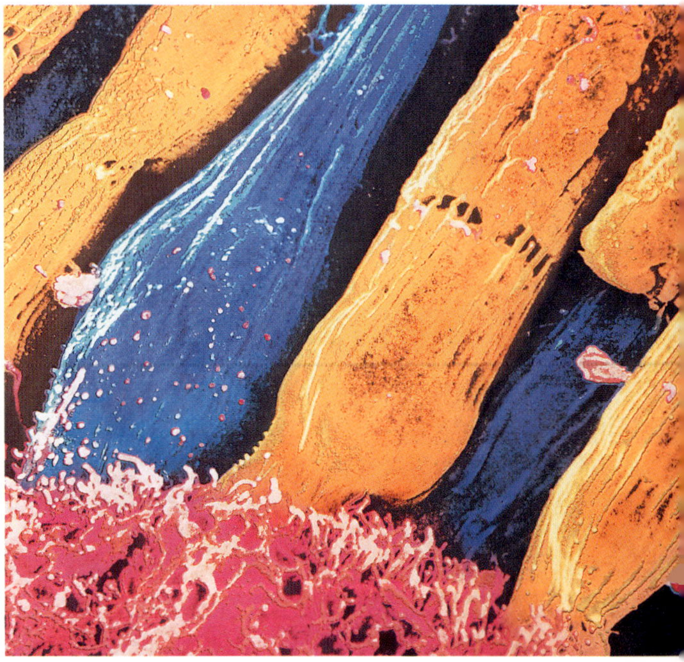

RECHTS: ***Die Netzhautzellen setzen sich aus Stäbchen und Zapfen zusammen. Die Stäbchen (orange) sind extrem lichtempfindlich, registrieren aber nur Grauschattierungen. Drei Zelltypen (blau) im Netzhautzentrum fangen die Farben im Licht auf.***

mus auch zu Hypophyse und Zirbeldrüse. Viele Körperfunktionen werden daher durch Licht angeregt oder verzögert, und die diversen Lichtfarben haben auf Gehirn und Nervensystem ganz bestimmte Wirkungen. Die verschiedenfarbigen Strahlen beeinflussen auch unser Energiesystem und die subtileren Schichten unseres Wesens.

FARBEN MIT DER HAUT SPUREN

Auch über die Haut gelangt Licht in den Körper. Wohl jeder hat einmal nach zu langem Sonnenbaden die wärmende, ja brennende Wirkung von Infrarotlicht erlebt. Aber auch vollständig bekleidet sind wir empfänglich für die Wellenlängen der Farben.

Daß Farbenergien uns über die Haut beeinflussen, bemerken wir oft erst, wenn wir uns in bestimmten Kleidungsstücken unwohl, in anderen dagegen entspannt und zufrieden fühlen. Nicht nut die Stoffqualität, auch die in den Farben enthaltenen unterschiedlichen Energien beeinflussen uns.

Obwohl uns die Farbempfindlichkeit unserer Haut meist nicht bewußt ist, können wir unsere Sensibilität für Farbenergien entwickeln. Viele Blinde erkennen Farben, indem sie mit dem Fingern oder Händen über einen Gegenstand streichen – sie spüren die Qualität der Farbe. Manche Farben fühlen sich heiß an, andere kalt.

In Rußland sind auch normal Sehtüchtige im Erkennen von Farben mit den Händen geschult worden. In wenigen Wochen kann dies jedermann lernen, und die Fähigkeit geht – ähnlich wie beim Radfahren – nie verloren. Viele mit Farben arbeitende Heiler sind für Farbschwingungen sensibel und erkennen sie in unserem Körper.

Sie können das selbst ausprobieren: Legen Sie diverse farbige Bögen vor sich. Schließen Sie die Augen, halten Sie die Hände nacheinander über die verschiedenen Bögen und versuchen Sie dann, die Qualität jeder einzelnen Farbe zu spüren. Sie werden überrascht sein, wie einfach es ist, zwischen warmen und kalten Farben zu unterscheiden.

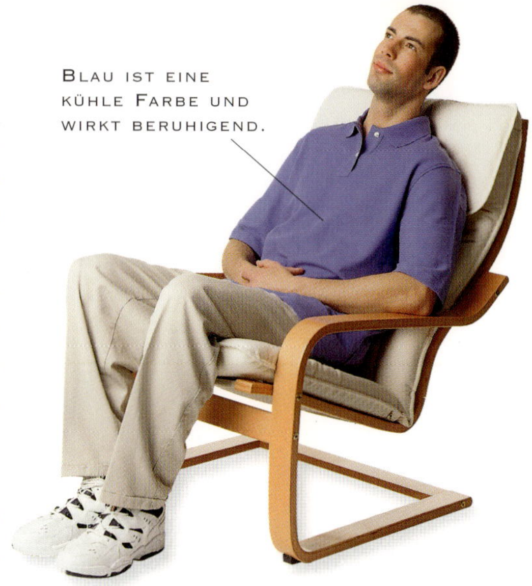

BLAU IST EINE KÜHLE FARBE UND WIRKT BERUHIGEND.

OBEN: ***Die Farbenergien unserer Kleidung beeinflussen uns. Deshalb fühlen wir uns in manchen Stücken wohl und entspannt.***

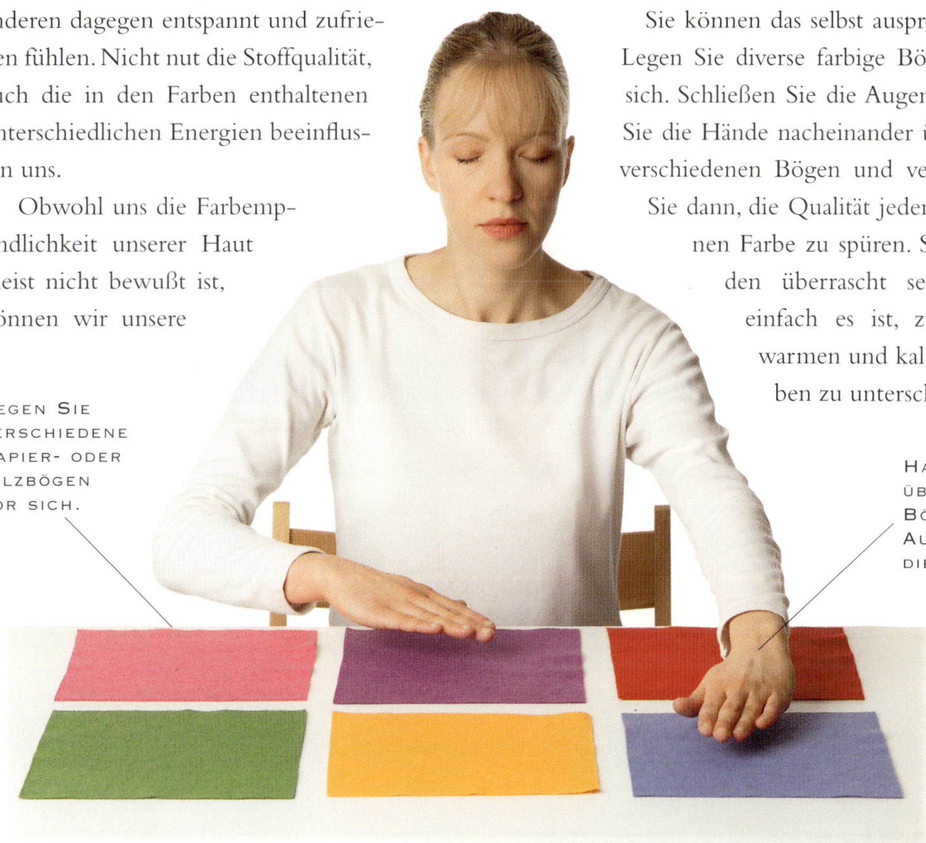

LEGEN SIE VERSCHIEDENE PAPIER- ODER FILZBÖGEN VOR SICH.

HALTEN SIE DIE HÄNDE ÜBER DIE EINZELNEN BÖGEN, SCHLIESSEN SIE DIE AUGEN UND ERSPÜREN SIE DIE QUALITÄT DER FARBEN.

LINKS: ***Machen Sie ein Experiment: Spüren Sie die unterschiedliche Farbschwingung der warmen und der kalten Farben?***

WIE BEEINFLUSSEN FARBEN UNSEREN KÖRPER?

Farben beeinflussen uns auch dann, wenn wir die Augen schließen. Unsere Zellen brauchen Licht, um zu funktionieren, und werden durch Farben zu spezifischen Wachstums- und Verhaltensänderungen angeregt. Die Schwingungsmuster des Lichts geben uns Leben und Bestand. Beim Tod lösen sich die Muster auf, und der Körper zerfällt.

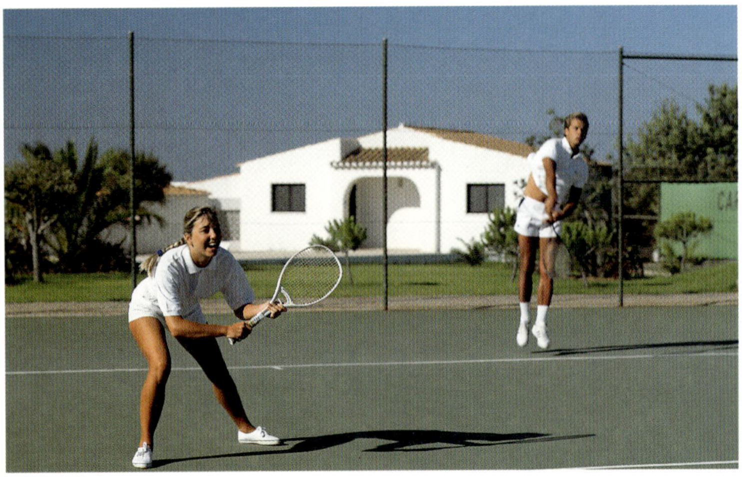

OBEN: ***Im Sommer haben wir viel Energie, denn wir nehmen die ganze Palette der im Sonnenlicht enthaltenen Farben auf.***

Farbiges Licht beeinflußt besonders die Hypophyse; diese Hauptsteuerungsdrüse des endokrinen Systems produziert Substanzen, die die Hormonausschüttung der übrigen Drüsen regulieren. Sie steuern zahlreiche Körperfunktionen, zum Beispiel Wachstum, Schlafrhythmus, Temperatur, Sexualtrieb, Energiepegel, Stoffwechsel und Appetit.

Auch die zentral im Gehirn angesiedelte Zirbeldrüse ist lichtempfindlich. Als »innere Körperuhr« produziert sie eine Substanz namens Melatonin, die den Schlaf-Wach-Rhythmus regelt und die sexuelle Reifung hemmt. Nachts wird wegen des Mangels an natürlichem Sonnenlicht mehr Melatonin produziert, was schlaffördernd wirkt; Tageslicht unterdrückt seine Produktion.

Menge und Qualität des die Zirbeldrüse erreichenden Lichts ändern sich auch mit den Jahreszeiten. Aufgrund der saisonal bedingten Schwankungen der Farbanteile im Sonnenlicht gleichen sich unsere Körperfunktionen genauso wie die von Tieren und Pflanzen der Energie der jeweiligen Jahreszeit an. Daher sprühen wir im Sommer vor Energie, während wir im Winter weniger aktiv sind.

ROT

Rot, die Farbe des Blutes, ist die »irdischste« aller Farben. Sie regt Herz und Kreislauf an und erhöht den Blutdruck. Sie kräftigt den Körper, was die Bildung roter Blutkörperchen fördert. Rot stimuliert außerdem die Nebennieren, was stark und vital macht.

Rosa, die Mischung von Rot und Weiß, regt sanfter an als Rot und entspannt die Muskeln.

ORANGE

Orange regt die Sexualorgane an, hat eine günstige Wirkung auf die Verdauung und stärkt das Immunsystem einschließlich Milz, Lunge und Bauchspeicheldrüse. Es bringt die Körperflüssigkeiten in Fluß.

GELB

Gelbe Lichtwellen stimulieren das Gehirn und machen wachsam, klar im Kopf und entschlossen. Gelb stärkt das Nervensystem generell. Es aktiviert die motorischen Nerven, was Energie in den Muskeln erzeugt, und das Lymphsystem;

auf den Verdauungstrakt wirkt es reinigend. Es hat eine sympathetische Resonanz mit der Bauchspeicheldrüse, der Leber und der Gallenblase.

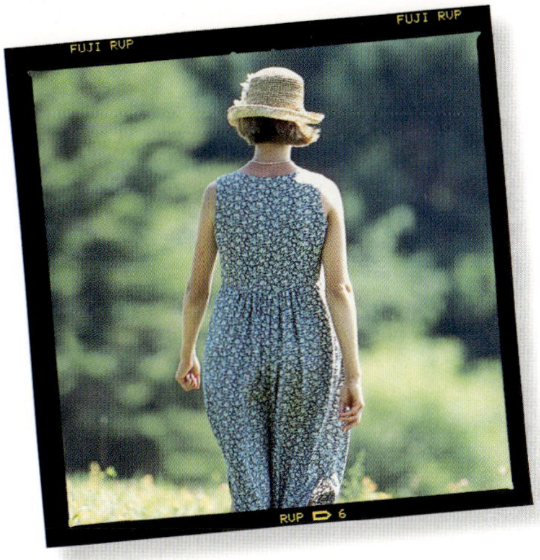

OBEN: ***Das Grün der Natur entspannt Körper, Seele und Geist.***

GRÜN

Grün ist gut für das Herz – auf der körperlichen und auf der seelischen Ebene. Es bringt den Körper ins Gleichgewicht, entspannt und reguliert den Kreislauf. Es stimuliert die Hypophyse, wirkt über den Sympathikus und entspannt die Muskeln im Brustkorb, so daß wir tiefer atmen.

BLAU

Blau wird Kehle und Schilddrüse zugeordnet und wirkt lindernd, kühlend und beruhigend. Blaues Licht hat in Untersuchungen den Blutdruck gesenkt, weil es das autonome Nervensystem beruhigt. Es wirkt zusammenziehend und entzündungshemmend.

Tiefblau regt die Hypophyse an, die unsere Schlafrhythmen steuert. Dunkelblau wirkt wunderbar schmerzlindernd. Es sorgt außerdem für gesundes Knochenmark.

TÜRKIS

Türkis hat eine sympathetische Resonanz mit der für die Infektionsabwehr wichtigen Thymusdrüse. Bei strapazierten Nerven und einem geschwächten Immunsystem wirkt Türkis erfrischend und stärkend. Es stimuliert Schilddrüse und Lunge.

INDIGO

Indigo erwies sich in Untersuchungen als narkotisch; Ärzte in Texas haben indigofarbenes Licht als Betäubungsmittel bei kleineren Operationen eingesetzt.

VIOLETT

Violett beeinflußt Gehirn und Nervensystem und wirkt reinigend und antiseptisch. Es kühlt und lindert »Hitzekrankheiten«, zum Beispiel Hitzebläschen und Sonnenbrand. Violett unterdrückt Hungergefühle und bringt den Stoffwechsel ins Gleichgewicht.

UNTEN: ***Jedes Körpersystem ist mit einer anderen Farbschwingung verbunden. Wenn dem Körper eine Spektralfarbe fehlt, leidet das entsprechende System.***

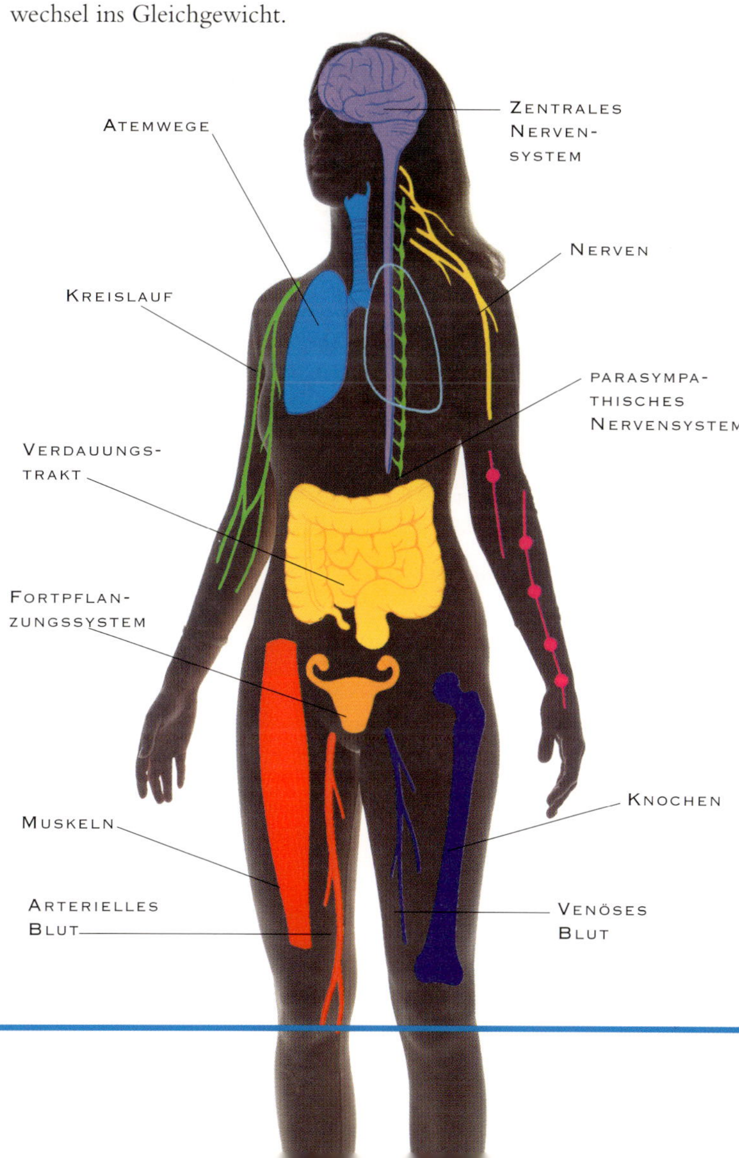

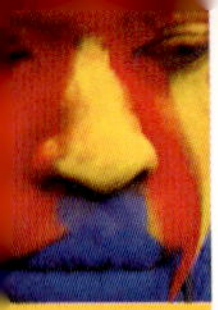

DIE PSYCHOLOGIE DER FARBEN

Farben können unsere Stimmung beeinflussen. Manche verbessern unsere Laune, andere bedrücken uns. Das kommt auch in unserer Sprache zum Ausdruck: Wir sagen zum Beispiel »blaumachen« oder »rotsehen«, allerdings ohne immer an die Bedeutung hinter den Worten zu denken.

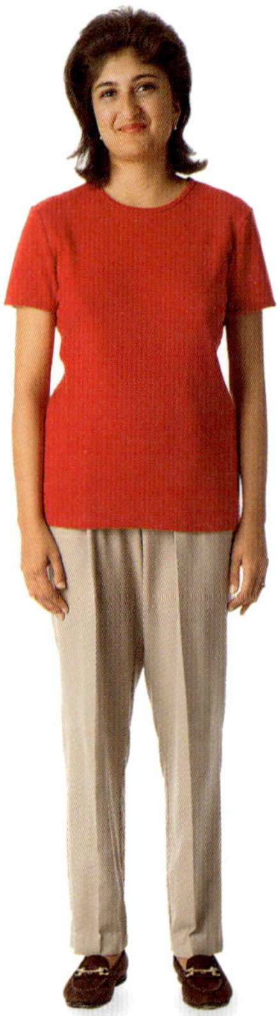

OBEN: ***Die energiegeladene Farbe Rot wirkt negativen Gedanken und Gefühlen entgegen.***

Unsere Gefühle werden vom Verhalten der Hormone im Körper gesteuert; da dieses wiederum durch Farben beeinflußt wird (s. S. 16), haben sie einen starken Einfluß auf unsere Stimmung: Manche Farben beruhigen den Verstand, andere regen ihn an. Wenn ausgewogene Farbenergien die Hypophyse erreichen, kommen auch Stoffwechsel und Gefühle ins Gleichgewicht. Dies baut Streß, Spannung, Angst und Depressivität ab. Bestimmte Farben helfen auch bei der Bewältigung von Einsamkeit, Enttäuschungen und Leid.

Wenn wir unsere seelische Energie mit Hilfe von Farben verändern, erleben wir die Welt anders. Da Farben sehr viel mit dem Unterbewußtsein zu tun haben, können wir mit ihnen Probleme auf einer sehr tiefen Ebene diagnostizieren und behandeln.

ROT

Die kraftvolle Farbe Rot wird seit jeher mit Vitalität und Ehrgeiz assoziiert. Sie trägt dazu bei, negative Gedanken zu überwinden. Aber sie steht auch für Wut; bei zuviel Rot fühlen wir uns reizbar, ungeduldig und unwohl.

Rosa besänftigt und beruhigt die Gefühle und wirkt sanft wärmend und aufbauend. Es vermindert Reizbarkeit und Aggression und vermittelt uns das Gefühl, geliebt und beschützt zu werden. Es lindert Einsamkeit, Verzweiflung, Überempfindlichkeit und Verletzbarkeit. Während Rot für Sexualität steht, wird Rosa mit selbstloser Liebe assoziiert.

ORANGE

Das fröhliche Orange bringt die Gefühle in Fluß, überwindet Selbstmitleid, stärkt das Selbstvertrauen und die Bereitschaft zu verzeihen. Es regt den Verstand an, sorgt für Interesse am Leben und verbessert die Laune. Apricot/Pfirsich ist gut bei nervöser Erschöpfung.

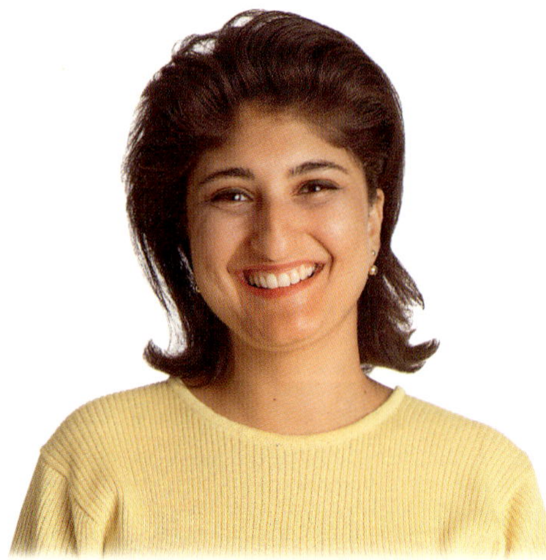

RECHTS: ***Gelb, die Farbe der Sonne, ist fröhlich und optimistisch. Es fördert die Kommunikation und den Selbstausdruck.***

GELB

Auch Gelb ist eine fröhliche, leuchtende Gute-Laune-Farbe, die an Sonnentage erinnert. Es wird mit dem Intellekt und der Äußerung von Gedanken assoziiert. Es fördert Unterscheidungs- und Urteilsvermögen, Gedächtnis, klares Denken und Entscheidungsfindung. Gelb hilft uns, gut zu organisieren, neue Ideen aufzunehmen und verschiedene Standpunkte zu sehen. Es stärkt das Selbstvertrauen und fördert eine optimistische Einstellung. Ein trübes Gelb dagegen kann für Angst stehen.

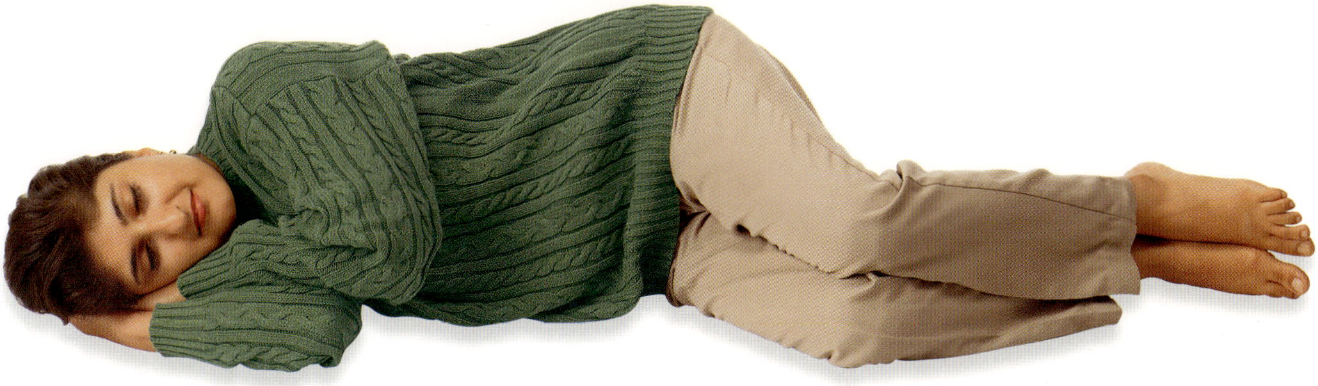

OBEN: ***Grün beruhigt und baut Streß ab. Es vermittelt Frieden und Sicherheit.***

GRÜN

Grün hat eine starke Affinität zur Natur und unterstützt die einfühlsame Verbindung mit anderen Menschen und der Umwelt. Bei Streß oder seelischen Verletzungen suchen wir instinktiv diese Farbe aus. Sie vermittelt Wohlbefinden, Entspannung, Ruhe und Weite, baut Streß ab, besänftigt die Gefühle und bringt sie ins Gleichgewicht. Dunkelgrün ist hilfreich bei emotionaler Unsicherheit.

Ein schmutziges, trübes oder olivfarbenes Grün dagegen symbolisiert Niedergang und Zerfall. Wie fallende Blätter zur Erde zurückkehren, symbolisiert es den einsetzenden Tod und die Negation von Leben und Freude. Hell- und Olivgrün können der Gesundheit von Körper und Seele schaden; ein giftiges Gelbgrün wird mit Neid, Groll und Besitzgier assoziiert.

TÜRKIS

Blaugrüntöne erinnern an den erfrischenden Ozean; sie kräftigen, kühlen und beruhigen. Wie Grün wirkt Türkis gut bei geistiger Anspannung und Erschöpfung. Die »aufmöbelnde« Farbe ermuntert uns zu einem glänzenden Neubeginn. Türkis hilft auch bei Einsamkeit, denn es macht mitteilsam, sensibel und kreativ.

BLAU

Das kühle, beruhigende Blau wird mit einer höheren Ebene des Verstandes assoziiert als Gelb. Es steht für die Nacht, und es wirkt entspannend wie das Tiefblau des nächtlichen Himmels. Helle und weiche Blautöne schaffen Distanz zu den geschäftigen Aktivitäten des Tages und lassen uns zum Beispiel Schlaflosigkeit überwinden. Blau regt die Steuerung durch den Verstand, Klarheit und Kreativität an. Nachtblau wirkt stark sedierend, so daß wir uns mit unserer intuitiven, weiblichen Seite verbinden können. Zuviel Dunkelblau kann jedoch depressiv machen.

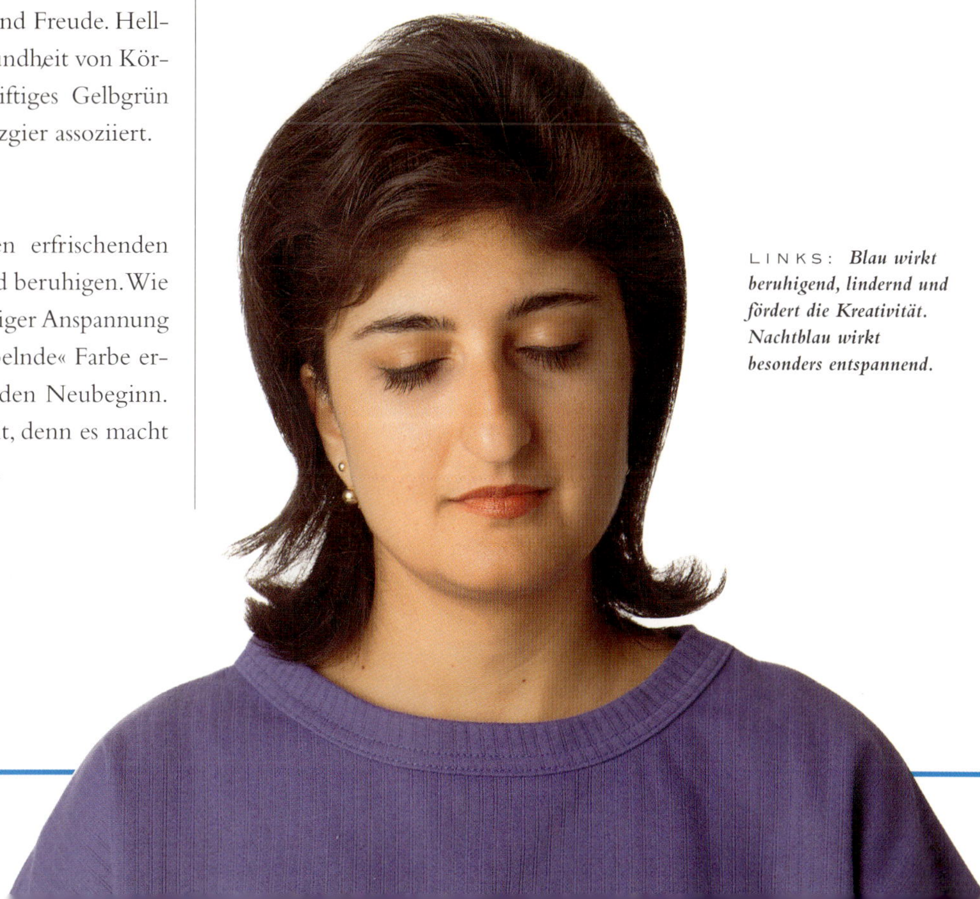

LINKS: ***Blau wirkt beruhigend, lindernd und fördert die Kreativität. Nachtblau wirkt besonders entspannend.***

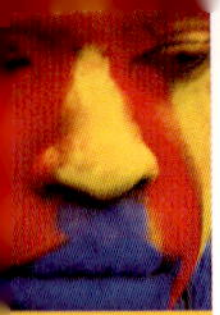

INDIGO, VIOLETT UND PURPUR

Diese Farben beeinflussen die Seele sehr stark und sind in der Psychiatrie zur Sedierung von Patienten eingesetzt worden. Sie bringen Psyche und Geist wieder ins Lot und unterstützen die Transformation von Zwängen und Ängsten.

Die stark mediale Farbe Indigo wird mit der rechten Hirnhälfte assoziiert und regt Intuition und Phantasie an. Sie wirkt außerdem stark sedierend. Violett und Purpur transformieren uns auf einer sehr tiefen Ebene; sie bringen Frieden und neutralisieren Schock- und Angstzustände. Bei psychischen Störungen wirken sie klärend. Sie stehen auch für künstlerische und musische Impulse, Mystik und die Empfänglichkeit für Schönheit und hohe Ideale; Kreativität, Inspiration, Sensibilität, Spiritualität und Mitgefühl werden von ihnen gefördert. Menschen, die von Violett angezogen sind, sollten wegen der stark medialen Wirkung dieser Farbe aufpassen, daß sie nicht in einer Phantasiewelt leben. Purpur wird mit medialem Schutz assoziiert.

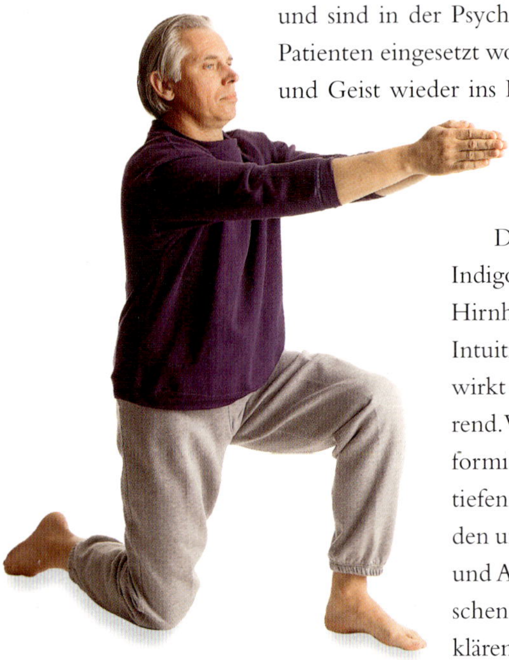

OBEN: ***Violett und Purpur lassen auf einen kreativen, sensiblen und spirituellen Menschen schließen und sind die idealen Farben für Yogaübungen.***

MAGENTA

Magenta wirkt Verzweiflung, Besorgnis, Wut und Frustration entgegen und hebt den Geist in andere Sphären. Die spirituelle Farbe hat aber auch eine praxisorientierte Seite: Sie fördert Mitgefühl und Hilfsbereitschaft.

Im negativen Fall kann Magenta genauso wie Violett den Wunsch verstärken, einer als schwierig empfundenen Realität zu entkommen. Es kann uns auch schlapp machen. Vermeiden Sie daher Magenta, wenn Sie chronisch depressiv oder introvertiert sind.

WEISS

Weiß, Symbol der absoluten Reinheit, ist eine »Allround-Schutzfarbe«, die Frieden und Trost bringt, seelische Schocks und Verzweiflung lindert und Gefühle, Gedanken und den Geist klärt. Wenn Sie Zeit und Raum zum Nachdenken über Ihr Leben brauchen, gibt Weiß Ihnen ein Gefühl von Freiheit und Offenheit. Zuviel Weiß kann jedoch kalt sein und Sie isolieren, denn es trennt uns von anderen Menschen.

SCHWARZ

Schwarz tröstet und beschützt, hat aber auch etwas Geheimnisvolles. Es wird mit Stille, Unendlichkeit und der passiven, mysteriösen weiblichen Lebenskraft assoziiert. Schwarz kann uns daran hindern, zu wachsen und uns zu verändern. Manche kleiden sich schwarz, um sich vor der Welt zu verstecken.

GRAU

Grau wird mit Unabhängigkeit, Selbstvertrauen und Selbstbeherrschung assoziiert und schützt vor äußeren Einflüssen. Im allgemeinen löst es jedoch negative Vorstellungen aus – dicke graue Wolken, Nebel und Rauch. Grau steht auch für Unverbindlichkeit, denn es ist weder Schwarz noch Weiß. Man bleibt für sich. Grau symbolisiert darüber hinaus Selbstkritik.

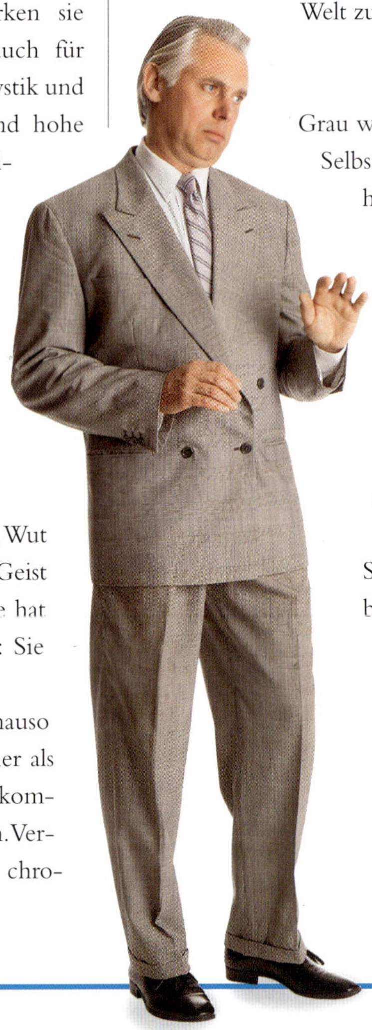

LINKS: ***Graue Kleidung verweist auf einen selbstbewußten, eventuell aber auch ausweichenden und selbstkritischen Charakter.***

SILBER

Silber, die Farbe des ständig sich ändernden Mondes, steht für das weibliche Prinzip und die intuitive Seite des Verstands. Silber harmonisiert und wirkt reinigend.

GOLD

Ebenso wie Gelb wird Gold mit der Sonne und daher mit Fülle, Macht, höheren Idealen, Weisheit und Verständnis assoziiert. Gold gibt Kraft, Energie und Inspiration, außerdem hilft es bei Angst, Unsicherheit und Gleichgültigkeit. Blasses Gold wirkt positiv bei Depressionen und schärft den Verstand.

BRAUN

Braun, die Farbe von Mutter Erde, vermittelt Stabilität und beseitigt Unsicherheit. Es hat aber auch mit der Unterdrückung von Gefühlen, Rückzug, Angst vor der Außenwelt und Engstirnigkeit zu tun. Die Ursache ist oft fehlendes Selbstbewußtsein.

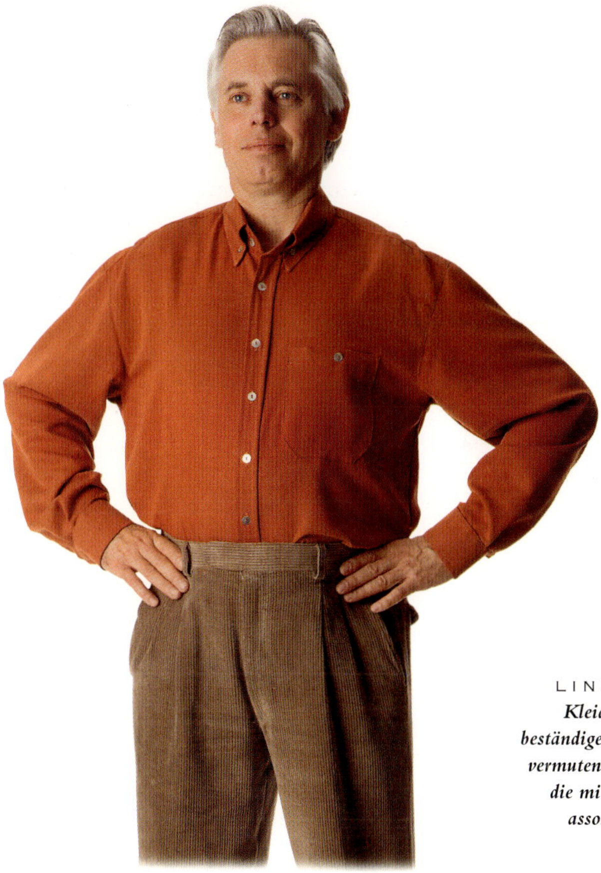

LINKS: ***Braune Kleidung läßt eine beständige, solide Natur vermuten – Merkmale, die mit Mutter Erde assoziiert werden.***

PSYCHOLOGISCHE FARBASSOZIATIONEN

- **ROT:** *vital, kraftvoll, warm, behaglich, sinnlich, entschlossen, freundlich, mutig, selbstbewußt, antidepressiv, wütend, ungeduldig.*
- **ROSA:** *beruhigt und lindert, sanft wärmend, aufbauend, freundlich, umsichtig, selbstlose Liebe.*
- **ORANGE/APRICOT:** *Wärme, Geborgenheit, überschwenglich, kreativ, anregend, lustig, belebend, gute Laune, Lachen und Freude, humorvoll, unabhängig.*
- **GELB:** *gute Laune, froh, leicht, heiter, geistig anregend, logisch, intelligent, ordentlich, optimistisch, klares Denken, ängstlich.*
- **GRÜN:** *harmonisiert, geistige und körperliche Entspannung, friedlich, natürlich, kühlt, beruhigt, ausgleichend, aufrichtig, ruhig, frei, zufrieden, altruistisch, selbstbeherrscht, großzügig.*
- **TÜRKIS:** *erfrischt, kühlt, bringt Gedanken zur Ruhe, jugendlich; stärkt Konzentration, verbale Ausdrucksfähigkeit und Kommunikationsfreude; Selbstvertrauen.*
- **BLAU:** *kühlt, reinigt, entspannt, bringt Frieden und Weisheit, weit wie Meer und Himmel, sensibel, hoffnungs- und vertrauensvoll, treu, flexibel, vermittelt Sicherheit und Akzeptanz.*
- **INDIGO/VIOLETT/PURPUR:** *dramatisch, spirituell, kreativ, intuitiv, meditativ, mystisch, inspiriert zu Schönheit und Kunst, schützt, reinigt.*
- **MAGENTA:** *unterstützend, natürlich, nachgiebig, mitfühlend, freundlich, umsichtig.*
- **WEISS:** *friedlich, kalt, reinigt, isoliert, schafft Raum zum Nachdenken.*
- **SCHWARZ:** *tröstet, geheimnisvoll, feminin, schützt, schränkt ein.*
- **GRAU:** *unabhängig, selbstbewußt, trennend, einsam, selbstkritisch.*
- **SILBER:** *wechselhaft, harmonisiert, weiblich, sensitiv.*
- **GOLD:** *Weisheit, Verständnis, kraftvoll, hohe Ideale, Fülle.*
- **BRAUN:** *aufbauend, erdhaft, unterstützend, Rückzug, engstirnig.*

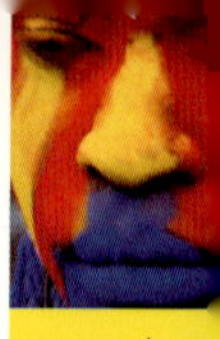

FARBEN IM PFLANZEN- UND TIERREICH

Die Farbenenergie, die Pflanzen und Tiere durch natürliches Sonnenlicht erhalten, sorgt dafür, daß ihre Wachstums- und Verhaltensschemata im Einklang mit ihrer Umgebung und den natürlichen Zyklen von Tag und Nacht sowie den Jahreszeiten stehen.

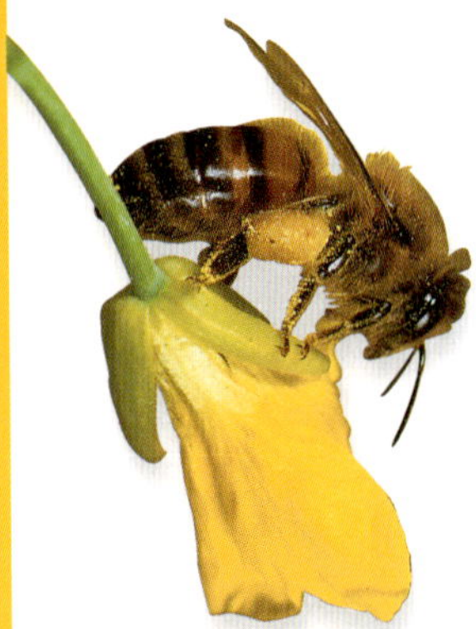

OBEN: ***Insekten haben einen hochentwickelten Farbsinn, mit dem sie ihre Nahrung erkennen.***

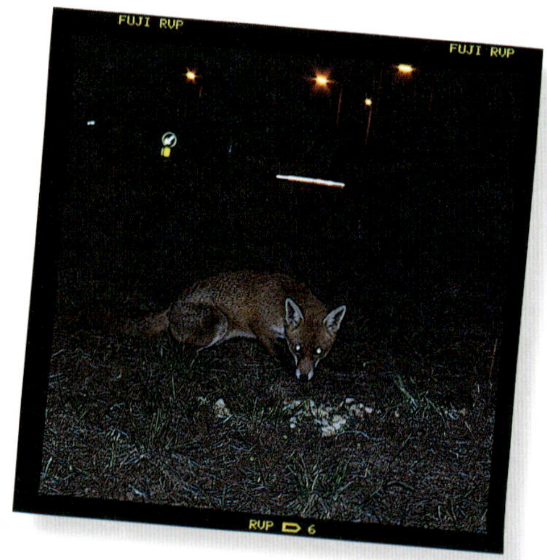

RECHTS: ***Füchse und andere Nachtjäger nehmen kürzere Wellenlängen wahr als Menschen, so daß sie im Dunkeln sehen können.***

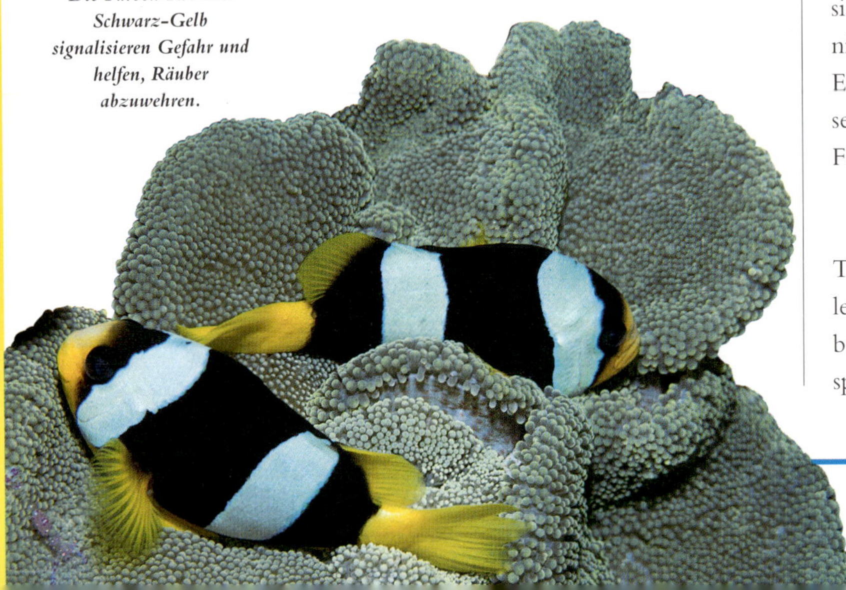

UNTEN: ***Fische können genauso wie Insekten Farben sehen. Die Farben Rot und Schwarz-Gelb signalisieren Gefahr und helfen, Räuber abzuwehren.***

Die verschiedenen Farbwellenlängen beeinflussen das Wachstum und die Blütezeiten der Pflanzen. Pflanzen und Tiere kommunizieren mit Hilfe von Farben auch mit Mitgliedern ihrer Gruppe und anderen Arten. In der Natur stehen Rot oder die Kombination Gelb-Schwarz im allgemeinen für Gefahr; viele Pflanzen, Insekten, Fische und sonstige Tiere haben diese Färbung, damit andere Geschöpfe ihnen nicht zu nahe kommen. Rot kann auch ein sexuelles Signal sein, das bei Tieren das Paarungsverhalten unterstützt und bei Pflanzen bestäubende Insekten anzieht.

DER FARBSINN VON TIEREN

Tiere werden von denselben fünf Sinnen gesteuert wie wir, aber einige sind bei ihnen sehr viel höher entwickelt, und alle sind eng miteinander verbunden. Menschenaugen sehen nur deshalb besser als die Augen niederer Tiere, weil unser Gehirn die von den Sinnesorganen kommenden Botschaften differenzierter interpretieren kann. Die meisten Säugetiere außer den Affen sind praktisch farbenblind, aber Insekten, Vögel und Fische erkennen Farben. Viele Tiere sehen im Dunkeln besser als Menschen; allerdings sind Menschen diesbezüglich bei Tageslicht überlegen. Für die meisten Warmblütler ist es nicht notwendig, Farben wahrzunehmen, auch wenn sie für andere elektromagnetische Informationen (siehe unten) extrem sensibel sind. Obwohl Tiere bestimmte Farbfrequenzen nicht sehen, werden sie von ihnen beeinflußt. Ein Stier zum Beispiel kann die Farbe Rot nicht sehen; das heißt aber keineswegs, daß die rote Farbschwingung ihn nicht beeinflußt.

NACHTJÄGER

Tiere, die nachts jagen, sehen kürzere Lichtwellenlängen, während Tiere, deren Nahrung verborgen ist, oft auch rote oder infrarote Wellen spüren, die Wärme oder Klänge abstrahlen.

Katzen zum Beispiel »sehen« infrarotes Licht und finden deshalb immer das wärmste Plätzchen im Haus. Katzen, Füchse, Eulen und andere Nachträuber haben einen hochentwickelten Sehsinn und werden sehr viel längerer Wellenlängen gewahr als wir. Viele Nachtjäger, etwa Eulen, haben ein drittes, zusätzliches Augenlid (Tapetum); es ist reflektierend und wird bei hellem Sonnenlicht vor das Auge gezogen, so daß das grelle Licht wie durch eine Sonnenbrille gefiltert wird.

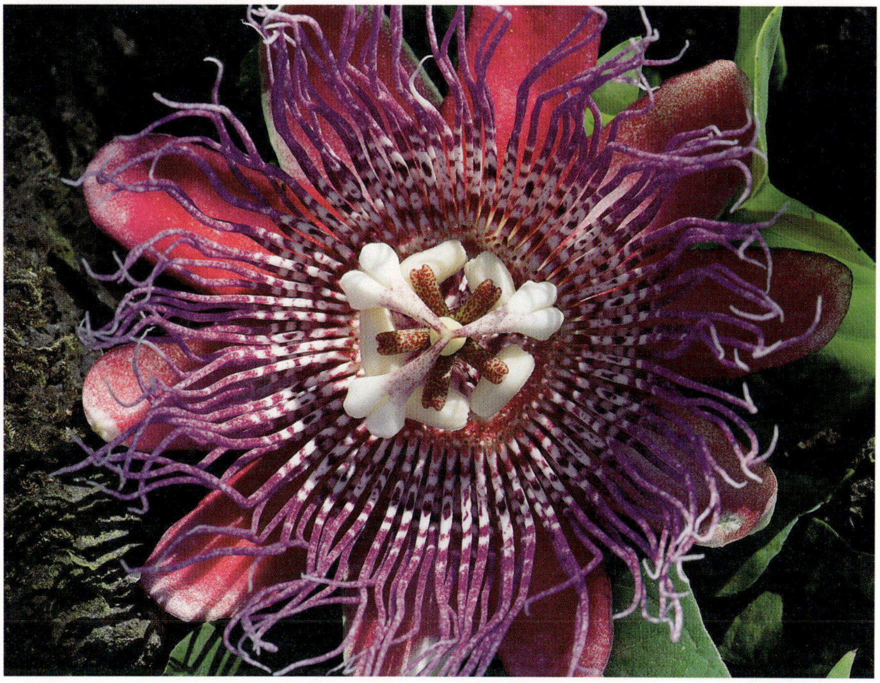

OBEN: *Möglicherweise zieht nicht die leuchtende Farbe dieser Passionsblume die Bienen an, sondern ultraviolette Pollenleitbahnen.*

VÖGEL UND INSEKTEN

Vögel und einige Insekten haben einen hochentwickelten Farbsinn, mit dem sie geeignete Nahrungsmittel erkennen. Ihre Augen sind für Farbbereiche von Infrarot bis Ultraviolett sensibel. Vögel etwa nehmen längere Wellenlängen als wir wahr.

Experimente haben gezeigt, daß Moskitos Farben spüren; sie ziehen Dunkelblau, Rot und Braun vor und meiden dagegen Gelb, Rosa und andere helle Farben. Bienen sehen ultraviolette, aber keine Schwingungen von Orange und Rot; eine Blüte, die uns einheitlich gelb erscheint, hat womöglich ultraviolette Pollenleitbahnen und Zeichnungen, welche die Biene sieht.

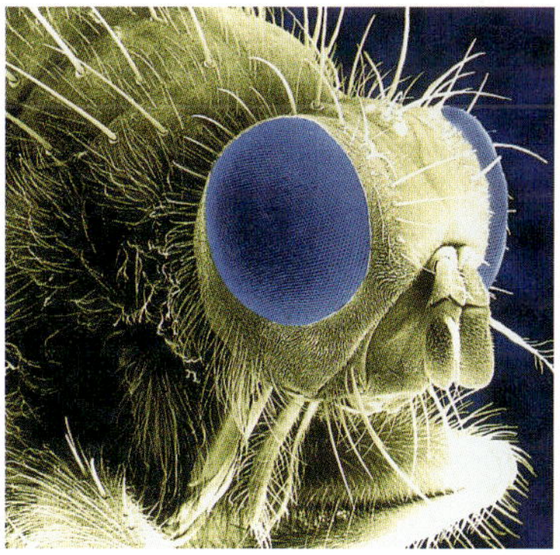

LINKS: *Die Augen von Insekten nehmen einen breiteren Farbbereich auf als unsere, auch ultraviolettes Licht.*

ANDERE SINNE

Weil Tiere für elektromagnetische Schwingungen aller Art hochsensibel sind, nehmen sie zahlreiche subtile Veränderungen in der Umgebung sehr viel früher wahr als wir. Manche haben einen scharfen Hörsinn, der unseren Wahrnehmungsbereich nach unten und oben weit übertrifft; Wale und Elefanten kommunizieren mit Hilfe extrem niedrigfrequenter Klänge, die große Entfernungen überbrücken. Tiere haben generell einen sehr viel schärferen Geschmacks- und Geruchssinn als wir oder sind für andere Arten elektromagnetischer Schwingungen sensibel, zum Beispiel das Magnetfeld der Erde und den Einflüssen von Mond, Hitze und Elektrizität; viele scheinen einen »sechsten Sinn« zu haben, der ihnen unglaubliche Fähigkeiten verleiht. Manche Tiere werden vor einem Unwetter extrem nervös und verstecken sich, oder ihr Körper beginnt zu zucken; sie spüren die Veränderung der elektrischen Schwingungen, denn direkt vor einem Unwetter lädt sich die Luft mit positiven Ionen auf. Wenn es dann tatsächlich regnet, baut sich die Spannung ab, weil Wasser negative Ionen an die Atmosphäre abgibt.

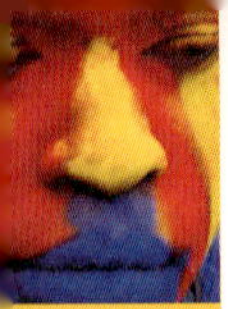

FARBEN ALS SYMBOLE UND BEI RITUALEN

Farben hatten für den Menschen immer auch eine symbolische und religiöse Bedeutung. Für die ersten, unter freiem Himmel lebenden Menschen waren die Farben von Tag und Nacht äußerst wichtig.

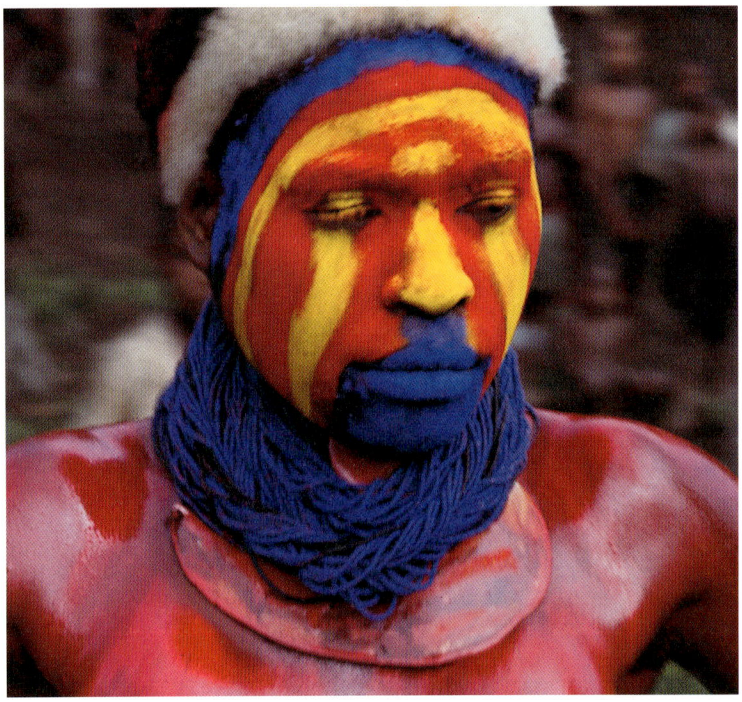

OBEN: ***Farben werden auf der ganzen Welt als Symbole in religiösen Ritualen verwendet, etwa bei der Sing-Sing-Zeremonie in Papua-Neuguinea.***

Tagsüber konnten unsere Vorfahren jagen und sich vor Feinden schützen; deshalb symbolisierten die rote Erde und die gelbe Sonne das Leben, das Schwarzblau der Nacht dagegen Ruhe. Die Dunkelheit war beängstigend und gefährlich, weshalb Schwarz auch mit dem Tod assoziiert wurde. In manchen Gesellschaften erlangten einzelne Farben besondere Bedeutung – die Maori unterscheiden viele Rottöne, die Inuit-Eskimos betrachten zahlreiche Weißnuancen als eigenständige Farben, und unsere urbane Gesellschaft kennt die unterschiedlichsten Grautöne.

Im antiken Griechenland zeigten Farben den gesellschaftlichen Status an. Philosophen wie Empedokles und der Renaissancearzt Paracelsus hielten Farben für die Seele des Lebens und den Urgrund alles Existierenden; den vier Elementen Erde, Luft, Feuer und Wasser (s. S. 198) wurden die Farben Gelb, Schwarz, Rot und Weiß zugeordnet. Auch viele moderne Künstler und Philosophen haben den Farben spirituelle Qualitäten beigemessen. Diese extrem intensiven »feinstofflichen Körper« der Farben können wir nicht mit den natürlichen Augen, sondern nur innerlich sehen, wenn das »Dritte Auge« sich öffnet. Weiß entspricht Einsicht, Gelb dem Geist, Grün der Seele, Rot der Natur und dem Willen, Hellgrün der Vorstellungskraft und Blau der Intuition.

ROT

Der hebräischen Tradition zufolge bedeutet Adam, der Name des ersten Menschen, auch »rot« bzw. »lebendig« (hebr. *adem*), und in manchen slawischen Sprachen ist Rot heute noch ein Synonym für »lebendig« oder »schön«. Für die alten Ägypter war Rot die Farbe des Sonnengotts Ra; die Römer ordneten sie dem Kriegsgott Mars zu. Bis heute wird Rot mit Krieg assoziiert; Rot und Schwarz waren die Farben der russischen Revolution und der Nazis.

ORANGE UND GELB

In China und Japan symbolisiert Orange Liebe; die orangefarbenen Roben der buddhistischen Mönche dagegen stehen für Demut. In einigen Darstellungen des Gartens Eden hängt am Baum der Erkenntnis eine Orange. Für Hindus und Christen bedeutet Gelb Leben und Wahrheit.

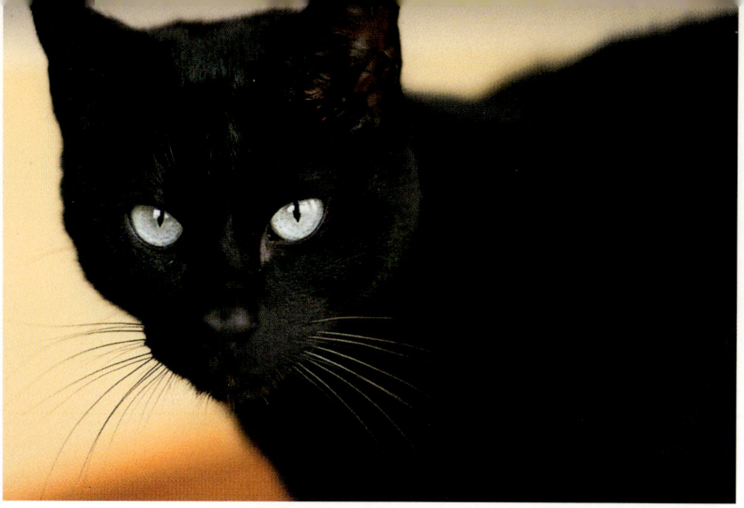

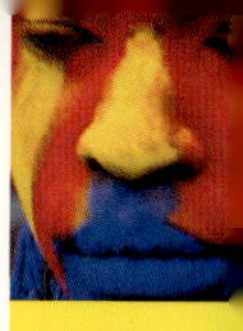

GRÜN

In Europa und China wird Grün traditionell mit Frühling und neuem Wachstum assoziiert. Grün steht auch für die Natur an sich und ihre Fruchtbarkeit. Für die Griechen der Antike war es die Farbe der Aphrodite, der Göttin der Liebe, die in Athen auch als Gartengöttin verehrt wurde. Im Islam gilt Grün als die Farbe des Propheten und der paradiesischen Verheißung; und das Kreuz Jesu Christi wurde als Symbol der Hoffnung auf Erlösung oft grün dargestellt.

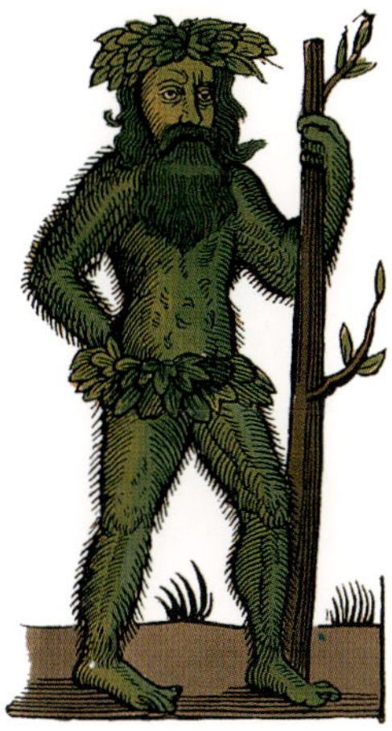

BLAU

Blau wurde der Jungfrau Maria zugesprochen, der »Himmelskönigin« des europäischen Katholizismus; sie wird häufig mit einem königsblauen Mantel dargestellt. In der griechisch-römischen Mythologie assoziierte man die Götter Jupiter, Juno und Merkur mit dieser Farbe. Der alttestamentarische Gottvater wurde ebenfalls mit einem blauen Mantel abgebildet. Blau bzw. Türkis ist auch die Farbe der islamischen Religion und schmückt oft Moscheen. Blau symbolisiert außerdem Frieden, Wahrheit und Kooperation; es findet sich in den Fahnen der Vereinten Nationen und Europas.

PURPUR

Ein sattes Purpur wird seit altersher mit Königstum und spiritueller Autorität assoziiert. Könige, Kaiser und Priester trugen Purpur. Dies lag unter anderem auch daran, daß sich in den alten Kulturen nur die Reichsten diese teuren Stofffarben leisten konnten. Vielfach war es außerdem Brauch, ein neugeborenes Baby in Purpur zu hüllen, um Wohlstand und Erfolg anzuziehen.

SCHWARZ

Schwarz ist die Farbe des Planeten Saturn und des gleichnamigen römischen Bauerngotts, dessen Fest, die Saturnalien, im Winter gefeiert wurde. Im alten Ägypten war Schwarz die Farbe von Isis, die die fruchtbare schwarze Erde des Nils symbolisierte; schwarze Katzen galten daher im alten Ägypten als heilig. Diese Tradition wurde später nach Europa gebracht.

WEISS

Weiß ist die Farbe des Mondes und im kaiserlichen Rom, in China und Indien auch die Farbe des Todes. Der Brauch, daß eine Braut am Hochzeitstag Weiß trägt, stammt aus dem antiken Griechenland; der der Göttin Athene geweihte Tempel bestand aus weißem Marmor; Weiß wurde mit Jungfräulichkeit gleichgesetzt.

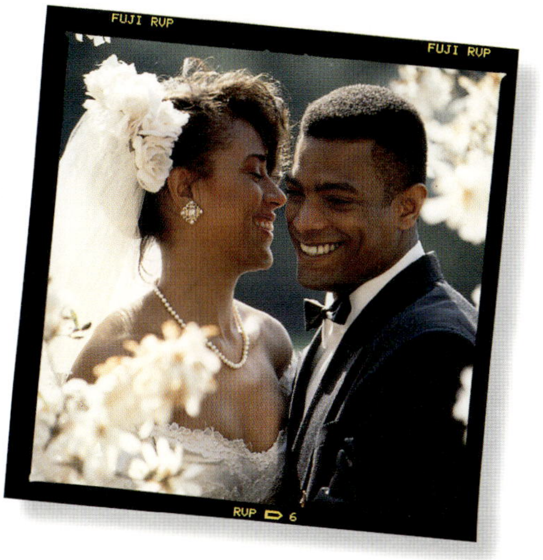

OBEN: *Schwarze Katzen galten im alten Ägypten als heilig und sind auch heute noch Gegenstand des Aberglaubens.*

LINKS: *Der in Blätter gekleidete Grüne Mann war in ganz Nordeuropa ein Abbild für Fruchtbarkeit und neues Leben.*

LINKS: *Weiß symbolisiert traditionell Reinheit und Jungfräulichkeit und ist in westlichen Ländern immer noch die am häufigsten gewählte Farbe von Brautkleidern.*

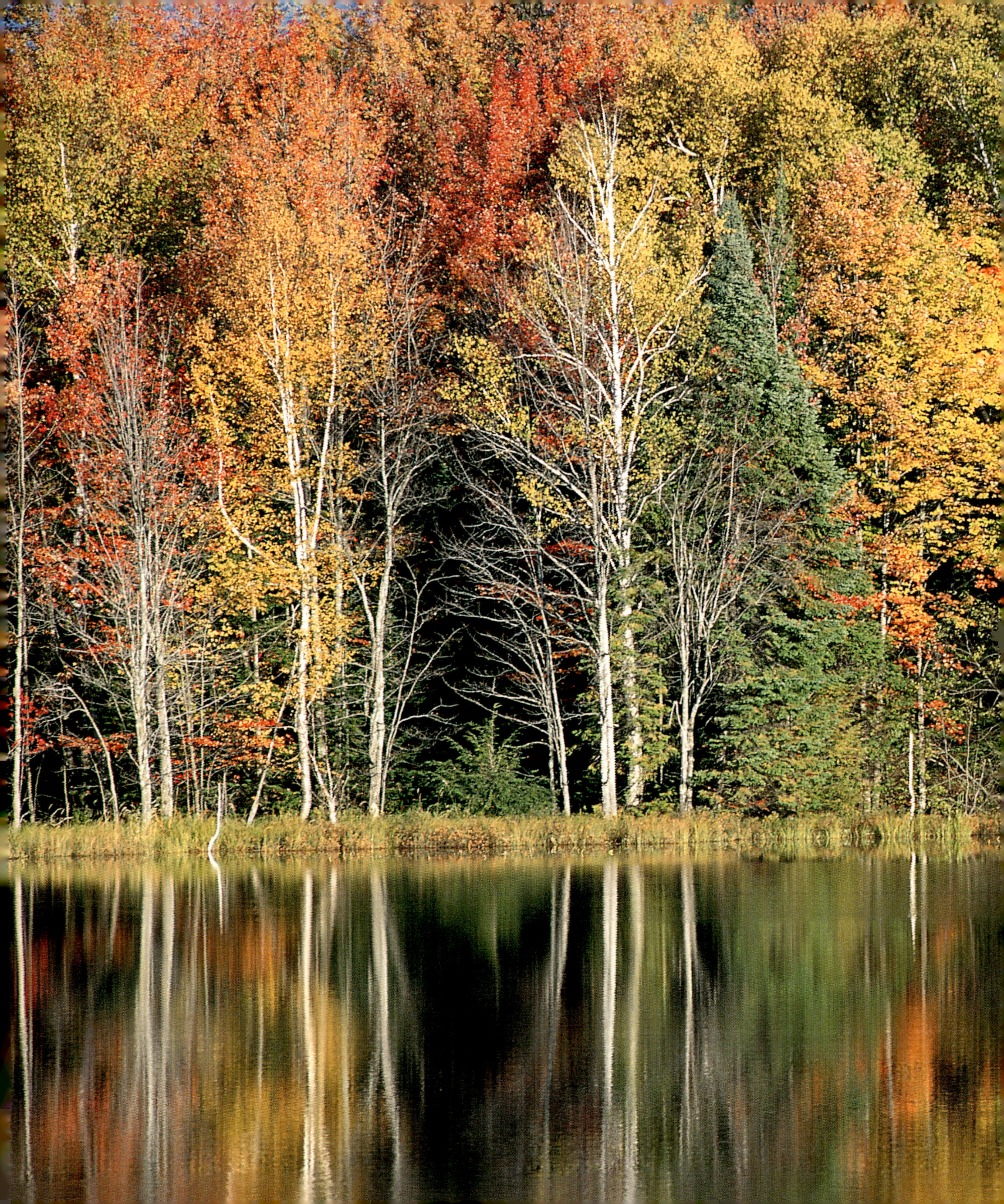

TEIL ZWEI

UNSERE PERSÖNLICHEN FARBEN

Bestimmte Farben ziehen uns instinktiv an. Manchmal haben wir das ganze Leben eine einzige Lieblingsfarbe; andere Farben faszinieren uns nur vorübergehend. Solche Vorlieben verraten sehr viel über uns selbst, und sie können sogar unseren generellen Gesundheitszustand widerspiegeln. Durch Kleidungsstücke, Kosmetika und Schmuck in bestimmten Kolorationen können wir unsere natürlichen Charakteristika vorteilhaft zur Geltung bringen und den Aufbau von Selbstvertrauen unterstützen.

Die Farben, die uns anziehen, hängen eng mit unserem individuellen Kolorit zusammen, das heißt der Farbe von Haar, Augen und Haut. Wir wählen ganz spontan Farbtöne, die mit diesem Kolorit harmonieren. Wenn Farben uns umgeben, die nicht zu uns passen, entsteht ein energetisches Ungleichgewicht, das dazu führt, daß wir uns unwohl fühlen und in verschiedenen Lebensbereichen Probleme bekommen. Passende Farben können dieses Ungleichgewicht sehr wirksam beheben, und die »Zufuhr« komplementärer Farbenergien kann die innere Zufriedenheit wiederherstellen.

Da wir Farben nicht nur mit den Augen, sondern auch über die Haut aufnehmen, kann unsere Kleidung uns nützen oder schaden. Der Stoff wirkt wie ein Lichtfilter, der je nach Farbe unterschiedliche Wellenlängen durchläßt. Farbschwingungen und Gerüche sind eng miteinander verbunden. Viele duftende Kräuter und Blumen nehmen wir als Kombination von Geruch und Farbe wahr. Ätherische Öle und andere aromatische Schönheitsprodukte auf Pflanzenbasis enthalten die heilende Lichtenergie der Sonne. Ihre Verwendung in der Körperpflege oder als Parfüm verstärkt die innere Harmonie und das Wohlbefinden.

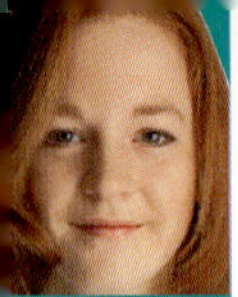

UNSER INDIVIDUELLES KOLORIT

Wir werden mit einem individuellen Kolorit geboren: Haut, Augen und Haare haben eine bestimmte Tönung. Unsere genetische Veranlagung gibt diese Grundfarben vor, aber auch Umweltfaktoren beeinflussen sie.

Mit welchem individuellen Kolorit ein Kind geboren wird, läßt sich nie genau vorhersagen. Den Gesetzen der Genetik zufolge hat das Kind das Kolorit eines oder beider Elternteile. Es genügt jedoch nicht, sich nur die Eltern anzusehen. Ich gehöre beispielsweise zu den Menschen, deren Kolorit ganz anders ist als das ihrer Eltern. Ich habe nicht ihre braunen Haare und Augen geerbt (beides genetisch dominante Merkmale), sondern das helle Kolorit meiner Großeltern. Das bedeutet, daß meine Eltern ein »Blond-Gen« gehabt haben müssen. »Blond-Gene« sind weniger »stark« als »Brünett-Gene« (man bezeichnet sie als »rezessiv«). Manchmal »verstecken sich« diese Gene ein paar Generationen lang, bevor sie wiederauftauchen.

Aber warum wird ein bestimmtes Kind mit einem dunklen oder hellen Kolorit geboren? Meines Erachtens ist dies nicht das Ergebnis eines »kosmischen Roulettespiels«. Meine Mutter sagte mir, ich sei mit dichtem dunklem Haar geboren worden, das dann ausfiel und zunächst kastanienrot nachwuchs.

Avicenna (980–1037), ein arabischer Schüler des Artistoteles, glaubte, daß das angeborene Temperament eines Menschen sich an seiner Haarfarbe ablesen läßt. Das natürliche Kolorit gibt Ihnen daher gute Hinweise auf Ihre Persönlichkeit. Vielleicht änderte meine Haarfarbe sich, damit sie mehr meiner Persönlichkeit entsprach!

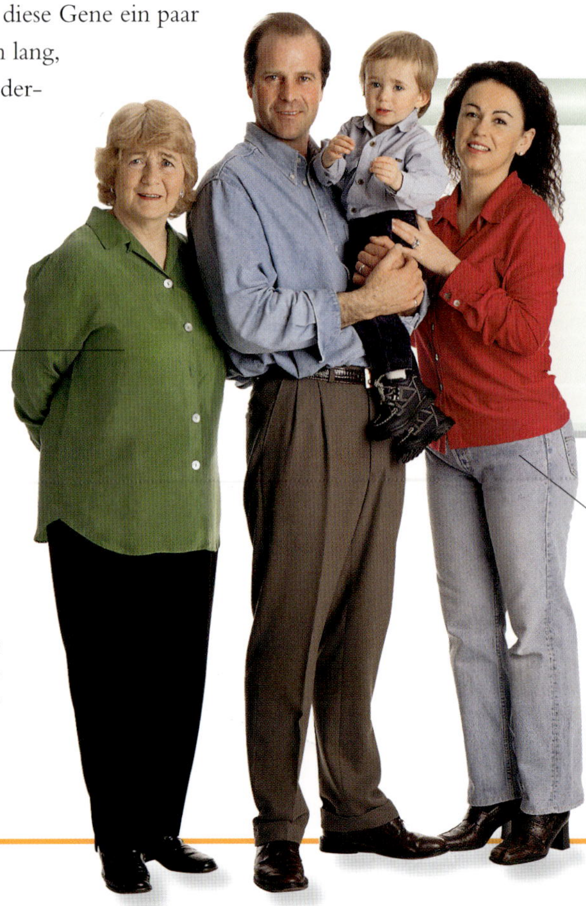

DAS BLONDE HAAR HAT DIE GROSSMUTTER AN IHR ENKELKIND »WEITERGEGEBEN«.

GEGEN DAS EIGENTLICH DOMINANTE DUNKLE KOLORIT DER ELTERN HAT SICH BEIM KIND EIN »BLOND-GEN« DURCHGESETZT.

RECHTS: ***Rezessive Gene können eine Generation überspringen und werden von den Großeltern an die Enkelkinder »vererbt«.***

AUGENFARBEN

Wissenschaftler in den USA haben jetzt eine Verbindung zwischen der Augenfarbe von Kindern und ihrer Persönlichkeit festgestellt. Kinder mit dunklen Augen waren geselliger und extravertierter als solche mit blauen Augen.

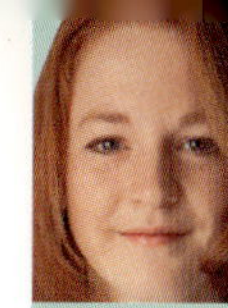

IHRE DOMINANTE FARBSCHWINGUNG

Oft drückt eine bestimmte Farbe unseren Persönlichkeitstyp am besten aus; bei ihr fühlen wir uns am wohlsten und bekommen einen zusätzlichen Schub Vitalität und Inspiration. Die Wahl dieser Farbe ist oft die Folge unseres individuellen Kolorits und unseres Körpertyps.

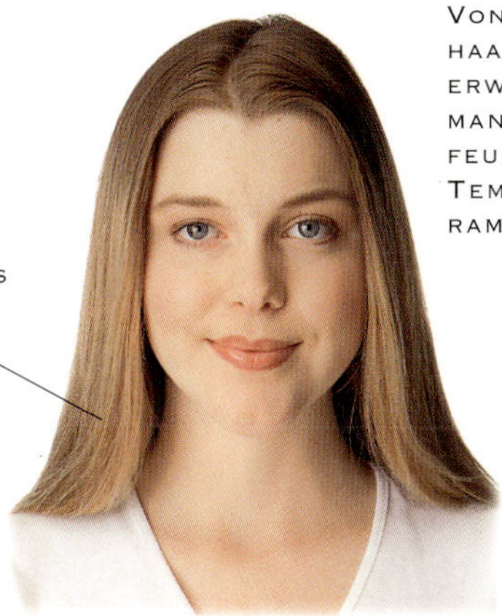

BLONDE GELTEN ALS LEBHAFT UND LUSTIG.

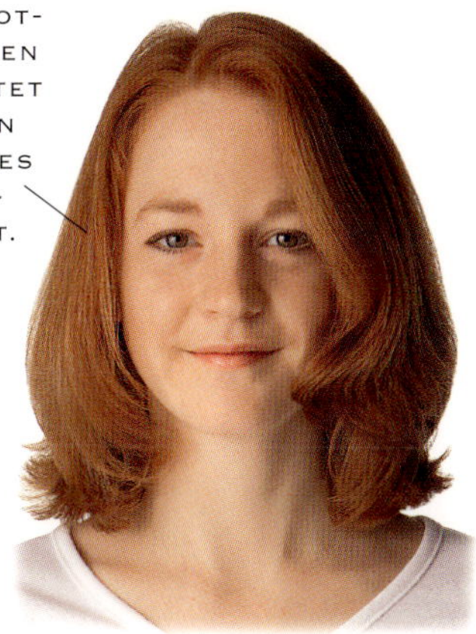

VON ROTHAARIGEN ERWARTET MAN EIN FEURIGES TEMPERAMENT.

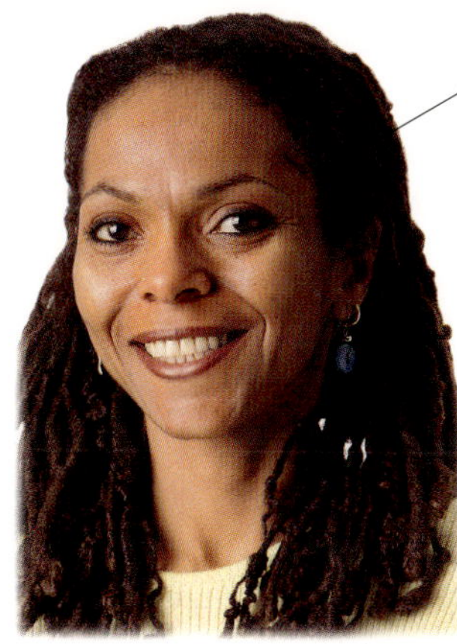

DUNKELHAARIGEN WIRD ERNSTHAFTIGKEIT UND BESTÄNDIGKEIT NACHGESAGT.

LINKS: ***Wir neigen zu der Annahme, daß jedem Kolorit ein anderer Persönlichkeitstyp entspricht.***

Rothaarige Menschen, die im allgemeinen blaue oder grüne Augen haben, fühlen sich in den Farben Blau, Türkis und Grün wohl und sehen darin auch am vorteilhaftesten aus. Menschen mit olivenfarbenem oder blassem Teint oder dunklen Haaren und Augen werden am ehesten von leuchtenden, kräftigen Farbtönen angezogen. Wer einen hellen Teint hat, fühlt sich im allgemeinen in weichen Pastelltönen am wohlsten. Blondhaarige haben meist blaue, graue oder grüne Augen; sie ziehen oft Blau und Grün vor.

Unser natürliches Kolorit, vor allem die Haarfarbe, kann andere Menschen stark beeinflussen. So gelten Dunkelhaarige als vital und geheimnisvoll, Blonde wiederum als fröhlich. Die meisten Menschen erwarten, daß Rothaarige willensstark und temperamentvoll sind. Und neuere Forschungen in den USA und Großbritannien bestätigen diese Assoziationen: Blonde erwiesen sich als extravertierter im Vergleich mit den eher ernsten Brünetten, während Rothaarige den Studien zufolge häufiger zu Stimmungswechseln neigten.

Viele Menschen wählen für ihre Kleidung ganz intuitiv Farben, die ihre Persönlichkeit abrunden, ohne diese Vorliebe erklären zu können. Andere meinen, sie würden eine bestimmte Farbe nur wählen, weil sie zu ihrem Kolorit paßt. Die Autorin Carole Jackson schreibt dazu in ihrem Buch *Colour Me Beautiful*: »Die Natur ist der beste Designer, und jeder Mensch trägt von Geburt an eine gewisse Vorliebe für bestimmte Farben in sich.« Diese Farben harmonieren im allgemeinen perfekt mit unserem individuellen, persönlichen Kolorit.

HAARE FÄRBEN

Viele Menschen wollen ihr individuelles Kolorit ändern, indem sie ihr Haar färben. Womöglich werden sie unbewußt von der Persönlichkeit angezogen, die im allgemeinen mit der entsprechenden Farbe assoziiert wird.

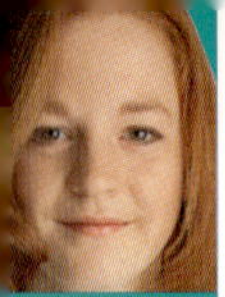

FINDEN SIE IHRE SEELENFARBEN

Die Farben, die uns über lange Zeit anziehen, sind mit unserem Persönlichkeitstyp, unseren Stärken und Schwächen und unserem Potential verbunden.

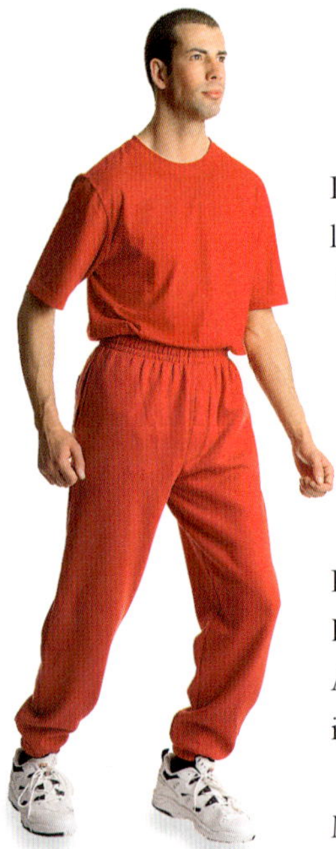

OBEN: ***Rot zeigt meist einen energischen, leicht erregbaren Menschen, der gern im Mittelpunkt steht.***

Diese Farbvorlieben, die oft das ganze Leben lang gleichbleiben, werden als »Seelenfarben« bezeichnet. Sie zeigen unsere Qualitäten und Ressourcen, aber auch unsere Schwächen bzw. Herausforderungen.

Sehen Sie sich die Farben an, die Sie am häufigsten tragen. Was verraten sie? Die folgenden Analysen beruhen auf verschiedenen Psychotests, unter anderem dem Max-Lüscher-Farbtest. Er sollte Psychiatern, Psychologen und Ärzten Informationen über Menschen anhand ihrer Farbwahl geben.

Außerdem habe ich Elemente von Dorothee Mella, Theo Gimbel und Marie Louise Lacy verwendet (s. S. 250).

WENN SIE ROT TRAGEN...

Sie sind impulsiv, reizbar, energisch und ehrgeizig und möchten, daß die Dinge schnell geschehen oder dann, wenn Sie es wollen. Bei allem, was Sie tun, möchten Sie die/der Beste sein. Für die Gefühle anderer sind Sie vielleicht ein bißchen unsensibel, denn Sie stehen gern im Mittelpunkt. Lernen Sie zuzuhören. Rot steht für Lebenskraft und drängt Sie, Ergebnisse zu erzielen und erfolgreich zu sein. Ständig rote Kleidung kann anzeigen, daß Sexualität und Erotik Ihnen wichtig sind. Diese Energie läßt sich auch gut für kreative Unternehmungen, Führungsfunktionen, Entwicklung und Expansion einspannen. Sie sind mutig und extravertiert, werden aber leicht nervös und unlustig, wenn Sie Ihren Willen nicht durchsetzen können. Üben Sie sich in Geduld. Kastanien- und Ziegelrot zeigen, daß Sie Spaß mögen, aber passen Sie auf, daß nicht der Groll an Ihnen nagt und Sie sich als Opfer fühlen.

WENN SIE ROSA TRAGEN...

Ihr zärtliches, liebevolles Wesen macht Sie einfühlsam und verständnisvoll. Vielleicht fehlt es Ihnen aber an Willenskraft, und Sie zeigen womöglich Schwäche, wenn Sie Herzensdinge nicht richtig steuern können. Sie brauchen viel Unterstützung von anderen und verhalten sich oft wie ein Kind. Lernen Sie, sich selbst zu akzeptieren und zu lieben. Wenn Sie selbstbewußter werden, ziehen Sie die Wärme und Liebe an, die Sie sich wünschen, und können sie auch weitergeben.

WENN SIE ORANGE, PFIRSICH ODER APRICOT TRAGEN...

Sie sind kompetent, tatkräftig, ungeduldig und unabhängig, ein Organisator, der keinen Anstoß von außen braucht. Das Praktische, Kreative liegt Ihnen. Sie haben viel Energie und einen starken Willen und konkurrieren gern. Manchmal sind Sie ruhelos, reizbar und herrschsüchtig. Ein leuchtendes oder verbranntes Orange kann Enttäuschung oder Blockaden bewirken. Tragen Sie eher Apricot, weil das anderen Ihre Energie liebevoller zukommen läßt.

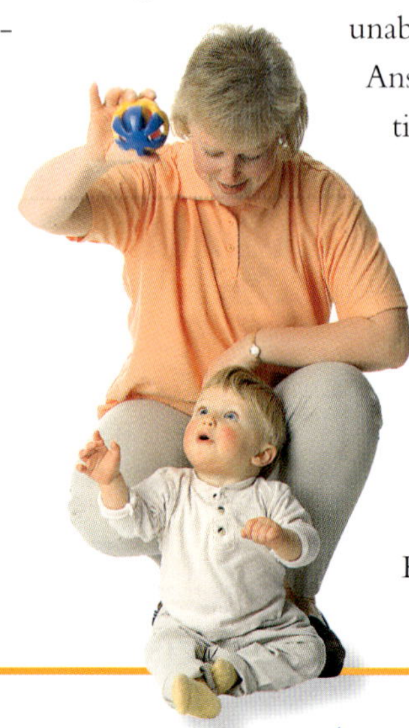

RECHTS: ***Apricot läßt auf Fürsorglichkeit schließen.***

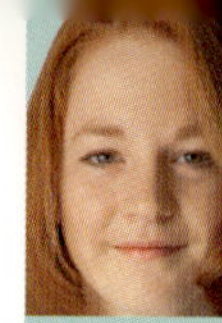

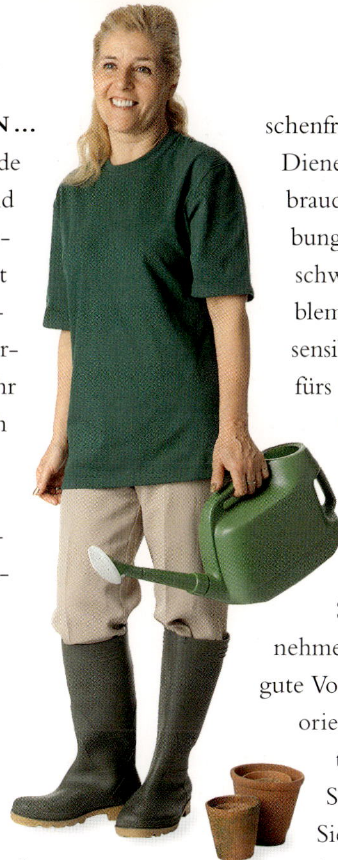

WENN SIE GELB TRAGEN...

Sie haben eine interessante, anregende Persönlichkeit, sind gern aktiv und am liebsten immer mitten im Getümmel. Ein leuchtendes Gelb steht für Spontaneität und Kommunikation. Sie sind strebsam, ein Forschergeist. Sie wollen und erhoffen mehr Glück, was Konflikte mit sich bringt, die Sie lösen müssen. Gelb drängt vorwärts, hin zum Neuen, Modernen, dem Sichentwickelnden, und zieht die Ideen der »höheren Vernunft« an.

WENN SIE GRÜN TRAGEN...

Sie sind ein vorsichtiger Mensch, der anderen nicht leicht vertraut. Sie beobachten das Leben, wollen sich aber nicht mehr als nötig auf etwas einlassen. Ein ruhiges Dasein entspricht Ihren Vorstellungen am besten. Als gütiger Menschenfreund sehen Sie Ihre Aufgabe im Dienen. Wenn Sie Blaugrün tragen, brauchen Sie eine friedliche Umgebung. Ihre Vorsicht macht es Ihnen schwer, die Situation und ihre Probleme zu beherrschen. Sie sind sehr sensibel und haben ein gutes Auge fürs Detail. Blaßgelb zusammen mit Grün hilft Ihnen, sich mitzuteilen und optimistisch zu sein.

WENN SIE HELLBLAU TRAGEN...

Sie sind kreativ und sensibel und nehmen sehr viel wahr. Sie haben eine gute Vorstellungskraft und eine praxisorientierte Einstellung. Ihre analytischen Fähigkeiten verwenden Sie am besten zum Problemlösen. Sie erledigen Dinge gern in Ihrem eigenen Rhythmus und wollen nicht gehetzt werden. Sie brauchen eine friedliche, sichere Umgebung.

LINKS: ***Grün ist die Farbe eines vorsichtigen Menschen und paßt zu einem ruhigen Leben.***

UNTEN: ***Hellblau läßt einen kreativen, sensiblen Menschen vermuten. Eine ruhige Umgebung entspricht Ihnen am besten.***

REINES GELB

Gelb muß klar, leuchtend oder zitronig sein, um positiv zu wirken. Senf-, Bananen- und Tiefgelb fördern Kritik, Grüngelb Neid und Eifersucht.

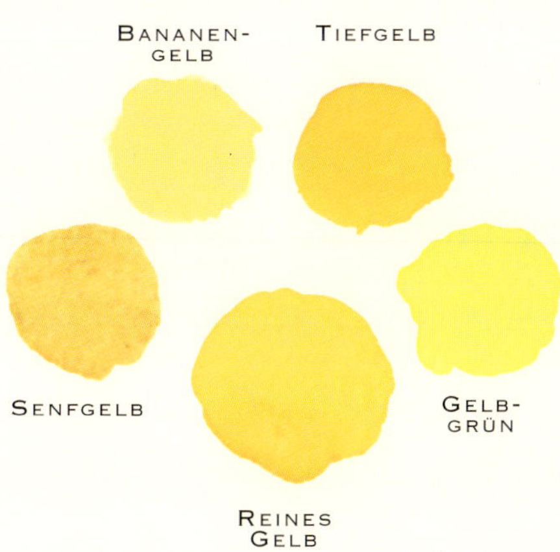

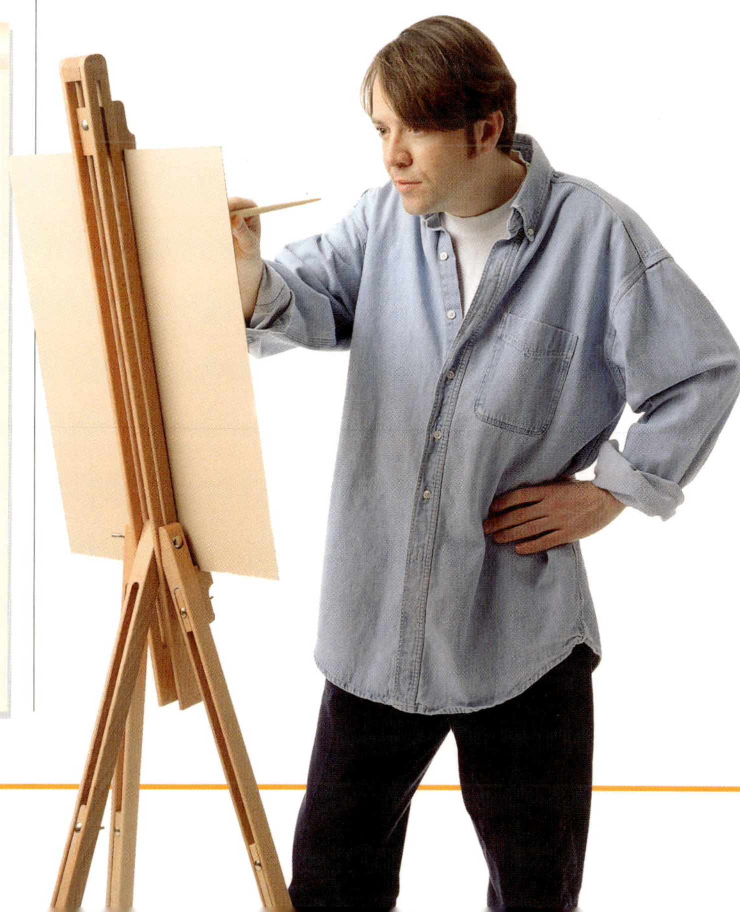

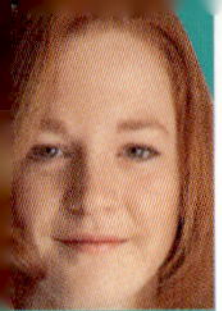

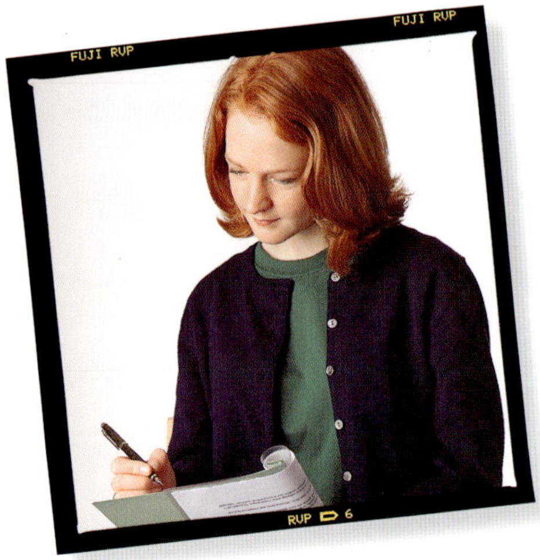

RECHTS: *Wenn Sie Dunkelblau mit Grün kombinieren, fördert dies den Selbstausdruck und die Entspannung.*

GANZ RECHTS: *Wer Grau trägt, möchte dem Alltagsstreß entfliehen.*

UNTEN: *Purpur zeigt, daß Sie nach Höherem streben.*

WENN SIE DUNKELBLAU TRAGEN...

Sie sind intelligent, selbstbewußt und empfinden tief. Sie fühlen sich für andere verantwortlich und treffen gern Entscheidungen. Sie brauchen Ruhe, Zärtlichkeit, Liebe und Zuneigung. Laute Menschen stören Sie. Vielleicht fühlen Sie sich »gestreßt«, weil Ihnen das spielerische Element und Entspannung fehlen. Tragen Sie ein bißchen Blaugrün oder Grün als Akzent – es unterstützt den Selbstausdruck und Ihre Gesundheit.

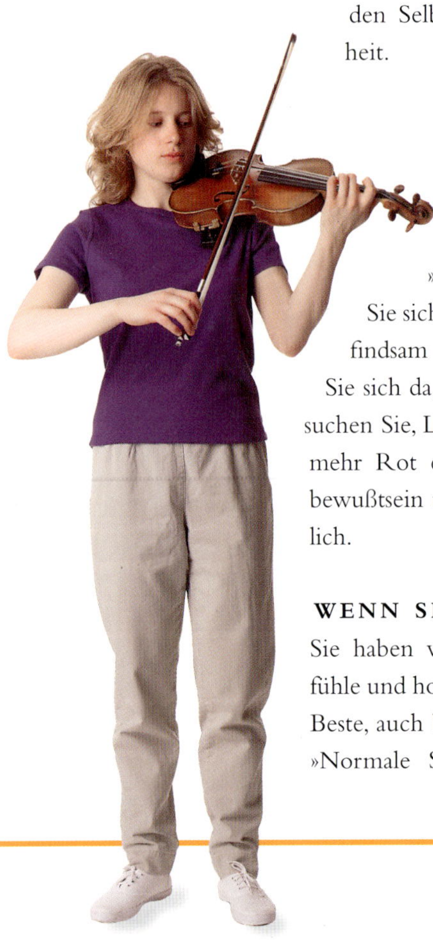

WENN SIE VIOLETT TRAGEN...

Sie sind sensibel und mitfühlend, so daß Sie leicht »untergebuttert« werden. Suchen Sie sich Freunde aus, die genauso empfindsam sind wie Sie. Glücklich fühlen Sie sich da, wo Sie gebraucht werden. Versuchen Sie, Lila oder Magenta zu tragen, das mehr Rot enthält. Dies stärkt Ihr Selbstbewußtsein und macht Sie weniger verletzlich.

WENN SIE PURPUR TRAGEN...

Sie haben viel Intuition, tiefgehende Gefühle und hohe Ziele. Sie interessiert nur das Beste, auch bei der Auswahl Ihrer Freunde. »Normale Sterbliche« tauchen in Ihrem Weltbild nur notgedrungen auf. Passen Sie auf, daß Sie nicht arrogant werden – hören Sie mehr zu. Achten Sie auf Ihre persönlichen und spirituellen Bedürfnisse. Versuchen Sie Yoga oder Meditation, um seelische Blockaden zu lösen.

WENN SIE WEISS TRAGEN...

Weiß enthält alle Farben des Spektrums und zeigt eine positive, harmonische, optimistische Persönlichkeit. Sie sind ein Individualist und Einzelgänger, vielleicht auch einsam. Sie suchen ein einfaches Leben ohne äußeren Druck. Weiß ist klar und rein, verlangt aber danach, sich zu »outen«. Wahrscheinlich sind Sie gerade in einer Übergangsphase, in der neue Ideen noch keine Gestalt angenommen haben. Seien Sie offen und kommunikativ, denn mit Weiß ist alles möglich.

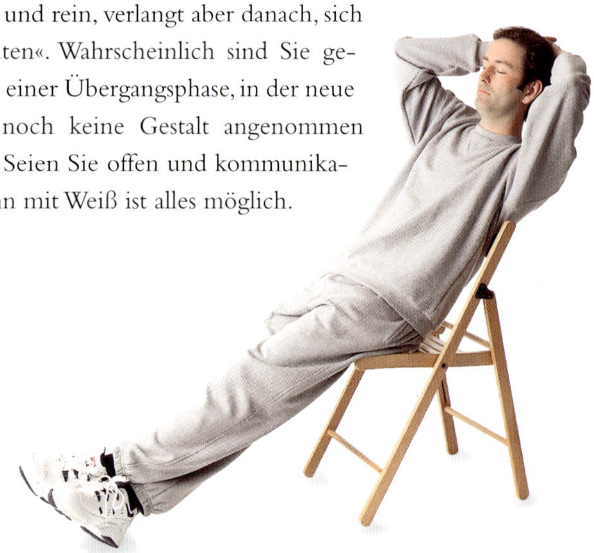

WENN SIE GRAU TRAGEN...

Sie sind ein Individualist, der den Anschein erweckt, sich selbst zu genügen, denn Sie können sich sehr gut beherrschen und halten sich am liebsten aus allem heraus. Sie neigen dazu, sich zu isolieren, was einsam machen kann. Möglicherweise sind Sie passiv, weil Sie sich gestreßt und überlastet fühlen.

Sie brauchen Ruhe und Entspannung. Vielleicht ist eine Pause angesagt – nehmen Sie das Blau des Meers oder das Grün der Landschaft in sich auf.

Grauträger urteilen schnell und leicht und können gute Kritiker sein. Wer sich schlecht entscheiden kann, sollte Grau tragen.

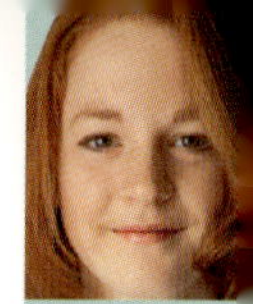

WENN SIE BRAUN TRAGEN...

Braun, die Farbe von Mutter Erde, läßt auf einen ehrlichen, sinnenbetonten Menschen schließen, der mit beiden Beinen auf dem Boden steht und ein geordnetes Dasein schätzt, in dem die angenehmen Dinge des Lebens ihren Platz haben – gutes Essen, Trinken und Gesellschaft. Unter Umständen unterdrücken Sie jedoch Ihre Gefühle oder wahren ein Geheimnis, das Sie zum Rückzug in Ihr Schneckenhaus und zur Angst vor der Außenwelt veranlaßt; Braun und andere trübe Farben vermitteln dann Geborgenheit. Sie streben nach emotionaler Sicherheit und Anerkennung. Entdecken Sie Ihren Wert, und hüten Sie sich vor Engstirnigkeit.

WENN SIE SCHWARZ TRAGEN...

Sie sind willensstark, eigensinnig und diszipliniert, vielleicht auch allzu inflexibel und unabhängig. Passen Sie auf, daß dies keine Abwehrtaktik ist. Vielleicht haben Sie im Grunde kein Vertrauen in sich und Ihre Fähigkeit, das Leben zu meistern. Oder Sie verwenden Schwarz, um sich zu verstecken, bis Sie Ihre wahre Identität entdeckt haben. Schwarz steht für Entsagung, und wer es trägt, möchte womöglich aus einer störrischen Protesthaltung heraus auf alles verzichten. Wenn Sie bei bestimmten Gelegenheiten Schwarz tragen, zeigt dies, daß Sie Autorität vermitteln wollen.

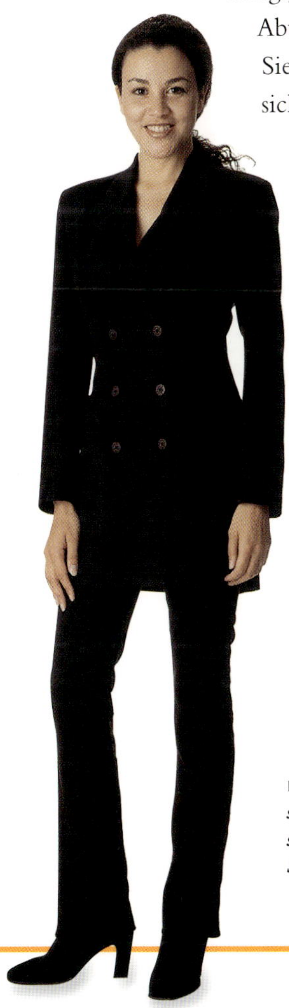

LINKS: ***Schwarz läßt auf einen systematischen, unabhängigen Menschen schließen, kann aber auch mangelndes Selbstvertrauen signalisieren.***

DIE VERWENDUNG VON GRÜN

Wenn Sie sich verletzlich fühlen, sorgt Grün für mehr Ausgewogenheit. Es peppt erdiges Braun auf und hilft Ihnen, aus sich herauszugehen und spontan und angstfrei mit anderen zu kommunizieren. Lassen Sie Ihre Phantasie spielen, und erweitern Sie Ihren Erfahrungshorizont. Tragen Sie Apfelgrün, wenn Sie herausfordernde neue Projekte, Abenteuer und Chancen in Angriff nehmen. Aus der braunen Erde wächst das Grün des Lebens. Auch Gold oder Goldgelb gleichen Ihre erdhaften Schwingungen aus.

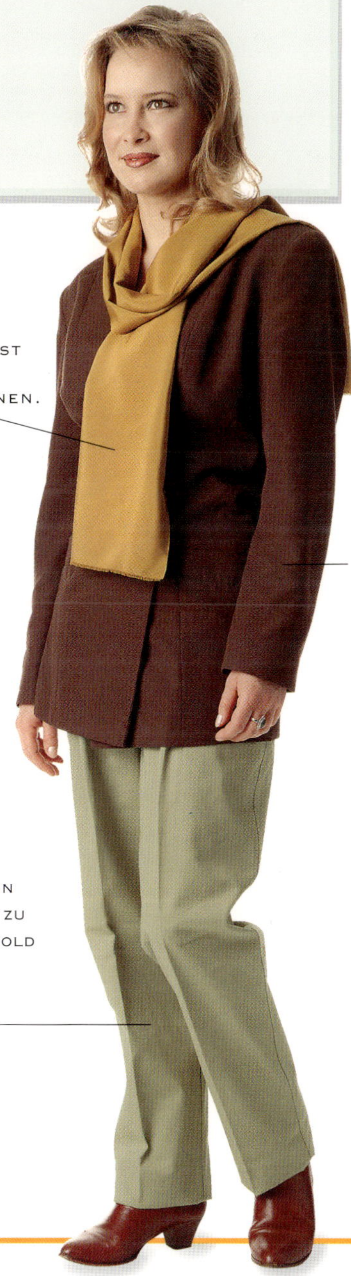

GOLD PASST IDEAL ZU BRAUNTÖNEN.

BRAUN KANN SCHÜTZEN, ABER ZUVIEL ZEIGT ANGST VOR DER AUSSENWELT.

GRÜN BILDET EIN GEGENGEWICHT ZU BRAUN. AUCH GOLD UND GOLDGELB GLEICHEN ERDFARBEN AUS.

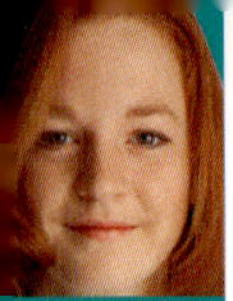

DIE JAHRESZEITEN-FARBTYPEN

Wenn wir als Wissenschaftler, Künstler oder Philosoph die Natur studieren, entdecken wir, daß den sich Jahr für Jahr wiederholenden Zyklen eine Ordnung zugrunde liegt.

Jede Jahreszeit hat ihre eigenen Farben, Stimmungen und Energien. Sehr häufig vergessen wir, daß wir Teil dieser natürlichen Ordnung sind, aber unsere innere Veranlagung stimmt mit den Rhythmen und Farben der Jahreszeiten überein. Auch unser individuelles Kolorit läßt sich den saisonalen Farben gemäß in Gruppen einteilen.

Der Bauhaus-Farbtheoretiker Johannes Itten beobachtete, daß die meisten seiner Schüler solche Farben trugen und künstlerisch einsetzten, die ihr Kolorit widerspiegelten. Er bemerkte, daß diese persönlichen Farben sich den Farben der vier Jahreszeiten zuordnen ließen, und baute auf diese Erkenntnis eine Methode der Farbanalyse auf; sie ist mit großem Erfolg bei der Wahl von Farben für Kleidungsstücke, die mit dem Eigenkolorit harmonieren, angewandt worden.

Jeder Mensch weist eine Anzahl von Farben auf, die seinem Jahreszeitentyp entsprechen. Die Zuordnung zu einer Jahreszeit hilft nicht nur bei der Auswahl von Farben, die am besten zu unserem Äußeren passen. Diese Farben bringen auch unsere Persönlichkeit am besten zum Ausdruck; sie stärken unsere Energie und unser Selbstwertgefühl. Farben, die uns stehen, erhöhen in der Regel unser Wohlbefinden und verhelfen unseren positiven Eigenschaften zum Durchbruch.

Anhand der folgenden Persönlichkeitsbeschreibungen können Sie entdecken, welchem Jahreszeiten-Farbtyp Sie entsprechen. Eine Garderobe in den passenden Farben spiegelt Ihr Wesen am besten wider und gibt Ihnen die Unterstützung, die Sie in vielen Situationen brauchen. (Auf S. 121 erfahren Sie, wie Sie Farben kombinieren können.)

DER WINTERTYP

- **Haut:** *kühle blaue oder blaurosa Untertöne, rosa-beige, oliv, braun*
- **Haare:** *dunkelbraun, schwarz, silbergrau*
- **Augen:** *Augapfel klar weiß, Iris schwarz, braun, blau, grün*

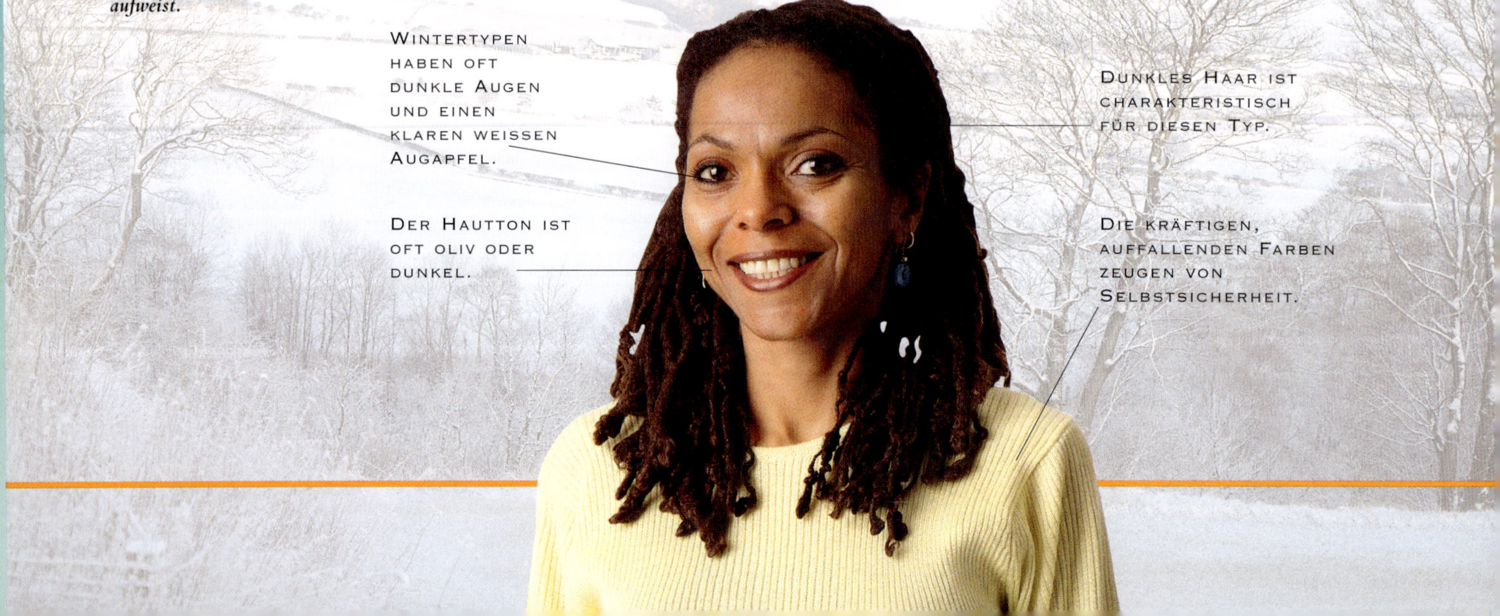
WINTERTYPEN HABEN OFT DUNKLE AUGEN UND EINEN KLAREN WEISSEN AUGAPFEL.
DER HAUTTON IST OFT OLIV ODER DUNKEL.
DUNKLES HAAR IST CHARAKTERISTISCH FÜR DIESEN TYP.
DIE KRÄFTIGEN, AUFFALLENDEN FARBEN ZEUGEN VON SELBSTSICHERHEIT.

UNTEN: ***Wintertypen haben ein klares Kolorit, das die dunkleren, kühleren Farben und die starken Kontraste des Winters aufweist.***

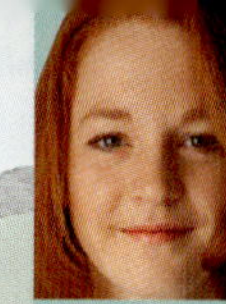

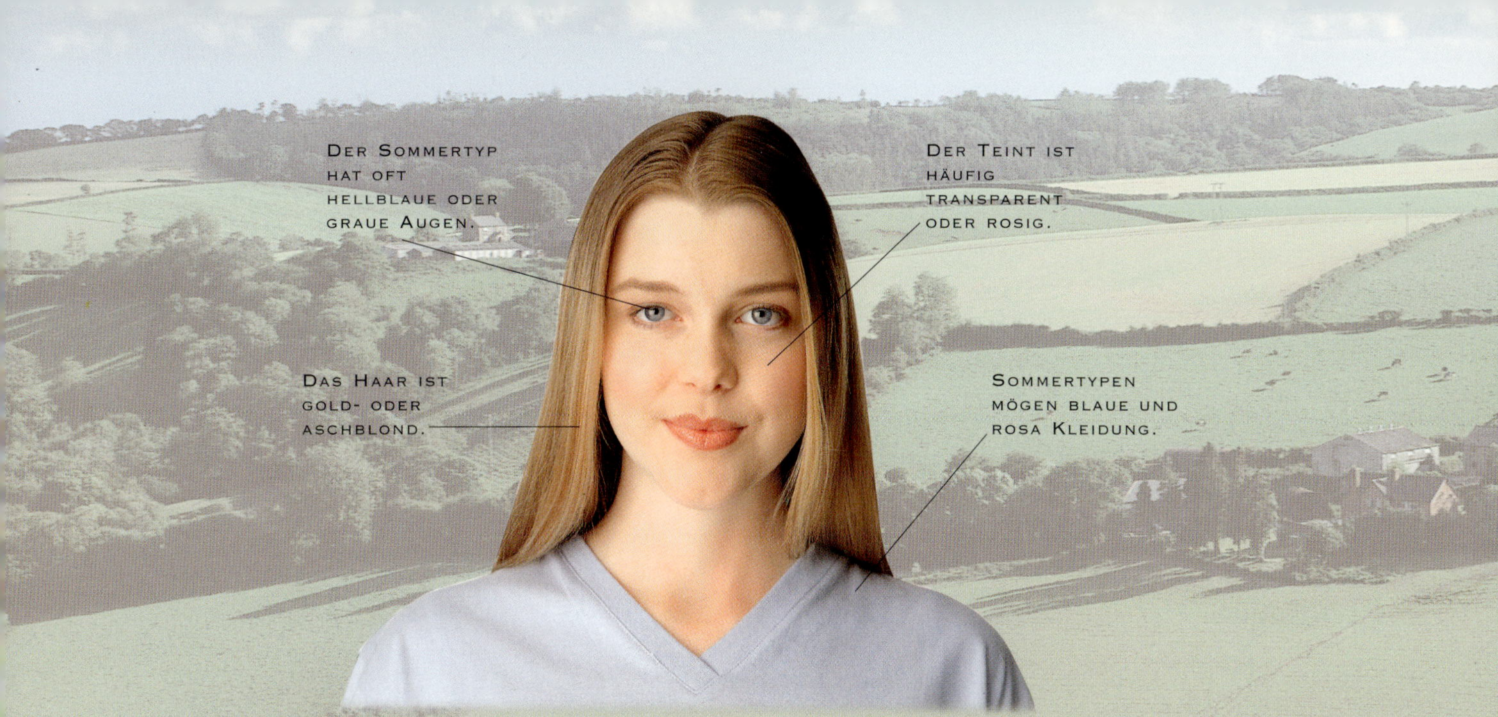
DER SOMMERTYP HAT OFT HELLBLAUE ODER GRAUE AUGEN.
DER TEINT IST HÄUFIG TRANSPARENT ODER ROSIG.
DAS HAAR IST GOLD- ODER ASCHBLOND.
SOMMERTYPEN MÖGEN BLAUE UND ROSA KLEIDUNG.

OBEN: ***Der Sommertyp verbindet die Energie der Sonne mit der Empfänglichkeit des Himmels.***

Im Winter herrschen starke Kontraste vor: die dunklen Silhouetten der Bäume und der weiße Schnee. Wintertypen haben im allgemeinen ein sehr klares Kolorit, so daß sie stark, selbstsicher und dominant wirken, obwohl sie in Wirklichkeit vielleicht schüchtern sind. Im allgemeinen sind sie introvertiert und haben einen kleinen Freundeskreis. Sie wirken kühl und reserviert, aber wenn wir uns die Zeit nehmen, sie kennenzulernen, entdecken wir unter der Oberfläche tiefe Gefühle. Wintertypen sind gute, tiefgründige Denker und oft gute Geschäftsleute. Sie sind loyal, verantwortungsbewußt und in Krisen zuverlässig. Sie treffen schnell Entscheidungen, können gut organisieren und haben oft Autoritätspositionen inne.

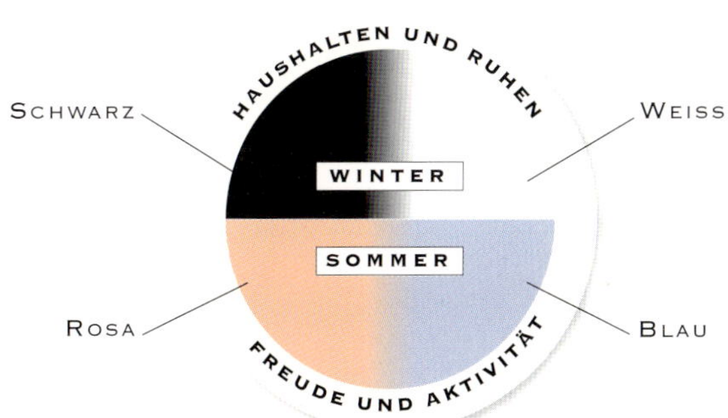

DER SOMMERTYP

- **Haut:** *rosig, transparent, glatt, rosabeige oder blaßbeige*
- **Haare:** *weiß, gold/aschblond, mausbraun*
- **Augen:** *wäßrigblau, blaugrau, haselnußbraun, graubraun*

Die Farben des Sommers sind die Blautöne von Himmel und Meer und warme, tiefe Rosatöne. Rosa und Blau symbolisieren unsere männlichen und weiblichen Aspekte. In Sommertypen sind beide Farben vereint, so daß sie extravertiert und abenteuerlustig, aber auch sanft und sensibel sind. Es handelt sich um kooperative und zuverlässige Menschen, die gut zuhören und effizient in einem Team arbeiten können. Sie sind zielstrebig, sträuben sich aber dagegen, ihre eigenen Talente anzuerkennen und sich etwas zuzutrauen. Es fällt ihnen auch schwer, ihre Gefühle zu äußern. Sommertypen sind oft ernst, aber warmherzig, und sie müssen ihr Selbstwertgefühl aufbauen, wenn sie ihr volles Potential erreichen wollen.

LINKS: ***Farben und Charakteristika von Winter- und Sommertypen.***

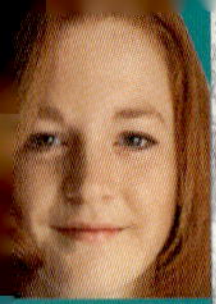

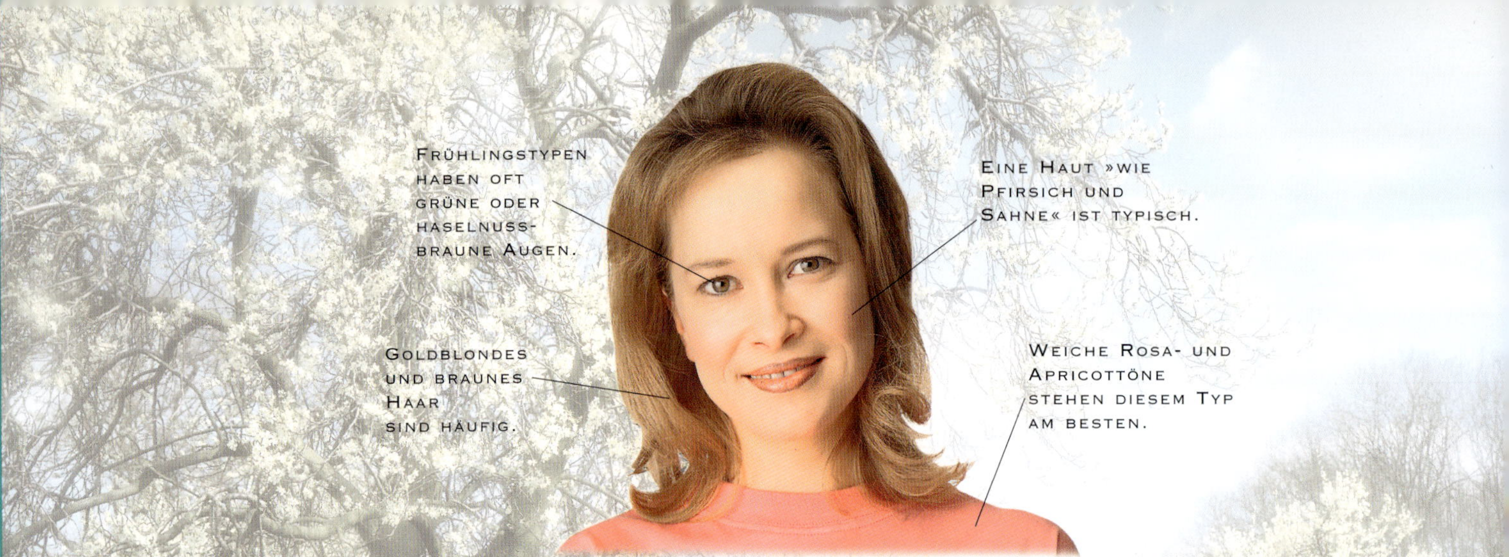
FRÜHLINGSTYPEN HABEN OFT GRÜNE ODER HASELNUSS-BRAUNE AUGEN.
EINE HAUT »WIE PFIRSICH UND SAHNE« IST TYPISCH.
GOLDBLONDES UND BRAUNES HAAR SIND HÄUFIG.
WEICHE ROSA- UND APRICOTTÖNE STEHEN DIESEM TYP AM BESTEN.

OBEN: ***Der Frühlingstyp verbindet die weichen Farben der Blüten mit dem Hellgrün des neuen Wachstums.***

DER FRÜHLINGSTYP

- **Haut:** *elfenbeinfarben, pfirsichrosa, goldbeige, cremefarben*
- **Haar:** *flachs-/goldblond, warmes Dunkelbraun, gelbstichiges Grau*
- **Augen:** *blau oder grün, blaugrau, haselnußbraun*

Wenn im Frühling der Saft in den Pflanzen steigt, fühlen wir uns nach den kurzen, dunklen Wintertagen leicht und luftig. Die weichen Pastellfarben der Blüten helfen uns, unsere Energiereserven langsam wieder aufzufüllen. Diese Jahreszeit ist voll von neuem Leben – neben dem sanften Rosa-Apricot der Blüten dominiert das Hellgrün der jungen Triebe und Blätter. Frühlingstypen sind lebhaft, extravertiert und gesellig, erfüllt von sanfter Vitalität, Freude, Begeisterung und neuen Ideen. Sie können sich einfach nicht zurückhalten und sind daher recht impulsiv. Organisation und Routine kommen in ihrem Leben oft zu kurz. Aufgrund ihrer natürlichen Begeisterung für das Leben nehmen sie oft zu viele Projekte gleichzeitig in Angriff. So kommt es, daß sie sich trotz ihrer grenzenlosen Energie oft verzetteln. Wenn etwas sie besonders fesselt, haben sie jedoch auch die Ausdauer, ihr Ziel zu erreichen. Sie schließen leicht Freundschaft und haben Humor. Grün ist mit dem realen und mit dem emotionalen Herzen verbunden. Frühlingstypen haben sehr viel Liebe zu geben; ihre Beziehungen können aber auch oberflächlich und unbeständig sein.

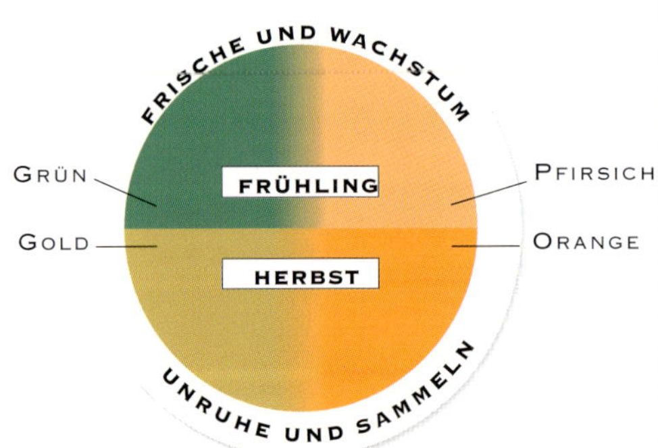

RECHTS: ***Die Farben und Charakteristika von Frühlings- und Herbsttyp.***

DER HERBSTTYP

- **Haut:** *goldener Unterton, goldbraun, goldbeige, kupfer, elfenbeinfarben*
- **Haare:** *kastanienbraun bis kupferfarben, rotblond bis rot*
- **Augen:** *grünbraun, haselnußbraun, grün*

Im Herbst sinkt unser Energiepegel, während die Farben intensiver werden und die satten Orange-, Gold- und Rosttöne der fallenden Blätter annehmen. Herbsttypen sind erdhaft – warmherzig, loyal und liebenswert. Ihre Stimmung ändert sich so schnell wie das unvorhersagbare Herbstwetter und schwankt zwischen fröhlich und nachdenklich, gesellig und introvertiert. Im Herbst dominieren Bewegung und Veränderung, und die unabhängigen Herbsttypen hassen Routine jeder Art. Sie können mehrere Projekte gleichzeitig durchführen.

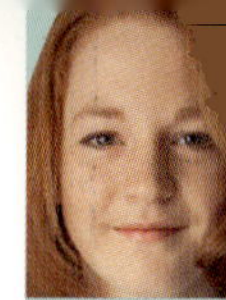

Wenn wir unseren Jahreszeiten-Farbtyp kennen, können wir nicht nur unser Aussehen, sondern durch die Wahl geeigneter Farben auch unsere Gesundheit verbessern (s. S. 44). Die Farbpaletten umfassen warme (Rot, Rosa, Orange, Gold, Gelb und Magenta) und kühle Farben (Grün-, Blau-, und Violettöne).

Warme Farben geben uns wieder neue Energie, wenn wir niedergeschlagen sind. Kühle Farben hingegen entspannen uns, wenn wir uns gestreßt fühlen. Den Sommertypen gibt Rosa Wärme und Kraft; Himmelblau entspannt sie. Apricot baut Frühlingstypen auf, weiche Grüntöne entspannen sie. Herbsttypen werden durch Gold und Rost angeregt und durch blaugrüne Töne beruhigt.

Generell kann man sagen, daß eine positive Lebenseinstellung die Gesundheit des ganzen Organismus fördert und die Begeisterung für das Leben das Immunsystem stärkt.

UNTEN: ***Die Farben des warmherzigen, freundlichen Herbsttyps erinnern an die goldenen Blätter der Bäume und Blumen.***

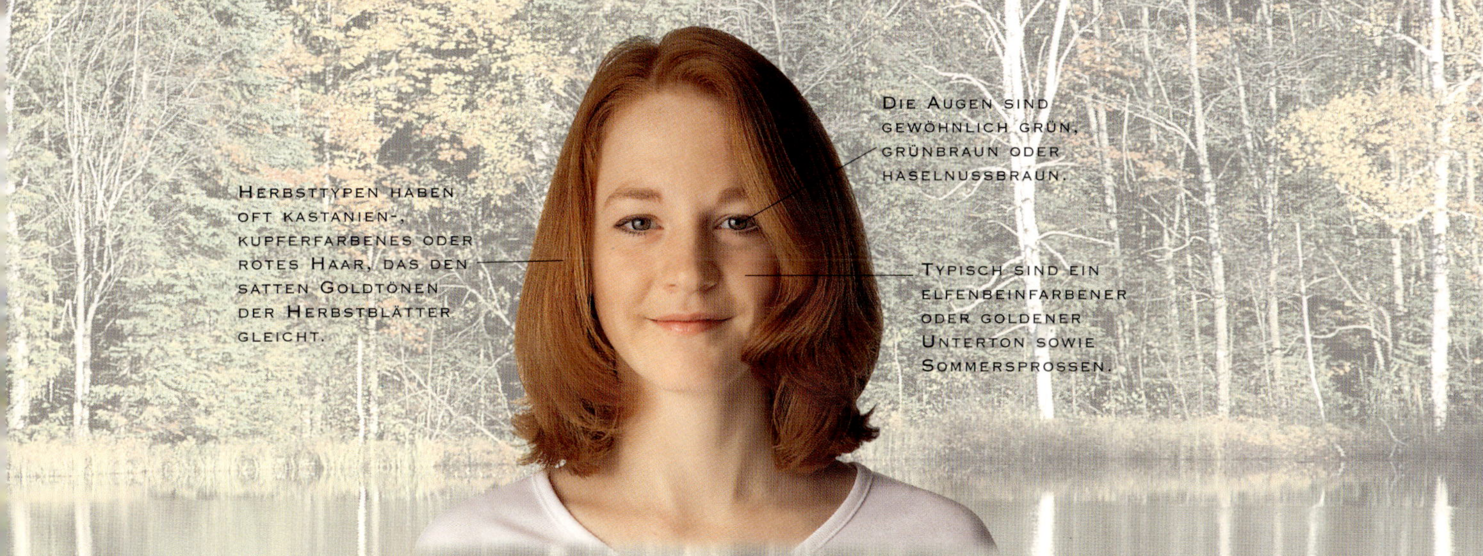
DIE AUGEN SIND GEWÖHNLICH GRÜN, GRÜNBRAUN ODER HASELNUSSBRAUN.
HERBSTTYPEN HABEN OFT KASTANIEN-, KUPFERFARBENES ODER ROTES HAAR, DAS DEN SATTEN GOLDTÖNEN DER HERBSTBLÄTTER GLEICHT.
TYPISCH SIND EIN ELFENBEINFARBENER ODER GOLDENER UNTERTON SOWIE SOMMERSPROSSEN.

DIE JAHRESZEITEN IN DER TRADITIONELLEN CHINESISCHEN MEDIZIN

Die Traditionelle chinesische Medizin (TCM) lehrt, daß mit jeder Jahreszeit und jedem Element bestimmte Krankheitstendenzen verbunden sind. Dem Winter werden die Farbe Schwarz, das Element Wasser und Kälte zugeordnet. Gesundheitlicher Schwachpunkt von Wintertypen sind Nieren, Harnwege und Knochen. Der Sommer wird mit Rot, dem Element Feuer und Hitze assoziiert; die ihm entsprechenden Körperbereiche sind Herz, Dünndarm und Blut. Zum Frühling gehören die Farbe Grün, das Element Holz und der Wind; Frühlingstypen müssen Leber und Gallenblase, Sehnen und Muskeln schützen. Dem Herbst werden die Farbe Weiß, das Element Metall und Trockenheit zugeordnet; die entsprechenden Körperbereiche sind Lunge, Dickdarm, Haut und Haare. Die Erde, das fünfte Element der Chinesen (das keine jahreszeitliche Entsprechung hat), wird mit Gelb, Feuchtigkeit, Magen und Milz assoziiert.

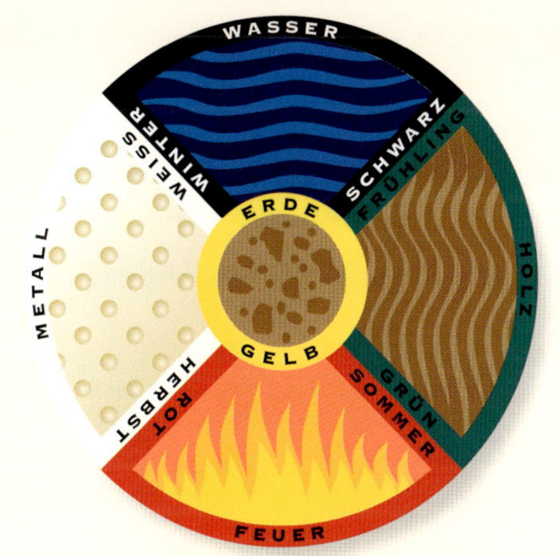
WASSER
SCHWARZ
FRÜHLING
HOLZ
GRÜN
SOMMER
FEUER
ROT
HERBST
METALL
WEISS
WINTER
ERDE
GELB

OBEN: ***Die Chinesen verbinden jede Jahreszeit mit einer Farbe und einem Element, die wiederum verschiedenen Körperzonen und Organen zugeordnet werden.***

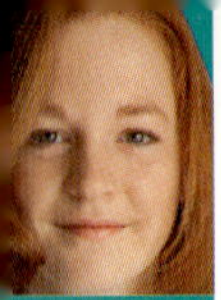

FARBEN UND STIMMUNGEN

Auch wenn wir eine Lieblingsfarbe haben, ziehen viele Farben uns je nach Stimmung und Gefühlslage vorübergehend an. Die veränderte Farbvorliebe kann auf Veränderungen des Energiehaushalts, Krankheiten und Lebensbereiche hinweisen, in denen sich ein aufmerksamkeitsbedürftiges Ungleichgewicht entwickelt.

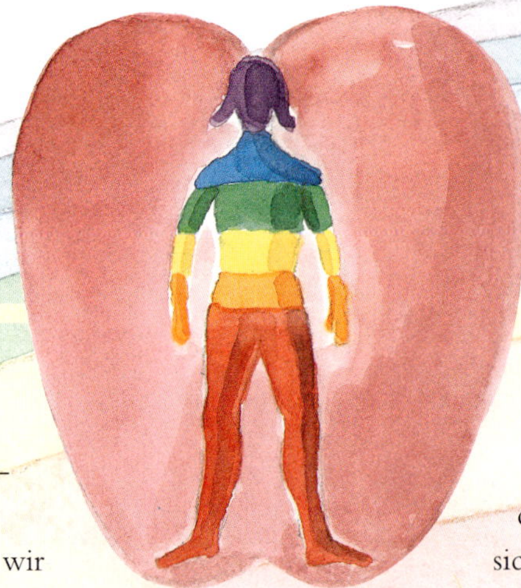

In kritischen Phasen unseres Lebens werden wir oft intuitiv von neuen Farben angezogen, die ganz anders sein können als unsere bisherigen Lieblingsfarben; sie helfen uns durch schwierige Phasen oder geben uns die Energie für eine notwendige Veränderung.

Beim Aufwachen spüren wir im allgemeinen, in welcher Farbstimmung wir sind. Wenn Sie morgens in den Schrank sehen und »nichts zum Anziehen« haben, fehlt wahrscheinlich die Farbe, die Sie brauchen.

FARBEN UND GESUNDHEITLICHE VERÄNDERUNGEN

Um gesund zu sein und uns wohl zu fühlen, müssen alle Regenbogenfarben in unserem Energiesystem ausgewogen vertreten sein. Falls eine Farbenergie fehlt, dominiert unter Umständen eine andere, so daß ein Ungleichgewicht entsteht. Wenn Sie sich mit einem falschen Kolorit umgeben, funktioniert Ihr inneres Körper-»Farbsystem« nicht mehr richtig, genauso wie Sie Verdauungsbeschwerden bekommen können, wenn Sie etwas Falsches essen. Sofern Sie jedoch Farben wählen, deren »Psychologie« mit Ihrem Wesen und Ihren Bedürfnissen harmoniert, fördern Sie Ihre körperliche, seelische und geistige Gesundheit.

Wenn wir deprimiert sind, tragen wir oft dunkle oder schmutzige Farben; bei Müdigkeit oder Streß wählen wir häufig neutrale, helle Töne. Farben können unsere Stimmung auch steuern, und nicht selten zieht uns gerade die Farbenergie an, die wir benötigen: Wenn Sie sich also plötzlich ein orangefarbenes T-Shirt kaufen, brauchen Sie womöglich eine Energiespritze, oder in Ihrem Leben fehlt Freude (s. S. 44).

Sind wir ausgelaugt, müde und depressiv, so brauchen wir anregende Farben: Rot-, Orange- und Gelbtöne. Sollten die kräftigeren Nuancen Sie zu sehr »erschlagen«, können Sie auf weiches, warmes Apricot, Pfirsich und Zitronengelb ausweichen, die Sie sanfter und liebevoller unterstützen.

FARBEN UND LEBENSVERÄNDERUNGEN

Eine neue Vorliebe für Grün oder Weiß kann das Bedürfnis nach mehr persönlichem Raum, konfliktfreier Unabhängigkeit und Zeit zum Atemholen widerspiegeln. Leuchtende, warme Farben deuten den Wunsch nach Energie, Expansion, Aktivität und Entscheidungen an. Achten Sie auf solche Veränderungen, denn sie geben Ihnen wichtige Informationen, die aus Ihrem tiefsten Inneren kommen. Haben Sie sich

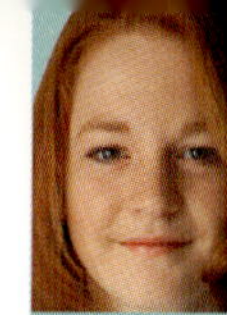

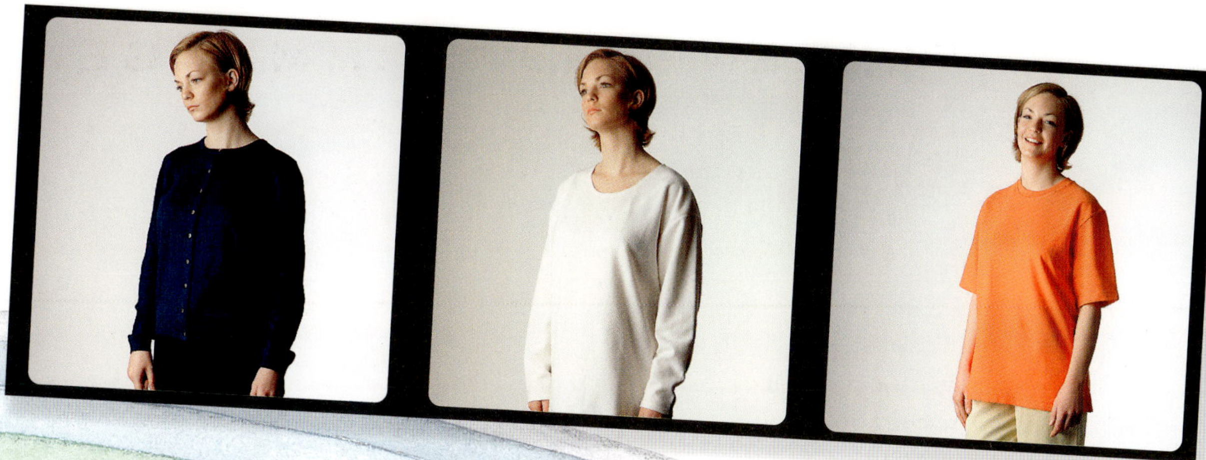

OBEN: ***Die Farben unserer Kleidung entsprechen meist unserer Stimmung: Wir wählen dunkle Farben, wenn wir depressiv sind, helle, wenn wir müde sind, und warme, wenn wir über viel Energie verfügen.***

RECHTS: ***Wenn uns plötzlich neue Farben anziehen, steht in unserem Leben eine Veränderung an.***

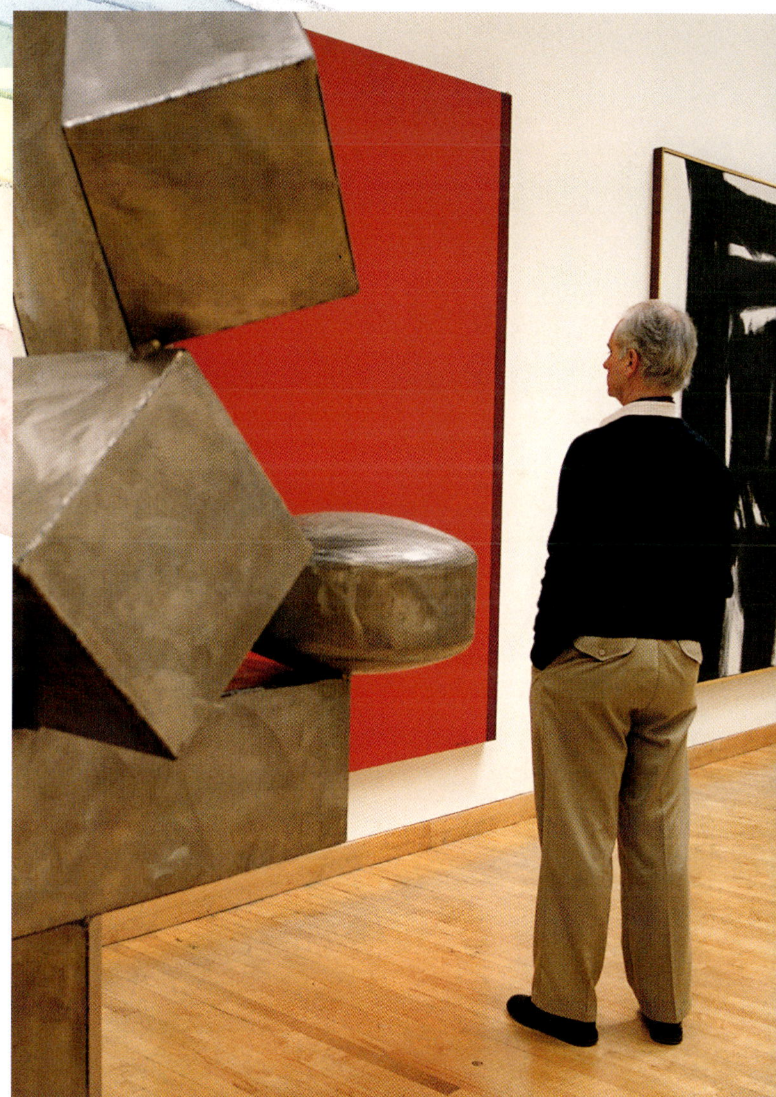

schon einmal gefragt, warum plötzlich andere Farben Sie anziehen, die Sie dann eine Zeitlang tragen? Meine Garderobe war früher überwiegend braun und blau, aber vor ein paar Jahren mußte plötzlich alles leuchtendprimelgelb sein. Diese drastische Veränderung meiner Farbpräferenzen war kein Zufall. Ich hatte gerade meine Ausbildung als Innenarchitektin abgeschlossen und meine eigene kleine Designfirma gegründet. Damals mußte ich klar denken und gut organisieren, und ich brauchte viel Energie. Gelb ist die Farbe des Intellekts; sie fördert das analytische Denken und die Konzentration.

WECHSEL DER FARBPRÄFERENZ

Wenn Ihre Farbvorlieben sich schon einmal deutlich verändert haben, können Sie überlegen, was damals in Ihrem Leben geschah. Die neue Farbe symbolisierte wahrscheinlich Eigenschaften, die Sie in Ihr Leben integrieren wollten.

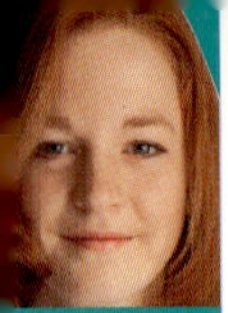

SCHUTZFARBEN

Farben vermögen uns auch vor äußeren Einflüssen zu schützen. Wenn die passende »Schutzfarbe« in Ihrer Garderobe fehlt, können Sie ersatzweise einen Schal in diesem Ton tragen. Legen Sie sich Schals aus Naturfasern (Baumwolle, Seide, Wolle) in verschiedenen wichtigen Farbtönen zu. Auch ein Edelstein in einer bestimmten Farbe, ein Kristall oder ein Hut können schützen.

Gefühle werden oft in verschiedenen Körperbereichen »gespürt«:

- ***Angst*** im Bauch
- ***Wut*** steigt von der Basis der Wirbelsäule auf
- ***Liebe und Eifersucht*** im Herzen

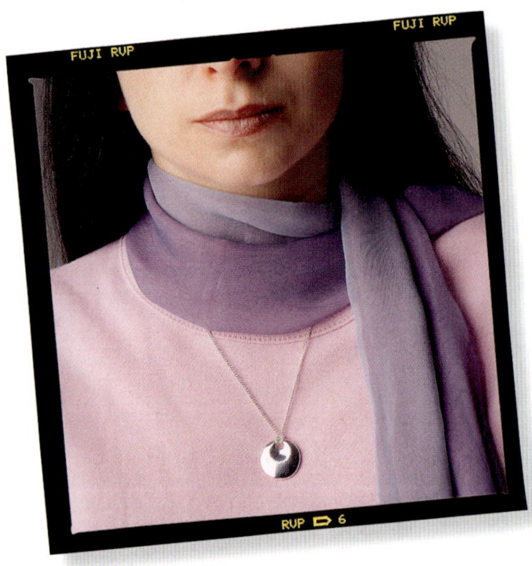

RECHTS: ***Ein Schal oder ein Edelstein in einer »Schutzfarbe« wehrt unerwünschte äußere Einflüsse ab.***

Sie können den Schal auch als Schutz um Schultern, Oberkörper, Taille oder Hüften legen, wenn dies die Bereiche sind, die Sie als verletzlich empfinden. Oder versuchen Sie es mit farbigen Taschentüchern – in der Brusttasche zum Schutz des Oberkörpers, in einer Seitentasche zum Schutz vor Wutanfällen oder negativen Gefühlen hinsichtlich der Sexualität.

FERIENFARBEN

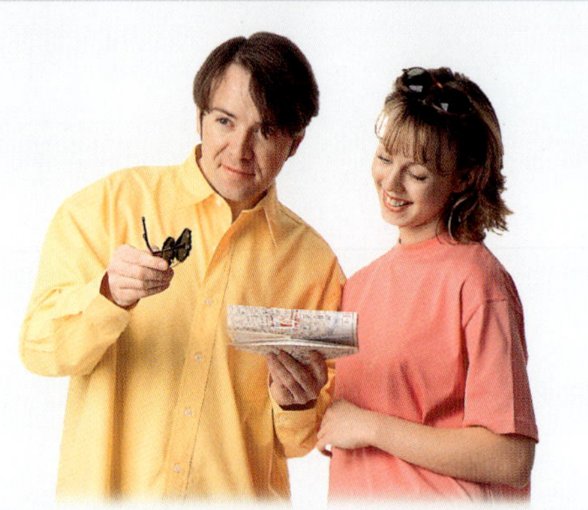

Das Wetter hat einen großen Einfluß bei der Wahl unserer Kleidung, und interessanterweise tragen wir im Urlaub ganz andere Farbtöne als im Alltag: nämlich leuchtendhelle Gute-Laune-Farben, die ein Spiegelbild unserer Umgebung sind. Bei Ferien in der Sonne bevorzugen wir intuitiv leuchtende Rot-, Gelb-, Grün- und Blautöne, Kirschrot und Orange sowie größere Muster. Ferien am Wasser inspirieren uns zu Grün, Türkis, Blau und Weiß.

Vielleicht können wir davon etwas lernen. In farbenfroher Kleidung fühlen wir uns energiegeladener, glücklicher und entspannter. Warum dafür bis zum Urlaub warten? Tragen Sie diese Farben am Wochenende – oder generell in Ihrem Alltag.

Manchmal wollen wir auch einfach eine friedliche Atmosphäre schaffen, in der wir nicht auffallen und im Hintergrund bleiben. Weiche, neutrale, helle Farben wirken beruhigend. Nach einer hektischen Woche wollen Sie sich vielleicht in locker sitzender Kleidung in Creme, Hellblau oder -grau entspannen.

Ein paar leuchtende Tupfer in Ihrer Garderobe machen dagegen das Leben aufregender. Das bedeutet nicht, daß Sie sich jetzt völlig neu einkleiden müssen. Leuchtende Farben als Akzent zu Neutraltönen machen aktiver – Sie fühlen sich energiegeladener und ziehen aktive, positive Menschen an. Blasse Farben als Gegengewicht zu leuchtenden Tönen machen diese weicher und entspannender.

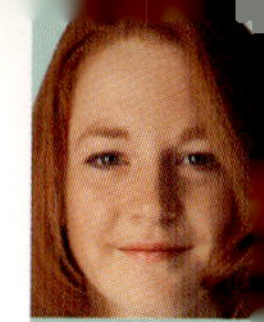

FARBABNEIGUNGEN

Sie erfahren auch sehr viel über sich, wenn Sie sich die Farben ansehen, gegen die Sie eine Abneigung haben: Sie können ein Hinweis auf verborgene Schwächen oder entwicklungsbedürftige Bereiche Ihres Selbstbildes sein. Wenn Sie etwa Rosa nicht mögen, möchten Sie keinesfalls von anderen abhängig sein; bei einer Abneigung gegen Kastanienbraun nagt vielleicht irgendein Groll an Ihnen.

Ihre Abneigung gegen bestimmte Farben kann auf Energieblockaden im Körper hinweisen. Oder wir mögen bestimmte Farben nicht, weil sie gewisse Assoziationen wecken, etwa an Menschen oder Orte, an die wir schlechte Erinnerungen haben. Wenn wir diese negativen Assoziationen erkennen, können wir die Erinnerungen befrieden und die entsprechende Farbenergie wieder in unser Leben integrieren.

Farben sind weder gut noch schlecht, denn wie alles im Universum haben sie positive und negative Eigenschaften. Klare, leuchtende oder helle Nuancen spiegeln im allgemeinen die positiven Aspekte dieser Farbe wider, dunkle, schmutzige Versionen ihre negative Seite.

WAS FARBABNEIGUNGEN ZEIGEN

- **Rot:** *hat Ablehnung, Mißerfolg oder körperliche Krankheit erlebt*
- **Rosa:** *unbefriedete Gefühle gegenüber Mutter oder Vater*
- **Orange:** *geistige oder körperliche Erschöpfung*
- **Gold:** *Ablehnung von materiellem oder spirituellem Reichtum*
- **Gelb:** *hat Enttäuschungen oder Machtverlust erlebt*
- **Grün:** *Einsamkeit, Kummer, Ablehnung, seelisches Trauma*
- **Blau:** *Versagensangst oder Verlust von Reichtum oder Status*
- **Türkis:** *Gefühle werden abgestellt, Angst vor Veränderung, emotional im Alltagstrott*
- **Dunkelblau:** *Wurde im Stich gelassen, kein Vertrauen mehr*
- **Purpur:** *Man wird behindert, blockierte Kreativität*
- **Schwarz:** *Wunsch nach Kontrolle; Abneigung, Macht aufzugeben*
- **Weiß:** *Man muß sich entscheiden und konsequent sein*
- **Braun:** *Streben nach Unabhängigkeit, Einstellungsänderung*
- **Grau:** *Bedürfnis nach Kooperation und Unterstützung*

FARBEN AKZEPTIEREN

Statt sich zu zwingen, eine Farbe zu tragen, die Sie nicht mögen, sollten Sie eine für Sie akzeptable Nuance dieser Farbe finden. Die meisten haben viele Abstufungen, und eine gefällt Ihnen bestimmt. Wenn Sie etwa Orange nicht mögen, könnten Sie einen weicheren Ton in derselben Farbfamilie ausprobieren, zum Beispiel Pfirsich oder Apricot.

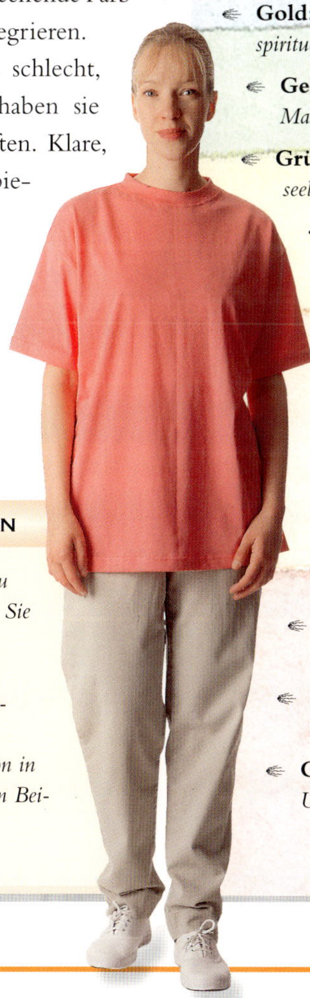

LINKS: ***Wenn bei Ihnen Rosa negative Gefühle auslöst, stehen Sie vielleicht im Konflikt mit Ihrer Mutter oder Ihrem Vater.***

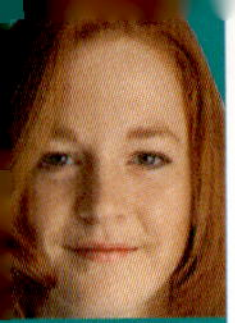

IHR FARB-BIORHYTHMUS

Unser Leben wird harmonisch, wenn wir ihm einen natürlichen Rhythmus geben. Die Erkenntnis, daß nicht alles gleichmäßig verläuft und unser Aktivitäts- und Energiepegel sich mit den Jahreszeiten ändert, macht uns geduldig uns selbst gegenüber und fördert die Sensibilität für die Natur und natürliche Zyklen.

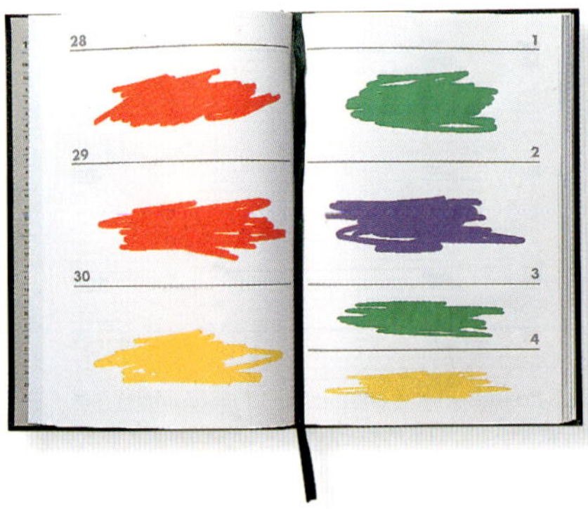

OBEN: ***Beobachten Sie die Farben Ihres Lebens, indem Sie Ihren Kalender mit der »Tagesfarbe« markieren.***

Jeder Tag unseres Lebens wird von einer Stimmung beherrscht, die wir durch eine Farbe darstellen können. Die Farben, die wir tragen und mit denen wir uns umgeben, sagen uns, ob ein Bereich gestört ist und der Heilung bedarf. Beobachten Sie dieses Auf und Ab der Farben in Ihrem Leben, indem Sie jeden Tag in Ihrem Kalender farblich markieren. Planen Sie dafür täglich Zeit ein, und überlegen Sie ruhig, welche »Farbe« Sie gespürt haben. Hier einige Punkte, nach denen Sie suchen können:

- Sehen Sie sich die letzten zwei Monate an. Dominiert eine Farbe? Fallen zwei oder drei Farben besonders auf?
- Wenn eine Farbe dominiert, brauchen Sie nur den Kommentar zu dieser Farbe zu lesen.
- Falls die Farben sehr unterschiedlich und kontrastreich sind, hat sich Ihre Stimmung oft geändert, und unterschiedliche Energien sind in Ihr Leben getreten.
- Sofern die Farben eng verwandt sind – also auf dem Farbenkreis (s. S. 48) nebeneinanderliegen, etwa Blau, Grün, Violett (kühle Farben) –, sollten Sie sich die Qualitäten der fehlenden Gruppe ansehen, damit Ihr Leben mehr ins Gleichgewicht kommt.
- Dominieren zwei Komplementärfarben (Rot/Grün, Orange/Blau, Gelb/Violett, s. S. 13), dann arbeiten diese Farbenergien zusammen.

SELBSTHILFE

Nehmen Sie die fehlenden Farben über Ihre Ernährung, Ihre Kleidung, Ihre häusliche und berufliche Umgebung auf, oder führen Sie eine Farbheilbehandlung durch (siehe den folgenden Abschnitt).

MONTAG	DIENSTAG	MITTWOCH	DONNERSTAG	FREITAG	SAMSTAG	SONNTAG
1	2	3	4	5	6	7
8	9	10	11	12	13	14
15	16	17	18	19	20	21
22	23	24	25	26	27	28
29	30	31				

LINKS: ***Mit einer Monatsübersicht über Ihren Farb-Biorhythmus können Sie Bereiche eines Ungleichgewichts erkennen, die der Heilung bedürfen.***

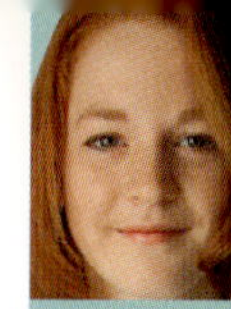

FEHLENDE FARBSCHWINGUNGEN

Wenn in der Übersicht Farben fehlen, wird diese Farbenergie wahrscheinlich auch in Ihrem Organismus zu kurz kommen.

Rot

Diese Farbe wird im allgemeinen mit Reizbarkeit, Wut und körperlicher Kraft assoziiert. Es kann sein, daß Sie an Erschöpfung oder Energiemangel leiden. Werden Sie aktiv: Verbessern Sie Ihre Ernährung, sorgen Sie für genügend Entspannung und eine Ihnen angemessene sportliche Betätigung.

UNTEN: *Eine therapeutische Massage füllt das Orange-Reservoir wieder auf.*

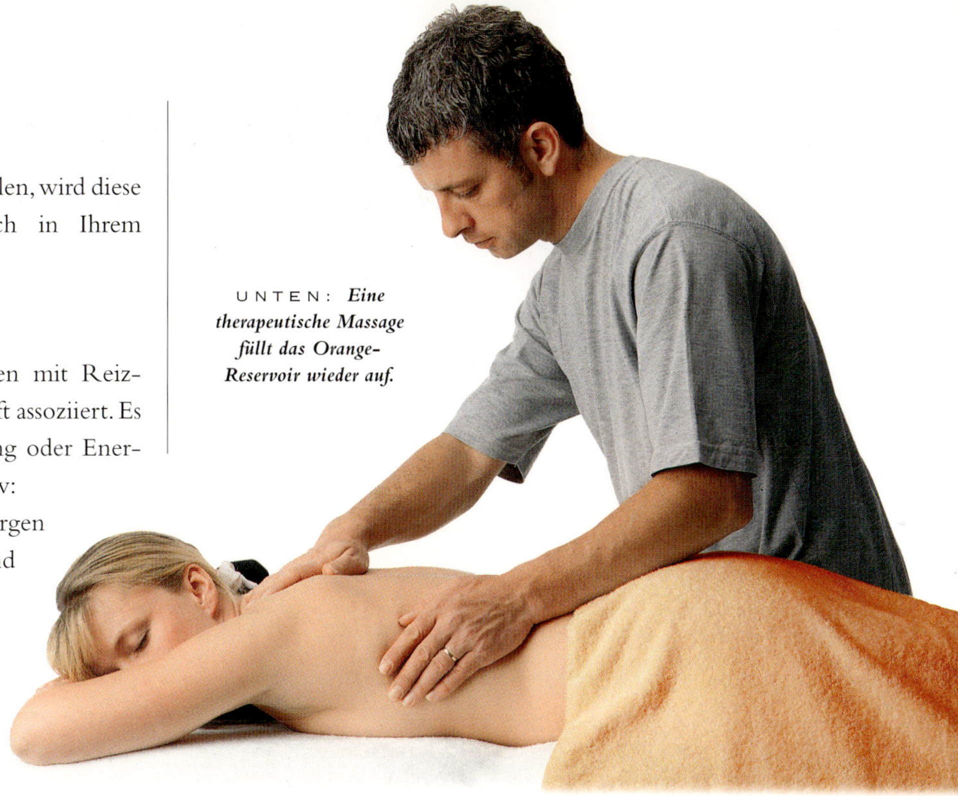

Orange

Fehlendes Orange kann auf ein geschwächtes Immunsystem oder ein schwaches Selbstwertgefühl hinweisen. Fangen Sie mit einer Tanz- und Bewegungsschulung an, um mit Ihrem Körper wieder in Kontakt zu kommen. Oder geben oder nehmen Sie eine therapeutische Massage. Sorgen Sie für mehr Freude im Leben!

Gelb

Eine anstehende Entscheidung macht Sie nervös und angespannt. Das Goldgelb der Weisheit kann Ihnen helfen, klar zu denken und Ihr Nervensystem zu stärken. Gelb hat auch mit dem Ego zu tun; vielleicht haben Sie Probleme mit Ihrer persönlichen Macht.

Grün

Kein oder nicht genug Grün im Leben zu haben verlangt seinen Tribut in Form von Streß und Beziehungsproblemen. Wir alle brauchen die Farbe Grün, um entspannen und selbstlose Liebe geben und nehmen zu können. Grün kann uns helfen, materiellen und spirituellen Reichtum anzuziehen.

Blau

Blau, die Farbe des Himmels, steht für Treue und Vertrauen; fehlendes Blau kann daher anzeigen, daß Sie sich von jemandem, dem Sie vertrauen, im Stich gelassen fühlen. Blau entspannt den »höheren Verstand« und verbindet Sie mit Ihrer Intuition, so daß Sie Ihre Situation begreifen und mehr Frieden in Ihr Leben bringen können.

UNTEN: *Unsere Kreativität kann nur gedeihen, wenn alle Farben ausgewogen vertreten sind. Violett ist dafür besonders wichtig.*

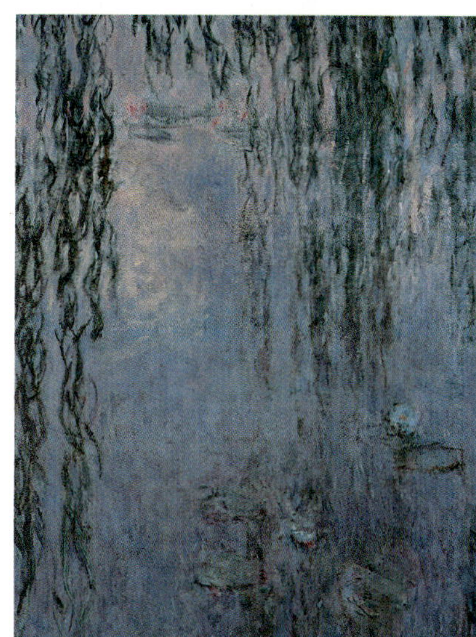

Violett

Wenn die Farbe Violett in Ihrem Leben fehlt, haben Sie wahrscheinlich den Kontakt zu Ihrem inneren Selbst verloren. Vielleicht sind Sie ein kreativer Mensch, der unter einer Blockade leidet. Entspannen Sie sich mit ruhiger Musik oder einem guten Buch. Violett öffnet die Kanäle zu unserer spirituellen Natur und stellt den Kontakt zur kreativen Energie her.

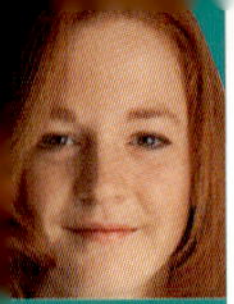

KLEIDEN SIE SICH GESUND

Die Farben, die wir tragen, können körperliche Leiden lindern und unsere Seele beflügeln. Die Kleidung schützt uns natürlich auch vor Wind und Wetter, sie ist eine Form des Selbstausdrucks und beeinflußt unsere Gefühle und Gedanken.

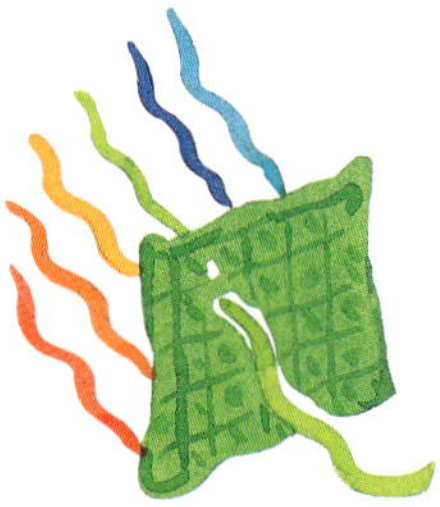

OBEN: ***Grüne Kleidung läßt nur grüne Schwingungen passieren.***

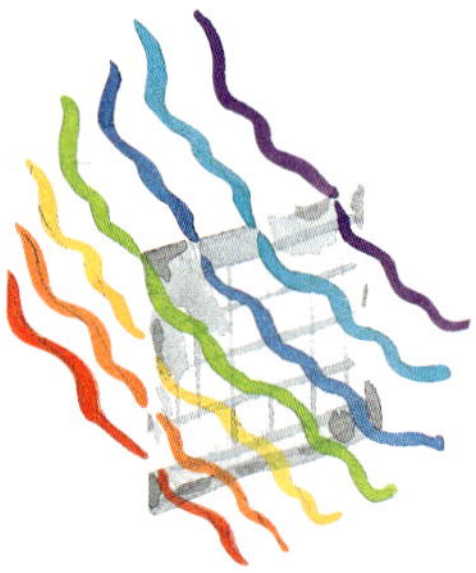

OBEN: ***Weiße Stoffe lassen alle Wellenlängen des Lichts durch.***

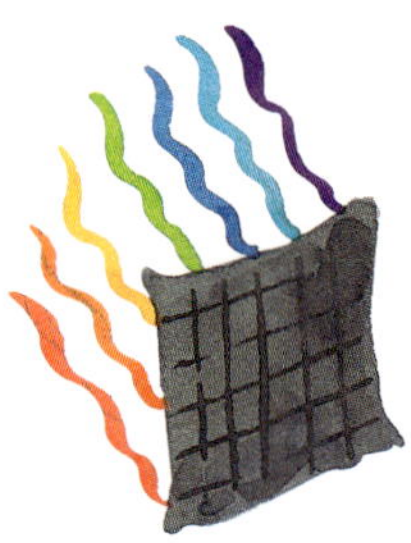

OBEN: ***Schwarze Kleidung absorbiert das gesamte Licht.***

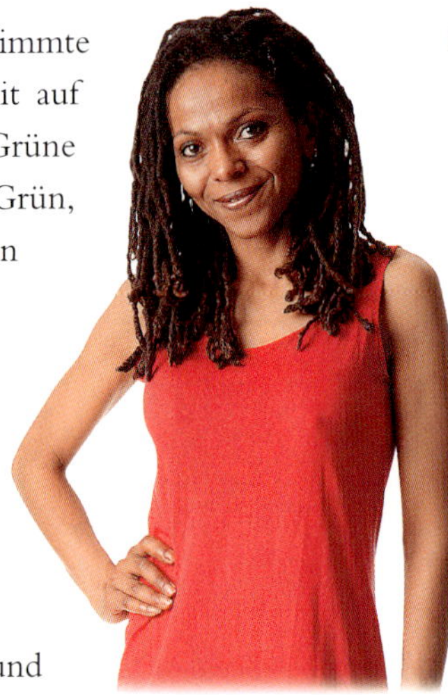

OBEN MITTE: ***Wählen Sie Farben, die zu Ihrer Stimmung passen. Tragen Sie beispielsweise Rot, wenn Sie sich so richtig lebendig fühlen wollen.***

Stoffe sind Farbfilter, die bestimmte Farbwellen durch- und damit auf die Haut gelangen lassen. Grüne Kleidung etwa sehen wir als Grün, weil alle anderen Wellenlängen vom Stoff absorbiert werden. Wenn natürliches Licht das Gewebe des Stoffes passiert, läßt dieser die grüne Schwingung durch, und der Organismus absorbiert sie. Weiße Kleidung läßt alle Lichtwellenlängen passieren und gibt uns so gleich viel von allen Farbenergien. Deshalb wird weiße Kleidung oft mit Läuterung assoziiert. Schwarz dagegen absorbiert das gesamte Licht; deshalb umgibt schwarze Kleidung uns wie eine schützende Hülle.

Wenn wir allerdings zu oft die Farbe Schwarz tragen, erreicht die Energie den Organismus nicht; dies schadet unserer Gesundheit, denn der Körper braucht Lichtenergie, um normal zu funktionieren.

Die Farben unserer Kleidung beeinflussen uns also auf vielerlei Weise: Wenn wir die richtigen Kolorationen zusammenstellen, können sie uns vor körperlichen Leiden schützen, unser seelisches Gleichgewicht stabilisieren und unseren Geist inspirieren. Wählen Sie deshalb aus der folgenden Übersicht die Farben, die mit Ihrem Jahreszeiten-Farbtyp (s. S. 34) harmonieren und Ihren aktuellen Energiepegel, Ihren Gesundheitszustand und Ihre geistig-seelische Verfassung berücksichtigen.

ROT (REINES ROT, KARMESINROT, BURGUNDERROT, DUNKELPINK)

JA

Wenn Sie »Power« brauchen, müde oder lethargisch sind oder sich zu einer Höchstleistung anstacheln wollen. Rot unterstützt Weiterentwicklung, Erfolgs- und Handlungsbereitschaft. Tragen Sie Rot, wenn Sie sich sinnlich und richtig lebendig fühlen wollen.

NEIN

Wenn Sie schnell müde werden oder an einer schlimmen Grippe, Gehirn- oder Rückenmarksentzündung, Pfeiffer-Drüsenfieber oder dem chronischen Erschöpfungssyndrom leiden. Sofern Sie einen rötlichen Teint oder hohen Blutdruck haben, leicht wütend werden oder nervös und angespannt sind.

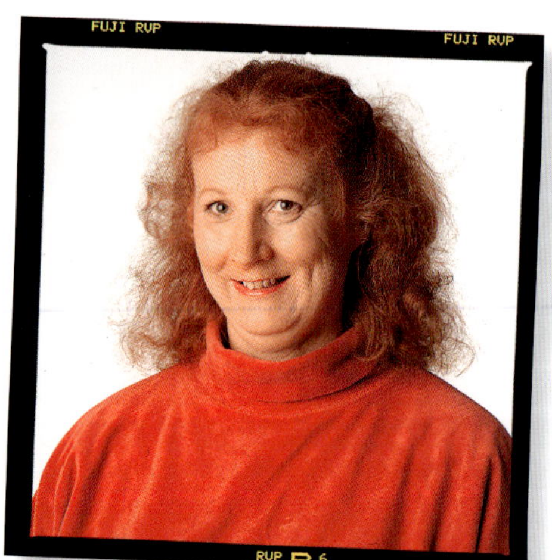

OBEN: ***Vermeiden Sie Rot, wenn Sie einen rötlichen Teint oder hohen Blutdruck haben.***

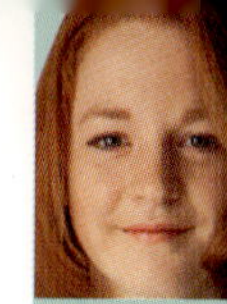

ROSA (LACHS, ALTROSA, BLASSROSA)

JA

Wenn Sie zärtlich und liebevoll sind und einfühlsam und verständnisvoll sein müssen. Rosa unterstützt Sie dabei, sich selbst zu mögen. Perlmutt und Rosé lassen die Liebe in zwei Richtungen fließen. Lachs und Altrosa umgeben Sie mit universeller, selbstloser Liebe. Dunkelpink und Kastanienrot regen zu sinnlichem Vergnügen, Spaß und Risikobereitschaft an.

NEIN

Wenn Sie emotional unreif sind, eine Vater- oder Mutterfigur brauchen oder zu abhängig von anderen sind. Falls Sie sich von Abhängigkeiten überlastet fühlen.

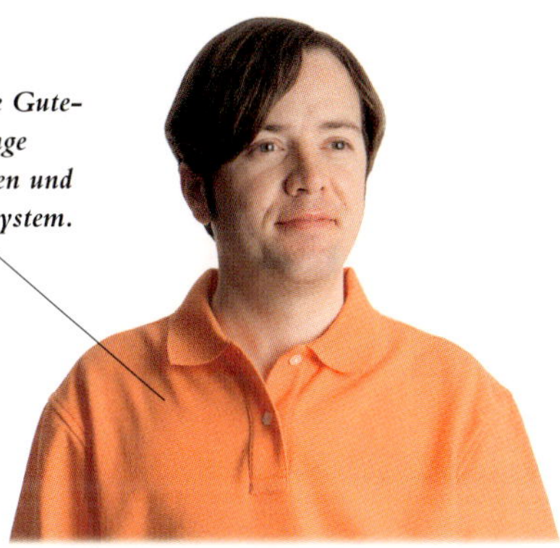

RECHTS: ***Die Gute-Laune-Farbe Orange lindert Depressionen und stärkt das Immunsystem.***

ORANGE (HELLROST, APRICOT, PFIRSICH)

JA

Wenn Sie depressiv sind oder Freude in Ihr Leben bringen wollen. Orange holt Sie aus ernsten Grübeleien heraus und stimmt heiter. Es fördert auch die geistige Unabhängigkeit und die Eigenmotivation, macht kreativ und hilft dabei, ein negatives Selbstbild abzubauen. Orange ist gut, wenn Ihre Nebennieren erschöpft sind und Ihnen alles weh tut – besonders in Nacken, Armen und Gelenken.

NEIN

Wenn Sie durcheinander, frustriert oder klaustrophobisch veranlagt sind und wenn Ihnen übel ist.

GELB (GOLD-, HELL-, ZITRONENGELB)

JA

Wenn Sie allein sein wollen, um Abstand zu gewinnen und etwas unparteiisch überdenken zu können. Gelb kann das Gedächtnis verbessern. Es unterstützt die Kommunikation und den Selbstausdruck. Gelb ist eine gute Farbe für Accessoires bei einem Vorstellungsgespräch – vielleicht in Kombination mit einem dunkelblauen oder -grauen Kostüm oder Anzug. Goldgelb sorgt für mehr Pep und Vitalität und verbessert die Fähigkeit, neue Aufgaben zu bewältigen. Gelb gibt Power und stärkt das Selbstvertrauen.

NEIN

Wenn Sie anfällig für Kritik und instabil sind. Gelb kann den Egoismus fördern und ist nicht gut, wenn Sie zuviel Wert auf materiellen Reichtum legen. Es kann Reizbarkeit und Übelkeit auslösen. Nehmen Sie statt Gelb Gold, das Sie ermuntert, Ihre innere Weisheit zu finden.

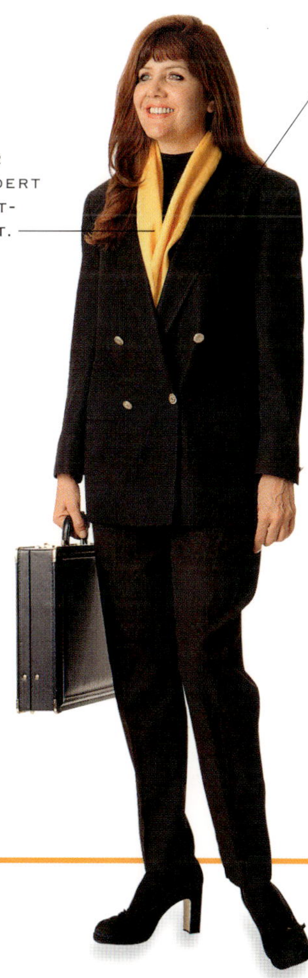

GELB KANN FÜR BERUFLICHE TERMINE MIT GEDECKTEREN FARBEN KOMBINIERT WERDEN.

EINE SPUR GELB FÖRDERT DIE SELBSTSICHERHEIT.

LINKS: ***Gelb fördert die Kommunikation und eignet sich sehr gut als Akzentfarbe zu Dunkelblau oder Grau bei einem Vorstellungsgespräch.***

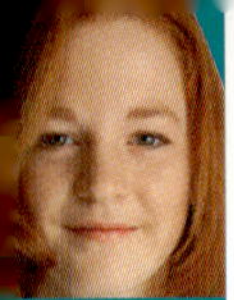

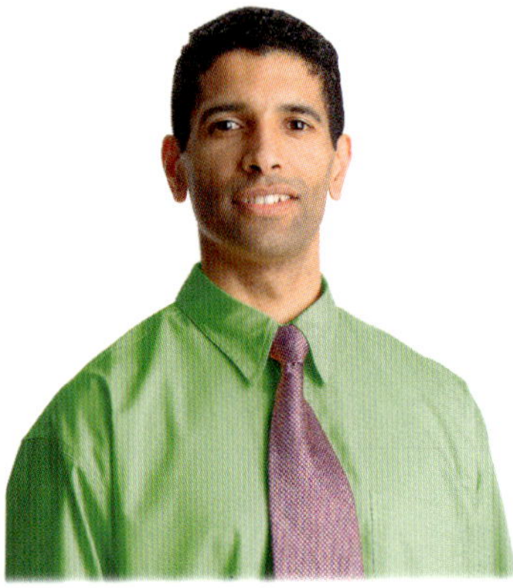

OBEN: ***Grün steht für Gesundheit, Glück und klares, entschlossenes Denken.***

GRÜN (APFEL-, GRAS-, BLAU-, SMARAGDGRÜN)

JA Wenn Sie hyperaktiv sind, aber Schwierigkeiten mit Entscheidungen oder klaren Urteilen haben. Apfelgrün fördert Gesundheit, Glück und Erneuerung. Grasgrün macht verständnisvoll und hilfsbereit. Blaugrün fördert den Optimismus und das Vertrauen in sich und andere.

NEIN Wenn entschlossenes Handeln angesagt ist – Grün bringt Gleichgewicht, hemmt aber Bewegung. Grün gibt Raum und Zeit, wenn Sie keine Entscheidungen treffen wollen, kann aber Langeweile, Verdrängungsprozesse und Inaktivität fördern.

BLAU (TAUBEN-, HIMMEL-, KOBALT-, NACHTBLAU, TÜRKIS)

JA Wenn Sie Ruhe und Entspannung brauchen und geistig erschöpft sind. Blau fördert Selbstvertrauen, Unabhängigkeit und Verantwortungsgefühl; es bringt Einsicht und Weisheit, macht entschlußfreudig und hilft Ihnen, sich mit Ihrer Intuition zu verbinden. Türkis gibt angespannten, nervösen Menschen ein Gefühl von Frische und Jugendlichkeit. Es fördert die Kommunikation.

NEIN Wenn Sie depressiv sind. Wollen Sie Ihre Batterien wieder aufladen, brauchen Sie Energie oder sind Sie nervös, hilft Blau Ihnen nicht. Sofern Sie Probleme bisher nur mit dem Kopf gelöst haben, sollten Sie mehr mit Ihren Gefühlen in Kontakt kommen. Ergänzen Sie Ihre Garderobe durch zarte Orangetöne.

PURPUR/VIOLETT (INDIGO, DUNKELVIOLETT)

JA Wenn Sie Frieden und Liebe ohne Angst und Autorität ohne Ansprüche wollen. Violett vermittelt Stille und Ruhe, was sich für Meditation und Gebet eignet und Ihnen hilft, sich Ihrer Sensitivität und inneren Führung bewußt zu werden. Purpur öffnet den Geist für höhere Mächte und kreative Energien.

NEIN Wenn Sie die Stille nicht mögen oder sich bedrängt fühlen, sehr sensitiv sind und sozial akzeptiert werden wollen oder sich von Regeln und Vorschriften geknebelt fühlen. Tragen Sie statt dessen Magenta, das Ihr Selbstwertgefühl aufbaut und Sie aktiv macht.

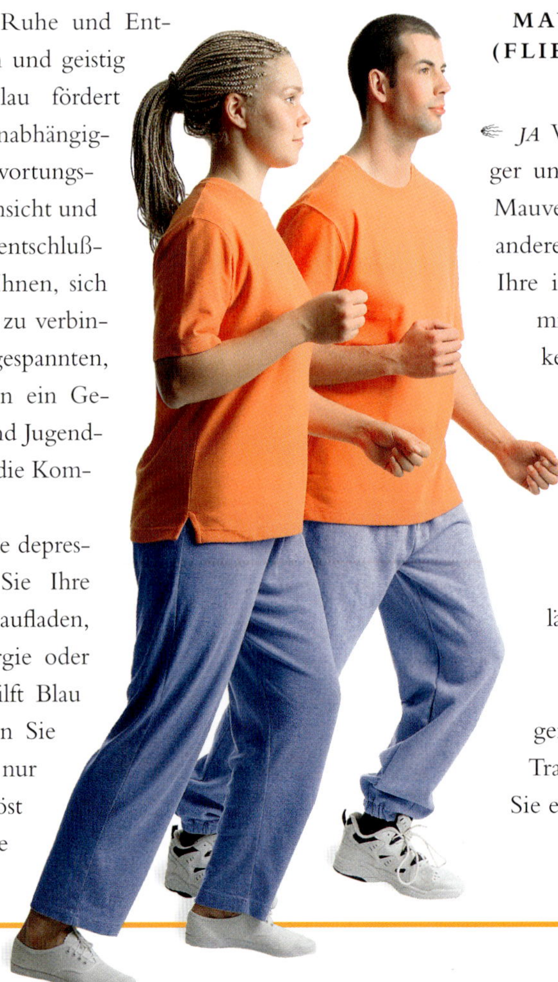

RECHTS: ***Blau beruhigt; tragen Sie komplementär sanftes Orange, wenn Sie Energie und Motivation brauchen.***

MAUVE/LAVENDEL (FLIEDER, LAVENDEL, ORCHIDEE)

JA Wenn Sie sensitiver, ruhiger und sanfter werden wollen. Mauve macht reserviert, baut andere aber auf. Es läßt sie auf Ihre intuitive Seite hören und mit den so gewonnenen Erkenntnissen anderen helfen. Tragen Sie Mauve, wenn Sie Zeit für Entspannung und Meditation brauchen.

NEIN Wenn Sie sich eingeschränkt fühlen oder längere Zeit mit Menschen zusammen sind, die für Ihre Gefühle nicht genügend Sensibilität aufbringen. Tragen Sie mehr Rosa, wenn Sie einfühlsame Unterstützung von anderen wollen.

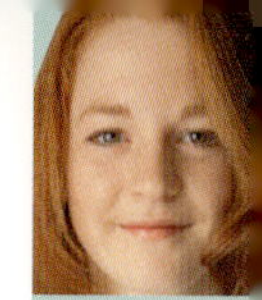

VIOLETT INSPIRIERT SIE UND ANDERE.

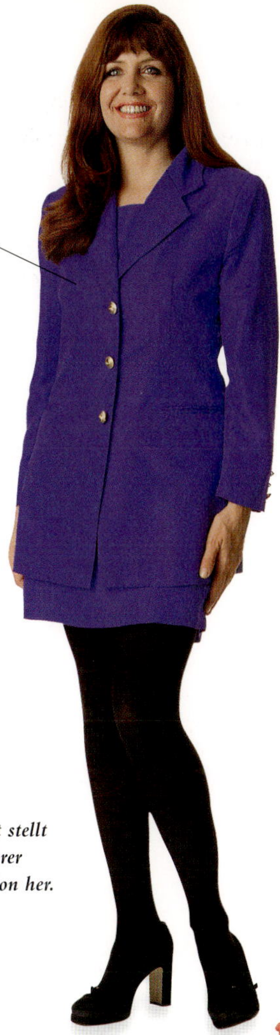

RECHTS: ***Violett stellt den Kontakt zu Ihrer Kreativität und Intuition her.***

SCHWARZ

JA

Wenn Sie souverän sind, die Kontrolle haben und andere beschützen können. Wenn Sie Ihren Willen durchsetzen müssen und sich von den Ideen anderer nicht beeinflussen lassen dürfen, schützt Schwarz Sie. Tragen Sie Schwarz immer mit Accessoires in einer kräftigen Farbe, um die negative Wirkung auszugleichen. Diamant- und Straßschmuck inspiriert und schützt Sie mit allen Regenbogenfarben; ein Tuch, Gürtel oder Schal sieht gut aus und macht das Schwarz lebendiger.

NEIN

Wenn Sie depressiv oder verzweifelt sind, weil Sie sich selbst für minderwertig halten. Schwarz weist die Hilfe anderer zurück und isoliert.

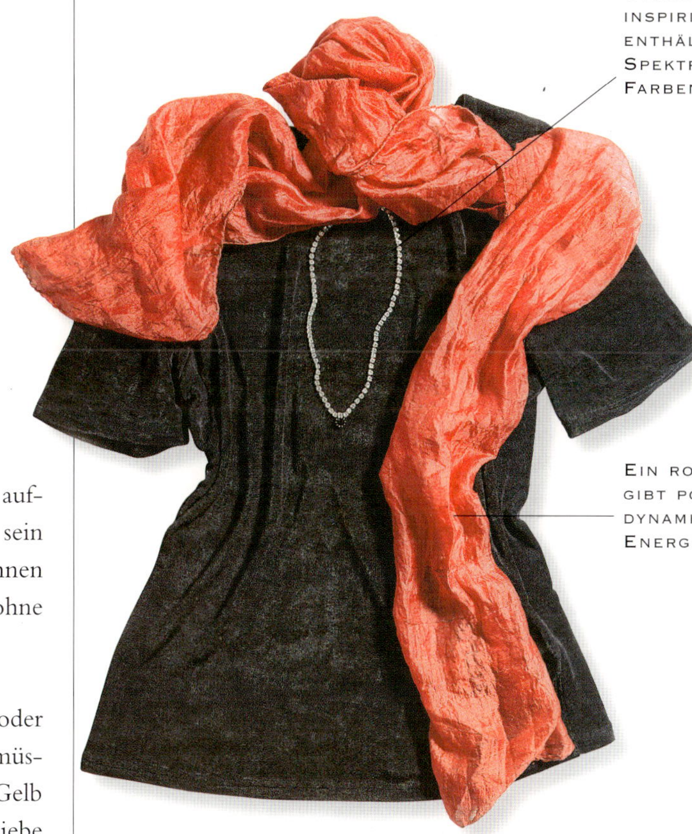

DIAMANT- ODER STRASS-SCHMUCK INSPIRIERT UND ENTHÄLT DAS GANZE SPEKTRUM DER FARBEN.

EIN ROTER SCHAL GIBT POSITIVE, DYNAMISCHE ENERGIE.

OBEN: ***Schwarz vermittelt Autorität. Tragen Sie immer Accessoires in leuchtenden Farben, um den negativen Aspekt auszugleichen.***

WEISS

JA

Wenn Sie mehr Bewußtheit und Erkenntnis brauchen – vielleicht haben Sie sich von der Realität entfernt. Wenn Sie aufgeschlossen, klar und für neue Ideen offen sein müssen, ohne aktiv zu werden. Weiß gibt Ihnen die Zeit, innezuhalten und nachzudenken, ohne eine Entscheidung zu treffen.

NEIN

Wenn Sie sich einsam und isoliert fühlen oder sich engagieren, entscheiden oder handeln müssen. Wenn Sie bereit sind, können Sie mit Gelb die Kommunikation fördern. Rosa bringt Liebe in Ihr Leben. Blau bringt Verständnis, Orange macht aktiv.

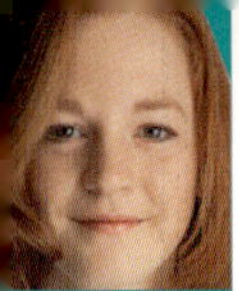

FARBEN KOMBINIEREN

Das gekonnte Kombinieren von Farben ist nicht einfach. Farben können sich gegenseitig steigern oder sich neutralisieren; auch ihre Wirkung auf Körper und Geist ändert sich durch die gewählte Kombination.

OBEN: ***Die Kombination von Nachbarfarben ist optisch attraktiv und verstärkt die Heilwirkung der Einzelfarbe.***

UNTEN: ***Die Farben, die sich auf dem Farbenkreis gegenüberliegen, sind komplementär.***

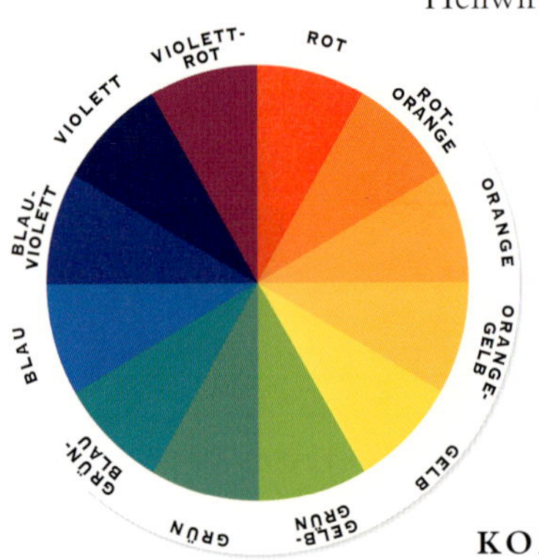

Jede Situation erfordert andere Farbkombinationen: In den Farben, die Ihnen bei einem Examen helfen, würden Sie sich an einem entspannten Wochenende zu Hause nicht unbedingt wohl fühlen.

NACHBARFARBEN

Farben vom selben Ende des Spektrums sehen zusammen gut aus und verstärken ihre jeweilige Heilwirkung. Die Kombination der Nachbartöne Creme, Gold, Goldbraun, Orange und Rot wirkt harmonisch und gibt Ihnen gleichzeitig mehr Selbstvertrauen und Energie. Auch hellere und dunklere Nuancen einer Farbe (s. S. 123) ergeben schöne Ton-in-Ton-Kombinationen.

KOMPLEMENTÄRFARBEN

Als komplementär werden die Farben bezeichnet, die sich auf dem Farbkreis (s. S. 13) gegenüberliegen. Auch sie passen gut zueinander, weil ihre Schwingungsenergie ausgewogen ist und sie sich gegenseitig vorteilhaft zur Geltung bringen. Grün sieht gut mit Magentarot aus, Violett gut mit Gelb. Rot wird durch Türkis oder andere Blaugrüntöne harmonisiert.

Auch die Farben neben einer Komplementärfarbe, die sogenannten bikomplementären Farben, passen gut zur Ausgangsfarbe. So bieten sich zum Ausgleich von Rot nicht nur Grün, sondern ebenso Blau oder Türkis an. Rot und Grün sind komplementär, aber Sie können auch Magenta oder Violett zu Grün tragen, während Violett gut mit Gelb, Gold und Grün aussieht.

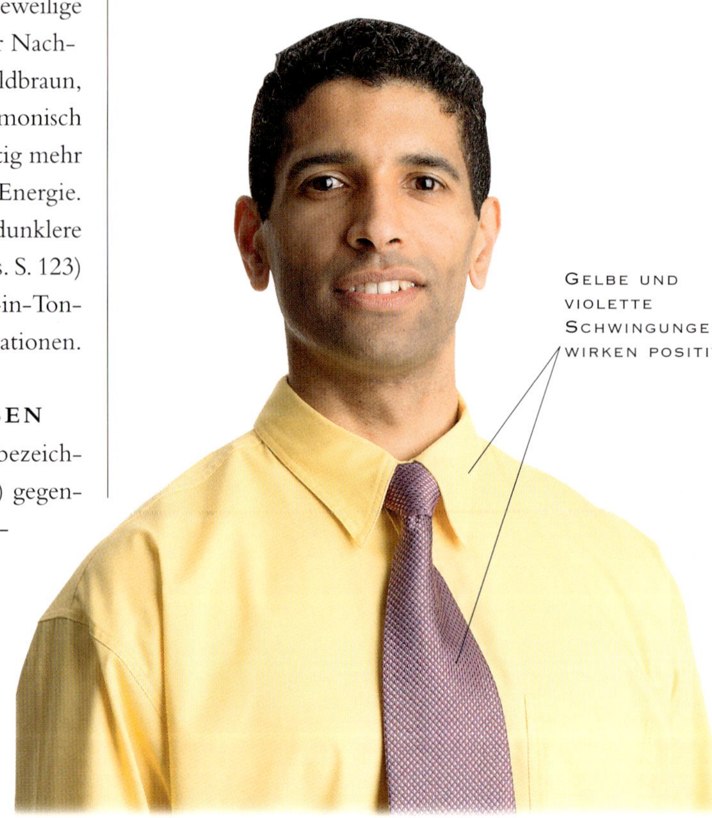

GELBE UND VIOLETTE SCHWINGUNGEN WIRKEN POSITIV.

RECHTS: ***Komplementärfarben, etwa Violett und Gelb, übermitteln eine ausgewogene Schwingungsenergie.***

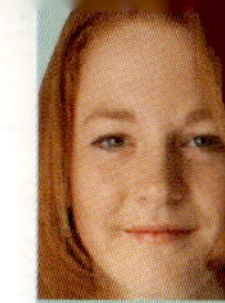

HELL-DUNKEL-KOMBINATIONEN

Farbkombinationen sehen besser aus, wenn eine Farbe heller und die andere dunkler ist. Marineblaue Hosen sehen gut mit einem Hemd in Hellrosa oder Zitronengelb aus. Zu einem dunkelrostbraunen Rock paßt eine taubenblaue oder lindgrüne Bluse. Ein Mantel in Burgunderrot sieht mit einem wollweißen oder lichtblauen Schal noch besser aus.

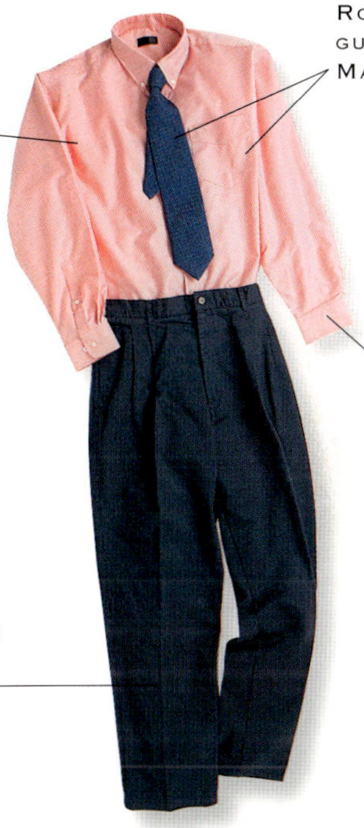
Helle Farben geben Winterkleidung etwas Sommerliches.
Rosa passt gut zu Marineblau.
Rosa passt zu einem cremigen Hautton.
Im Winter tragen wir dunklere Farben.

FARBKOMBINATIONEN UND JAHRESZEITEN

Im Winter tendieren wir von Natur aus zu dunkleren, im Sommer zu helleren Farben; denn unser Unterbewußtsein verbindet uns mit den Rhythmen der Natur. In der Frühjahrsmode dominieren daher gewöhnlich helle, frische Farben, während die Geschäfte im Herbst voll von satten Erdfarben sind. Wenn wir Farben tragen, die mit dem Kolorit im Garten verschmelzen, bleiben wir im Einklang mit der Natur; wir können mit Hilfe unseres Wissens über Farbenergien aber auch unsere Gesundheit verbessern.

Den Symptomen einer Winterdepression etwa können wir mit den lichten, hellen Farben von Frühling und Sommer entgegenwirken. Im Herbst dominieren Bewegung und Veränderung; wenn wir daher Herbsttöne tragen, fördern wir Veränderungen in unserem Leben. Die kräftigen Farben des Winters helfen uns, Energie anzusammeln, inspirieren uns aber auch. Tragen Sie bei festlichen Anlässen dunklere, sattere Nuancen »Ihrer« Farben.

DIE PASSENDEN FARBEN FÜR IHR PERSÖNLICHES KOLORIT

Dunkles Kolorit oder dunkle Haare

HELLER HAUTUNTERTON

Schneeweiß, Schwarz, kühle Grautöne, Marineblau, Eisblau, reines Blau, Königsblau, Türkis, kühles Blaugrün, reines Grün, Smaragdgrün, Eisgrün

DUNKLER HAUTUNTERTON

Naturweiß, Creme, Bronze, Mittelgrau, reines Rot, Scharlachrot, Orange, reines Gelb, Gold, Königsblau, Türkis, Blaßblau, reines Grün, Smaragd, Blaßgrün, Blaßrosa, Kirsch, Orchidee, Magenta

Helles Kolorit oder helle Haare

ROSIGER HAUTUNTERTON

Wollweiß, Kamelhaar, Rosébeige, Blaugrau oder warmes Grau, Rotbraun, Himmelblau, Taubenblau, Puderblau, Mittelblau, Aquamarinblau, Blaugrün, Marineblau, Pastellgrün, Jadegrün, Pastellrosa, Dunkelpink, kühles Rosa, Himbeerrot, Burgunderrot, Kastanienrot, Pflaumenblau, Mauve, Orchidee, Lavendel, Blauviolett

CREMIGER HAUTUNTERTON

Elfenbein, Creme, Beige, Kamelhaar, warmes Grau, Goldbraun, Honiggold, helles Marineblau, Königsblau, Azurblau, Pfirsich, Apricot, Koralle, Rost, Goldgelb, Violett

Rotes Haar

Ecru, Kamelhaar, Goldbeige, Dunkelbraun, Honiggold, Kaffeebraun, Bronze, Gold, dunkle Blautöne, Türkis, Olivgrün, Jadegrün, Russischgrün, Khaki, Pfirsich, Orange, Lachs, Rost, Terrakotta, Tomatenrot, Orangerot

LINKS: ***Kombinieren Sie immer eine dunklere mit einer helleren Farbe, zum Beispiel Marineblau und Rosa.***

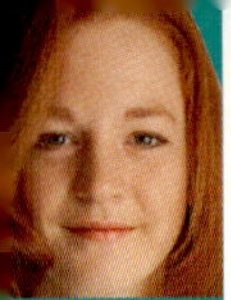

NATUR- UND KUNSTFARBEN SOWIE -FASERN

Der Körper ist ein lebender Organismus mit naturgemäßen Formen und Strukturen. Die Schönheit und die Subtilität unseres individuellen Kolorits können verlorengehen, wenn künstliche Farben und Materialien es umgeben.

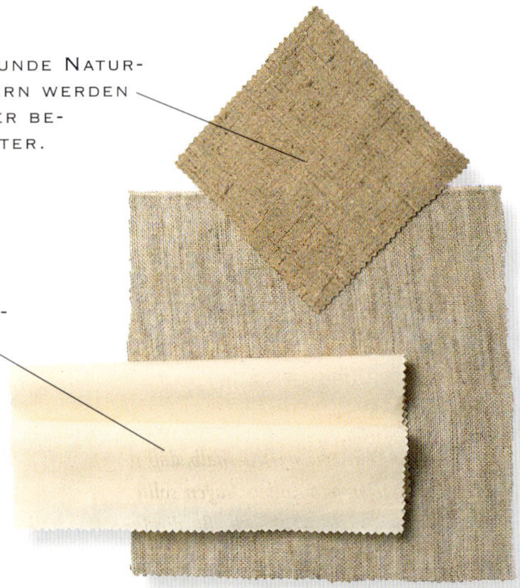

GESUNDE NATURFASERN WERDEN IMMER BELIEBTER.

PFLANZENFARBEN WIRKEN WEICHER UND SIND UMWELTFREUNDLICHER.

OBEN: ***Stoffe aus biologisch angebautem Pflanzenmaterial finden wir heute immer öfter.***

Angesichts der vielen heute verfügbaren Stoffarten tragen die meisten Menschen Kleidung aus Kunstfasern. Obwohl diese Stoffe leichter waschbar und oft billiger als solche aus Naturfasern sind, beeinflussen sie unsere Gesundheit leider negativ.

NATÜRLICHE UND KÜNSTLICHE FARBEN

Viele Bekleidungshersteller bieten heutzutage aber auch Kleidung aus biologisch angebautem, ungebleichtem Pflanzenmaterial an. Es wird mit Naturfasern gefärbt, was weichere Töne ergibt, die eher denen in der Natur entsprechen und mit unserem Hautton harmonieren.

Naturfasern sind nie glänzend schneeweiß. Dieser Effekt wird durch das Bleichen in scharfen Chemikalien erreicht. Obwohl das Bleichmittel weitgehend wieder ausgewaschen wird, nehmen die Fasern Spuren davon auf. Zudem werden die Abwässer oft wieder in die Flüsse geleitet, was unabsehbare Schäden anrichtet. Kleidung in hellen Naturtönen besteht daher besser aus ungefärbten Stoffen; die subtilen Variationen weicher Weiß-, Beige- und Cremetöne schmeicheln der Haut sehr viel mehr als gebleichtes Reinweiß.

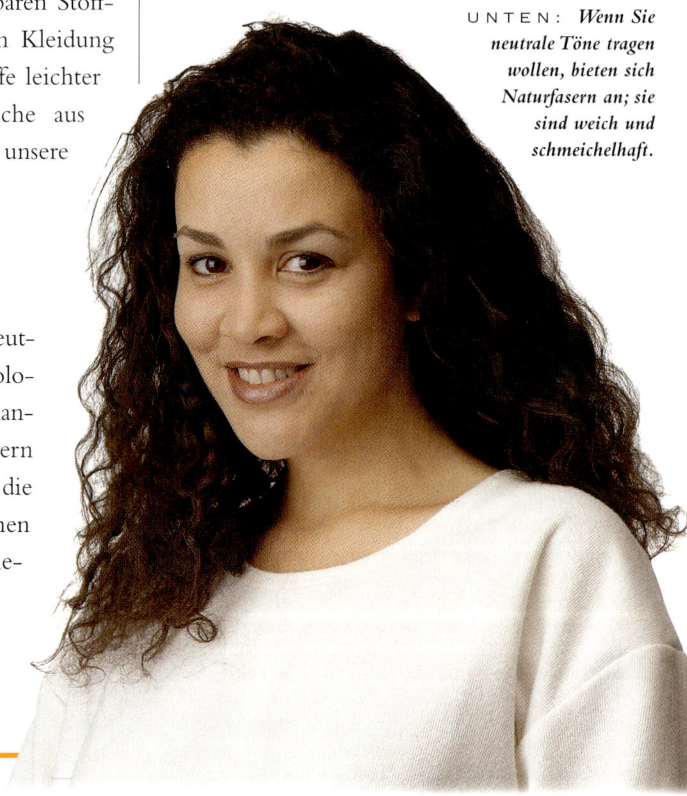

UNTEN: ***Wenn Sie neutrale Töne tragen wollen, bieten sich Naturfasern an; sie sind weich und schmeichelhaft.***

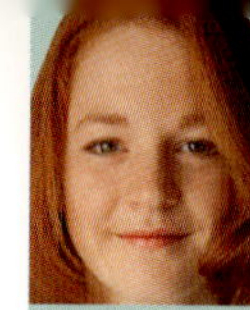

Mit Hilfe synthetischer Substanzen läßt sich heute eine unglaubliche Palette von Anilinfarben produzieren, die oft nicht mit unserem Kolorit harmonieren. In künstlich-grellem Grün oder Orange etwa sehen wir leicht blaß und krank aus. Stoffe aus Kunstfasern haben oft auch Muster in grellen, disharmonischen Farben oder mit auffälligen geometrischen Zeichnungen, deren Schwingungen mit den Körperorganen und -funktionen nicht im Einklang sind und zu Verhaltensproblemen beitragen können.

STOFFE AUS NATUR- UND KUNSTFASERN

Nicht nur die Farbe des Stoffs kann harmonisierend wirken; auch seine Struktur und seine Art beeinflussen die Lichtwellen. Stoffe aus Naturfasern haben eine ähnliche Schwingung wie wir und sind daher der Gesundheit zuträglich; Synthetikstoffe senden Schwingungen aus, die die Lichtfrequenzen überlagern und so verzerren. Diese Stoffe interferieren mit unserer natürlichen Körperelektrizität. Dies gilt besonders für Freizeit- und Sportkleidung, die oft aus Nylon ist. Nylon verhindert, daß die Haut atmet, und erzeugt viel statische Elektrizität. Andere Synthetikstoffe sind Acryl und Polyester.

Naturfasern dagegen beeinflussen den Körper positiv: Baumwolle, Wolle, Seide und auch noch eine 50-zu-50-Baumwolle-Polyester-Mischung lassen die Haut atmen und natürliches Sonnenlicht passieren.

Seide

Seide hat eine sehr schnelle Schwingung; sie kann Lichtenergie absorbieren und lange Zeit halten und setzt so positive Schwingungsmuster im Körper in Gang. Dies zeigt sich an ihrer feinen Struktur und ihrer Fähigkeit, satte, kräftige Farben zu reflektieren. Seide ist nicht zuletzt wegen dieses Spiels des Lichts einer der schönsten und luxuriösesten Stoffe; außerdem ist sie angenehm auf der Haut.

Baumwolle

Auch Baumwolle ist ein wunderbares natürliches Material, aus dem seit alters haltbare und nützliche Kleidung hergestellt wird. Aufgrund der gröberen Webstruktur läßt sie die Haut atmen und Luft und Licht passieren.

Wolle

Wolle ist ein Naturprodukt, das uns warm hält, weil es die Körperwärme speichert. Auch Wolle läßt Licht und Luft durch. Sie absorbiert natürliche Farbstoffe so leicht, daß Tausende subtiler Farbnuancen möglich sind.

»MÜDE« KLEIDUNG

Fangen Sie jeden Tag mit der Wahl einer neuen Garnitur frischer Kleidung an. Kleider nehmen Staub und Schmutz auf und werden durch Tragen »müde«. Wiederholtes Tragen macht auch Sie müde! Kleidung nimmt die Schwingungen ihres Trägers auf; viele östliche Völker glauben deshalb, daß man nie die Kleider von jemand anders tragen sollte. Dies gilt besonders für Schuhe. Es heißt, die Füße seien Energiezentren. Deshalb zieht man beim Betreten eines Heiligtums oft die Schuhe aus.

UNTEN: ***Seide – ein außergewöhnlicher, natürlicher Stoff, der seit Jahrhunderten geschätzt wird.***

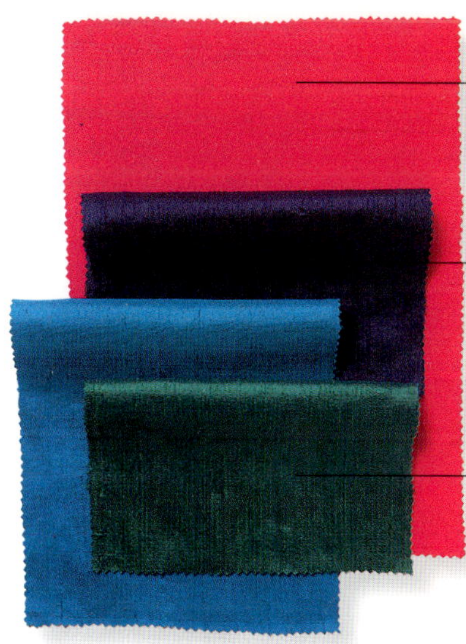

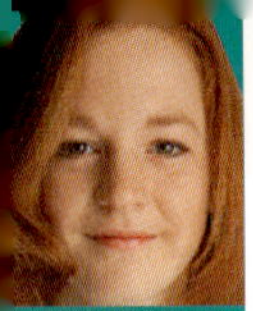

IHRE KLEIDUNG

Paßt der Stil Ihrer Kleidung zu Ihnen, oder wollen Sie vor allem ein bestimmtes Bild von sich vermitteln? Wir sollten uns so anziehen, daß in erster Linie wir selbst uns wohl fühlen.

Wenn wir mit uns zufrieden sind, wirken wir auf andere auf natürliche Weise attraktiv; und wir sollten uns mit den Farben umgeben, die wir brauchen, besonders wenn wir allein leben.

Tragen Sie Farben, die Ihre Persönlichkeit zum Ausdruck bringen, und übernehmen Sie nie unkritisch Modefarben. Es gibt immer einen Stil, den Sie tragen können, ohne sich in enge Jacketts oder kurze Röcke zwängen oder hochhackige spitze Schuhe tragen zu müssen, die Ihre Füße deformieren.

Wenn wir mit einem Partner zusammenleben, beeinflussen uns auch seine Stimmungen. Ihr Partner kann andere Seelenfarben haben als Sie, aber seine Farben sollten mit den Ihrigen harmonieren. Vielleicht brauchen wir die Seelenfarben unseres Partners – was tatsächlich oft der Grund dafür ist, daß er uns attraktiv erscheint. Wer selbst schüchtern und sensibel ist, wird wahrscheinlich von einem dynamischen, selbstbewußten Menschen fasziniert, der schließlich für beide die Entscheidungen trifft. Solche ungleichen Beziehungen können jedoch Ihrer Gesundheit schaden. Sicher waren Sie schon einmal mit einem Menschen zusammen, der Ihnen Energie abzuziehen schien – von Zeit zu Zeit geht es wohl jedem mal so. Doch nur wenn die Energie zwischen zwei Menschen ausgewogen ist, entwickelt sich eine stabile Beziehung.

UNTEN: ***Oft finden wir Menschen mit anderen Seelenfarben attraktiv, aber stabile Beziehungen erfordern eine Harmonie der Farben.***

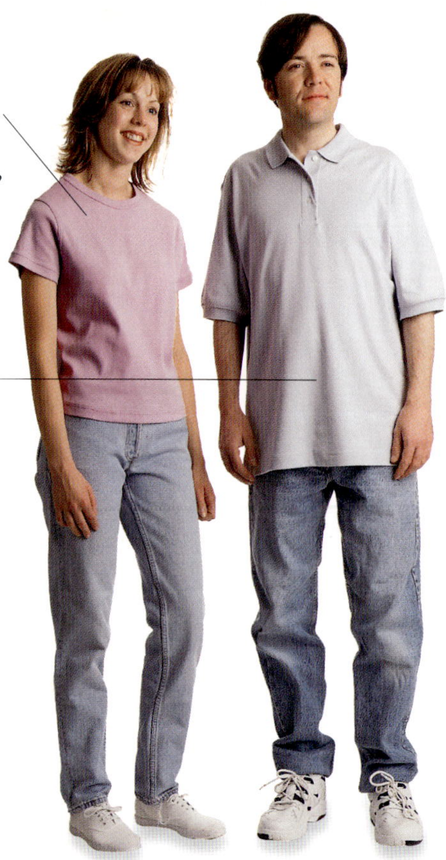

ERGÄNZEN ODER KONTRASTIEREN IHRE FARBEN MIT DEM PERSÖNLICHKEITSTYP IHRES PARTNERS?

HARMONISCHE FARBENERGIEN GEBEN EINER BEZIEHUNG BESTAND.

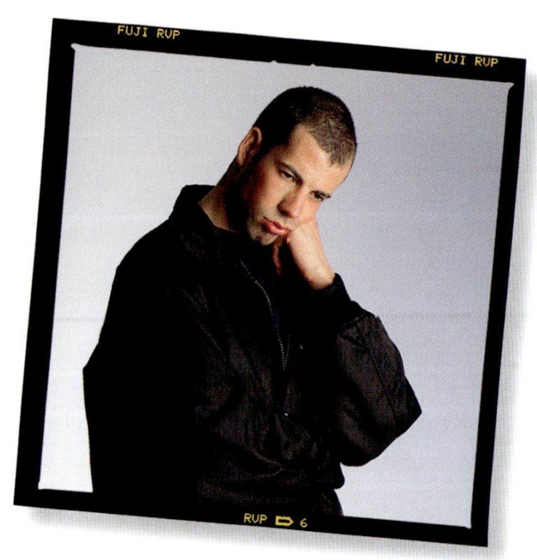

OBEN: ***Wenn Sie depressiv sind, verstärkt dunkle Kleidung Ihre Stimmung.***

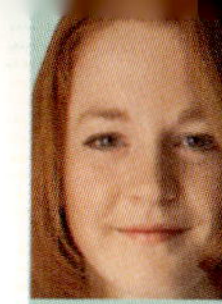

KLEIDUNG FÜR KINDER

Kleine Kinder werden traditionell in Pastellfarben gekleidet: Blau für Jungen und Rosa für Mädchen. Die »Verwöhnfarbe« Rosa wird mit Liebe, Fürsorge, Weiblichkeit und Mutter Erde assoziiert, Blau, die Farbe von Himmel und Meer, mit Bewegung.

KLEINKINDER

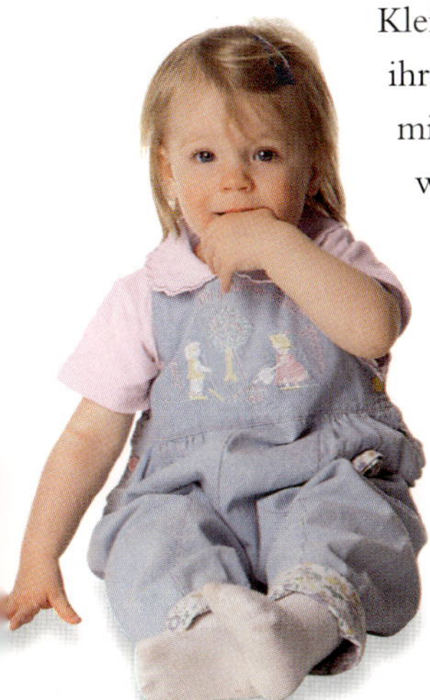

Kleinkinder reagieren sehr sensibel auf ihre Umgebung und erleben die Welt mit allen Sinnen zugleich. Ein Baby will ein Spielzeug nicht nur ansehen, sondern es schmecken und riechen. Farben haben auf Babys einen starken Einfluß. Helle Farben sind freundlicher; alle blassen Farben geben zarte Schwingungen ab, die mit der Haut und der Sensibilität eines kleinen Kindes eher im Einklang sind. Helle Natur- oder weiche Pastelltöne stehen Babys am besten.

Rosa, Pfirsich und warme, helle Erdtöne ahmen den Farbton von Mutters Haut nach und leiten liebevolle Schwingungen weiter. Die Farben Hellblau und -grün kühlen und beruhigen – günstig bei Hyperaktivität oder einem Hautausschlag.

ÄLTERE KINDER

Wenn ein Kind heranwächst, braucht es Veränderung. Wie Erwachsene sind manche Kinder ruhig und sensibel, andere aktiv und extravertiert. Eltern und Designer sollten diese Unterschiede beachten, anstatt dem Kind ihre eigenen Lieblingsfarben aufzudrängen.

Bis vor kurzem wurden Kinder, insbesondere Jungen, in unempfindliche Farben gesteckt, bei denen man den Schmutz nicht so sah. Die meisten Kinder suchen sich jedoch – wenn sie können – leuchtende Farben aus. Die Kleidung muß bei ihnen Energie und Spaß, Lachen und Aufregung zum Ausdruck bringen. Zuweilen kombinieren sie seltsame, schockierende Farben, aber das ist ganz natürlich. Sie experimentieren mit Farbtönen halt genauso, wie sie auch sonst alles mögliche ausprobieren. Eine behutsame Anleitung hilft ihnen, das Wesen der Farben zu verstehen und zu entdecken, welche sie am liebsten mögen.

LINKS: ***Farben beeinflussen kleine Kinder sehr stark. Helle Töne sind sanfter und freundlicher.***

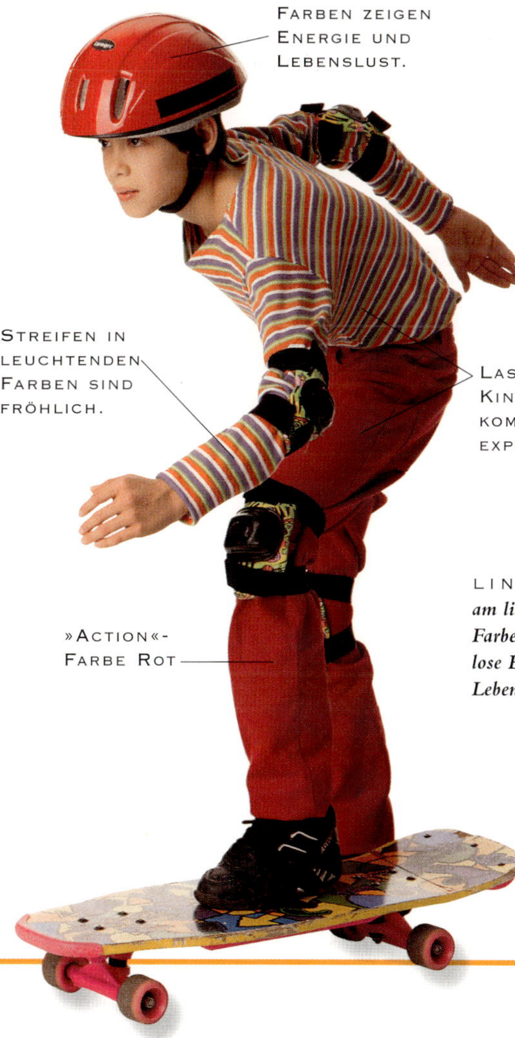

LINKS: ***Kinder haben am liebsten leuchtende Farben, die ihre grenzenlose Energie und ihre Lebenslust spiegeln.***

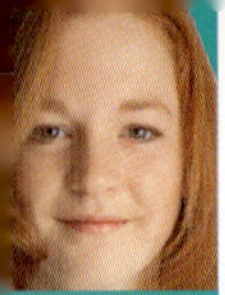

KLEIDUNG FÜR DEN BERUF

Bis in die sechziger Jahre trug man an Arbeitsplätzen, für die keine Einheitskleidung erforderlich war, überwiegend dunkle, gedeckte Farben. Sie vermittelten den Eindruck von Seriosität und Fleiß – hielten aber auch, wenn sie häufig getragen wurden, die wahre Persönlichkeit unter Verschluß.

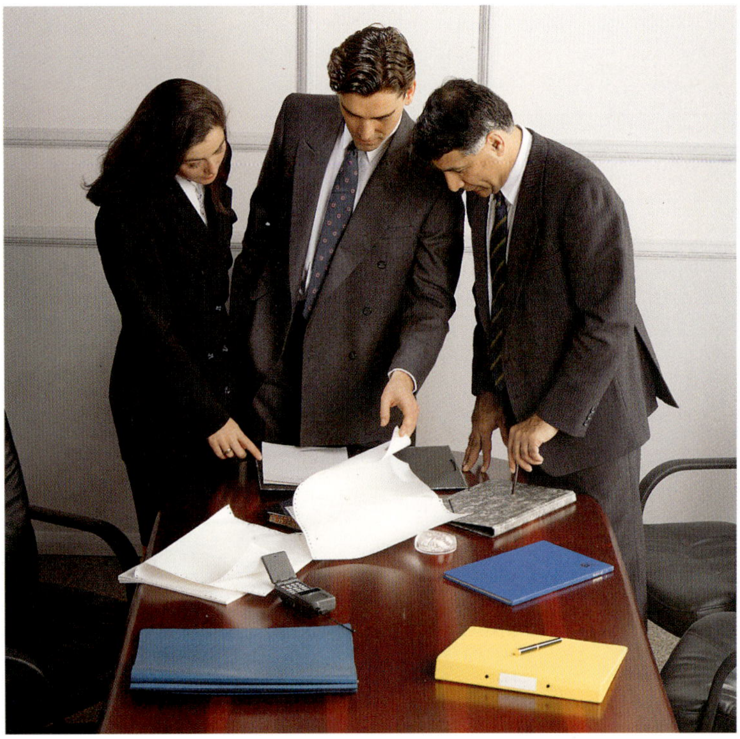

OBEN: ***Dunkle Kleidung gilt für Geschäftsleute auf der ganzen Welt als angebracht.***

Mit den Farben, die wir im Berufsleben tragen, wollen wir erreichen, daß unsere Mitmenschen uns auf bestimmte Weise sehen; die Farben sollen mehr unserem Image dienen als unseren individuellen Bedürfnissen.

GESCHÄFTSKLEIDUNG

Wer Schwarz trägt, zeigt seine Macht. Wenn Sie in Schwarz oder Anthrazit zu einer geschäftlichen Besprechung gehen, vermitteln Sie, daß man mit Ihnen rechnen muß und Sie hier sagen, wo's langgeht. Rot als Akzentfarbe zu Schwarz läßt vermuten, daß Sie sich für eine dynamische, aktive Führungspersönlichkeit halten. Gelb als Akzentfarbe deutet geistige Überlegenheit an und zeigt, daß Sie andere lieber durch Logik und Argumente überzeugen. Rosa zusammen mit Schwarz signalisiert eine überlegene soziale Stellung. Grün wird selten mit Schwarz kombiniert; seine beruhigenden Schwingungen würden den Dominanz- und Machtanspruch von Schwarz neutralisieren.

Wenn Sie eher auf Kooperation und Verhandeln setzen, ist marine- oder dunkelblaue Kleidung geeigneter als Schwarz. In Dunkelblau wirken Sie souverän, aber auch fair und integer. Helle, neutrale Beige- oder Gelbbrauntöne zeigen Zugänglichkeit und passen besser für Tätigkeiten, bei denen der Umgang mit Menschen im Mittelpunkt steht.

Ruhige, introvertierte Persönlichkeiten kann Dunkelgrau oder Schwarz »erschlagen«. Versuchen Sie es mit Tiefblau oder Goldbraun, und beobachten Sie, wie es Sie beeinflußt.

AKZENTFARBEN EINSETZEN

Leuchtendere Farben können Sie als Akzent bei den Accessoires einsetzen. So bringen Sie Ihre Persönlichkeit zum Ausdruck und genügen gleichzeitig den Anforderungen der Arbeitswelt. Dynamische, leuchtende Farben wecken Interesse und sind ideal für Vorträge oder Präsentationen. Türkis fördert die Kommunikation, Goldgelb das klare, logische Denken. Wenn Sie vor einem großen Publikum oder einer Fernsehkamera sprechen, erregen auffallende, satte Farben Aufmerksamkeit.

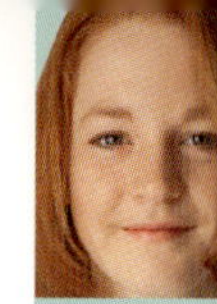

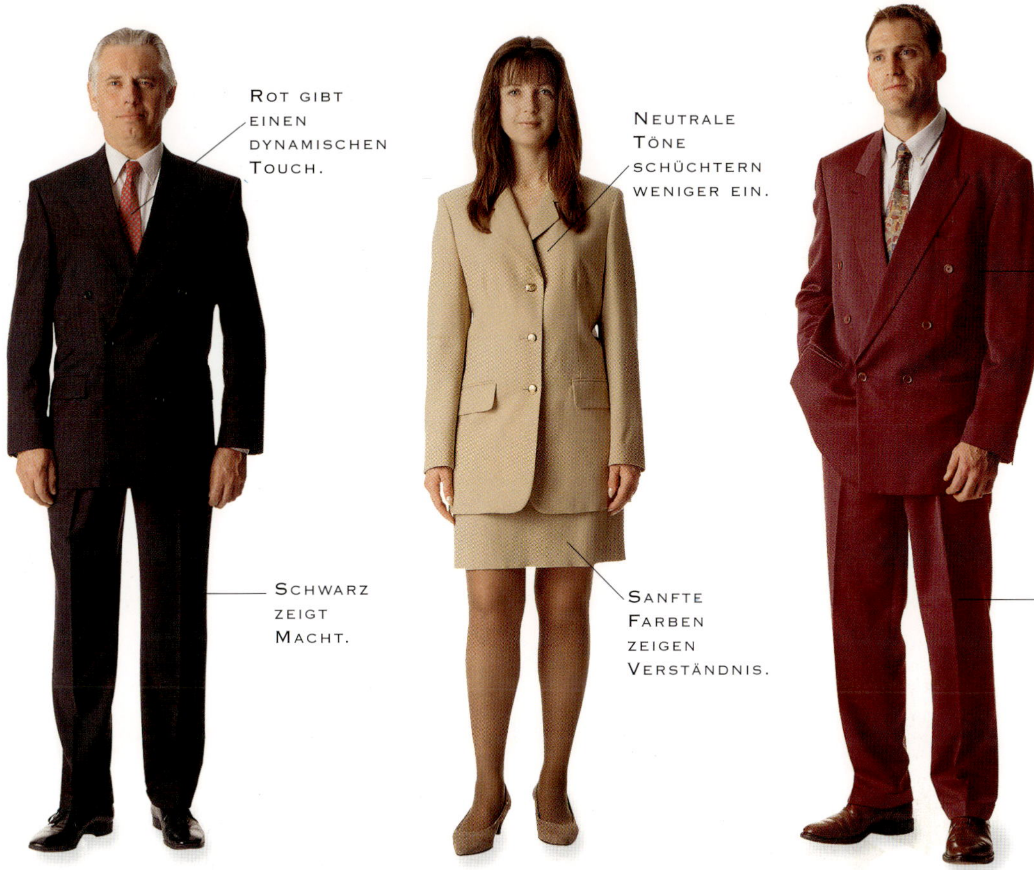
ROT GIBT EINEN DYNAMISCHEN TOUCH.
SCHWARZ ZEIGT MACHT.
NEUTRALE TÖNE SCHÜCHTERN WENIGER EIN.
SANFTE FARBEN ZEIGEN VERSTÄNDNIS.
FÜR ÖFFENTLICHE REDEN SIND DYNAMISCHE FARBEN AM BESTEN.
SATTE FARBEN FESSELN DIE AUFMERKSAMKEIT.

OBEN: ***Ein dunkler Anzug mit einer Spur Rot zeigt Ihren Willen, sich durchzusetzen; sanfte Neutraltöne signalisieren Zugänglichkeit; unübliche Farben fallen auf.***

DIE RICHTIGEN FARBEN FÜR IHRE TÄTIGKEIT

Tragen Sie zumindest ein Accessoire in einer passenden Farbe, wenn diese für Ihre Kleidung nicht möglich ist.

- ***Künstler und Designer:*** *inspirierende Lavendeltöne. Orangetöne fördern die Kreativität, Grün vermittelt Einsicht und Intuition.*
- ***Schriftsteller, Journalisten und Medienleute*** *werden durch Hellblau inspiriert. Goldgelbe Töne verstärken Kreativität und Ausdrucksfähigkeit.*
- ***Lehrer, Wissenschaftler, Ärzte, Krankenschwestern und Heiler*** *stärkt Tiefblau; es steht für Verständnis und Macht im Dienst anderer. Weiche, reine Violett-, Gold- und Orangetöne (Flieder, Lavendel, Orchidee, Creme, Apricot, Pfirsich) sind hilfreich.*
- ***Mütter, Babysitter und Erzieher(innen)*** *werden durch Rosa- und Grüntöne sehr unterstützt.*
- ***Vorgesetzten, Ernährungswissenschaftlern, Heilpraktikern, Wachleuten und Polizisten*** *helfen Magenta, klares Violett und reines Orange.*
- ***Geistliche, Juristen, Menschen in öffentlichen Ämtern und Politiker*** *verbessern ihre Dienst- und Hilfsbereitschaft mit satten Blautönen und reinem Purpur.*
- ***Ingenieure und (Innen-)Architekten:*** *Orangetöne stärken ihre praktischen Fähigkeiten und ihre Liebe zum Detail.*
- ***Buchhalter, Statistiker, Lageristen:*** *Blaugrün verbessert ihre Findigkeit.*
- ***Sportler, Soldaten, Bauern, Gärtner und generell alle, die im Freien arbeiten,*** *verbessern ihre Energie und Ausdauer mit klaren Rottönen.*
- ***Schwangere*** *sollten helles Mintgrün und Silber tragen.*

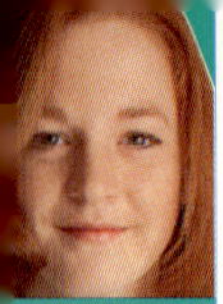

FREIZEITKLEIDUNG

Freizeitkleidung sollte dazu beitragen, daß wir die Zwänge, für die die dunkle Arbeitskleidung steht, ablegen. Wer im Beruf dunkle oder neutrale Farben tragen muß, zieht zu Hause oft bequeme Kleidung in weichen, beruhigenden Farben an. Sie fördern die Entspannung und den Streßabbau. Wählen Sie Blau- und Grün-, Neutral- oder Pastelltöne, wenn Sie einfach loslassen und ruhig werden wollen. Dagegen geben Ihnen kräftige, warme Farben, etwa Rot oder Orange, für einen Ausgehabend mehr Energie und Schwung. Tragen Sie Schwarz abends nur, wenn Sie sich vollkommen gesund fühlen, denn sonst sehen Sie nicht nur blaß und erschöpft aus, sondern sind auch introvertierter und neigen dazu, sich hinter dem Schwarz zu verstecken.

Heutzutage ist es heute für Männer und Frauen gleichermaßen akzeptabel, ihre Individualität und ihre Gefühle zu äußern, so daß es auch zu einem wahren Farbenrausch gekommen ist. Insbesondere die Männer haben sich in dieser Beziehung befreit und tragen Freizeit- und Sportkleidung in bunten Farben.

BOTSCHAFTEN

Männer wollen mit ihrer Kleidung oft anzeigen, daß sie zu einer bestimmten Gruppe gehören. Embleme, Schals, Mützen und Krawatten als Ausdruck einer bestimmten Teamzugehörigkeit sind sehr beliebt. Die Farben der Sport- und Freizeitkleidung für Männer demonstrieren Energie und Aktivität. Die Kraft dieser Farbbotschaften und ihre Wirkung auf Körper und Gefühle läßt es angeraten erscheinen, sie mit Umsicht zu tragen. Die Kombination von Farben wie Knallgrün und Kirschrosa, Purpur und Orange oder Rot und Schwarz erzeugt gegensätzliche Schwingungen, die beim Betrachter Aggression, Verwirrung und Angst fördern können.

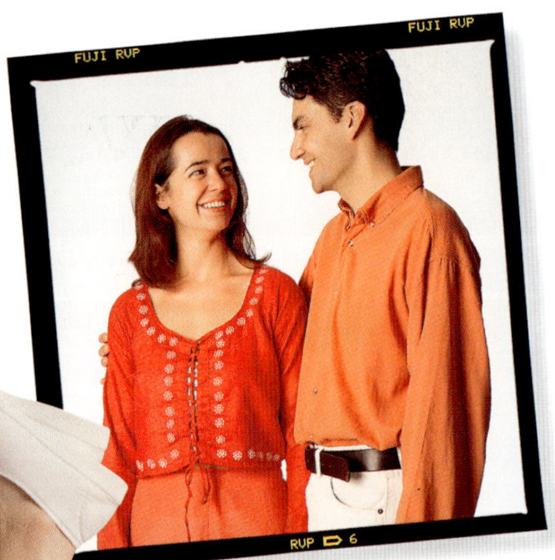

RECHTS: ***Kräftige, warme Farben geben Ihnen für einen Ausgehabend neue Energie.***

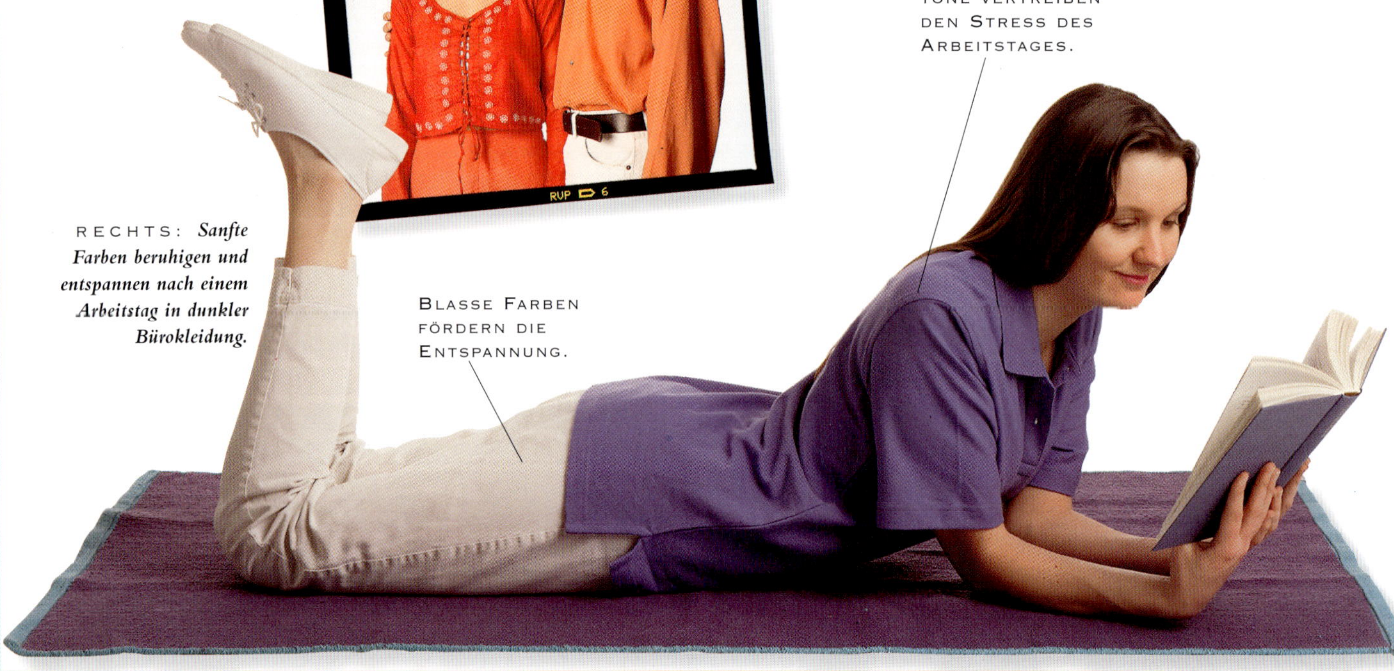

RECHTS: ***Sanfte Farben beruhigen und entspannen nach einem Arbeitstag in dunkler Bürokleidung.***

EINHEITSKLEIDUNG

Zum Erscheinungsbild vieler großer Firmen gehört unter anderem ein Firmenemblem und eine Einheitskleidung für die Belegschaft. Designer sollten wissen, wie Farben auf den Kunden und das Personal, das diese Farben trägt, wirken. Firmenfarben als Element der Raumgestaltung müssen umsichtig gewählt werden, damit sie sich für das Gebäude, den Arbeitsplatz, die Art der Arbeit und das allgemeine Wohlbefinden der dort wirkenden Menschen eignen. Beim Entwurf einer Einheitskleidung sollte das Personal befragt und seine Meinung berücksichtigt werden.

FIRMENFARBEN

Die verschiedenen Farben vermitteln als Firmenemblem, Element der Raumgestaltung oder Einheitskleidung folgende Botschaften:

- **Rot:** *Geschwindigkeit, Bewegung, Reisen, Kraft, Vitalität, »Action«*
- **Orange:** *aufbauend, gesund, energiegeladen, praktisch, motiviert, gesellig*
- **Gelb:** *kommunikativ, glücklich, leuchtend, sonnig, clever, neue Ideen*
- **Grün:** *naturnah, friedlich, harmonisch, frisch, sauber, entspannend, verständnisvoll*
- **Blau:** *loyal, zuverlässig, friedlich, sauber, fürsorglich, souverän, heilend*
- **Violett:** *etwas Besonderes, luxuriös, kreativ, königlich, machtvoll, inspirierend, spirituell*

Eine Einheitskleidung sollte möglichst um eine neutrale Farbe herum aufgebaut werden. Die Accessoires – Krawatten, Schals, Knöpfe, Mützen – können charakteristische kräftige Farben haben. Dies trägt den verschiedenen persönlichen Kolorits der Mitarbeiter am ehesten Rechnung; kräftige Farben sind nur in kleiner Dosierung zuträglich. Vorgesetzte sollten daran denken, daß eine Einheitskleidung zwar eine gute Idee für Arbeitsplätze mit Identifikationsnotwendigkeit, die Einstellung der Belegschaft aber noch wichtiger ist. Wenn das Personal unzufrieden ist, verstärkt die Einheitskleidung die gedankliche Verbindung zwischen ihrer Firma und schlechtem Service.

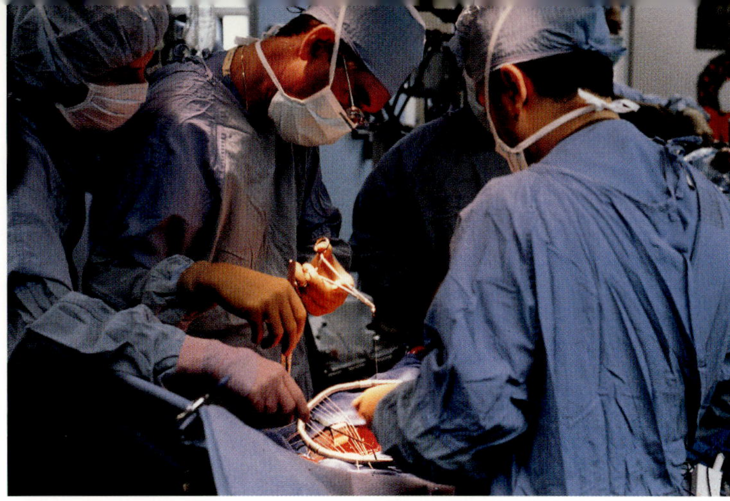

OBEN: ***Chirurgen und Krankenhauspersonal tragen oft Blau – es vermittelt Vertrauen, Sauberkeit, Fürsorge und Heilung.***

FARBEN NEUTRALISIEREN

Wenn Sie sich in der Farbe Ihrer Einheitskleidung unwohl fühlen, sollten Sie ein Schmuckstück oder einen Edelstein in Ihrer Seelenfarbe tragen. Das neutralisiert die Kolorationen, die mit Ihrer Persönlichkeit und Ihren inneren Schwingungen kollidieren.

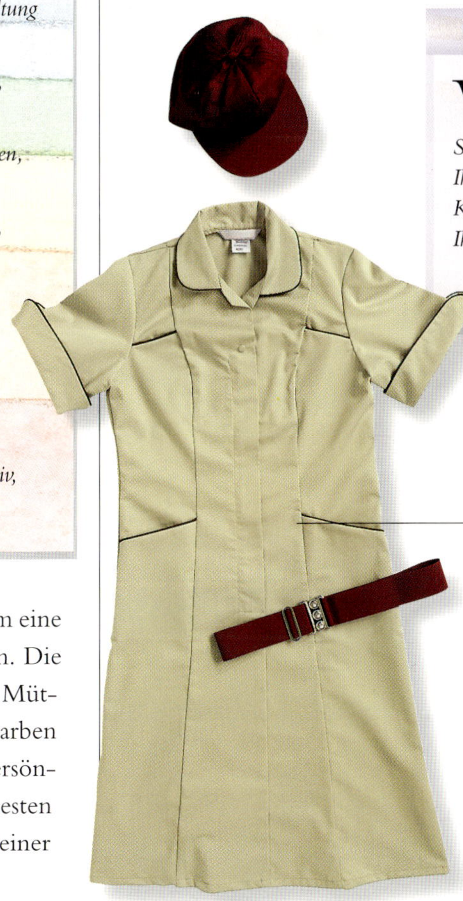

EINE EINHEITSKLEIDUNG SOLLTE UNAUFFÄLLIG SEIN; DIE CHARAKTERISTISCHEN FARBEN BILDEN NUR AKZENTE.

LINKS: ***Für eine Einheitskleidung sind neutrale Farben am besten; kräftige Farben sollten sich auf die Accessoires beschränken.***

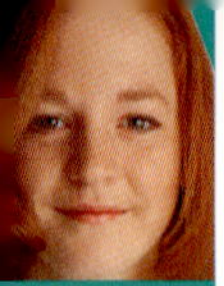

HAUTPFLEGE UND KOSMETIK

Make-up und Kosmetika generell sollten unser individuelles Kolorit unterstreichen. Ein Make-up aus natürlichen Substanzen harmoniert auch farblich am ehesten mit Ihrer Haut, Ihren Augen und Ihrem Haar.

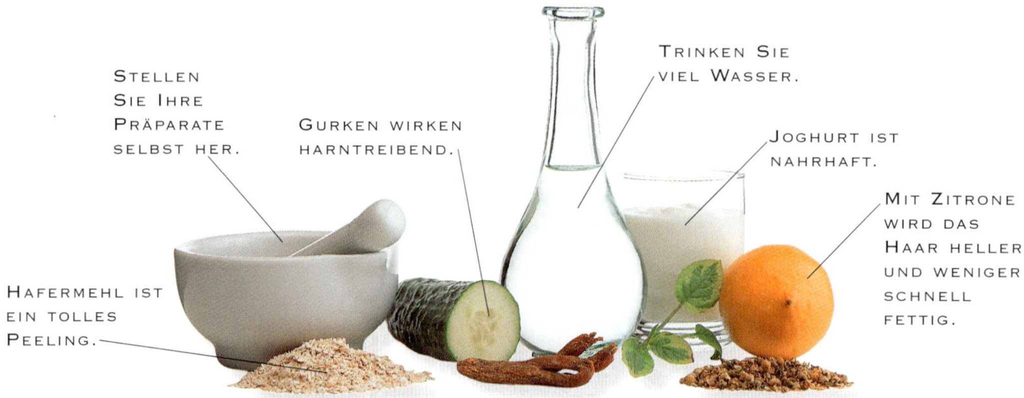
STELLEN SIE IHRE PRÄPARATE SELBST HER.
GURKEN WIRKEN HARNTREIBEND.
TRINKEN SIE VIEL WASSER.
JOGHURT IST NAHRHAFT.
MIT ZITRONE WIRD DAS HAAR HELLER UND WENIGER SCHNELL FETTIG.
HAFERMEHL IST EIN TOLLES PEELING.

RECHTS: ***Natürliche Substanzen tun Ihrer Haut auf jeden Fall gut, egal, ob als Nahrung oder Hautpflegemittel.***

Mit etwa 2 Quadratmeter Oberfläche ist die Haut das größte Körperorgan. Sie sondert Talg ab, der das Haar geschmeidig macht, und die Schweißdrüsen befördern Abfallprodukte nach außen. Die Haut ist auch ein Sinnesorgan: Sie ist licht- und klangempfindlich und läßt Farben und Substanzen durch, zum Beispiel Duftöle. Das in die Zellen eindringende Licht regt komplexe chemische Reaktionen an, etwa die Produktion von Vitamin D.

Die Kosmetikindustrie ermuntert uns, Gesicht, Nägel und Haare in allen erdenklichen Farben zu gestalten. Aber das »Anmalen« allein macht noch nicht schön; schön sind Sie erst, wenn Sie gesund sind, Ihre Augen leuchten, Ihre Haut rein ist und Ihr Haar glänzt.

Wenn es draußen kalt ist oder wir durch Streß und Überarbeitung blaß sind, braucht unser Gesicht jedoch vielleicht ein bißchen Farbe. Auch wer blonde oder inzwischen graue oder weiße Haare hat, sieht mit etwas Farbe lebendiger aus. Kleidung in einer leuchtenden Koloration macht Sie noch blasser, wenn Sie nicht mit Lippenstift, Rouge, Lidschatten oder Nagellack ebenso leuchtende Gegenakzente setzen.

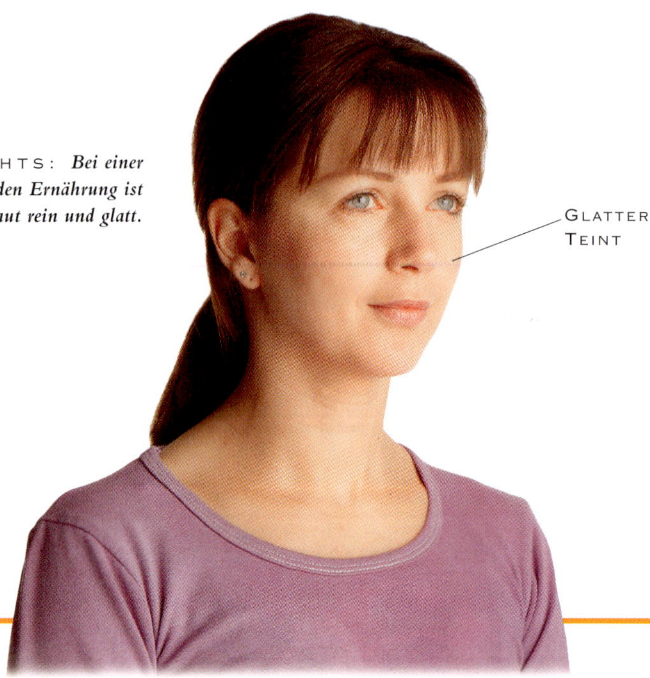

RECHTS: ***Bei einer gesunden Ernährung ist die Haut rein und glatt.***

GESICHTSKOSMETIK

Früher haben die meisten Frauen dick Make-up aufgetragen. Dies hat sich in den letzten Jahrzehnten geändert: Mit einer gesünderen Le-

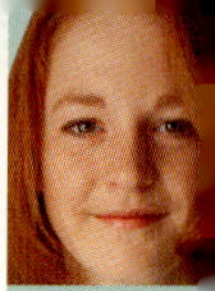

bensweise und Ernährung ist auch der Teint klarer geworden. Heute legen fast alle Frauen nur noch ein dezentes Gesichts-Make-up auf.

Anstatt die Poren mit Schminke zuzukleistern, ist es sehr viel besser, von innen her daran zu denken, daß die Haut glatt und strahlend wird. Das Hautbild wird zum Beispiel stark davon beeinflußt, wieviel Wasser Sie täglich trinken. Trockene, faltige Haut verlangt geradezu nach Flüssigkeit, und anstatt ein Vermögen für Feuchtigkeitscremes auszugeben, ist es sehr viel besser, sich die Feuchtigkeit von innen her zuzuführen. Auch reinigende, straffende, natürliche Gesichtsmasken werden seit Jahrhunderten zur Verbesserung des Teints eingesetzt.

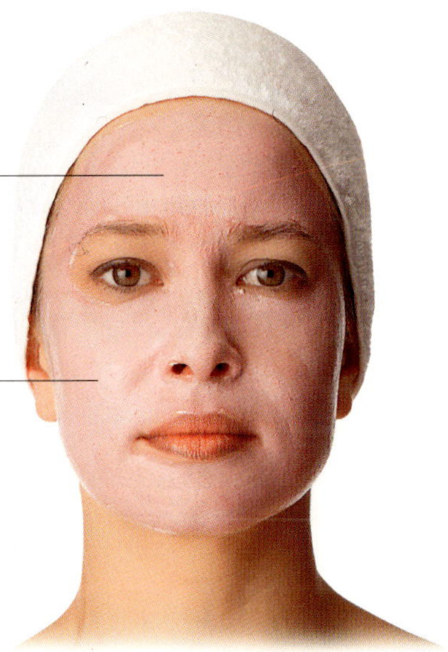

ROSA HEILERDE IST GUT FÜR MÜDE, TROCKENE HAUT.

ROSA HEILERDE BERUHIGT ÜBEREMPFINDLICHE HAUT.

ORIGINÄRE MAKE-UPS

Make-ups sind die älteste, persönlichste Kunstform. Sich anzumalen ist auch eine soziale Aktivität. Männer und Frauen haben ihre Körper immer mit Farben und Ölen aus Mineralien und Pflanzen geschmückt. In Ägypten und im Mittleren Osten verwendete man unter anderem Khol; Lippenfarbe wurde mit einer Bürste aufgetragen und bestand wahrscheinlich aus zerstoßenem rotem Ocker. Die jungen Mädchen afrikanischer Völker bestreichen heute ihr Gesicht mit gelbem Ocker, damit die Haut glatt und weich bleibt.

SINNESORGAN HAUT

Da elektrische Schwingungen – auch Farben und Düfte – die Haut in beide Richtungen passieren, sollten Sie sie nicht mit Lotionen und Cremes »zukleistern«. Cremes müssen leicht absorbiert werden und dürfen nicht auf der Oberfläche bleiben.

HEILERDEN

Farbige Heilerde hat über Jahrmillionen von der Erde mineralische und pflanzliche Stoffe und von der Sonne Energie absorbiert und daher die verschiedensten Heilwirkungen. Die Chinesen behandelten Sommer-Durchfälle und Cholera damit; auch in Europa und Nordamerika wird sie seit langem bei Verdauungs-, Gelenk- und Infektionsbeschwerden verwendet.

Es gibt rote, gelbe, schwarze, grüne, weiße und braune Heilerden. Sie lassen sich für Gesichts- und Körperpackungen sehr gut mit Aromaölen kombinieren und stellen die Basis vieler Kosmetika dar. Gesichtspuder und -packungen werden heute oft auch aus zerstoßenem Gestein hergestellt, zum Beispiel aus feinem Kalk.

Die folgenden Gesichtspackungen aus farbiger Heilerde klären die Haut und verbessern das Hautbild:

- **Rote Heilerde** kräftigt die Haut, weil sie Eisen enthält.
- **Weißes Kaolin** ist milder, adstringierend und gut für empfindliche Haut; es beseitigt Unreinheiten.
- **Rosa Heilerde,** eine Mischung aus roter und weißer Heilerde, ist beliebt bei müder, trockener und überempfindlicher Haut.
- **Braune Heilerde** wirkt sehr anregend, weil sie die oberste Schicht der toten Zellen entfernt, so daß die Haut seidigglatt und klar wird.
- **Grüne Heilerde** ist mineralreich; sie wirkt verjüngend und nährend und regt die Sauerstoffzirkulation an.

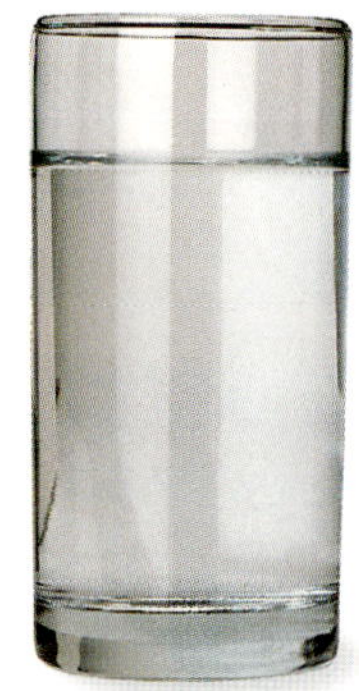

OBEN: ***Die Haut ist rein, wenn wir beim Reinigen von innen nach außen arbeiten: Ernähren Sie sich gesund, und trinken Sie viel Wasser.***

LINKS: ***Rosa Heilerde spendet Feuchtigkeit und beruhigt.***

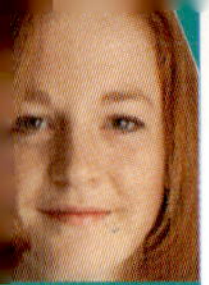

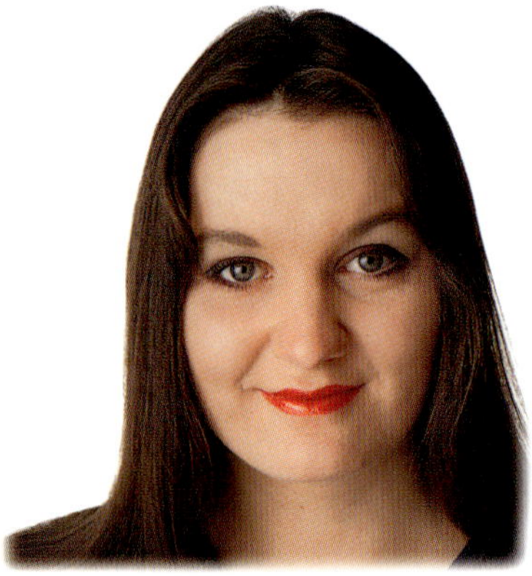

OBEN: *Brünette vertragen eine kräftigere Lippenfarbe, etwa reines Rot.*

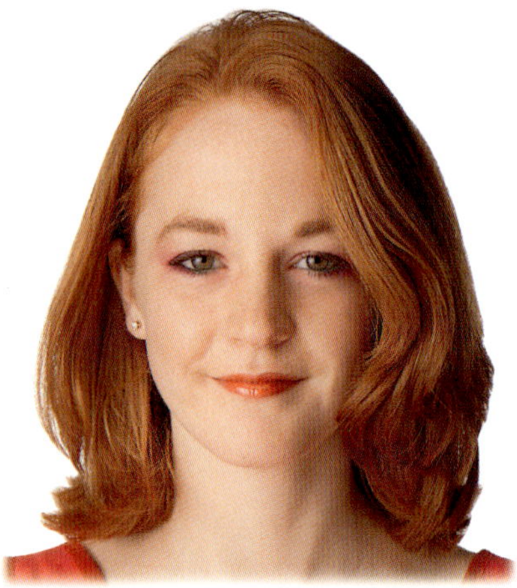

OBEN: *Ein Lippenstift in Ziegelrot oder Orange paßt zu kastanienbraunem oder rotem Haar.*

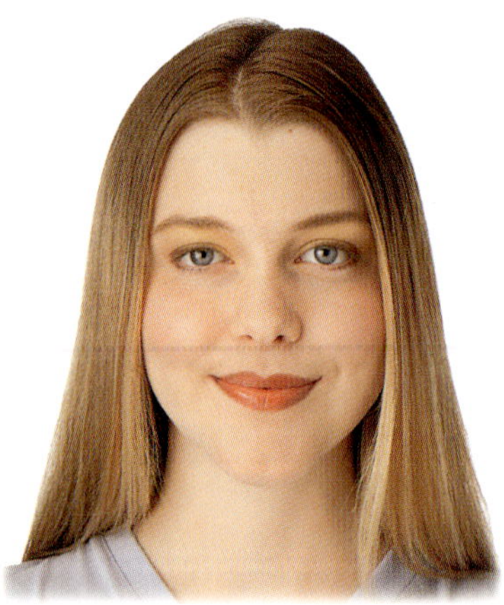

OBEN: *Pfirsich und Koralle sind ideal, wenn Sie blond sind.*

LIPPEN UND NÄGEL

Lippenstifte und Nagellacke aus synthetischen Farben senden disharmonische Schwingungen aus. Natürliche Alternativen machen Lippen und Nägel attraktiver.

Nägel

Jeder möchte starke, gesunde Nägel – nehmen Sie viel Kalzium zu sich für gesunde Zähne, Haare, Knochen und Nägel. Rillen oder weiße Flecken sind im allgemeinen ein Hinweis auf Streß oder einen Mineral- oder Vitaminmangel. Verwenden Sie mehr Orange in Ihrem Leben – es unterstützt die Kalziumbildung.

Wenn Sie Ihre Nägel lakkieren wollen, empfiehlt sich für den Alltag ein Lack in natürlichen Farben; reservieren Sie knallige Farben für Ausgehabende. Lederpolierte Nägel glänzen wie lackierte, brechen aber nicht und benötigen keine Trockenzeit.

Lippen

Der Zustand der Lippen kann etwas über unsere Gesundheit aussagen: Trockene, rissige Lippen können auf einen Vitamin-B_2-Mangel hinweisen oder ein Symptom für Mundsoor oder eine Allergie gegen einen Lippenstift bzw. eine Creme sein. Ein Herpes entsteht oft durch zu langes Sonnenbaden, Streß oder Erschöpfung. Blaue Lippen können anzeigen, daß nicht genug Sauerstoff im Blut ist; Ursache kann eine ungenügende Pumpleistung des Herzens oder ein Lungenleiden sein. Rote Energie regt das Herz an und erhöht den Blutdruck.

Im Sommer, wenn die Haut mehr Farbe hat, können Sie zu einem etwas dunkleren Lippenstift greifen. Mischen Sie selbst: Beige dunkelt leuchtende Farben ab, Blaßrosa macht alle Farben hübscher und pastelliger. Der passende Ton hängt von Ihrem Hautton und Ihrer Kleidung ab. Hier ein paar Tips:

- **Dunkles Haar:** *reines Rot, Rosatöne, Burgunder, Pflaume, Brombeer*
- **Braunes oder kastanienfarbenes Haar:** *Ziegelrot, Orange, Koralle, Pfirsich, Rost*
- **Blondes oder helles Haar:** *Pfirsich, warmes Rosa, Koralle*

Lippenpflegestifte sind bei trockenem, windigem Wetter sehr nützlich; es gibt sie auch in vielen köstlichen natürlichen Duft- und Geschmacksnoten pflanzlicher Herkunft.

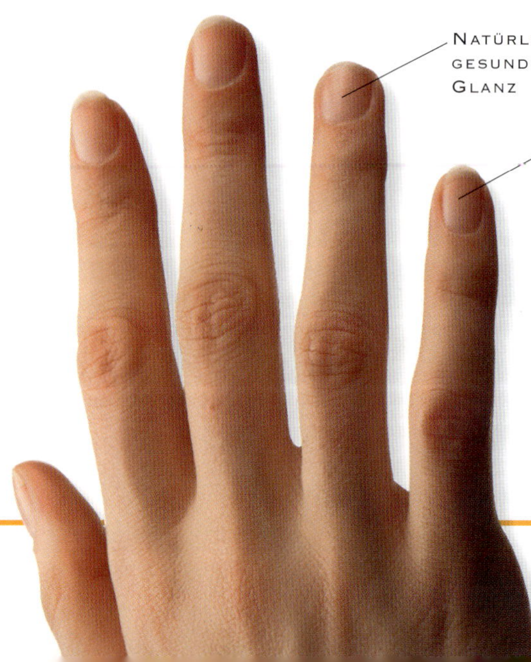

LINKS: *Polierte Nägel sind eine natürliche Alternative zu Nagellack und sehr viel einfacher zu pflegen.*

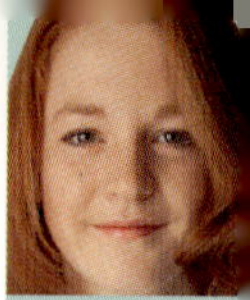

AUGEN

Mit »Augenfarbe« meinen wir im allgemeinen den generellen Eindruck. In Wirklichkeit weist die Iris viele verschiedene Nuancen auf. Es lohnt sich, sich im Spiegel die Einsprengsel in den Augen anzusehen, um die herum Sie Ihr Augen-Make-up aufbauen können.

Bleiben Sie möglichst bei Farben, die mit Ihrer Augenfarbe kontrastieren oder harmonieren. Farben wirken intensiver und auffallender, wenn sie neben Komplementärnuancen stehen; Ton-in-Ton-Abstufungen wirken weicher.

Ein Augen-Make-up ist wie ein wunderschönes Landschaftsbild. Die Farben sollten weich und ohne harte Übergänge miteinander verschmelzen. Lassen Sie sich von den Stimmungen inspirieren, die Meer und Himmel erzeugen, und verbinden Sie sie mit Ihrer Persönlichkeit und Ihrem individuellen Kolorit.

Mascara und Eyeliner

Dunkle, graue oder weiße Haare und braune, grüne oder blaue Augen: schwarzer Mascara, schwarzer Eyeliner. Braune, kastanienrote oder goldblonde Haare und grüne oder braune Augen: (hell)brauner Mascara, brauner oder grünbrauner Eyeliner. Brünette oder blonde Haare und blaue oder graue Augen: grauer Mascara und grauer Eyeliner.

LIDSCHATTEN

Der Lidschatten sollte blasser als die Augenfarbe sein, weil die Lider sonst schwer und wie halb geschlossen aussehen. Nehmen Sie einen dunklen Neutralton für die Lidfalte und einen hellen Highlighter, etwa gebrochenes Weiß, Silber oder Beige, unterhalb der Brauen.

UNTEN: ***Die Farben Ihres Augen-Make-ups sollten Ihre Augenfarbe betonen.***

Augen-Make-up für blaue Augen

Verwenden Sie keinen blauen Lidschatten. Ihre Augen wirken klarer und strahlender, wenn sie sich von kontrastierendem Beige, Creme, Gold oder Grau abheben. Wählen Sie zumindest eine Blaunuance, die sich von Ihren Augen unterscheidet.

GOLD BETONT BLAUE AUGEN.

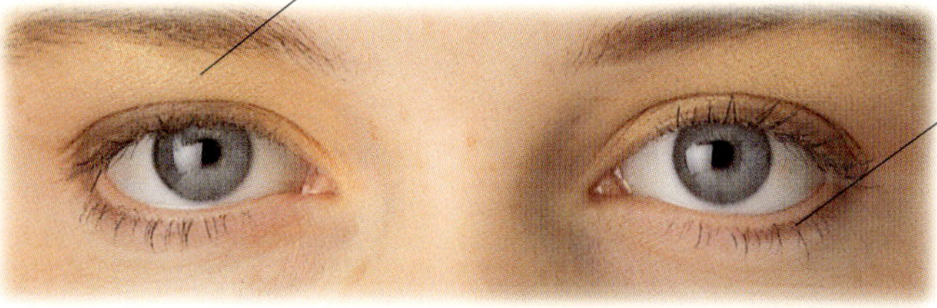

EYELINER IN WEICHEM BEIGE ODER GRAU.

Augen-Make-up für braune Augen

Hellere und dunklere Brauntöne, weiches Mauve oder Violett, Grün oder Rosabeige runden den Eindruck ab.

DUNKLERE FARBEN FÜR BRAUNE AUGEN.

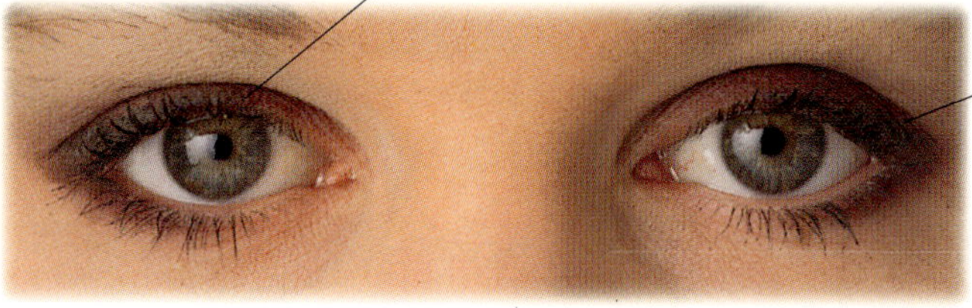

WEICHES MAUVE ODER VIOLETT PASST GUT.

Make-up für haselnußbraune und grüne Augen

Hier passen hellere und dunklere Nuancen von Rosa, Bronze und Gold.

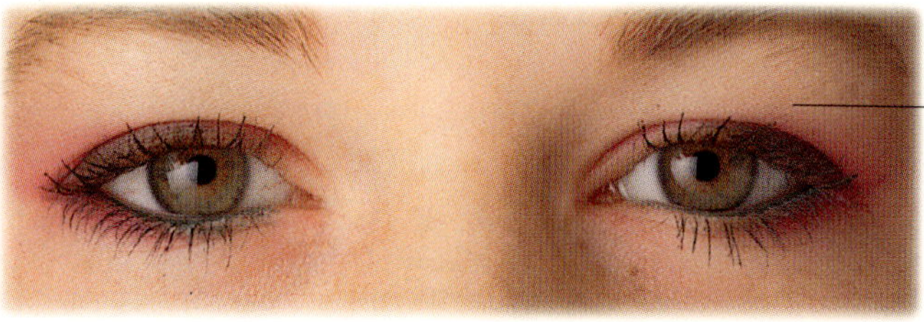

ROSA IST PERFEKT FÜR HASELNUSSFARBENE AUGEN.

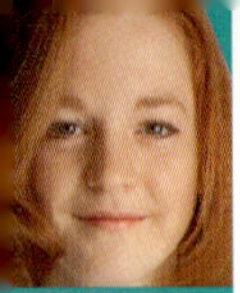

DER KOSMETISCHE FARBKREIS

Ein gekonntes Make-up ist nicht nur schön, sondern wirkt auch therapeutisch. Es stärkt unser Selbstbewußtsein, wenn wir müde, erschöpft oder depressiv sind. Sorgen wir in kritischen Zeiten gut für uns selbst, so gibt uns das neuen Auftrieb und kräftigt das Selbstvertrauen.

Wie die Farben Ihrer Kleidung gibt auch Ihr Make-up subtile Schwingungen ab, die Ihnen guttun können. Kosmetika mit natürlichen Farben und Zutaten harmonieren mit Ihrer Energie und wirken stärker heilend. Wenn Sie wissen, daß Sie gut aussehen, empfangen nicht nur andere diese Botschaft, sie kommt auch auf Sie zurück.

RECHTS: ***Der kosmetische Farbkreis.***

WINTER – KÜHLE TÖNE
Lidschatten: ***Grau, Silber, Pflaume, Mauve, Rauchblau, weiches Türkis.***
Lippen: ***leuchtendes Rosa, Pastellrosa, Magenta, Fuchsie, Burgunder, reines Rot.***

SOMMER – KÜHLE TÖNE
Lidschatten: ***gebrochenes Weiß, Rauchgrau, weiches Rosa, Mauve, weiches Türkis.***
Lippen: ***Blaßrosa, Dunkelrosé, kühles Rot, Himbeer, Orchidee.***

HERBST – WARME TÖNE
Lidschatten: ***Beige, Apricot, gedämpftes Grün, Braun, Blau, Blaugrün.***
Lippen: ***Orange, Orangerot, Tomate, Apricot, Lachs.***

FRÜHLING – WARME TÖNE
Lidschatten: ***Elfenbein, Goldbraun, Apricot, Blau, Türkis.***
Lippen: ***Pfirsich, Lachs, Koralle, Orangerot, warmes Rosa.***

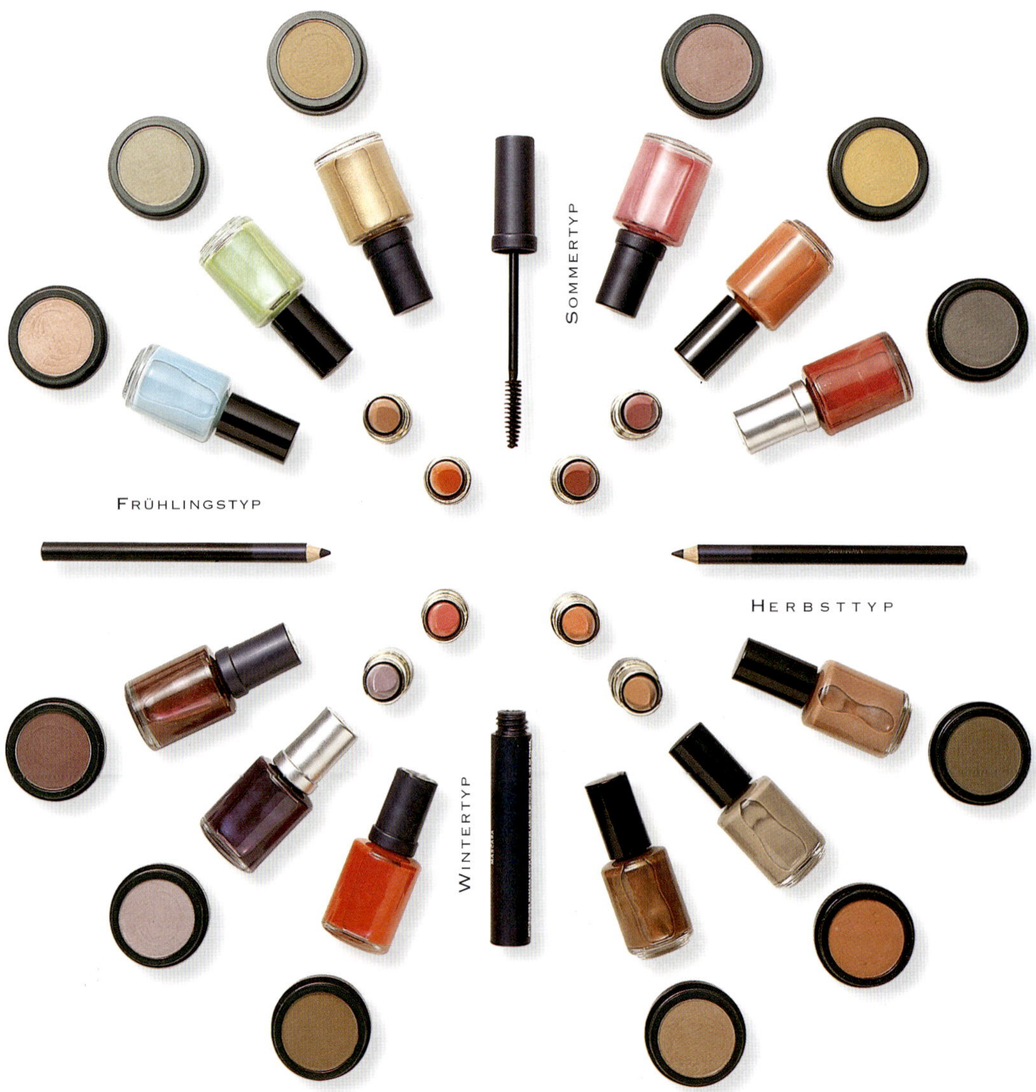

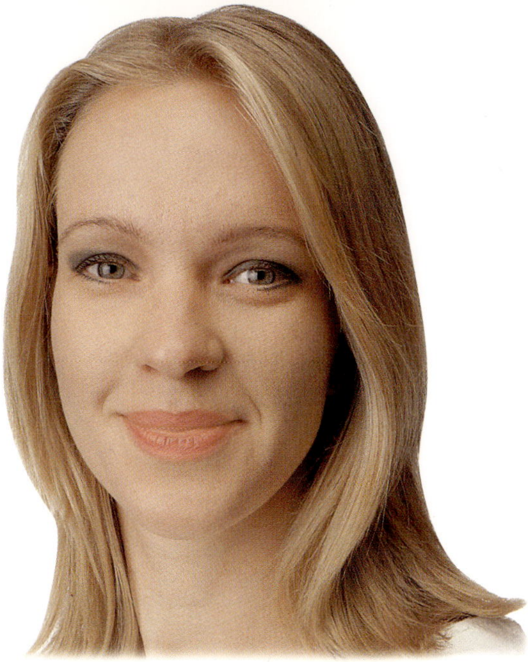

OBEN: *Make-up für den Frühlingstyp. Warme Untertöne für die Augen – warmes Beige, Goldbraun, Honig, diverse Blautöne, Türkis. Für die Lippen am besten Pfirsich-Apricot.*

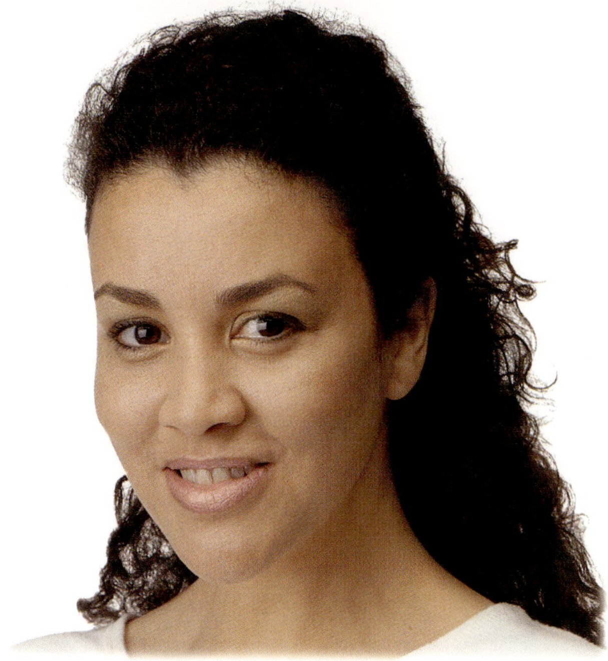

OBEN: *Make-up für den Sommertyp. Das Augen-Make-up: Aquamarin, Lavendel, Mauve, Graublau. Lippenstift am besten in kühlen Farben, Blaßrosa oder Pink und kühles Rot, aber kein Orange.*

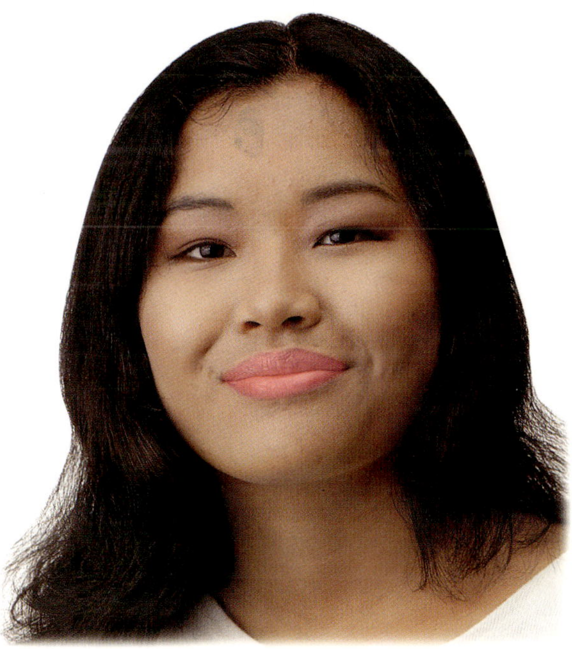

OBEN: *Make-up für den Wintertyp. Als Augen-Make-up eignen sich frostige, kühle Töne – Eisgrün, Blaugrün, Blau, Violett. Silber und Burgunder passen gut für dunklere Hauttöne. Lippenstift mit kühlen Untertönen – reines Rot, Magenta, Dunkelrosa, Fuchsie.*

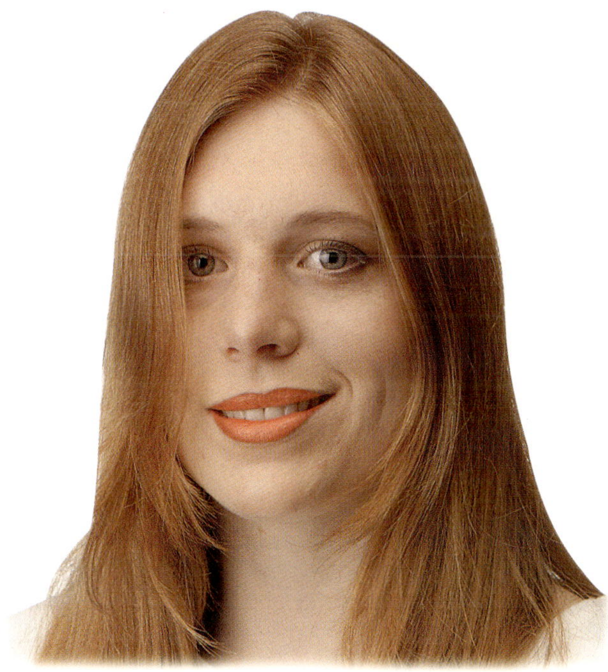

OBEN: *Make-up für den Herbsttyp. Für die Augen Beige-, Apricot-, weiche Grün-, Blau- und Brauntöne. Für die Lippen kräftige warme Nuancen von Orange, Tomate und Apricot.*

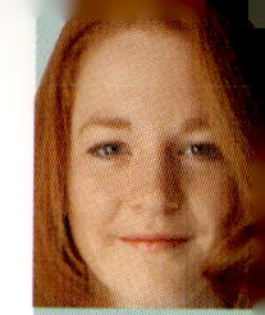

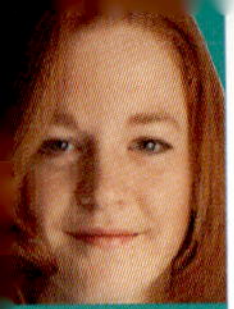

FARBEN UND DIE PERSÖNLICHKEIT

Kleidung und Make-up können unser natürliches Kolorit vorteilhaft zur Geltung bringen, aber auch subtil fehlende Wesensmerkmale und gesundheitliche Schwächen ausgleichen. Frühlings- und Herbsttypen haben viel warme Energie und brauchen kühle Farben. Sommer- und Wintertypen dagegen sind eher kühl und können ein bißchen Wärme vertragen.

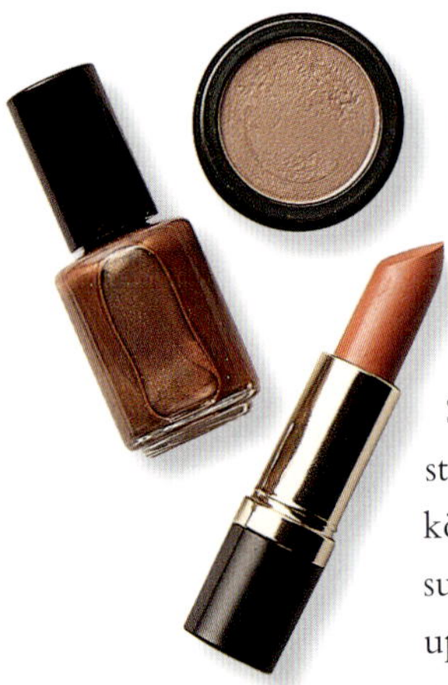

OBEN: ***Das passende Make-up zu Ihrem persönlichen Kolorit bringt auch die Farben Ihrer Grundgarderobe zur Geltung.***

Die Grundgarderobe besteht am besten aus neutralen Farben in Ihrer Jahreszeitenkategorie: warme Töne für Frühlings- und Herbsttypen, kühle für Sommer- und Wintertypen. Farbliches Gleichgewicht erreichen Sie durch Akzentfarben für andere Kleidungsstücke, Accessoires und Make-up. Diese Farben können Sie täglich je nach Stimmung und gesundheitlicher Verfassung auswählen. Ein Make-up, das zu Ihrem Haar-, Augen- und Hautton paßt, verstärkt die Wirkung Ihrer Garderobe. Verändern Sie die Lippenstiftfarbe je nach Kleidung.

FÜR DEN WINTERTYP

Wintertypen haben im allgemeinen ein sehr prägnantes Äußeres, aber aufgrund ihres kühlen Naturells oft Schwierigkeiten, sich zu entspannen und ihre Gefühle zu äußern. Sie können sich gut beherrschen und haben einen ausgeprägten Verstand, mit dem sie logisch und methodisch ans Leben herangehen. Ihre Grundgarderobe sollte aus kräftigen Neutralfarben (Schwarz, Weiß, Grau, Marineblau) bestehen, aber sie brauchen auch ein paar wärmende Farben, etwa reines Rot, Zitronengelb oder Smaragdgrün, damit ihre Gefühle an Kraft gewinnen. Reines Blau unterstützt die Entspannung und hilft dabei, sich zu äußern.

FÜR DEN FRÜHLINGSTYP

Die grenzenlose Energie von Frühlingstypen bringt es oft mit sich, daß ihr Leben ziemlich chaotisch ist. Ihre Persönlichkeitsfarben (Pfirsich und Grün) stellen ein natürliches Gleichgewicht zwischen dem Herzen und dem schnell überlasteten Solarplexus her und passen am besten fürs Make-up und als Akzentfarben zur Kleidung. Die Grundgarderobe des

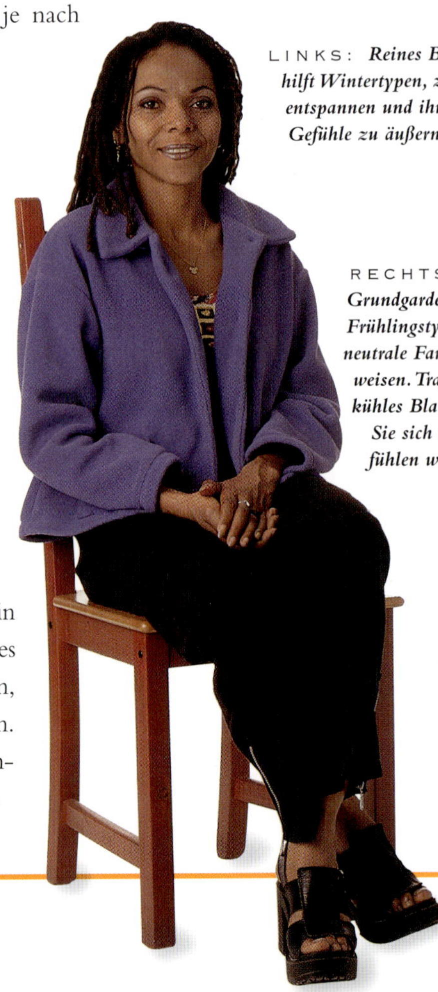

LINKS: ***Reines Blau hilft Wintertypen, zu entspannen und ihre Gefühle zu äußern.***

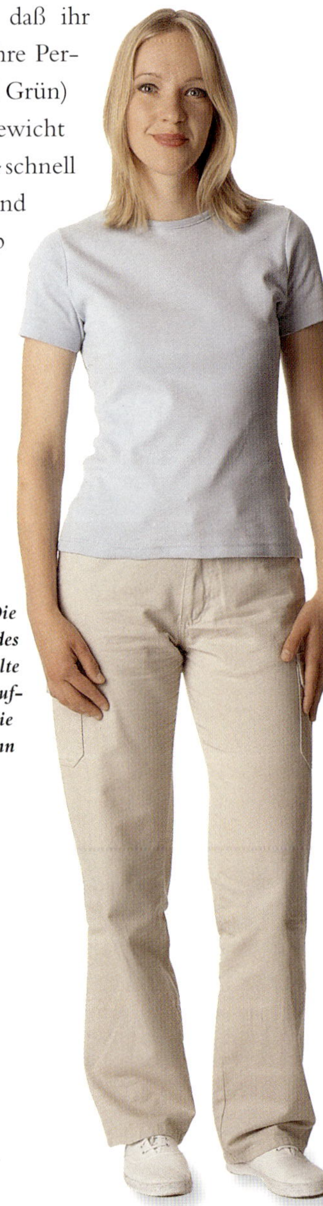

RECHTS: ***Die Grundgarderobe des Frühlingstyps sollte neutrale Farben aufweisen. Tragen Sie kühles Blau, wenn Sie sich ruhig fühlen wollen.***

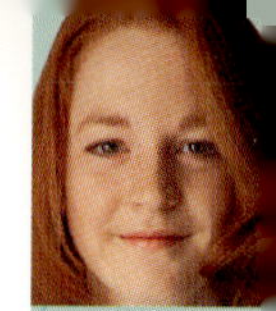

Frühlingstyps weist am besten die Neutraltöne Elfenbein, Creme und Goldbraun auf. Kühle Töne (Mauve, helles Türkis, Aquamarin) machen diese Menschen ruhiger.

FÜR DEN SOMMERTYP

Die Grundgarderobe der oft sanften, freundlichen Sommertypen besteht am besten aus gebrochenen Weiß- und Rosabrauntönen. Sie müssen mit weichen, warmen Farben aus der Reserve gelockt werden. Himbeer und Altrosa bauen das Selbstvertrauen auf, Lavendel und Himmelblau fördern Intuition und Kreativität.

FÜR DEN HERBSTTYP

Herbsttypen haben in der Regel ein äußerst wechselhaftes Naturell: Wie die fallenden Blätter schweben sie manchmal abgehoben über dem Boden, dann wieder sind sie ganz tief unten: himmelhoch jauchzend – zu Tode betrübt. Die Herbstenergie zeigt satte, erdige Töne; Basisfarben sind Ecru, Kamelhaar, Goldbraun, Gold oder Dunkelbraun. Die Akzentfarben Goldgelb und Orange geben Herbsttypen die nötige Stabilität, wenn sie Erdung brauchen; die Farben Türkis und Jadegrün hingegen muntern sie auf, wenn sie deprimiert sind.

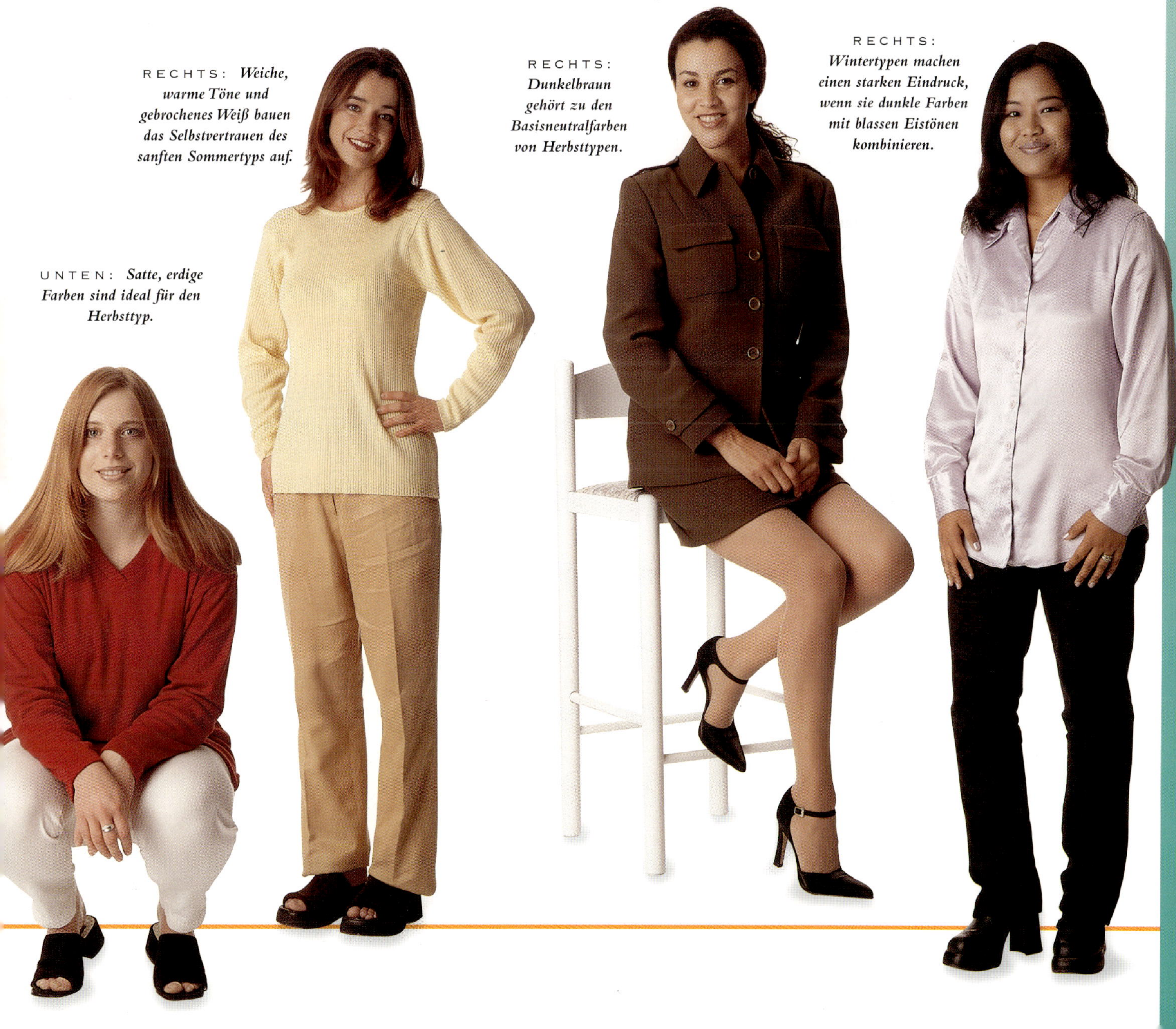

RECHTS: ***Weiche, warme Töne und gebrochenes Weiß bauen das Selbstvertrauen des sanften Sommertyps auf.***

RECHTS: ***Dunkelbraun gehört zu den Basisneutralfarben von Herbsttypen.***

RECHTS: ***Wintertypen machen einen starken Eindruck, wenn sie dunkle Farben mit blassen Eistönen kombinieren.***

UNTEN: ***Satte, erdige Farben sind ideal für den Herbsttyp.***

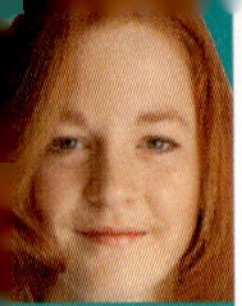

ÄTHERISCHE ÖLE FÜR IHRE SCHÖNHEIT

Da Pflanzen die Lebensenergie speichern, die sie von den Sonnenstrahlen erhalten, bieten sie uns eine einzigartige Möglichkeit, günstige Farbschwingungen aufzunehmen.

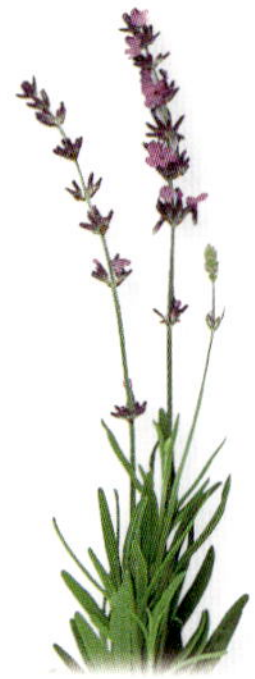

LAVENDEL

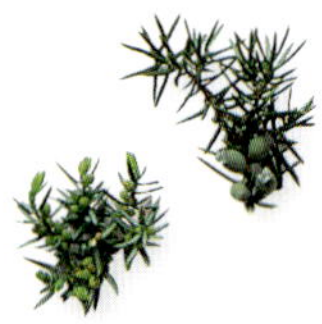

WACHOLDER

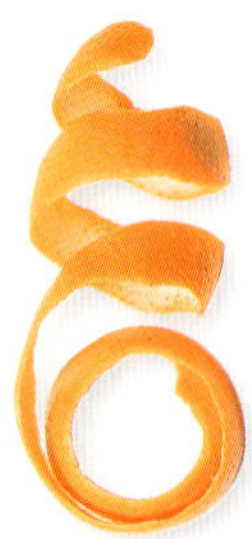

ORANGENSCHALE

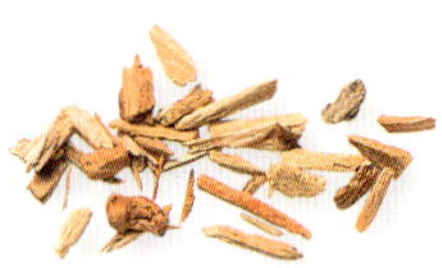

SANDELHOLZ

OBEN: ***Jede Pflanze hat eine bestimmte Farbe und damit charakteristische Heilwirkungen.***

Ätherische Öle sind natürliche organische Substanzen in Stengeln (bzw. Holz), Blättern, Blüten und Früchten von Pflanzen. Sie enthalten das »Wesen« der Pflanze. Anders als synthetische Substanzen, die keine Lebenskraft besitzen, sind ätherische Öle voll von bioenergetischen Schwingungen. Deshalb wird die Aroma- genauso wie die Farbtherapie der »energetischen Medizin« zugerechnet – beide arbeiten mit den heilbringenden Schwingungen des elektromagnetischen Spektrums.

Werden sie sachgemäß auf die Haut aufgetragen, regulieren Aromaöle die Aktivität der Kapillargefäße und geben dem Gewebe seine Vitalität zurück. Aber sie können nicht nur nutzen, sondern bei falscher Anwendung auch schaden – schließlich handelt es sich um die konzentrierte Form wirksamer Heilpflanzen. Nur wenige Aromaöle können pur auf die Haut aufgetragen werden; die anderen müssen wir mit Pflanzenölen oder Cremes (Trägerölen) vermischen. Durch Massagen oder Bäder mit ätherischen Ölen kommen Sie in den Genuß von Farbfrequenzen, die bestimmte Eigenschaften und therapeutische Wirkungen haben:

- Lavendel und Wacholder entsprechen dem reinigenden violetten Farbstrahl; Lavendel ist günstig bei reifer Haut, Wacholder bei Akne.
- Sandelholz und Teebaum, die dem blauen Farbstrahl zugeordnet werden, reinigen, adstringieren und können pur auf Pickel und Geschwüre aufgetragen werden.
- Öle aus dem Gelbbereich, etwa Zitrone und Kampfer, reinigen und kräftigen.
- Öle aus dem Orange- und Rotbereich wie Neroli und schwarzer Pfeffer stimulieren.

Viele Öle haben die Charakteristika von mehr als einer Farbschwingung; gewöhnlich ist die Komplementärfarbe ebenfalls vertreten (Gelb/Violett, Rot/Grün, s. S. 13). Farben lassen sich auch als Leitfaden beim Mischen von Ölen verwenden: Kombinieren Sie ähnliche oder komplementäre Farben. Ätherische Öle sind für eine Hautpflege auf Pflanzenbasis ideal, weil sie sich leicht in Cremes, Lotionen, Salben, Gesichtswässer usw. einarbeiten lassen.

UNSICHTBARE FARBEN

Gerüche geben offenbar Schwingungen ab, die im unsichtbaren Bereich des elektromagnetischen Spektrums angesiedelt sind (s. S. 12), und lassen sich daher gut als »unsichtbare Farben« beschreiben. Da die Haut für elektromagnetische Schwingungen sehr sensibel ist, sollten wir ihre Empfänglichkeit für Düfte und Farben nicht unterschätzen.

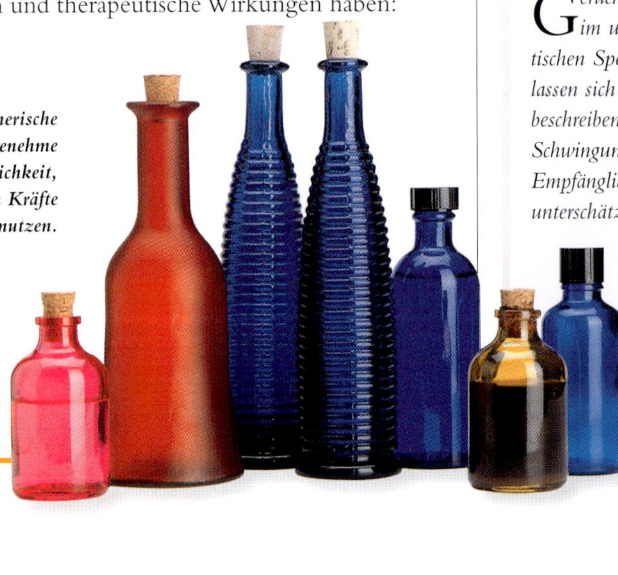

RECHTS: ***Ätherische Öle sind eine angenehme und effiziente Möglichkeit, die therapeutischen Kräfte von Pflanzen zu nutzen.***

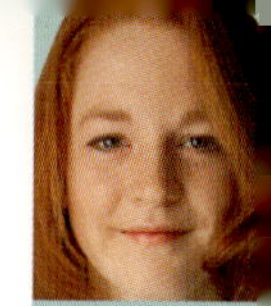

KOSMETISCHE PRÄPARATE

Orangefarbenes Hauttonikum

1 Tropfen Orangen- und 1 Tropfen Neroliöl in 1/2 Tasse/100 ml Orangenblütenwasser geben. Bei Bedarf als Reinigungslotion auftragen.

Gelber Heilbalsam bei Akne und Pickeln

Je 1 Tropfen Zitronen-, Kampfer- und Lavendelöl mit 6 Tropfen Nachtkerzenöl mischen. Morgens und abends auf den betreffenden Bereich auftragen.

Violettes Tonikum gegen Hautunreinheiten

Je 1 Tropfen Lavendel- und Wacholderöl in 1/2 Tasse/100 ml Lavendelwasser geben und den betreffenden Bereich damit reinigen.

Rosa-Grün-Präparat gegen geplatzte Äderchen

2 EL/30 ml Mandelöl mit 20 Tropfen Petersilien-, 10 Tropfen Geranien- und 5 Tropfen Zypressenöl mischen. Ins Badewasser geben oder sanft neben den geplatzten Äderchen einmassieren. Nie direkt über dem betroffenen Bereich massieren!.

Violett-gelbe Zellulitis-Bademischung

2 EL/30 ml Mandelöl mit je 10 Tropfen Wacholder- und Zitronen- sowie 12 Tropfen Grapefruitöl mischen. Bei Bedarf ins Badewasser geben.

ÄTHERISCHE ÖLE UND IHRE FARBWELLENLÄNGE

ÄTHERISCHES ÖL	FARBE	SCHÖNHEITSPFLEGE
Schwarzer Pfeffer	*Rot*	*Wärmend, regt die Durchblutung an*
Palmarosa	*Rosa*	*Sanft anregend, baut Streß ab*
Orange	*Orange*	*Normale bis fettige Haut*
Sandelholz	*Orange*	*Glättet trockene Haut*
Karotte	*Orange*	*Bei geplatzten Äderchen, schützt die Lippen*
Neroli	*Orange*	*Normale bis fettige Haut*
Patschuli	*Gold*	*Reife oder trockene Haut*
Nachtkerze	*Gelb*	*Hautleiden, Ekzeme*
Zitrone	*Gelb*	*Akne, fettige Haut, Zellulitis*
Kampfer	*Gelb*	*Akne und Pickel*
Zitronengras	*Gelb*	*Fettige Haut, Brüste*
Basilikum	*Grün*	*Adstringierend bei fettiger Haut*
Pfefferminze	*Grün*	*Adstringierendes, anregendes Tonikum für die Haut*
Geranie	*Grün*	*Trockene Haut. Bei Mischhaut abends an die Feuchtigkeitscreme geben. Auch für geplatzte Äderchen.*
Kamille	*Blau*	*Reizlindernd bei empfindlicher Haut*
Teebaum	*Blau*	*Akne, pur auf Pickel und Geschwüre geben*
Lavendel	*Violett*	*Verjüngt reife Haut. Fettige Haut, trockene Lippen.*
Veilchenblatt	*Violett*	*Reinigend und heilend. Schließt nach einem Dampfbad die Poren, verhindert so Mitesser*
Wacholder	*Violett*	*Akne, fettige Haut*
Muskatellersalbei	*Magenta*	*Alle Hauttypen, zuviel Feuchtigkeit*
Rosmarin	*Rot/Violett*	*Anregendes Tonikum, bekämpft Zellulitis*
Rose	*Rosa/Grün*	*Haut, Zellulitis, Brüste*

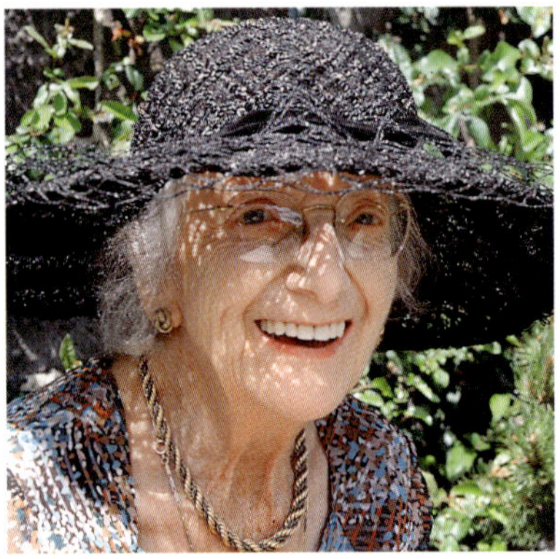

OBEN: ***Die Haut ist ein Spiegel Ihres Lebens – ein Gesicht, das auch im Alter noch Glück und Freude ausstrahlt, ist immer schön.***

WIE GEFÜHLE DIE HAUT BEEINFLUSSEN

Geist und Seele beeinflussen den Körper und damit auch die Haut. Die Gesichtshaut zeigt unsere – vergangene und aktuelle – Lebenseinstellung wahrscheinlich am deutlichsten. Zwischen einem Antlitz, das im Alter Glück ausstrahlt, und einem, das ein schwieriges, sorgenvolles Leben widerspiegelt, liegen Welten. Zufriedenheit und Glück verleihen jedem Gesicht ein lebendiges Strahlen, das durch kein Make-up erreicht wird.

Die Haut muß nicht nur vor Schmutz von außen, sondern auch von innen geschützt werden. Da sie ein Ausscheidungsorgan ist, beseitigt der Körper auch Abfallprodukte über die Haut – was unter anderem zu Akne führen kann. Eine Fehlernährung zeigt sich fast immer auch am Zustand der Haut.

Ätherische Öle können die Hautstruktur verbessern und den Alterungsprozeß zwar nicht umkehren, aber doch verlangsamen und uns wieder gesund machen. Duftöle eignen sich auch für heilende Farbbäder (s. S. 204).

DER TEINT

Der Unterton und die Struktur unserer Haut verraten sehr viel über unsere Gesundheit und unsere Persönlichkeit. Ein rötlicher Teint zeigt oft Bluthochdruck oder ein reizbares Naturell an. Ein gelblicher Unterton geht häufig mit fettiger Haut und einer melancholischen Stimmung einher.

RÖTUNGEN UND ENTZÜNDUNGEN

Kummer fördert Rötungen und Entzündungen der Kapillargefäße, und auch der Zustand des Herzens und der Blutgefäße beeinflußt die rötliche oder bläuliche Färbung der Haut. Neroli-, Lavendel- und Sandelholzöl können lokal appliziert oder, wenn dies von einem professionellen Aromatherapeuten verordnet wurde, eingenommen werden. Dies beruhigt und kühlt die heiße, gerötete Haut, so daß Aufgedunsenheit und Entzündung zurückgehen. Legen Sie Gurkenscheiben auf die Augen, und trinken Sie Pfefferminztee – auch dies neutralisiert die Rötung, kühlt und reinigt von innen heraus.

TROCKENE HAUT

Wut und Frustration beeinträchtigen die Leber und ihre zahlreichen Funktionen, so daß die Nahrung ungenügend assimiliert wird. Dies

PFEFFERMINZTEE

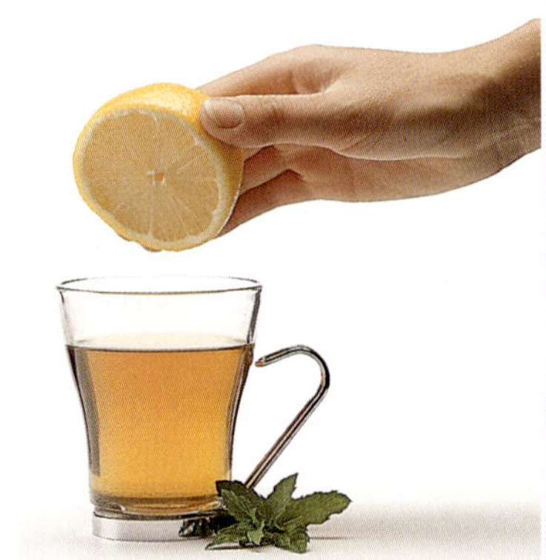

OBEN: ***Nehmen Sie 12 g Pfefferminzblätter auf 1/2 l Wasser. Der Saft einer Zitrone paßt gut dazu. Heiß oder kalt mit Eiswürfeln und einem frischen Pfefferminzzweig garniert trinken.***

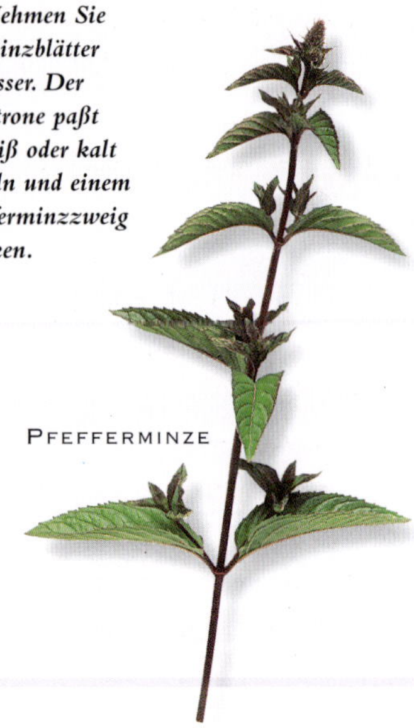

PFEFFERMINZE

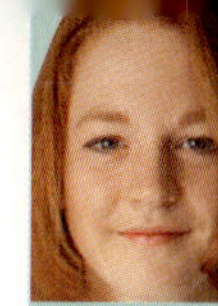

führt oft zu trockener Haut. Rose, Ylang-Ylang und Rosmarin korrigieren dieses Ungleichgewicht von Seele und Körper; Kamille und Sandelholz wirken direkter. Wer Gelbsucht hat, sollte gegen den gelblichen Hautton viel Petersilientee trinken.

Bei feuchtigkeitsarmer Haut ist meist Angst im Spiel, die zu einer Fehlfunktion von Nieren und Blase führt. Salbei, Geranie und Sandelholz sind hier hilfreich. Auch Umwelteinflüsse, etwa Sonne und Wind, sowie Blockaden im Lymphsystem und in der Milz können der Haut Feuchtigkeit entziehen. Diese Stauungen haben mit fehlgeleitetem Mitgefühl zu tun. Die entsprechenden Menschen sind oft langsam, naiv und zu sehr um andere besorgt. Hier helfen Lavendel, Rosmarin und Wacholder.

Bei chronischen Stauungszuständen der Haut (Fettigkeit, Blässe, Mitesser) sammeln sich in den Zellen der unteren Hautschichten sehr viele Schlacken an, die die Funktionen der Haut beeinträchtigen und den Alterungsprozeß beschleunigen. Ätherische Öle wirken entgiftend, antiseptisch und kräftigend und verhindern oder beseitigen die Stauungen.

FETTIGE HAUT

Sie hat mit Besorgnis und – auf der körperlichen Ebene – dem Dickdarm zu tun. Jeder macht sich Sorgen, aber wer sich zu viele Sorgen macht, neigt dazu, das Falsche zu essen. Er hat oft Verstopfung, was nur eine Umstellung der Ernährung ändern kann. Problematische Lebensmittel wie Schokolade und Kaffee sind oft dunkelbraun, fettreiche Lebensmittel oft schmutziggrünbraun. Dies sind dichte, erdhafte Farben, die den Körper belasten. Essen Sie eher hellgrüne und bläuliche Lebensmittel, die adstringierend wirken, von innen heraus reinigen und das Blut auffrischen.

Adstringenzien auf Zitronen- oder Hamamelisbasis bekämpfen den Talg mit Säure. Zypresse und Weihrauch wirken heilend, wenn die Haut beschädigt ist, etwa bei Akne, und hemmen die Talgproduktion. Die antiseptische Wirkung von Bergamotte, Lavendel und Zypresse ist bei Akne ebenfalls hilfreich. Fettige Haut wirkt durch Ödeme oft auch aufgedunsen.

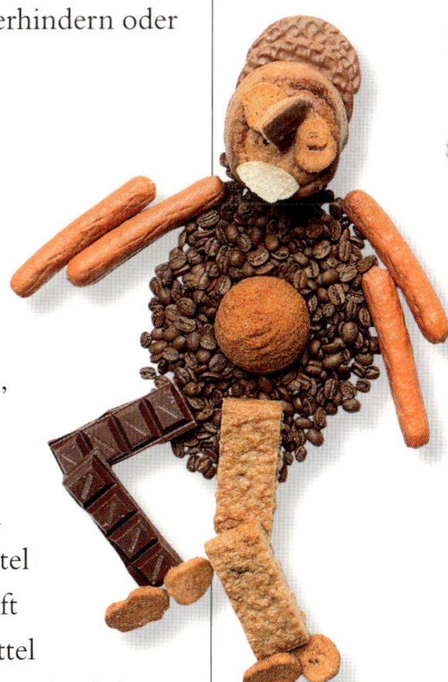

UNTEN: ***Helle grüne und bläuliche Lebensmittel wirken reinigend.***

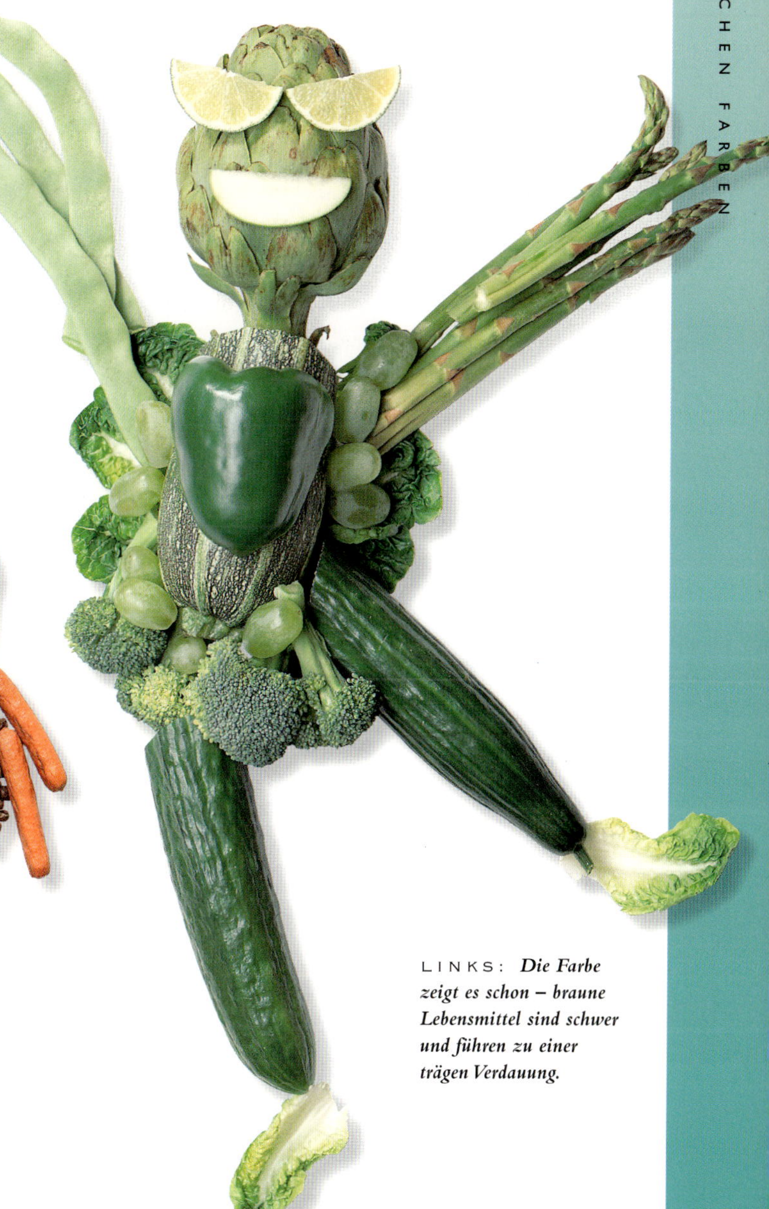

LINKS: ***Die Farbe zeigt es schon – braune Lebensmittel sind schwer und führen zu einer trägen Verdauung.***

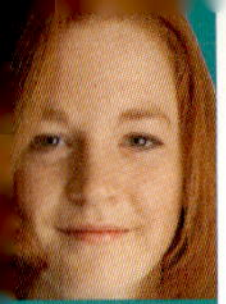

DÜFTE

Seh-, Hör- und Geruchssinn hängen so eng zusammen, daß ein Klang oft eine bestimmte Farbe wachruft und diese wiederum an einen Duft erinnert.

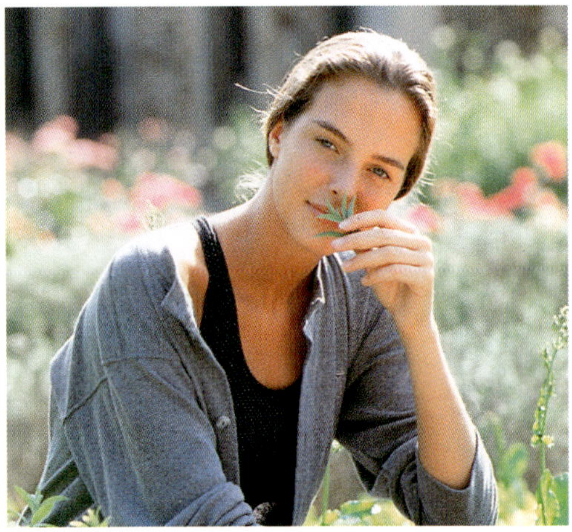

RECHTS: ***Düfte können uns stark beeinflussen, weil sie in dem Hirnbereich registriert werden, der mit dem Gedächtnis zusammenhängt.***

Den meisten Menschen ist die enge Verbindung zwischen Duft und Farbe nicht bewußt, auch wenn bestimmte Duftvorlieben mit der Farbe der Ausgangssubstanz verknüpft sind. Beliebte Düfte sind beispielsweise Rose, Flieder, Maiglöckchen, Zitrone und Vanille – die alle leuchtende Farben haben. Der Geruch von Schweineschmalz, Gummi, Kerosin, Fisch, Essig und Zwiebeln stößt uns im allgemeinen ab – all diese Substanzen haben triste, schmutzige Farben. Rosa, Lavendel, Hellgelb und Grün »riechen« am besten; Grau, Braun, Schwarz und dunkle Töne generell sind am wenigsten attraktiv.

Erst seit Ende des 18. Jahrhunderts gilt der Körpergeruch als unangenehm und gesellschaftlich inakzeptabel. Heute versuchen wir hygienebesessen, jede Spur eines menschlichen Geruchs wegzuwaschen, und besprühen uns dann mit Düften, die die sexuellen Lockstoffe unserer Pflanzen und Tiere enthalten, zum Beispiel Moschus. Bleiben Sie bei Düften aus Blüten und Rinden, denn sie harmonieren mit unserem natürlichen Energiesystem.

DUFT-»NOTEN«

Die besten Parfümeure arrangieren Düfte mit genausoviel Feingefühl und Gespür wie Maler Farben oder Komponisten Noten. Parfüms sind dynamisch und verändern sich mit der Zeit; sie interagieren außerdem mit der Haut und den Schwingungen des Trägers. Düfte verflüchtigen sich unterschiedlich schnell: »Kopfnoten« am schnellsten, »Herznoten« mittelschnell und »Basisnoten« am langsamsten.

Die Basisnoten haben die dichtesten Schwingungen; das heißt, sie kommen vom orangeroten Ende des Spektrums; die Herznoten korrelieren mit den Gelb- und Grüntönen in der Mitte des Spektrums; die Kopfnoten haben die schnellsten Schwingungen und entsprechen dem blauvioletten Ende des Spektrums. Die besten Parfüms enthalten alle drei Flüchtigkeitsgrade in harmonischer Mischung. Wir unterscheiden auch (feminine) Yin- und (maskuline) Yang-Düfte.

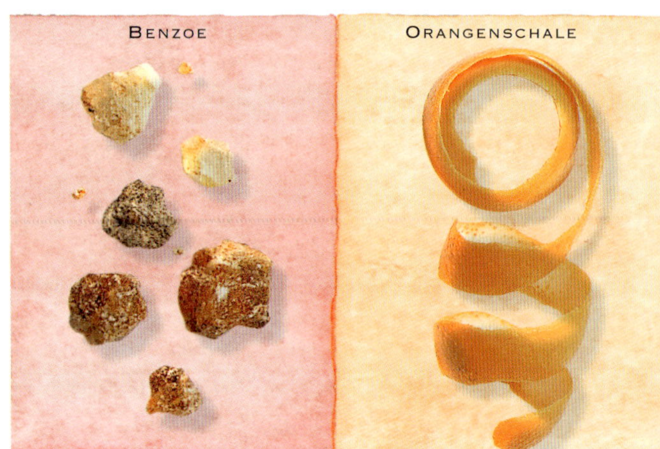

BASISNOTEN MACHEN SICH IN DUFTMISCHUNGEN MIT VERZÖGERUNG BEMERKBAR UND HAFTEN LÄNGER.

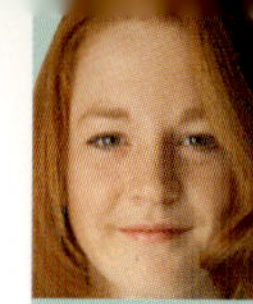

MASKULINE UND FEMININE ÖLE

Yin – feminine Öle	Yang – maskuline Öle
BASISNOTEN (ROTER/ORANGEFARBENER STRAHL)	BASISNOTEN (INFRAROTER/ROTER/ ORANGEFARBENER STRAHL)
Benzoe, Eichenmoos, Myhrre, Patschuli, Perubalsam, Sandelholz, Steinklee, Tonkabohne, Vanille, Weihrauch, Zedernholz, Zimt	*Benzoe, Eichenmoos, Lorbeer, Myhrre, Sandelholz, Vanille, Vetiver, Weihrauch, Zedernholz, Zimt*
HERZNOTEN (GELBER/GRÜNER FARBSTRAHL)	HERZNOTEN (GELBER/GRÜNER FARBSTRAHL)
Gartennelke, Geranie, Heliotrop, Hyazinthe, Ingwer, Jasmin, Lindenblüte, Majoran, Mimose, Muskatellersalbei, Myhrre, Narzisse, Orchidee, Patschuli, Rose, Rosenholz, Sandelholz, Thymian, Veilchen, Weihrauch, Ylang-Ylang, Zedernholz, Zimt, Zitronengras	*Angelika, Anis, Basilikum, Estragon, Gartennelke, Geranie, Gewürznelke, Ingwer, Jasmin, Kardamom, Kiefer, Koriander, Kumin, Kümmel, Lavendel, Majoran, Mandarine, Muskatellersalbei, Muskatnuß, Neroli, Origano, Patschuli, Pfefferminze, Rose, Rosenholz, Rosmarin, Thymian, Wacholder, Ylang-Ylang*
KOPFNOTEN (BLAUER/VIOLETTER FARBSTRAHL)	KOPFNOTEN (BLAUER/VIOLETTER FARBSTRAHL)
Hyazinthe, Johannisbeere, Lorbeer, Majoran, Mimose, Muskatellersalbei, Muskatnuß, Neroli, Rosenholz, Thymian	*Anis, Beifuß, Bergamotte, Kumin, Limette, Mandarine, Neroli, Pfefferminze, Salbei, Verbene, Wacholder, Zedernnadel, Zitrone, Zitronengras*

LINKS: ***Die Noten können je nach Herkunftsort und Verarbeitung variieren.***

EIN EIGENES PARFÜM ZUSAMMENSTELLEN

Fangen Sie mit der/den Basisnote(n) an, fügen Sie dann die Herz- und schließlich die Kopfnoten hinzu. Wählen Sie dabei Noten aus, die mit Ihrer »Seelenfarbe« harmonieren. Geben Sie die ätherischen Öle in eine Trägersubstanz aus Alkohol und destilliertem Wasser. Schütteln Sie die vor Sonnenlicht geschützte Mischung 4 bis 6 Wochen lang täglich einmal um.

DUFTWÄSSER ZERSTÄUBEN

Mit Aromaölen lassen sich auch wunderschöne Körperwässer herstellen. Geben Sie destilliertes Wasser mit ein paar Tropfen Aromaöl in eine Glasflasche – maximal 10 Tropfen auf 100 ml Wasser. Schütteln Sie die Mischung gut durch, und geben Sie sie in einen Zerstäuber – der auch aus farbigem Glas sein kann. So lädt die Mischung sich zusätzlich mit dieser speziellen Farbenergie auf.

UNTEN: ***Düfte besitzen (maskuline) Yang- oder (feminine) Yin-Eigenschaften und werden anhand der Geschwindigkeit unterteilt, mit der sie sich verflüchtigen.***

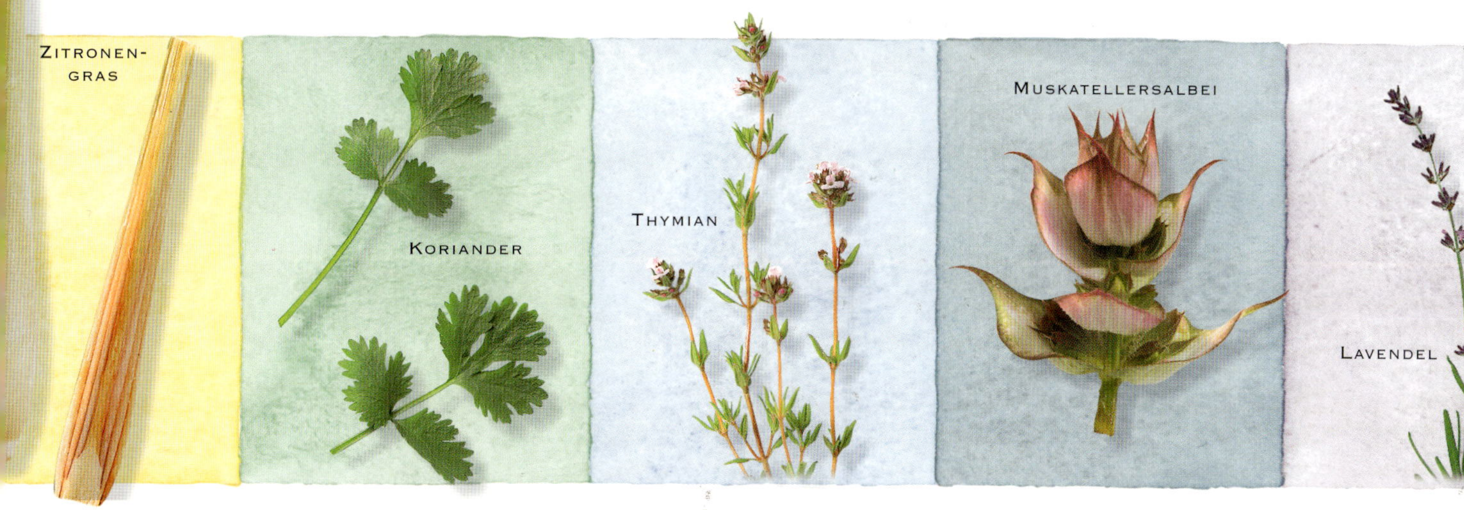

HERZNOTEN VERLFÜCHTIGEN SICH MITTELSCHNELL.

KOPFNOTEN VERDUNSTEN SCHNELL.

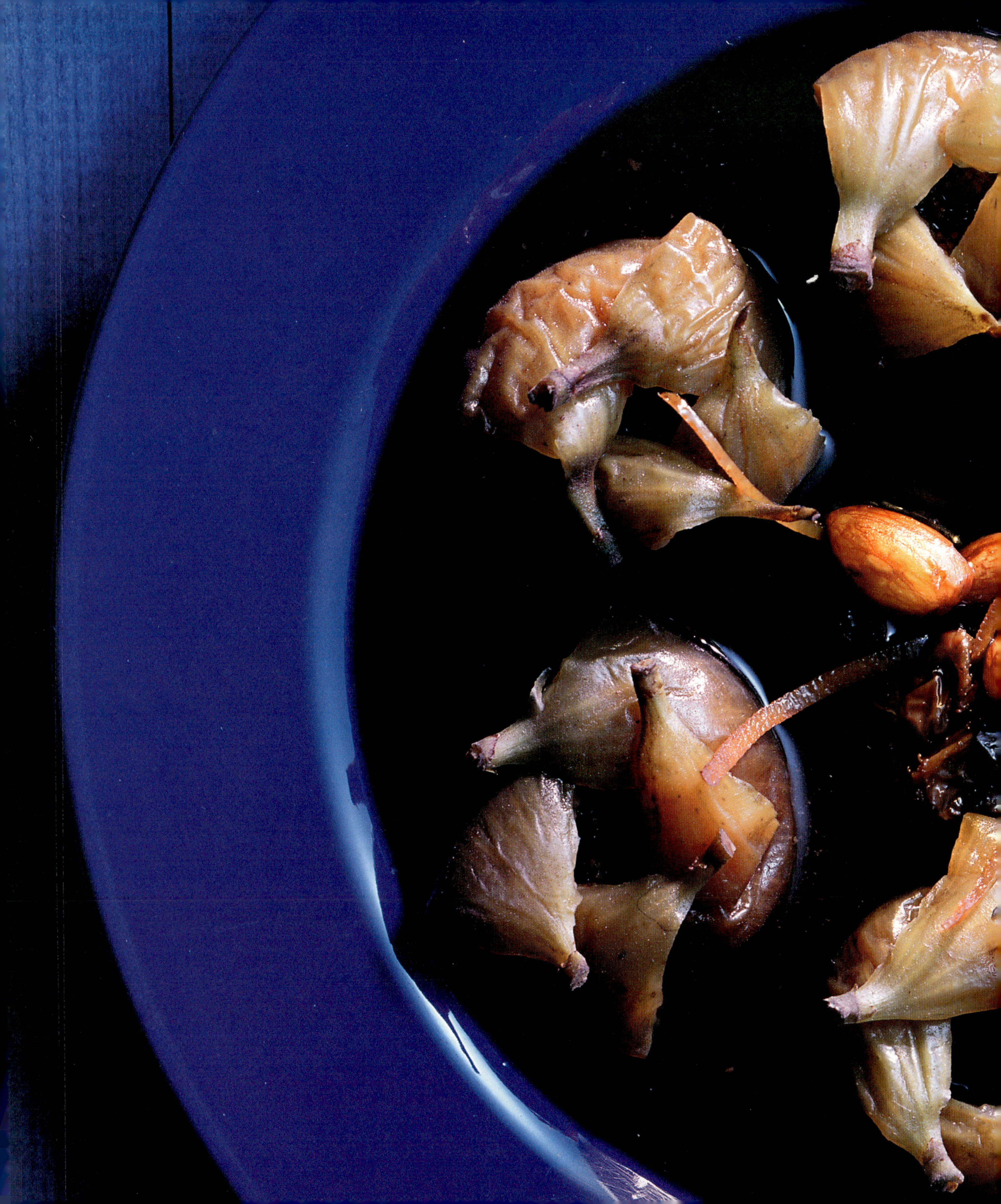

TEIL DREI

FARBEN UND LEBENSMITTEL

Wohl jeder Mensch ist für die Farben von Lebensmitteln empfänglich. Ob uns bei bestimmten Speisen das Wasser im Mund zusammenläuft oder der Appetit vergeht, hängt direkt von unserer Reaktion auf ihre Farbe ab. Nahrungsmittel gehören zu den wichtigsten Möglichkeiten, Farbenergie aufzunehmen; daher sollten sie umsichtig eingekauft, zubereitet und gegessen werden. Farben und Lebensmittel sind so eng miteinander verknüpft, daß wir erwarten, ein roter Apfel müsse süß und ein goldgelber Fisch angenehm rauchig schmecken. Deshalb wirkt ein farblich harmonisches Gericht appetitlich und einladend.

Sehen Sie sich bei Ihrer nächsten Mahlzeit einmal die Farben auf dem Teller an. Sind sie unterschiedlich, kommen Rot, Orange, Goldbraun und Grün vor? Das sind nämlich die Farben von frischen, natürlichen Lebensmitteln, die dafür sorgen, daß wir gesund bleiben. Wenn die Farben auf dem Teller synthetisch aussehen, liegt dies wahrscheinlich an künstlichen Farbstoffen, die ungesunder Nahrung ein vermeintlich attraktives Äußeres verleihen sollen.

Mit ihrer Farbe sagen Lebensmittel uns, welche Nährstoffe sie enthalten und welche Heilkraft sie infolgedessen besitzen. Die Eigenschaften der einzelnen Farben beeinflussen Verhalten und Wachstum aller Zellen und Gewebe im Körper. Wenn wir Lebensmittel mit sorgsam ausgewählten Farbfrequenzen essen, werden Energieungleichgewichte korrigiert, und die Lebensenergie kann wieder frei fließen. Dieser Teil des Buches zeigt Ihnen, wie Sie die Farben von Lebensmitteln so einsetzen können, daß es Ihrer Gesundheit bekommt.

FARBEN UND GANZHEITLICHE ERNÄHRUNG

Wenn wir gesund bleiben wollen, muß die Aufnahme der Farbenergie ausgewogen sein. Durch die Wahl der richtigen Lebensmittel können Farben täglich unsere Gesundheit verbessern.

Sofern Sie sich – ob als Vegetarier oder Fleischesser – abwechslungsreich und ausgewogen ernähren, macht das Kolorit Ihre Kost wahrscheinlich ohnehin attraktiv. Sie können die Wirkung der Farben aber auch bewußt einsetzen und Lebensmittel so zusammenstellen, daß sie in gesteigertem Maße Ihren Bedürfnissen entsprechen oder Sie gesund erhalten.

Schwerpunkt der farbbewußten Ernährung ist die Vorbeugung und die Förderung eines guten Allgemeinzustandes. Grundlagen dieser »Farbdiät« sind Mäßigung und Gleichgewicht, nicht Einschränkung und Verzicht. Zum Einsatz kommen farbenfrohe, aromatische Lebensmittel, die auf Sie zugeschnitten sind, und nicht eine Standarddiät. Wenn Sie in Harmonie mit den natürlichen Rhythmen essen, sind eine bessere Gesundheit und ein optimales Körpergewicht die automatische Folge.

Die farbbewußte Ernährung ist eine schnelle, einfache Methode, um sich ausgewogen zu ernähren und die Energien und Nährstoffe aufzunehmen, die Sie brauchen; der Einsatz synthetischer Vitamin- oder Mineralstoffpräparate läßt sich so stark einschränken.

Der Schlüssel zu einer gesunden Ernährung heißt Vielfalt und Ausgewogenheit – auch dann, wenn die Auswahl begrenzt ist. Essen Sie regelmäßig, und wählen Sie mindestens die Hälfte Ihrer Lebensmittel aus der Mitte des Farbspektrums (Grün bis Goldbraun). Das sind die natürlichen Farben von Getreide, Hülsenfrüchten, frischem Obst (Aprikosen, Pfirsiche, Nektarinen) und dunkelgrünen Blattgemüsen. Diese Lebensmittel sind reich an Betakarotin, das den Körper mit Vitamin A versorgt; sie enthalten außerdem die Vitamine B und C.

Die restliche Kost sollte aus natürlichen roten und blauen Lebensmitteln bestehen, besonders Gemüse. Rote Lebensmittel haben viel Yang-Energie (s. S. 76) und sind reich an Mineralstoffen. Dem roten Farbstrahl entsprechende

UNTEN: ***Eine gesunde Ernährung sollte aus natürlichen Lebensmitteln in Grün-, Gelb-, Goldbraun-, Rot- und Blautönen bestehen.***

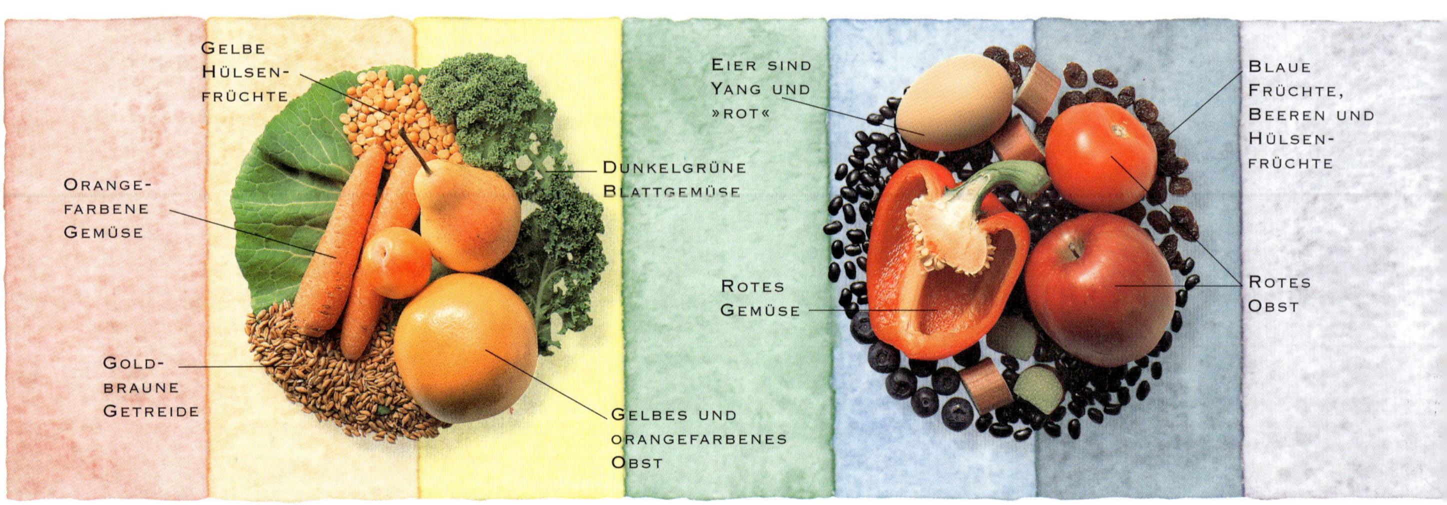

Gemüse versorgen uns mit Eisen und wirken einer schlechten Durchblutung entgegen; sie müssen regelmäßig, aber nicht täglich gegessen werden. Auch tierische Produkte (Eier, weißes und rotes Fleisch) fallen in die Kategorie, sind aber cholesterinreich.

Fleisch braucht außerdem viel Energie, um verdaut zu werden. Eine Standardmahlzeit mit viel Fleisch, wenig Gemüse und Kartoffeln läßt sich durch eine Umkehrung der Schwerpunkte leicht einem modernen, gesunden Lebensstil anpassen: Hauptbestandteil des Essens sind dann komplexe Kohlehydrate (Kartoffeln, Reis, Teigwaren), die mit verschiedenen frischen Gemüsen und wenig Fisch, magerem Fleisch oder Hülsenfrüchten serviert werden. Mit köstlichen, nahrhaften Snacks können Sie auch Ofenkartoffeln oder Weizenvollkornbrot garnieren.

AUSGEWOGENE ERNÄHRUNG

Die Diäten weisen große Unterschiede auf: Mal sind frisches Obst, Milchprodukte oder Fleisch erlaubt, ein andermal hingegen nicht. Fest steht jedoch, daß die gesündesten Menschen drei einfachen Grundsätzen folgen:

1. *Ihre Ernährung besteht zur Hälfte aus Stärke sowie ballaststoffreichen und kohlehydrathaltigen Lebensmitteln. Die meisten modernen Ernährungswissenschaftler meinen, daß der größte Teil der Proteine von Hülsenfrüchten, Nüssen, Samen und Getreide, Reis, Brot, Kartoffeln sowie Nudeln stammen sollte.*

2. *Sie verzehren mindestens fünf Portionen Obst und frisches Gemüse täglich.*

3. *Sie nehmen wenig gesättigte Fette zu sich und ziehen einfach (Olivenöl) oder mehrfach ungesättigte Fette (fetten Fisch) vor; und sie essen wenig Salz.*

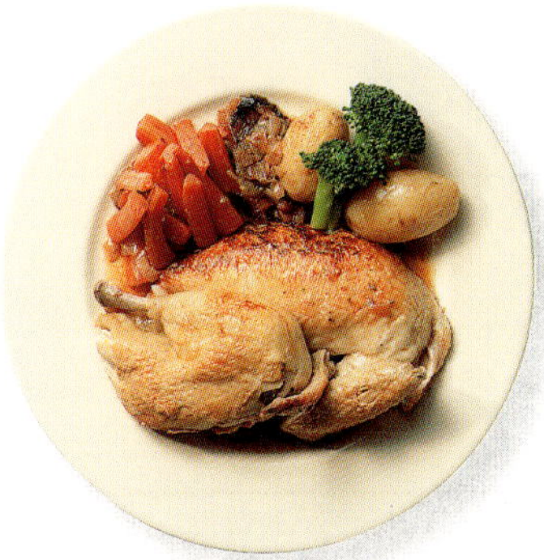

ZUVIEL PROTEIN UND ZUWENIG GEMÜSE.

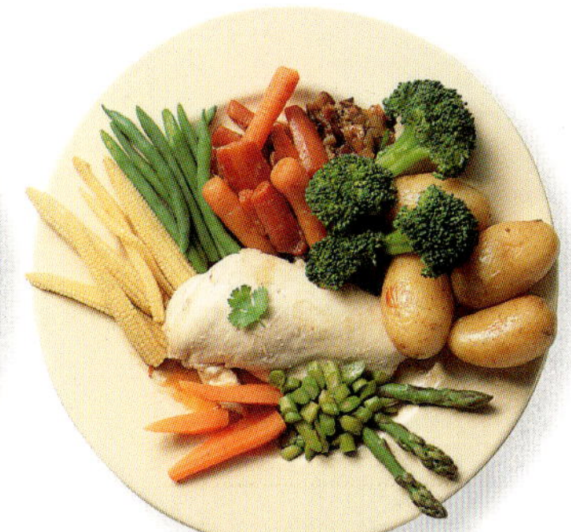

EIN BESSERES VERHÄLTNIS VON GEMÜSEN UND PROTEINEN.

OBEN: ***Eine optimale Ernährung erfordert ein ausgewogenes Verhältnis von Kohlehydraten, Fetten, Proteinen und frischen Gemüsen.***

Viele Menschen halten an überkommenen Eßgewohnheiten fest, weil sie denken, den Kindern würde eine Mahlzeit mit viel Gemüse und Kohlehydraten nicht schmecken. Doch wenn sie von klein auf dazu ermuntert werden, sich die Farben auf dem Teller anzusehen, finden Kinder an einer guten, natürlichen Ernährung schnell Geschmack.

Alte und kranke Menschen brauchen ebenfalls die Energie und den Schutz einer guten Ernährung. Servieren Sie ihnen statt blasser, lebloser Gerichte farbenfrohe Obst- und Gemüsesäfte. Auch gedünstetes Obst und schonend gekochte Gemüse sind schmackhaft und geben neuen Schwung.

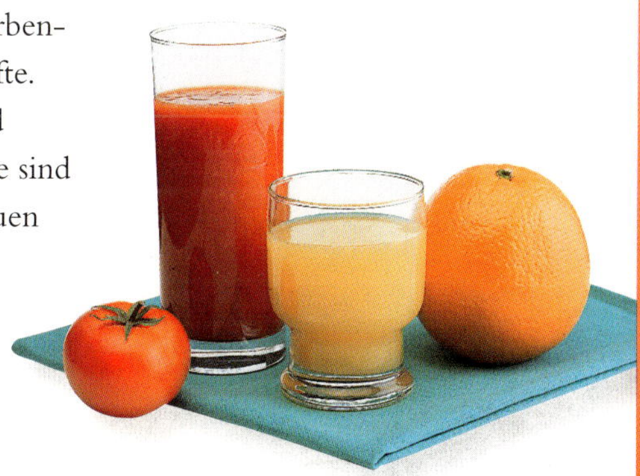

RECHTS: ***Frischgepreßte Säfte sind farbenfroh, appetitlich und vitaminreich.***

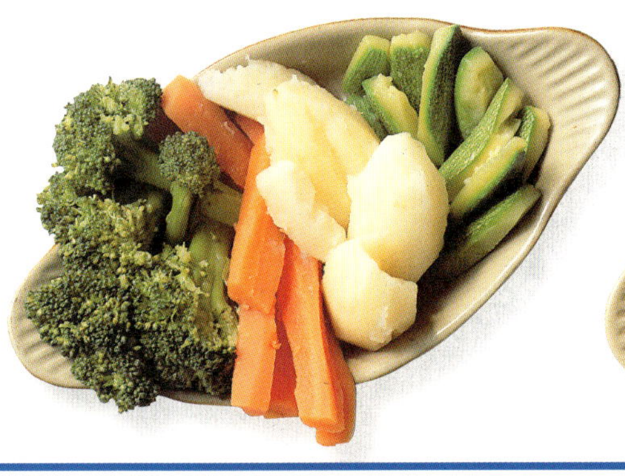

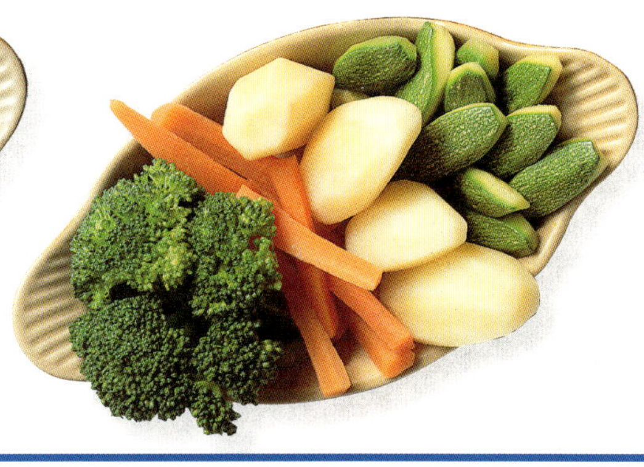

LINKS: ***Leicht gedünstete Gemüse behalten ihre Vitamine und eine schöne Farbe. Durch zu langes Kochen (ganz links) werden sie unansehnlich.***

WIE DIE FARBEN DER LEBENSMITTEL HEILEN

Um die Heilwirkung der verschiedenen Farben in unserer Ernährung bewußt nutzen zu können, müssen wir ihre individuellen Eigenschaften kennen.

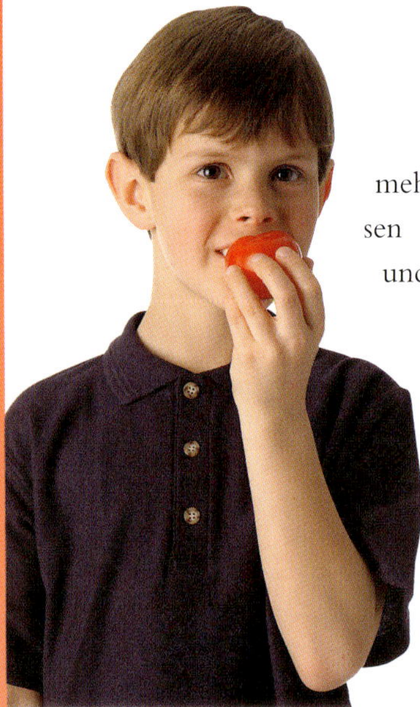

OBEN: ***Einige rote Lebensmittel stärken das Immunsystem.***

RECHTS: ***Rote Lebensmittel – rotstieliges Blattgemüse, Fleisch, Meeresfrüchte, rotes Obst und Gemüse – geben Energie.***

Jedes Lebensmittel enthält je nach seiner natürlichen Farbe die Energie eines oder mehrerer kosmischer Farbstrahlen sowie diesen Strahlen entsprechende wichtige Nähr- und Biostoffe. Rote, orangefarbene und gelbe Lebensmittel beispielsweise geben Energie und regen an; grüne, blaue und purpurne kühlen und beruhigen. Wenn Sie ständig Nahrung in einer ganz bestimmten Farbe essen, braucht Ihr Körper vielleicht etwas, was in diesen speziellen Lebensmitteln enthalten ist. Beobachten Sie alle möglichen Ihrer körperlichen Symptome, denn sie können Hinweise auf das zugrundeliegende Problem geben.

ROTE LEBENSMITTEL – ENERGIE

Menschen mit viel roter Energie im Organismus sind körperlich aktiv, eher schlank, muskulös, und sie sprechen und bewegen sich schnell. Sie sind vital und gesund, alle Körperfunktionen laufen reibungslos ab, ihr Immunsystem ist gut, und sie sehen das Leben positiv. Sie arbeiten unermüdlich und hart, um ihre Ziele zu erreichen.

Das Pigment, das Tomaten rot färbt – es wird Lycopin genannt –, bekämpft krebserregende Stoffe noch wirksamer als Betakarotin. Kirschen, Himbeeren und Erdbeeren sind reich an Vitamin C, das als Karzinogenblocker gilt. Rote Kirschen und Erdbeeren senken, besonders wenn sie auf leeren Magen oder zwischen den Mahlzeiten gegessen werden, auch den Harnsäurespiegel im Blut. Der Verzehr zu vieler Lebensmittel vom Infrarot- und Rotende des Spektrums – rotes Fleisch, Eier, Stimulanzien (Kaffee, Tee), Salz – kann jedoch gereizt, aggressiv und ungeduldig machen.

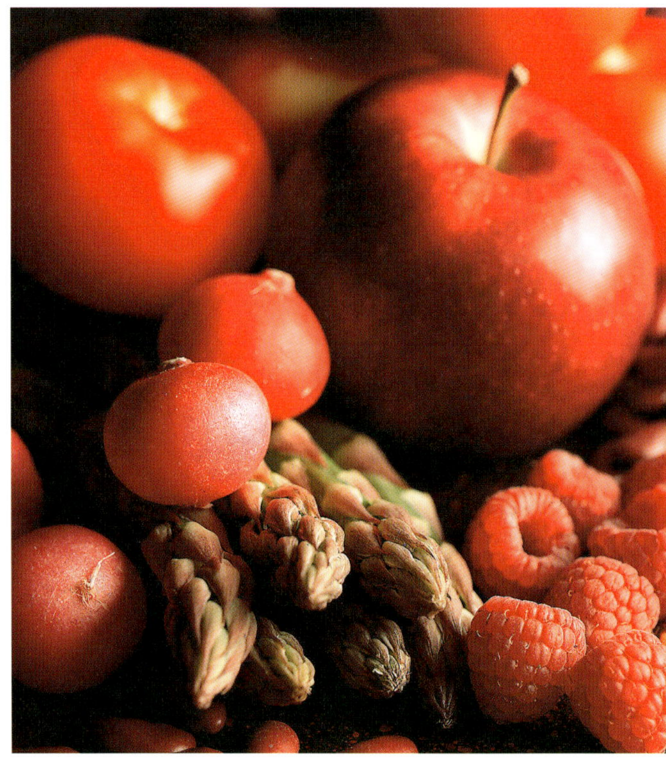

ROTE LEBENSMITTEL

Erdbeeren, rote Kirschen, Spargel, eisenhaltige grüne Blattgemüse, rote Pflaumen, Wassermelonen, Rhabarber, Himbeeren, rote Äpfel; rote Bete, Tomaten, rote Paprikaschoten, Radieschen, rote Linsen, rote Kidneybohnen, Fleisch, Meeresfrüchte, Nahrungsmittel aus tierischen Produkten.

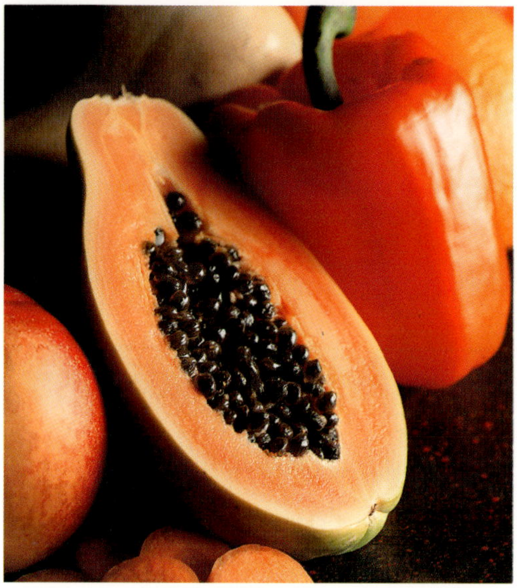

ORANGEFARBENE NAHRUNG

Orangen, Mangos, Papayas, Aprikosen, Pfirsiche, Nektarinen, Karotten, Orangen, orangefarbene Paprikaschoten, Butternußkürbis, Butterrübchen, Eigelb, Ingwer.

ORANGEFARBENE LEBENSMITTEL – GUTEN APPETIT!

Die Farbe Orange regt den Appetit an und fördert die Verdauung; bei Menschen mit viel orangefarbener Energie sind daher der Appetit, die Verdauung und das Immunsystem gut. Es handelt sich um glückliche, fröhliche Zeitgenossen mit einer gesunden Libido. Sie essen gern und ernähren sich ausgewogen und abwechslungsreich. Die meisten Lebensmittel bekommen ihnen, und allergische Reaktionen sind selten. Sie assimilieren die Nährstoffe und scheiden Abfallprodukte aus, bevor sich schädliche Toxine ansammeln.

Das in orangefarbenen Früchten und Gemüsen vorhandene Pigment Betakarotin ist ein starkes Antioxidans, das die schädlichen Auswirkungen der Luftverschmutzung mindert. Vor allem Sonnenanbeter profitieren von ihm, denn es schützt vor den potentiell schädlichen, den Alterungsprozeß beschleunigenden Auswirkungen der ultravioletten Strahlung.

GELBE LEBENSMITTEL – GLÜCK UND FRÖHLICHKEIT

Die Farbe Goldgelb symbolisiert die Sonne, die strahlende Quelle des Lebens und eine mit Intelligenz angereicherte Kraft. Menschen mit viel gelber Energie können sich daher für neue Ideen begeistern und sie anderen vermitteln. Sie sind in der Regel glücklich, fröhlich und positiv eingestellt, was ihnen hilft, gesund zu bleiben und oft auch eine Beschützerfunktion auszuüben.

Goldene und gelbe Lebensmittel sorgen dementsprechend für gute Laune, eine positive Lebenseinstellung und Humor. Sie stärken unser Nervensystem; als »Gehirnnahrung« stimulieren sie das Denkvermögen und verbessern die Gedächtnisleistung. Die gelbe Energie wirkt außerdem reinigend auf Leber, Gallenblase, Bauchspeicheldrüse und Milz. Das in Ananas enthaltene Bromelin stärkt zum Beispiel die Bauchspeicheldrüse, und Ananas und Bananen enthalten viele wichtige Nährstoffe für Gehirn und Nervensystem.

LINKS: ***Orangefarbene Lebensmittel regen den Appetit an und fördern die Verdauung.***

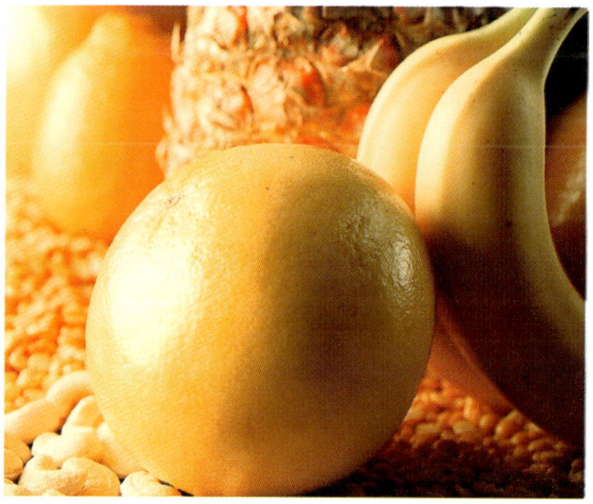

LINKS: ***Goldene und gelbe Lebensmittel stärken Nervensystem und Gehirn; sie fördern eine positive Lebenseinstellung.***

GOLDENE UND GELBE LEBENSMITTEL

Vollkorngetreide, Reis, Mungbohnen, gelbe Linsen, Nüsse, Samen, Birnen, Bananen, Ananas, Melonen, Grapefruit, Butter, Mais, gelbe Pflanzenöle, dunkler Honig.

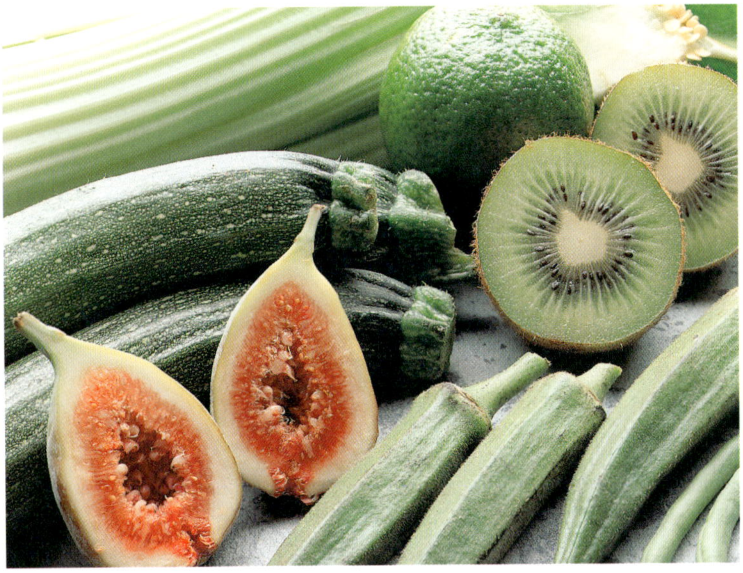

OBEN: ***Grüne Lebensmittel erhöhen die Widerstandskraft gegen Krankheiten und Erscheinungen des Alterungsprozesses.***

GRÜN – RUHE UND LIEBE

Grün findet sich in der Mitte des Spektrums und ist die ausgleichende Kraft der Natur. Gleichgewicht in allen Lebensbereichen ist die Voraussetzung für eine gute Gesundheit, und wer viel grüne Energie hat, kann zwischen Privatleben und Beruf sowie der Sorge für die Erde und andere Menschen ein Gleichgewicht herstellen, das ihn Liebe und Harmonie ausstrahlen läßt.

Grüne Gemüse und Pflanzen sind basenbildend und eine gute Ballaststoffquelle. Ihr Saft reinigt und entgiftet den Körper und schwemmt potentiell schädliche Schlakken aus. Grüne Lebensmittel stabilisieren den Blutdruck und den Säure-Basen-Haushalt. Die Heilwirkung grüner Kräuter wird seit Jahrtausenden gepriesen.

Die meisten von Natur aus weißen Lebensmittel, besonders Milch und Milchprodukte, zum Beispiel rechtsdrehender Joghurt, enthalten grüne Energie durch das Gras, von dem sie stammen. Durch Bearbeitung oder die Zugabe von Salz geht jedoch Vitalität verloren.

GRÜNE LEBENSMITTEL

Grüne Paprika, Trauben, Kiwis, Feigen, Zitronen, Limetten, Linsen, Kopfsalat, Brokkoli, Okraschoten, Sellerie, Gurken, Grünkohl, Erbsen, Bohnen, Zucchini, Dickmilch, Quark, rechtsdrehender Joghurt, Olivenöl, Milch.

BLAUE UND INDIGOFARBENE LEBENSMITTEL – GUTER SCHLAF

Menschen mit viel blauer/indigofarbener Energie sind gelassen, ruhig und beherrscht. Sie bekommen den tiefen, erholsamen Schlaf, den sie für die optimale Funktion von Körper und Geist brauchen. Viele Menschen schlafen nachts nicht gut oder träumen schlecht. Über Tag haben sich Ängste, Spannungen und Frustrationen angesammelt, und ihr Verstand war oft über- und der Körper unterfordert.

Blaue/indigofarbene Lebensmittel beruhigen und kühlen. Alle blauen und schwarzen Beeren, Pflaumen sowie Hefe, Algen und einige Fische mit weißem Fleisch gehören in diese Kategorie.

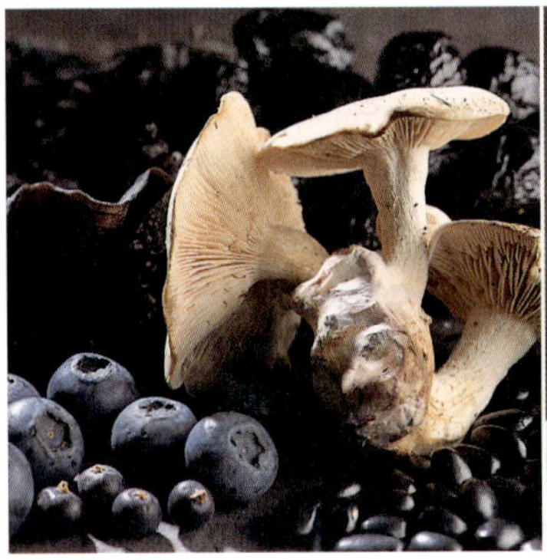

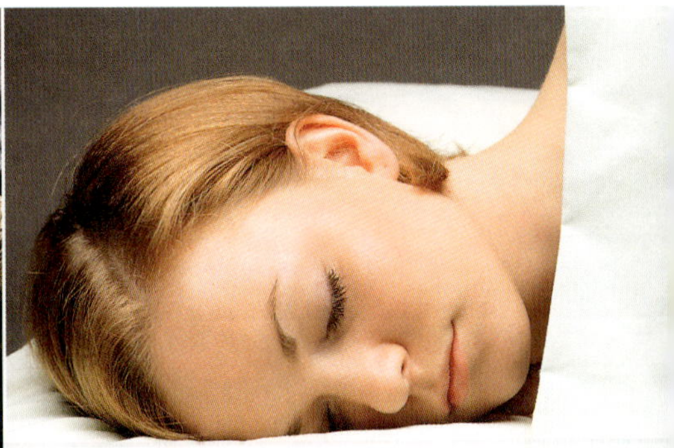

RECHTS: ***Blaue Lebensmittel beruhigen, entspannen und sorgen für einen erholsamen Schlaf.***

NAHRUNG IN BLAU UND INDIGO

Blaubeeren, blaue Pflaumen, Heidelbeeren, Brombeeren, Algen, schwarze Kirschen, schwarze Sojabohnen, Hefe, Vanilleschoten, wilde Pilze, Oliven, Wacholderbeeren, Korinthen, Dörrpflaumen, einige Fische.

MAKRELEN BERUHIGEN UND REGEN GLEICHZEITIG AN.

PURPURSCHALIGE KARTOFFELN, ZWIEBELN UND KIDNEYBOHNEN SIND PERFEKT AUSGEWOGENE LEBENSMITTEL.

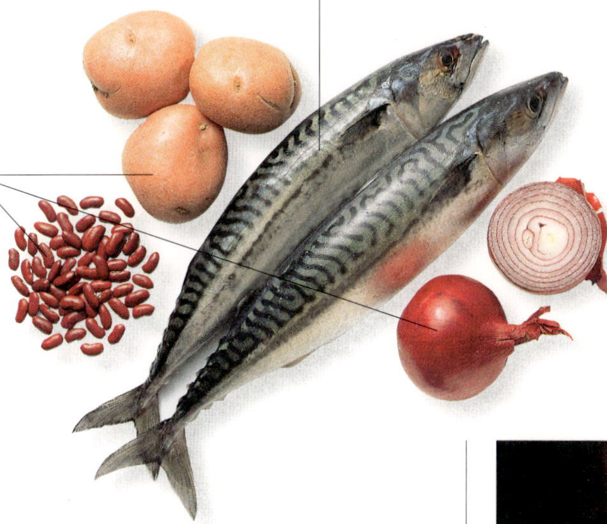

LINKS: ***Bei purpurnen/violetten Lebensmitteln sind Yin und Yang im Gleichgewicht.***

VIOLETTE LEBENSMITTEL

Purpurne Trauben, Auberginen, purpurne Pflaumen, violetter Brokkoli, rote Zwiebeln, Teltower Rübchen, Artischocken, purpurner Salbei, Thymian, Rotkohl, Radicchio, rote Bete (s. a. rote Lebensmittel).

PURPURNE UND VIOLETTE LEBENSMITTEL – KREATIVITÄT UND ZUFRIEDENHEIT

Die Farben Violett und Purpur haben eine sehr schnelle Schwingung; wem reichlich davon zur Verfügung steht, der kommt leicht in Kontakt mit seiner spirituellen Seite und macht seinen Körper zu einem Kanal für die kreative Energie. Der schöpferische Selbstausdruck wiederum verstärkt den Kontakt zu Intuition und innerer Weisheit, die Geist und Körper ins Gleichgewicht bringen.

Viele Menschen streben einseitig nach Glück, obwohl dies ein sehr vergängliches Gefühl ist. Man kann nicht immer im siebten Himmel sein, denn Glück gibt es in unserer polaren Welt nur im Gegensatz zu Unglück. Viel erstrebenswerter ist die durch Purpur und Violett symbolisierte Zufriedenheit.

Purpurne Lebensmittel beruhigen wie blaue und wärmen und stimulieren wie rote. Deshalb sorgen sie für gute Laune und Inspiration. Viele Fische beispielsweise haben blaustichige Schuppen, aber weil sie dem Tierreich angehören, verfügen sie auch über rote Energie. Ähnlich enthalten im Pflanzenreich viele purpurne Wurzelgemüse Yang-Energie (s. S. 81), obwohl sie auch bläulich erscheinen. In purpurschaligen Zwiebeln, Kidneybohnen und Kartoffeln befinden sich rote und blaue Energie im Gleichgewicht. Infolgedessen sind sie sehr nahrhaft, ohne den Körper zu überlasten.

In die (ultra)violette Farbkategorie gehören auch der Zucker, synthetische und einige natürliche Drogen. Ihr Verzehr kann bei manchen Menschen zu einem extrem emotionalen Denken, verbunden mit Angst, Argwohn, Hinterlist und Eifersucht, führen.

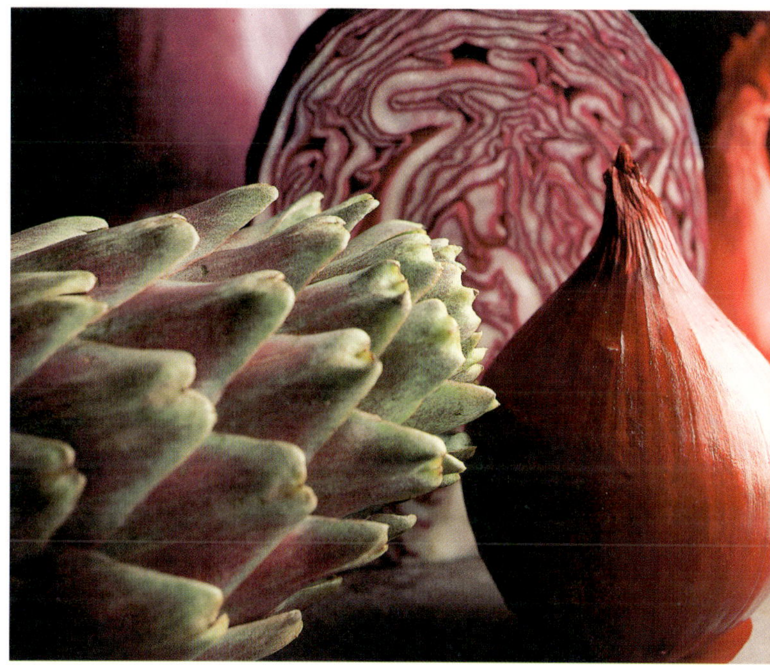

OBEN: ***Purpurne Lebensmittel sind oft sehr nahrhaft, ohne den Körper zu überlasten.***

FARBENERGIEN

- *Rote und orangefarbene Lebensmittel stimulieren und wärmen.*
- *Orangefarbene und goldene Lebensmittel regen Immunsystem und Gehirn an.*
- *Gelbe Lebensmittel sind weniger anregend, eher kräftigend.*
- *Grün gleicht zwischen Extremen aus; deshalb ist eine Diät mit grünen Trauben so beliebt. Trauben sind vollgepackt mit der Energie des Sonnenlichts, und der grüne Farbstrahl, den sie spiegeln, bringt den Säure-Basen-Haushalt im Blut ins Gleichgewicht.*
- *Blaue Lebensmittel wirken beruhigend und aufgrund ihres Wassergehalts kühlend; oft enthalten sie viel Jod, das die Schilddrüse nährt.*

Die Rezepte auf S. 86 bis 100 zeigen beispielhaft, wie Sie Farben gezielt in Ihren Speiseplan einbeziehen können, um die ihnen entsprechenden Eigenschaften in Ihr Leben zu integrieren, Ungleichgewichte im Organismus zu beheben und die Behandlung häufiger Beschwerden zu unterstützen (Einzelheiten dazu S. 83).

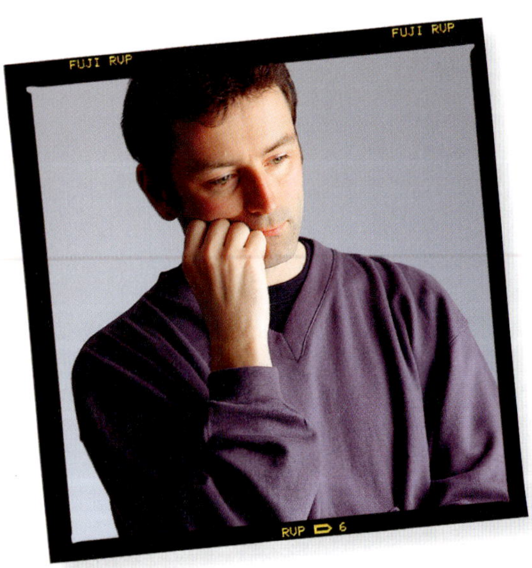

LINKS: ***Bei einem Ungleichgewicht der Farben in Ihrer Ernährung fühlen Sie sich erschöpft.***

Der Traditionellen Chinesischen Medizin (TCM) zufolge stehen zwei Urkräfte, nämlich Yin und Yang, für die Polarität, die das gesamte Universum beherrscht: Licht und Finsternis, männlich und weiblich, weiß und schwarz etc. Sie sind in unterschiedlichem Ausmaß in allen Dingen vorhanden, und zwar gegensätzlich, aber auch komplementär: Eins kann nicht ohne das andere existieren. Im Farbspektrum entspricht Yin die Farbe Blau und Yang die Farbe Rot.

Weder bei völligem Licht noch bei vollständiger Finsternis herrscht Gleichgewicht. Das entsteht erst durch eine dritte, harmonisierende Kraft. In farblicher Hinsicht ist dies Grün, die Heilfarbe der Natur. In der Farbtheorie sind Orangerot, Grün und Violettblau die Primärlichtfarben.

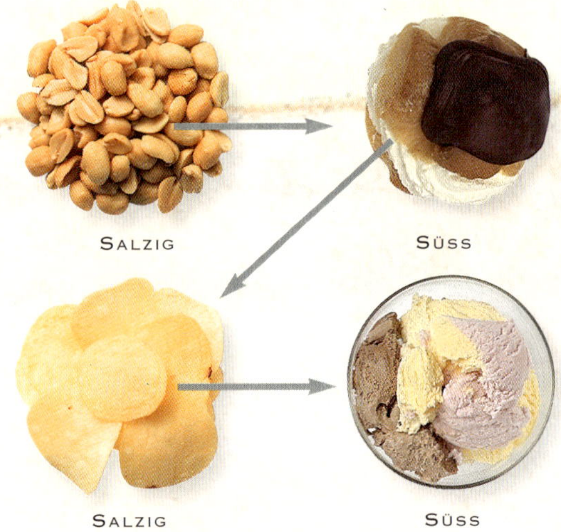

Wir neigen dazu, viele Yang-Lebensmittel zu essen, zum Beispiel rotes Fleisch, Eier und Salz. Pflanzen sind überwiegend grün. Blau sind beispielsweise Algen, manche Fische und andere wasserreiche, kühlende Lebensmittel.

Als »Yang-Tiere« haben wir oft Lust auf Yin-Lebensmittel, etwa Zucker, Hefe, Alkohol und synthetische Drogen. Wenn Sie jedoch zuviel Yin-Lebensmittel essen, ziehen Lebensmittel vom anderen Ende des Spektrums Sie an. Sie können dies selbst nachprüfen: Nach einem Päckchen salziger Snacks haben Sie sofort Lust auf ein süßes Getränk. Sie versuchen ständig, zwischen gegensätzlichen, aber sich anziehenden Kräften ein Gleichgewicht herzustellen.

OBEN: ***Der Körper sucht ständig nach Gleichgewicht: Nach salzigen Yang-Lebensmitteln haben Sie Lust auf süße Yin-Nahrung.***

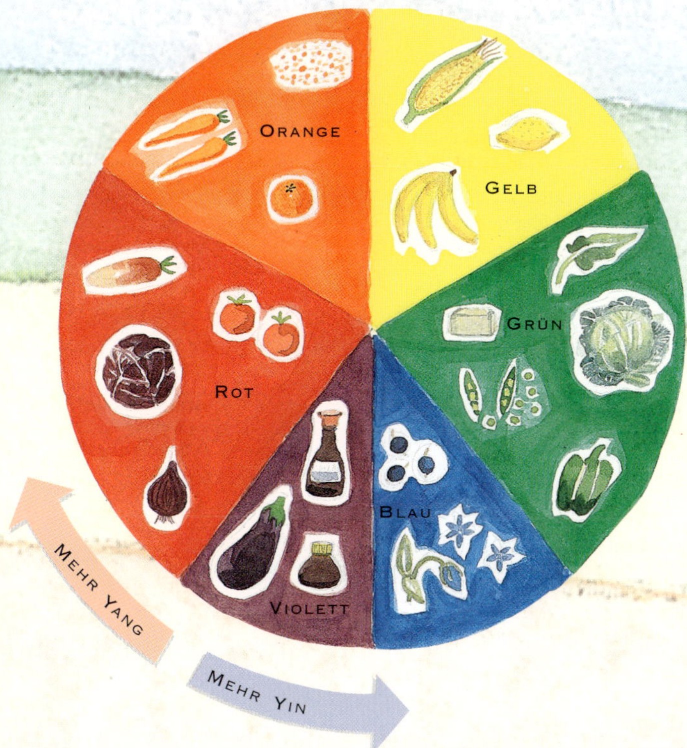

OBEN: ***Yin- und Yang-Lebensmittel aus dem Pflanzenreich sind zum Beispiel rote/braune Getreide, rotes/orangefarbenes Obst und Gemüse, Hülsenfrüchte, grünes Obst und Gemüse, Algen und Seetang, blaue Beeren und Blüten.***

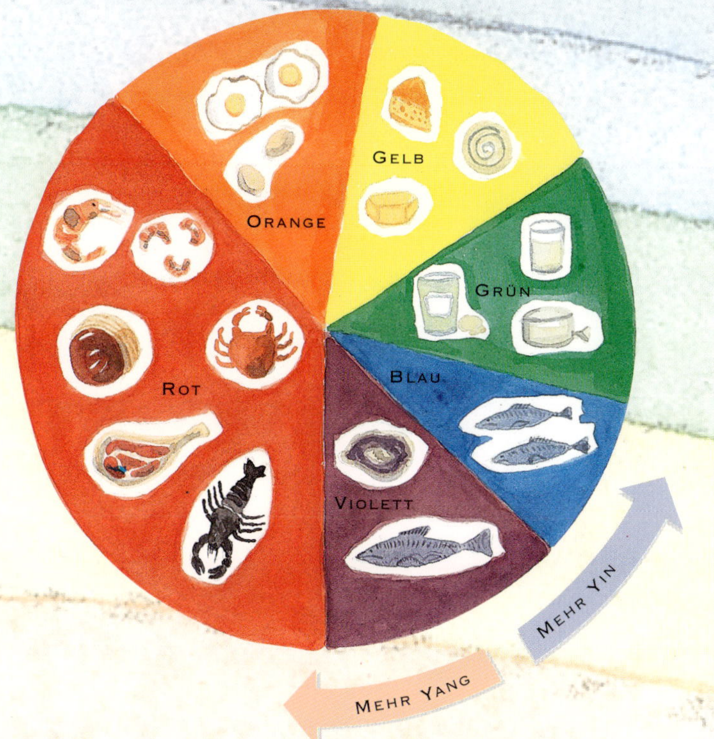

OBEN: ***Yin- und Yang-Lebensmittel aus dem Tierreich sind beispielsweise rotes Fleisch, Austern, Langusten, Shrimps, Krabben, salziger Käse, weißes Fleisch, Eier, Weichkäse, Joghurt, Milch, weißer Fisch (Indigo), fetter Fisch (Violett).***

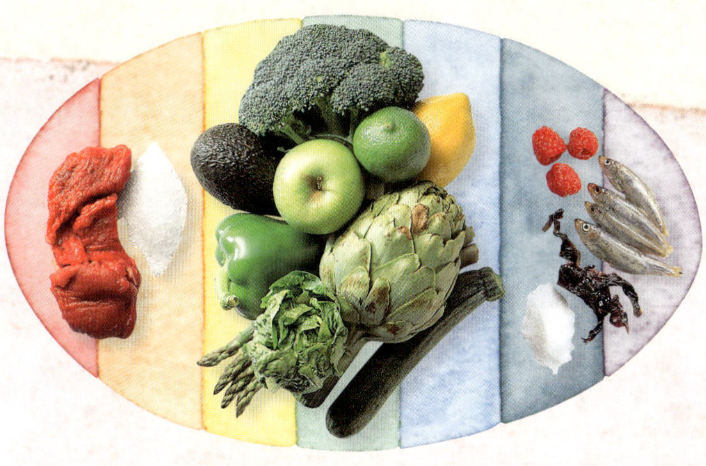

OBEN: ***Der Verzehr von viel grünem Gemüse und Obst sorgt für eine ausgewogene Ernährung und beugt der »Freßlust« vor.***

In der TCM gilt Krankheit als Ungleichgewicht zwischen Yin und Yang. Zuviel Yin, das heißt zuviel Blau, führt zu Frösteln, Weinerlichkeit und Depressionen. Zuviel Yang, also zuviel Rot, zeigt sich an Fieber, Trockenheit und Hitze.

Genauso wie Yin und Yang ziehen sich auch die gegensätzlichen Farbenergien in der Nahrung an. Der letztendlich zum Tierreich gehörende Mensch tendiert von Natur aus zum rotgelben Bereich des Spektrums; aber durch den Verzehr von grünen Lebensmitteln (Obst und Gemüse) und ein paar blauen (Öl, Hefe, Honig, Getreide, Hülsenfrüchte) können wir dies ausgleichen. Lebensmittel aus dem mittleren Bereich des Spektrums haben jeweils ein eigenes Yin-Yang-Gleichgewicht und sollten den Großteil der Ernährung bilden.

LEBENSMITTEL UND KLIMA

Unsere Welt ist kleiner geworden, und Lebensmittel aus den verschiedensten Ländern kommen auf den Tisch. In unseren Geschäften sind exotische Obst- und Gemüsesorten erhältlich, und oft essen wir sie einfach deshalb, weil sie uns schmecken; aber wir sollten auch wissen, welche Lebensmittel sich für welches Klima eignen.

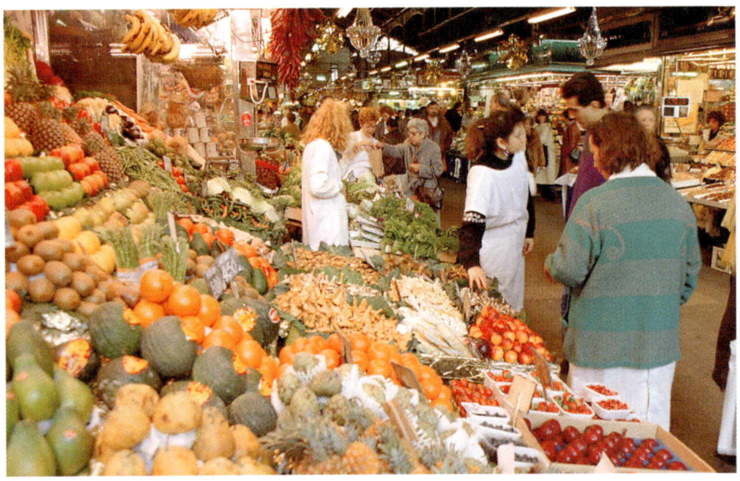

OBEN: ***In manchen Ländern ist es üblich, Lebensmittel täglich frisch auf dem örtlichen Markt zu kaufen.***

HEISSE KLIMAZONEN

In südlichen, heißen Klimazonen kaufen die Menschen ihre Nahrung meist täglich frisch auf dem örtlichen Markt. Denn in der Hitze werden Lebensmittel schnell schlecht, zumindest leiden Qualität und Geschmack erheblich.

In der Landschaft dominieren meist Gelb, Orange und Rotbraun. Auch unsere Haut ist rot oder gebräunt und unser Blut erhitzt. Wir brauchen Kühlung. Reisende trinken deshalb oft literweise eiskalte Getränke, essen Eiscreme und dergleichen. Wer ständig in einem solchen Klima lebt, weiß jedoch, welche Lebensmittel den Körper aufheizen und welche ihn abkühlen: nämlich Nahrung mit kühlen Farben (Blau) bzw. Yin-Charakter, etwa Tee, Tofu, rohe grüne Gemüse, Algen und Gegorenes (Marinaden).

In heißen Dürrezonen, in denen frische Nahrungsmittel schwer zu bekommen sind, bilden oft getrocknete Hülsenfrüchte und Brot die Grundlage der Ernährung; sie sind eine ausgezeichnete Quelle für Protein und komplexe Kohlehydrate. Auch der in Gurken oder Wassermelonen enthaltene Saft erfrischt, kühlt und spendet Feuchtigkeit.

In tropischen und eher gemäßigten Zonen brauchen wir weniger Salz, Fisch und Getreide und statt dessen mehr Wasser, Nüsse und Obst. Wenn wir in wärmeren Klimazonen viel Fisch essen, brauchen wir zum Ausgleich mehr rohes Gemüse oder Obst. Fisch wird dem blauvioletten Farbstrahl zugeordnet und muß durch Grün ins Gleichgewicht gebracht werden. Die traditionelle japanische Ernährung zum Beispiel ist in dieser Hinsicht sehr ausgewogen: Dort gibt es zu jeder Mahlzeit reichlich grünen Tee zu trinken, der die Wirkung des salzigen Fischs neutralisiert. Typisch für die östliche Küche sind außerdem leicht gedünstete Gemüse; interessanterweise waren dort viele Krankheiten so gut wie unbekannt, bevor Elemente der westlichen Ernährung übernommen wurden.

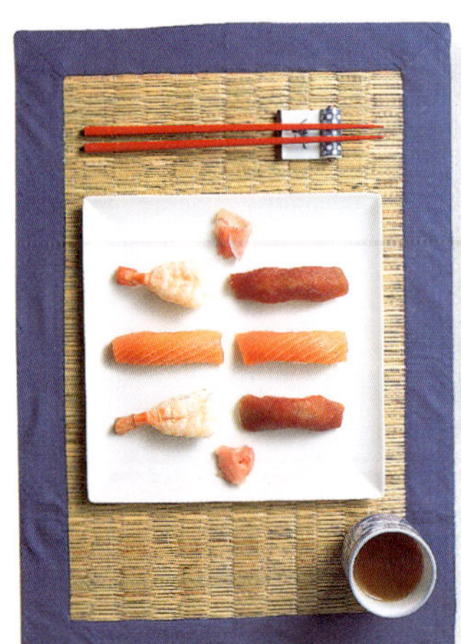

RECHTS: ***Eine traditionelle japanische Fischmahlzeit wird durch grünen Tee ins Gleichgewicht gebracht.***

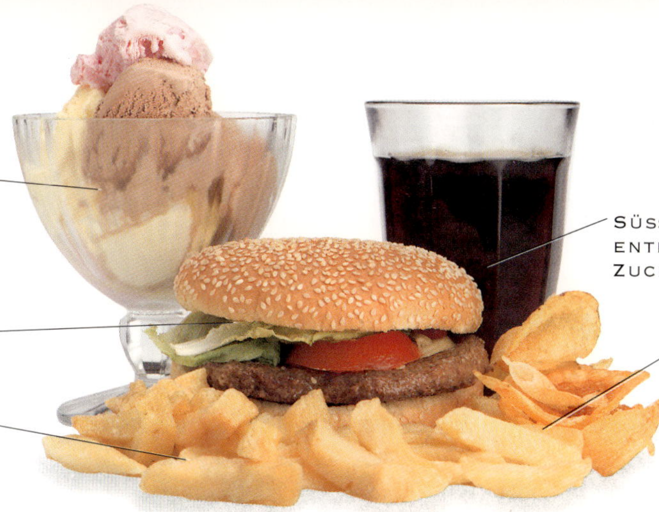
Eiscreme besteht hauptsächlich aus Fett und Zucker.
Süsse Getränke enthalten viel Zucker.
Hamburger enthalten gesättigte Fette.
Chips enthalten Fett und im allgemeinen künstliche Geschmacksstoffe.
Pommes frites sind fettreich.

KALTE KLIMAZONEN

Die Bewohner kalter, dunkler Klimazonen dagegen haben eine Küche entwickelt, die auf einer hohen Protein- und Kohlehydrataufnahme beruht. Im Vordergrund stehen wärmende, stärkende und anregende Farben: Orange, Rot, Purpur und Braun, zum Beispiel ein Teller Kürbis- oder Karottensuppe. Lokal angebautes Obst der Saison liefert alle Vitamine zur Abwehr der winterlichen Erkältungen. Da hier im Mittelpunkt der Ernährung Fleisch, Fisch, Eier und andere cholesterinreiche Lebensmittel stehen, müssen wir zum Ausgleich mehr Getreide und Gemüse essen.

WÄRMENDE UND KÜHLENDE LEBENSMITTEL

Der chinesischen Tradition zufolge enthalten wärmende Lebensmittel das Element Feuer (bitterer Geschmack): Ihre rote Energie erhitzt das Blut und verbessert die Durchblutung. Meiden Sie diese Lebensmittel, wenn Sie Bluthochdruck, Herzbeschwerden oder eine Hitzekrankheit wie Hautausschlag haben. Mit manchen wärmenden Lebensmitteln (etwa Cayennepfeffer) wird bei akuten Infektionen jedoch ganz bewußt ein heilendes Fieber ausgelöst.

Kühlende Lebensmittel enthalten das Element Wasser; ihm ist in der chinesischen Tradition der salzige Geschmack zugeordnet. Kühlende Lebensmittel sind im allgemeinen blau, grün oder weiß, gelegentlich auch purpurn.

WÄRMENDE LEBENSMITTEL

Gemüse

Spargel ⋲ *rote Paprikaschoten* ⋲ *Chillies* ⋲ *Lauch* ⋲ *Schnittlauch und Schalotten* ⋲ *Chicorée* ⋲ *Endivien* ⋲ *Grünkohl* ⋲ *Wurzelgemüse* ⋲ *Kürbis* ⋲ *Kastanien* ⋲ *Walnüsse* ⋲ *Pinienkerne* ⋲ *Ingwer*

Obst

Rhabarber ⋲ *Aprikosen* ⋲ *Pfirsiche* ⋲ *Guaven* ⋲ *Kumquats* ⋲ *Himbeeren* ⋲ *Kirschen* ⋲ *Datteln* ⋲ *Litschis*

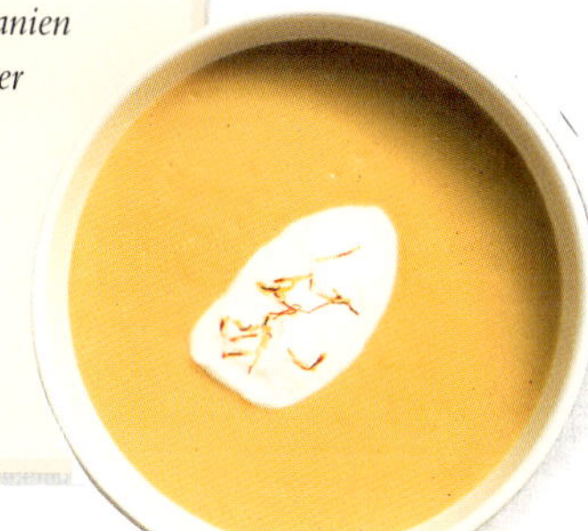

KÜHLENDE LEBENSMITTEL

Gemüse

Gerste ⋲ *Vollkornweizen* ⋲ *Buchweizen* ⋲ *Hirse* ⋲ *Seetang* ⋲ *Auberginen* ⋲ *Pilze* ⋲ *Nori-Blätter* ⋲ *Radicchio* ⋲ *Wakame* ⋲ *Wasserkastanien* ⋲ *Bambussprossen* ⋲ *Sojasauce* ⋲ *Gurken* ⋲ *Eissalat* ⋲ *Bleich-/Knollensellerie* ⋲ *Chinakohl* ⋲ *Blumenkohl* ⋲ *Weißkohl* ⋲ *Mungbohnen und -sprossen* ⋲ *Tofu*

Obst

Birnen ⋲ *Brombeeren* ⋲ *Blaubeeren* ⋲ *Heidelbeeren* ⋲ *Preiselbeeren* ⋲ *Äpfel* ⋲ *Wassermelonen* ⋲ *Bananen* ⋲ *Mangos* ⋲ *Grapefruits* ⋲ *Mandarinen* ⋲ *Loquats* ⋲ *Dattelpflaumen*

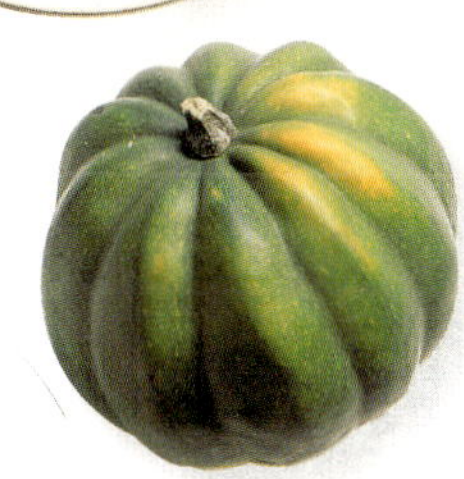

OBEN: ***Eine Kürbissuppe wärmt und ist ideal für ein kühleres Klima.***

FARBDIÄT FÜR EINE BESSERE GESUNDHEIT

Farben unterstützen die Heilung von Krankheiten, und die regelmäßige sorgfältige Auswahl Ihrer Nahrungsmittel kann Ihr Leben verlängern. Eine Mahlzeit, die nur aus einer Farbe besteht, führt Ihnen die Qualität ebendieser Farbe zu. Das können Sie gezielt einsetzen, um das Gleichgewicht im Körper zu wahren.

FARBBEWUSSTE ERNÄHRUNG

Eine gesundheits- und schönheitsbewußte Küche bekommt durch die gezielte Verwendung von Lebensmitteln in bestimmten Farben eine neue Dimension. Diese ergänzende Therapie hilft, Körper, Seele und Geist ins Gleichgewicht zu bringen.

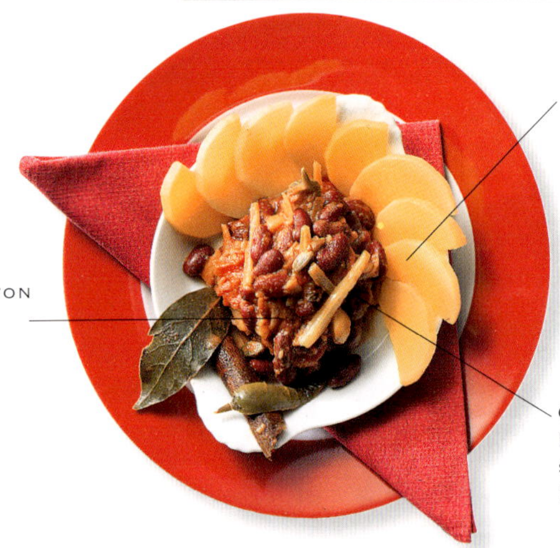

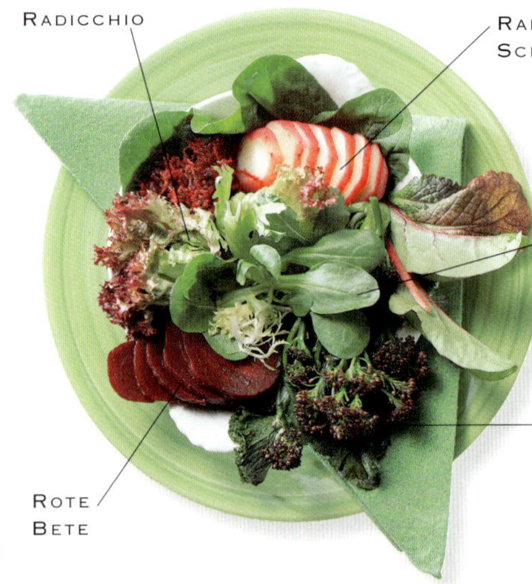

OBEN: ***Dieses orangerote Gericht gibt Energie.***

OBEN RECHTS: ***Ein Teller mit grünen und purpurnen Lebensmitteln wirkt kühlend.***

Wenn Sie an einem kalten Wintertag etwas Anregendes, Wärmendes zu sich nehmen wollen, wirkt eine orangerote Mahlzeit wahre Wunder; sie hilft auch gegen schlechte Durchblutung oder Depressionen. Ihr Körper braucht Kühlung, oder Ihre Nerven benötigen Entspannung? Bereiten Sie eine Mahlzeit mit beruhigendem Grün und Purpur. Um bei der Arbeit oder in der Schule besser denken zu können, empfiehlt sich ein aufmunterndes gelbes Abendessen.

LEBENSMITTEL KOMBINIEREN

Die Kombination von Lebensmitteln nach der Hay-Methode (s. S. 250) ist mit der farbbewußten Ernährung kein Problem. Denken Sie nur daran, daß ein komplexes Kohlehydrat (Rot/Gold: Reis, Nudeln) oder ein Protein (Rot oder Purpur: Fisch, Käse, Linsen) den einen Hauptbestandteil Ihrer Mahlzeit bilden sollte. Dazu kommen dann orangefarbene, gelbe und grüne Gemüse. Oder essen Sie zu einem rot-purpurnen Wintersalat Ofenkartoffeln und gelben Mais.

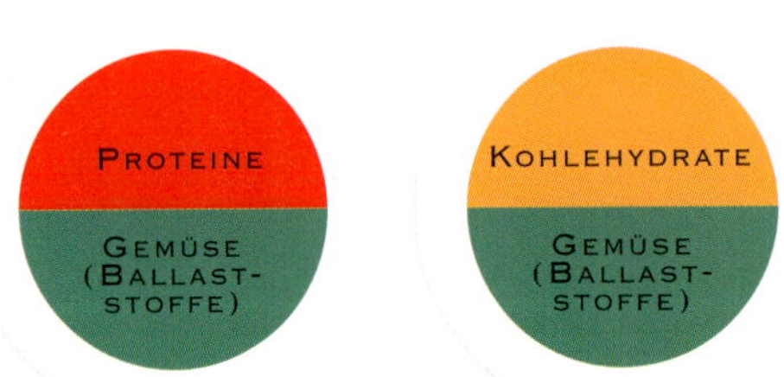

LINKS: ***Essen Sie Proteine oder Kohlehydrate immer zusammen mit orangefarbenen, gelben und grünen Gemüsen, damit auch farblich Gleichgewicht herrscht.***

UNGLEICHGEWICHTE KORRIGIEREN

Eine farbbewußte Ernährung kann dazu beitragen, Ungleichgewichte zu korrigieren, das Immunsystem zu stärken und spezifischen Beschwerden entgegenzuwirken. In einem gestreßten Körper kommt es im allgemeinen an der schwächsten Stelle zu Fehlfunktionen. Es empfiehlt sich daher, solche Schwachstellen zu erkennen und zu stärken: zum Beispiel indem wir Lebensmittel in bestimmten Farben essen, die unsere erschöpften Energiereserven wieder auffüllen. Denken Sie daran, daß Sie die Farbe nur zeitweise in gesteigertem Maße »zu sich nehmen«, damit deren Energie die Energiezentren Ihres Körpers stärkt. Sobald das entsprechende Farbzentrum wieder im Lot ist, können Sie den Anteil dieser Farbe in Ihrer Kost reduzieren und wieder Lebensmittel in vielen verschiedenen Kolorationen essen.

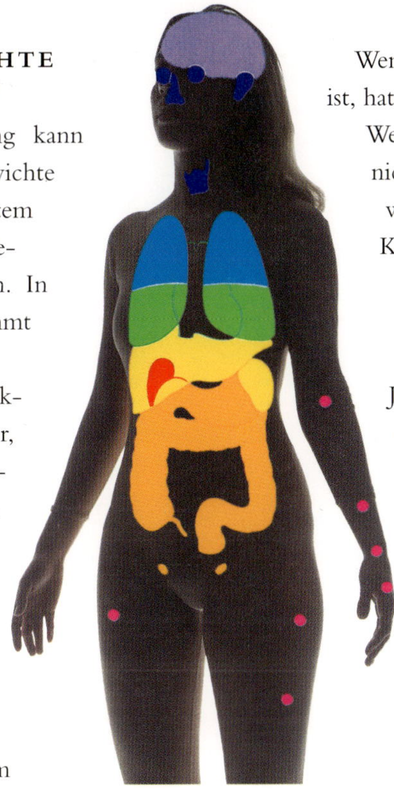

Wenn ein Energiezentrum erschöpft ist, hat oft ein anderes zuviel Energie. Werden solche Ungleichgewichte nicht beachtet, machen sie irgendwann schließlich als körperliche Krankheit auf sich aufmerksam.

FARBEN UND INNERE ORGANE

Jedes innere Organ schwingt mit einer eigenen Frequenz, die der ihm zugeordneten Farbe entspricht; so ist etwa das Herz mit der Farbe Grün verbunden, die Leber mit Gelb. Jede Farbe nährt das mit ihr korrespondierende Organ bzw. Körpersystem und beeinflußt es damit, was sich schließlich auch auf unsere geistig-seelische Gesundheit auswirkt. Durch die gezielte Aufnahme der zur Korrektur erforderlichen Farbe wird das Organ gesund, und die Energien können wieder frei fließen.

Werfen wir nun einen Blick auf einige Farben sowie die mit ihnen verbundenen Organe und die jeweiligen Effekte.

LINKS: ***Die lebenswichtigen Organe unseres Körpers stehen mit unterschiedlichen Farbschwingungen in Verbindung und werden durch sie beeinflußt.***

WIE FARBEN DEN KÖRPER BEEINFLUSSEN

FARBE	DRÜSEN	ORGANE, KÖRPERTEILE	KÖRPERSYSTEM	THERAPEUTISCHE WIRKUNG
Rot	*Nebennieren*	*Nieren, Blase, Beine*	*Muskeln*	*Anregend, kräftigend, wärmend*
Orange	*Sexualorgane*	*Milz, Beine, Magen*	*Kreislauf, Lymphe*	*Lösend, kräftigend, antidepressiv*
Gelb	*Bauchspeicheldrüse*	*Leber, Gallenblase, Magen*	*Nerven*	*Reinigend, abführend, geistig anregend*
Grün	*Thymusdrüse*	*Herz, unterer Lungenbereich, Ohren, Arme, Brüste*	*Verdauung*	*Entspannend, fördert die Harmonie in den Zellen, ausgleichend*
Blau	*Schilddrüse*	*Kehle, Mund, Oberarme, oberer Lungenbereich*	*Atmung*	*Heilend, beruhigend, schmerzlindernd, antibakteriell*
Indigo	*Zirbeldrüse*	*Niedere Hirnzentren, linkes Auge, Nase*	*Skelett*	*Adstringierend, absenkend, beruhigend, regt die Nebenschilddrüse an*
Violett	*Hypophyse*	*Höhere Hirnzentren, Kopfhaut, Haar*	*Drüsen, zentrales Nervensystem*	*Entspannt den Verstand, hypnotisch, narkotisch, antibakteriell*

LINKS: ***Diese Übersicht zeigt die positive Wirkung der Farben auf Drüsen, Organe und Körpersysteme.***

REZEPTE FÜR EINE HEILENDE, FARBBEWUSSTE ERNÄHRUNG

Wenn wir wissen, daß in unserer Ernährung eine bestimmte Farbenergie fehlt, sollten wir nach einer Möglichkeit suchen, sie in den Speiseplan zu integrieren. Hier finden Sie einige Rezepte für gesunde Mahlzeiten in jeder Farbgruppe, die Körper, Geist und Seele ins Gleichgewicht bringen und uns verjüngen.

CHILLIES

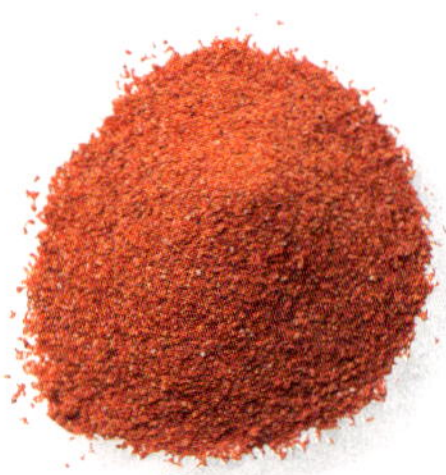

CAYENNEPFEFFER

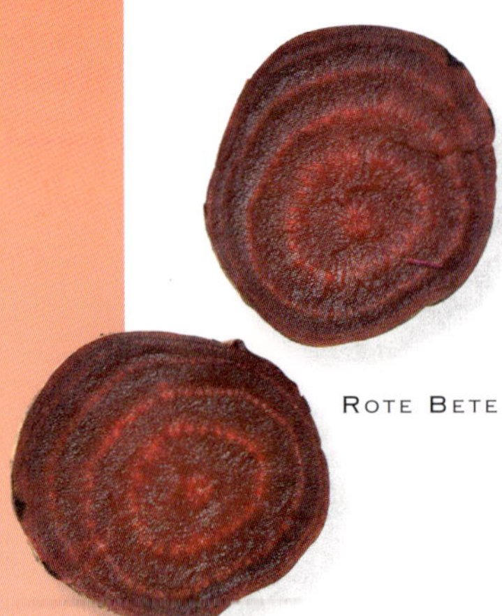

ROTE BETE

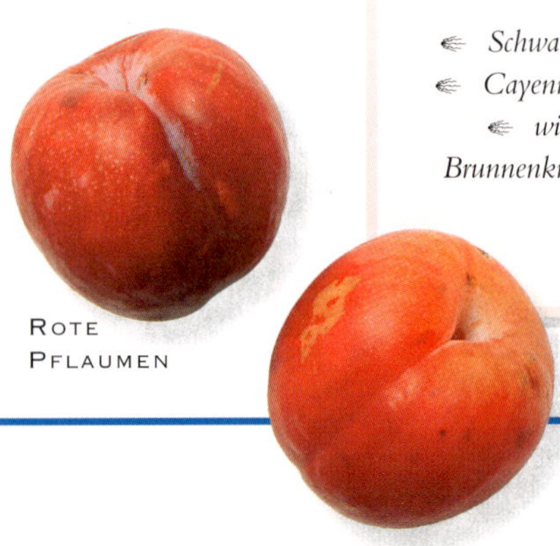

ROTE PFLAUMEN

ROT – WÄRMEND UND ANREGEND

Rote Lebensmittel stimulieren das unterste feinstoffliche Energiezentrum (Basis-Chakra) und das Fortpflanzungszentrum, erhöhen die Körpertemperatur und regen die Durchblutung und die Ausschüttung von Adrenalin an, was für mehr Energie und Vitalität sorgt. Sie vertreiben Müdigkeit und Trägheit, chronisches Frösteln und Erkältungen. Auch auf die Seele wirken sie anregend, aufmunternd und antidepressiv.

Wenn Ihnen kalt ist oder Sie an Blutarmut, Taubheitsgefühlen oder schlechter Durchblutung leiden, können Sie folgendes essen.

ROTE LEBENSMITTEL

Rotkohl – rote Bete – rote Paprika- und Chilischoten – rote Pflaumen – Rhabarber – Himbeeren – Kirschen – rote Johannisbeeren – Kresse und eisenhaltige grüne Blattgemüse – Auch rotes Fleisch und alle tierischen Produkte gehören in diese Kategorie, sollten aufgrund ihres meist hohen Cholesteringehalts aber nur sparsam gegessen werden.

KRÄUTER UND GEWÜRZE

Schwarzer und weißer Pfeffer – Ingwer – Cayennepfeffer – Rosmarin (rot/violett) – wilder Salbei – Brennesseln – Brunnenkresse (rot/grün) – Hibiscusblüten

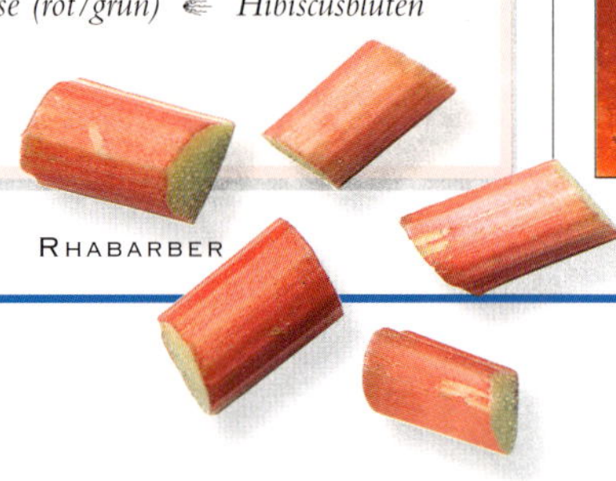

RHABARBER

Rote Gemüsekaltschale

ZUTATEN

- *4 Tassen/1 l Tomatensaft*
- *½ Tasse/125 ml Weißwein (oder Essig)*
- *1 Knoblauchzehe*
- *2 TL/10 ml Zucker*
- *1 große rote Paprikaschote, feingehackt*
- *1 mittelgroße rote Zwiebel, feingehackt*
- *500 g Tomaten, fein gehackt*
- *1 Bund Radieschen, in Scheiben geschnitten*
- *Salz und Pfeffer*
- *zerstoßene rosa Pfefferkörner (wenn Sie wollen)*

ZUBEREITUNG

1. Tomatensaft, Wein (oder Essig), Knoblauch und Zucker in eine große Schüssel geben. Paprika, Zwiebel, Tomaten und Radieschen zerkleinert dazugeben.
2. Nach Geschmack würzen.
3. 4 Stunden kalt stellen. Mit Eiswürfeln servieren.

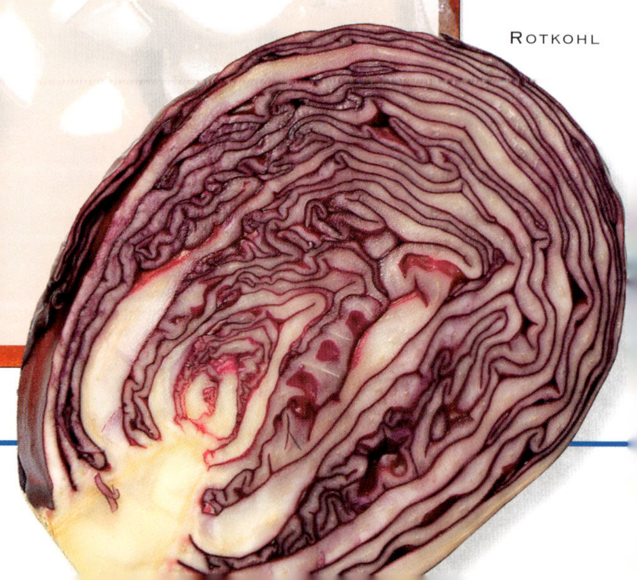

ROTKOHL

Curry von roten Kidneybohnen

ZUTATEN

- *1½ Tassen/225 g getrocknete Kidneybohnen, gewaschen und über Nacht in ausreichend Wasser eingeweicht*
- *2 mittelgroße Zwiebeln*
- *3 EL/45 ml Öl*
- *1 Lorbeerblatt*
- *2 cm Zimtrinde*
- *6 Gewürznelken*
- *6 kleine Kardamomkörner*
- *2 grüne Chillies*
- *2 cm frische Ingwerwurzel*
- *½ TL/2,5 ml Chilipulver*
- *¼ TL/1,25 ml Kurkuma*
- *½ TL/2,5 ml gemahlener Koriander*
- *1 TL/5 ml gemahlener Kumin*
- *500 g geschälte Tomaten*
- *Salz*
- *frische Korianderblätter, gehäckselt*

ZUBEREITUNG

1. Die Bohnen kochen (15 bis 20 Minuten im Dampfkochtopf, sonst 45 bis 50 Minuten), bis sie weich sind. Vom Herd nehmen und zugedeckt stehenlassen.
2. Die Zwiebeln in Öl andünsten, bis sie glasig sind. Lorbeerblatt, Zimt, Nelken und Kardamom zugeben und 1 Minute mitdünsten. Chillies, Knoblauch und Ingwer beigeben und schmoren lassen, bis alles golden ist. Chilipulver, Kurkuma, gemahlenen Koriander und Kumin einrühren. Nicht anbrennen lassen!
3. Die Tomaten zugeben und mit Salz abschmekken. Zudecken und 2 bis 3 Minuten köcheln lassen. Die Bohnen zugeben, dabei vorsichtig umrühren, und 1 Minute kochen. Die gehäckselten Korianderblätter zugeben. Mit gekochtem Reis oder Vollkornweizenfladen servieren.

HIMBEEREN

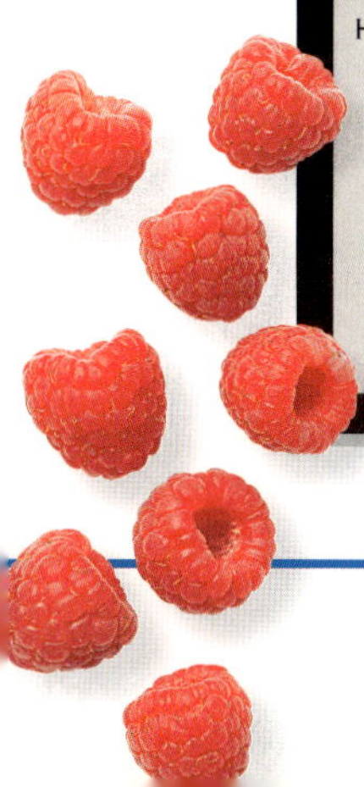

INGWER

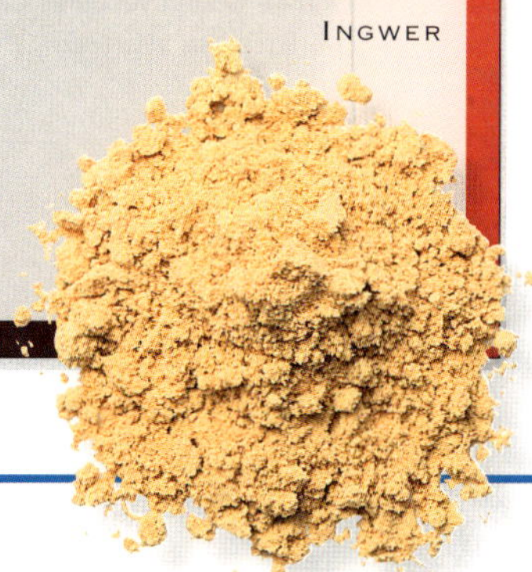

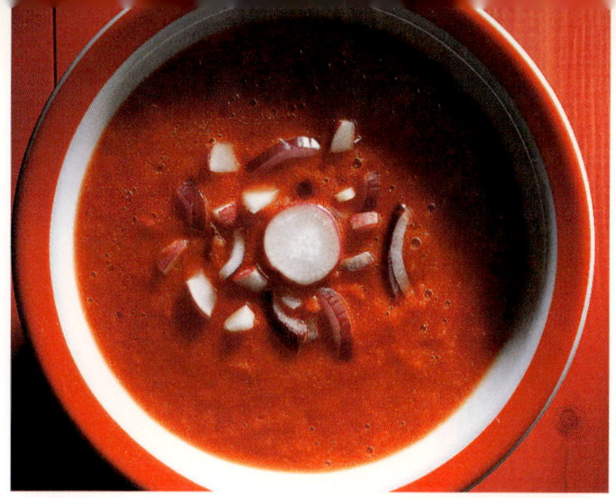

LINKS: ***Eine rote Gemüsekaltschale, garniert mit aufgeschnittenen Radieschen, wärmt und stimuliert den Körper.***

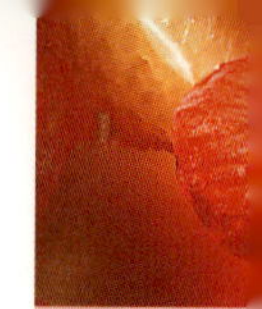

Spinat Umbuto

ZUTATEN

- *mehrere Handvoll wilder Spinat*
- *1 Zwiebel, geschält und gewürfelt*
- *1 Kartoffel, geschält und gewürfelt*
- *Butter*
- *Salz und Pfeffer*

ZUBEREITUNG

1. Den Spinat unter fließendem Wasser waschen.
2. Die Zwiebelwürfel leicht andünsten. Die Kartoffelwürfel zugeben und mitdünsten, bis sie weich sind.
3. Den Spinat zugeben und kurz weiterdünsten.
4. Butter, Salz und gemahlenen schwarzen Pfeffer zugeben. Mischen und servieren.

Ricotta mit roten Kirschen

ZUTATEN

- *1¼ Tassen/250 g Ricotta*
- *¼ Tasse/60 ml Sahne*
- *½ TL/2,5 ml Zimt*
- *2 EL/30 ml Puderzucker*
- *Maraschinokirschen in Sirup oder schwarze Kirschen aus der Dose*

ZUBEREITUNG

1. Den Ricotta mit Sahne, Zimt und Zucker zu einer geschmeidigen Masse verrühren. In eine Schüssel geben und zugedeckt kalt stellen.
2. Mit den Kirschen servieren.

ORANGE – WÄRMEND, ENTSTAUEND, VERDAUUNGSFÖRDERND, KRÄFTIGEND

Orangefarbene Lebensmittel sorgen für Auftrieb, körperliche Energie und geistige Anregung. Sie fördern die Verdauung und eignen sich bei Milz-, Nieren- und Brustkorbbeschwerden, Gallensteinen ebenso wie bei Bronchitis, Gicht und Rheuma.

Sie beseitigen Blockaden, zum Beispiel die Angst vor Veränderung, und verleihen seelische Kraft. Vor allem sind sie ein wunderbares Antidepressivum.

Der Schriftsteller D. H. Lawrence (1885 bis 1930) kochte Orangenmarmelade, wenn er depressiv war – beim Anblick der lichtdurchstrahlten Marmeladengläser auf dem Regalbrett war er sofort besserer Laune.

ORANGEFARBENE LEBENSMITTEL

Die meisten Gemüse und Früchte mit orangefarbener Schale ⇚ *Orangen* ⇚ *Mandarinen* ⇚ *Aprikosen* ⇚ *Mangos* ⇚ *Papayas* ⇚ *Pfirsiche* ⇚ *Melonen* ⇚ *Karotten* ⇚ *Butterrübchen* ⇚ *Hokkaido-Kürbis* ⇚ *Eigelb*

KRÄUTER UND GEWÜRZE

Koriander ⇚ *Kumin* ⇚ *Paprika* ⇚ *Ingwer*

Kuchen mit Kürbis und Pecannüssen

ZUTATEN

- *1½ Tassen/175 g Mehl*
- *½ Tasse/100 g kalte Butter*
- *25 g gemahlene Pecannüsse*
- *25 g Kristallzucker*
- *4 EL/60 ml kaltes Wasser*

FÜLLUNG

- *500 g Kürbisfleisch*
- *½ TL/2,5 ml frischgeriebene Muskatnuß*
- *½ TL/2,5 ml geriebener Ingwer*
- *1¼ Tassen/300 ml Sahne*
- *3 Eier*
- *½ Tasse/120 g Kristallzucker*

GUSS

- *½ Tasse/120 g brauner Zucker*
- *50 g Butter*
- *2 EL/30 ml Sahne*
- *500 g ganze Pecannüsse*

ZUBEREITUNG

1. Das Mehl in eine Schüssel sieben, die kalte Butter hineinschnetzeln. Mit einer Gabel vermengen, Nüsse, Zucker und kaltes Wasser zugeben und zu einem Teig verkneten.
2. Eine Kuchenform (23 cm) damit auslegen und 10 Minuten ruhen lassen. Den Teig mit Alufolie bedecken, eine Handvoll Reis darüber streuen, damit die Folie unten bleibt.
3. Den Boden 10 Minuten bei 200 Grad/Gas Stufe 6 backen. Den Reis und die Folie entfernen und weitere 5 Minuten backen.
4. Den Kürbis kochen, pürieren und abkühlen lassen. Muskat, Ingwer und Sahne unterziehen.
5. Eier und Zucker zusammen schaumig schlagen, unter die Mischung heben, auf den Teigboden gießen und 40 bis 45 Minuten bei 190 Grad/Gas Stufe 5 backen.
6. Die Zutaten für den Guß mischen, über den gebackenen Boden verteilen und nochmals kurz im Backofen glasieren.

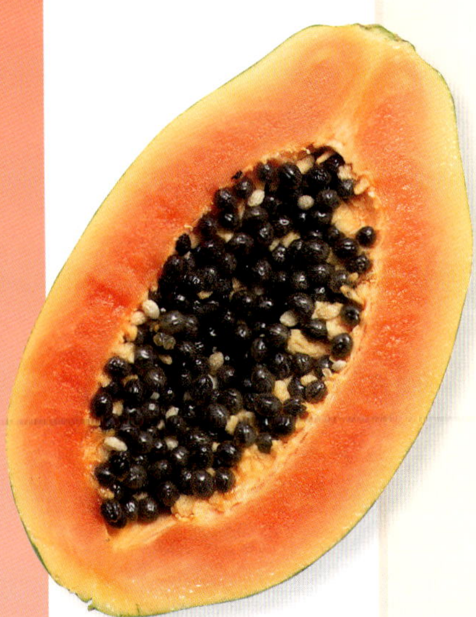

PAPAYA

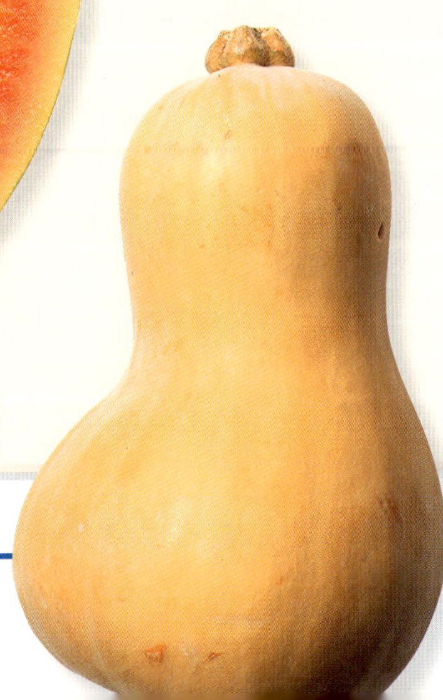

BUTTERNUSS-KÜRBIS

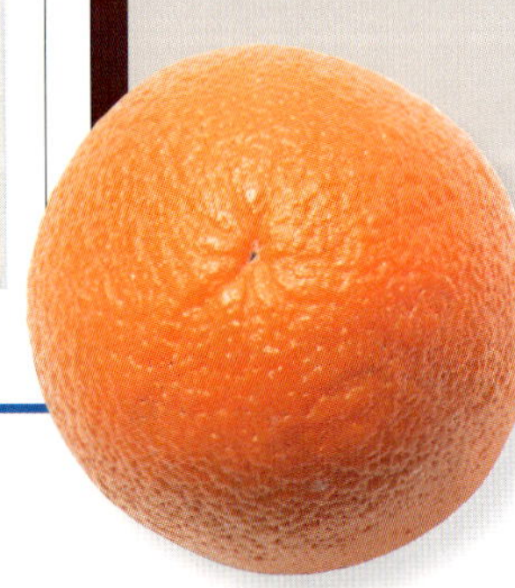

ORANGE

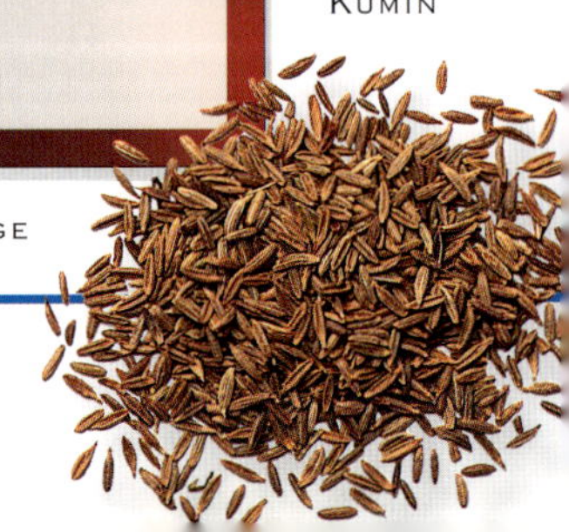

KUMIN

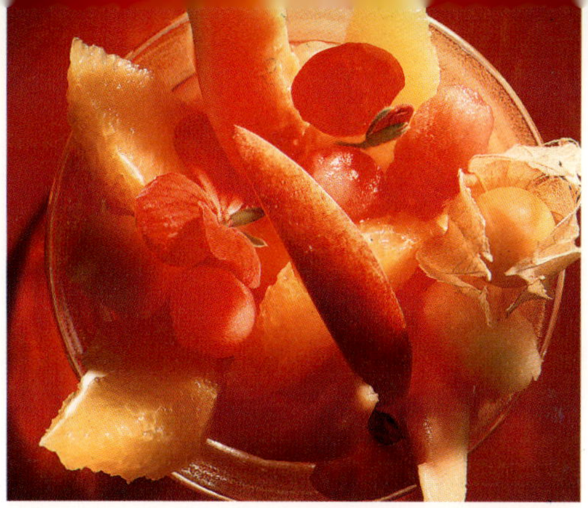

LINKS: *Ein Obstsalat aus orangefarbenen Früchten gibt neuen Schwung.*

Obstsalat in Orange

ZUTATEN

- *Orangen*
- *Mango*
- *Papaya*
- *Pfirsiche oder Nektarinen*
- *Honigmelone*
- *1 Handvoll orangefarbene Storchschnabelblüten*

ZUBEREITUNG

1. Das Obst in bißgerechte Stücke schneiden.
2. Im Saft der Orangen kalt gestellt ziehen lassen.
3. Mit den Storchschnabelblüten bestreuen.

Kürbis-Bananen-Dessert

ZUTATEN

- *2 mittelgroße Butternuß-Kürbisse*
- *1 reife Banane*
- *½ Tasse/125 ml Joghurt*
- *1 EL/15 ml Granatapfel- oder Passionsfruchtsirup*
- *Honig nach Belieben*
- *1 Prise gemahlener Zimt*
- *25 g gehackte Nüsse*

ZUBEREITUNG

1. Die Kürbisse weich kochen. Abkühlen lassen, schälen, entkernen und in Scheiben schneiden.
2. Für den Guß alle anderen Zutaten vermischen. Den Guß über den Kürbis geben und servieren.

Guaven mit Haferflockencrunchies

Der knackige Belag paßt perfekt zu den aromatischen Guaven.

ZUTATEN

- *Butter für die Form*
- *8 Guaven (oder Pfirsiche oder Nektarinen)*
- *2 Zimtstangen*
- *geriebene Schale einer Orange*
- *1 kleines Stück frischer Ingwer, gerieben*
- *geriebene Muskatnuß*
- *½ Tasse/125 ml weicher brauner Zucker*
- *¾ Tasse/200 ml Haferflocken*
- *¼ Tasse/60 ml weißes Weizenmehl*
- *¼ Tasse/60 ml Weizenvollkornmehl*
- *¼ Tasse/60 ml gehackte Pecannüsse*
- *Prise Salz*
- *¼ TL/1,25 ml gemahlener Zimt*
- *¼ TL/1,25 ml geriebene Muskatnuß*
- *½ Tasse/125 g ungesalzene Butter*

ZUBEREITUNG

1. Eine gebutterte Auflaufform mit den Guavenhälften (Schnittfläche nach unten) auslegen.
2. Die Zimtstangen einstecken, geriebene Orangenschale und geriebenen Ingwer darüberstreuen.
3. Muskatnuß und 2 EL/30 ml braunen Zucker darüberstreuen.
4. Haferflocken, Mehl, Nüsse, Salz, restlichen Zucker und Gewürze vermischen. Butterflöckchen darüberschneiden und alles vermengen.
5. Gleichmäßig über das Obst krümeln. 30 Minuten bei 200 Grad/Gas Stufe 6 backen, bis die Oberfläche braun und knusprig ist.
6. Warm mit Sahne oder Joghurt servieren.

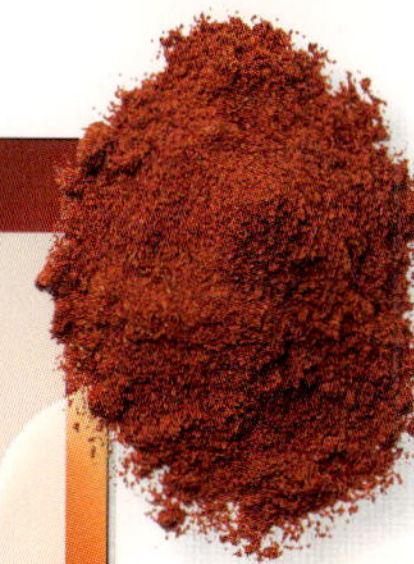

PAPRIKA

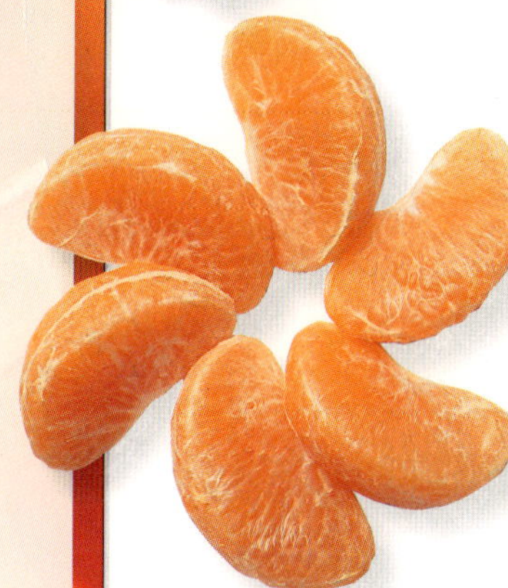

MANDARINE

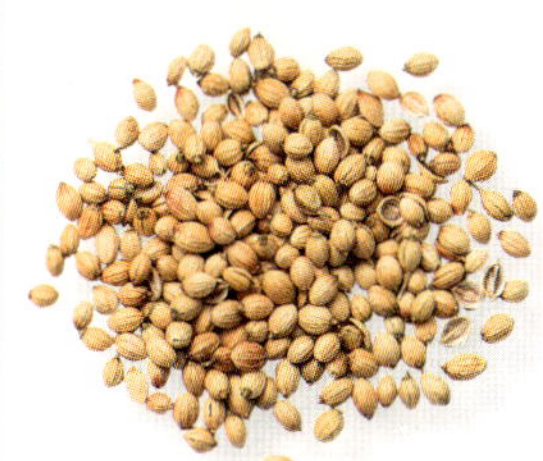

KORIANDER

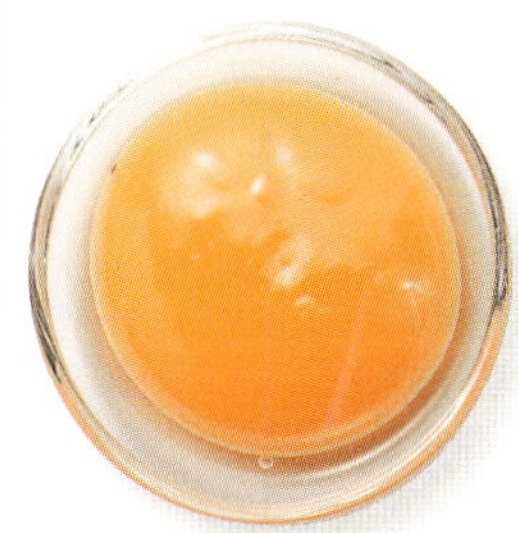

EIGELB

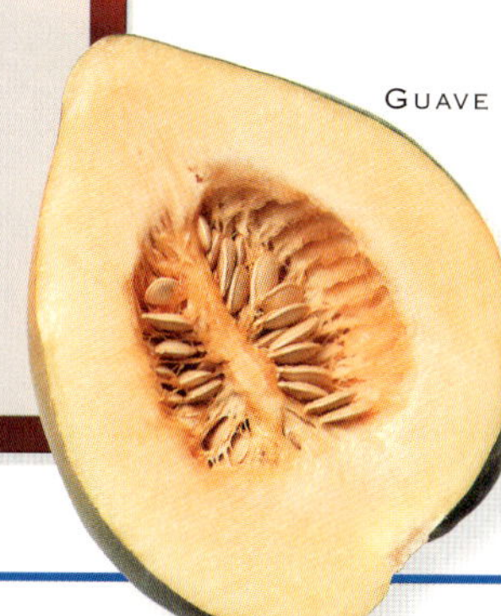

GUAVE

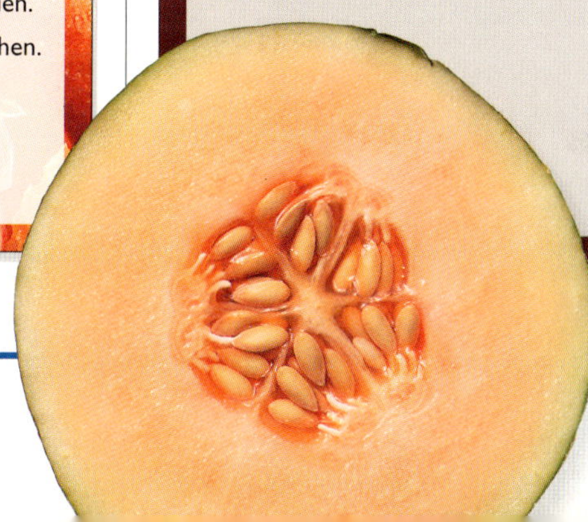

HONIG-MELONE

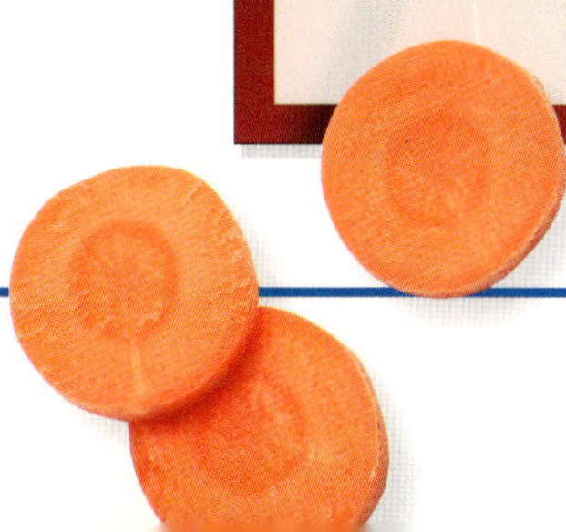

KAROTTE

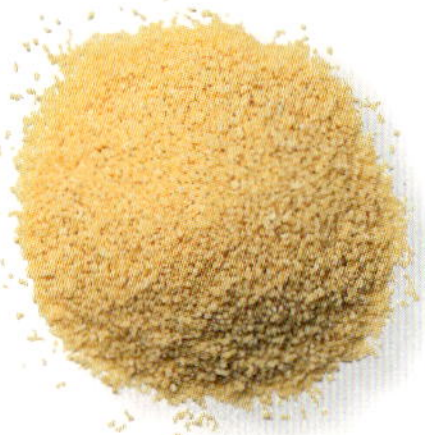

Couscous

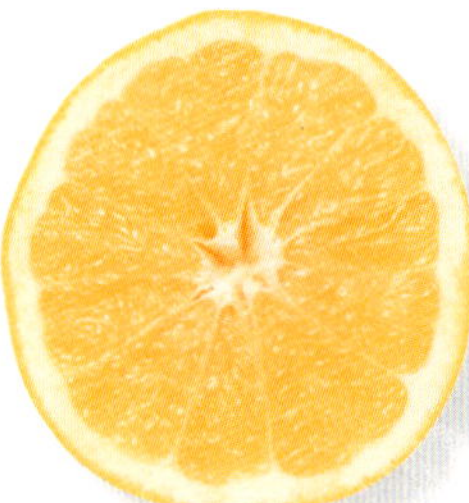

Grapefruit

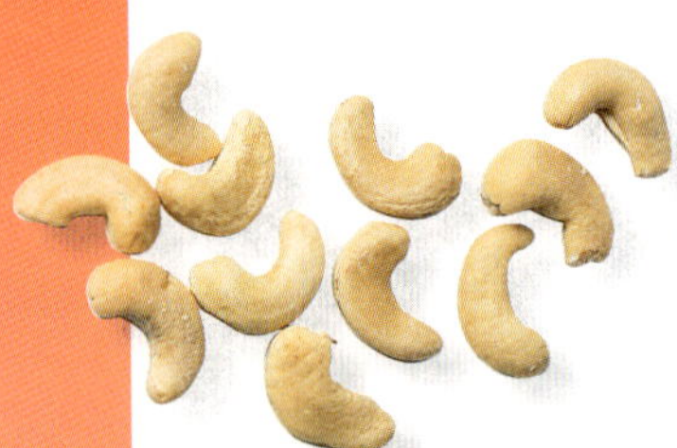

Cashewnüsse

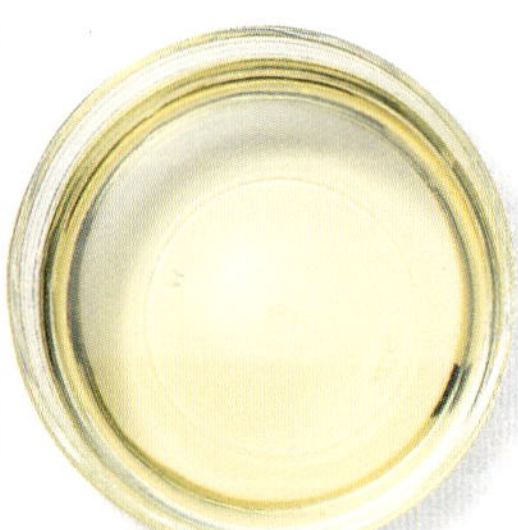

Pflanzenöl

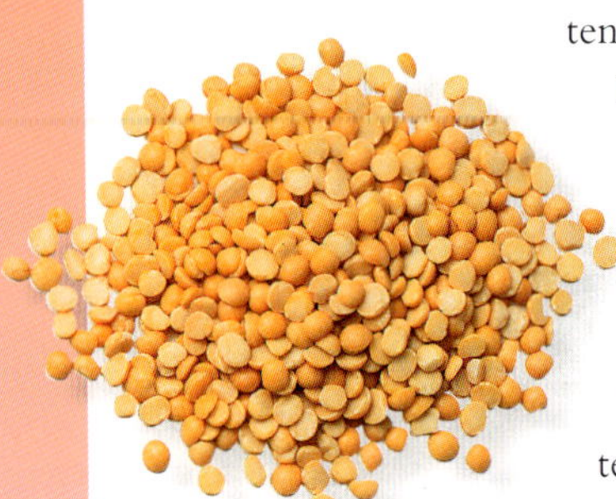

Gelbe Linsen

GELBE LEBENSMITTEL

Gemüse und Obst mit gelber Schale
Zitrone · Bananen · Grapefruits
Ananas · Melonen · Mais
gelbe Linsen · gelbe Öle
Butter · Nüsse · Samen
Vollkorngetreide · Reis

KRÄUTER UND GEWÜRZE

Safran · Kamille
Zimt · Zitronengras · Löwenzahn
Nachtkerze · Ringelblume · Bergamotte
Dill · Kümmel · Anis

GELB – REINIGT, GIBT KRAFT, GEHIRNNAHRUNG, NERVEN- UND MAGENTONIKUM, VERDAUUNGSFÖRDERND

Gelb wird mit dem Solarplexus assoziiert, einem wichtigen Zentrum für das gesamte Nervensystem. Bei Nervosität haben wir deshalb oft Magenschmerzen und ein Gefühl von Enge im Brustkorb. Gelb beeinflußt auch die Verdauungsorgane, besonders Leber und Dünndarm. In der Leber werden Giftstoffe aus dem Blut herausgefiltert; das heißt, sie reinigt den Körper. Bei Gelbsucht oder Hepatitis wird die Haut gelb, weil sich im Blut Schlacken ansammeln – dies ist ein sicheres Anzeichen dafür, daß der Ausscheidungsprozeß gestört ist. Gelbe Lebensmittel reinigen das Blut und sind darüber hinaus besonders gut für die Haut.

Gelb wird auch mit den geistigen Fähigkeiten assoziiert; gelbe Lebensmittel regen das Denken an. Wenn wir geistig arbeiten oder studieren, sollten wir daher möglichst viele gelbe Lebensmittel essen – dies fördert die Konzentration.

Goldgelb assoziieren wir auch mit den Sonnenstrahlen und dem Tageslicht; es muntert uns auf, wenn wir deprimiert sind, und sorgt für eine optimistische Einstellung. Gelbe Lebensmittel können bei nervöser Erschöpfung, Problemhaut, Verdauungs- und Leberbeschwerden, bei Verstopfung sowie bei Diabetes hilfreich sein.

Eintopf von Pastinaken und Butternuß-Kürbis

ZUTATEN

- *2 EL/30 ml Olivenöl*
- *2 große Zwiebeln, gehackt*
- *500 g Butternuß-Kürbis (oder anderer gelber Kürbis)*
- *500 g Pastinaken, gewürfelt*
- *3 Knoblauchzehen, zerdrückt*
- *4 frisch gehackte Tomaten oder 780 g Dosentomaten*
- *1¼ Tasse/30 ml Gemüsebrühe*
- *2 Zweige frischer Thymian*
- *Salz und Pfeffer*
- *ca. 800 g gemischte Bohnen (evtl. 2 Dosen)*
- *1¼ Tassen/75 g frischgeröstete Brotwürfel*
- *¼ Tasse/25 g Parmesan, gerieben*

ZUBEREITUNG

1. Den Backofen auf 180 Grad/Gas Stufe 4 vorheizen. Das Öl in einer schweren Pfanne oder einem Wok erhitzen.
2. Die Zwiebeln hineingeben und 5 Minuten andünsten, bis sie goldbraun sind.
3. Kürbis, Pastinaken und Knoblauch zugeben und weitere 3 Minuten dünsten.
4. Gehackte Tomaten, Gemüsebrühe, Thymian, Salz und Pfeffer zugeben und zum Kochen bringen. Die Bohnen einrühren.
5. In einen großen Topf umschütten; darauf achten, daß das Gemüse mit Flüssigkeit bedeckt ist.
6. Mit den gerösteten Brotwürfeln und dem geriebenen Parmesan bestreuen.
7. Zugedeckt 40 Minuten kochen lassen. Gut umrühren und weitere 40 Minuten kochen.
8. Mit Knoblauchbrot servieren.

Maislaib

ZUTATEN

- *4 Eier*
- *½ Tasse/125 ml Milch*
- *½ Tasse/125 g Zucker*
- *1 Tasse/250 g Maismehl*
- *5 TL/25 g weißes Weizenmehl*
- *1 TL/5 ml Mondamin*
- *1 TL/5 ml Backpulver*
- *Prise Salz*
- *1 Dose Maispüree*
- *1 Dose Maiskörner (oder 1 frischer Maiskolben)*
- *25 ml Pflanzenöl*
- *Paprikapulver*

ZUBEREITUNG

1. Eier, Milch und Zucker zusammen schaumig rühren.
2. Die trockenen Zutaten in die Eimischung sieben und unterziehen.
3. Maispüree, Maiskörner und Öl dazugeben und alles gut vermischen.
4. In eine gefettete Kastenform gießen, mit Paprika bestreuen und 1 Stunde bei 180 Grad/Gas Stufe 4 backen.
5. Vor dem Stürzen 10 Minuten abkühlen lassen.

TEN: *Maislaib.*

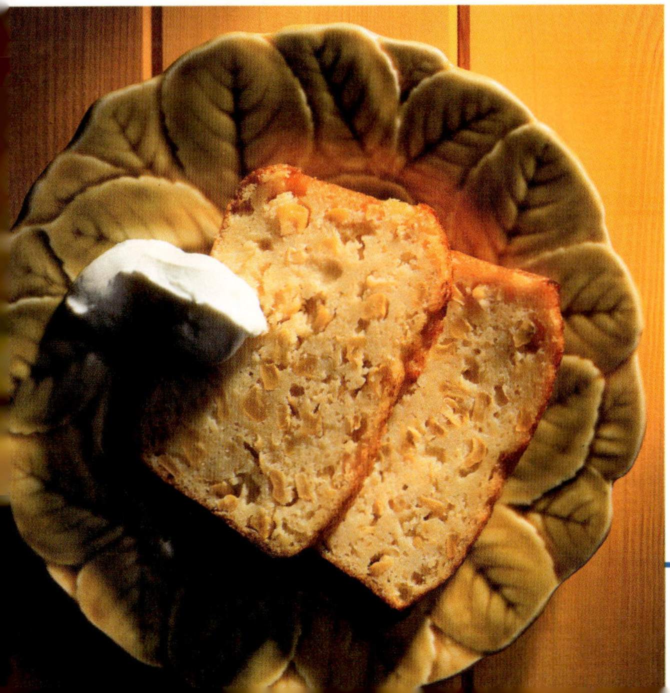

Gewürzreis

ZUTATEN

- *½ Tasse/100 g Butter*
- *1 mittelgroße Zwiebel*
- *½ TL/2,5 ml frische Ingwerwurzel*
- *1 Knoblauchzehe, zerdrückt*
- *2,5 cm Zimtrinde*
- *6 Gewürznelken*
- *1 Tasse/225 g brauner Reis*
- *1 TL/5 ml gemahlener Koriander*
- *¼ TL/1,25 ml Kurkuma*
- *Salz nach Geschmack*
- *2 grüne Chillies, längs durchgeschnitten*
- *2½ Tassen/550 ml lauwarmes Wasser*

ZUBEREITUNG

1. Butter in einer großen Pfanne erhitzen, die Zwiebel zugeben und 2 bis 3 Minuten andünsten. Ingwer, Knoblauch, Zimt und Gewürznelken zugeben, 1 Minute mitdünsten.
2. Reis, Koriander, Kurkuma, Salz und grüne Chillies zugeben. 2 bis 3 Minuten unter Rühren anbraten.
3. Das Wasser dazugeben, zum Kochen bringen, die Hitze reduzieren und köcheln lassen, bis das gesamte Wasser absorbiert wurde.

Gelber Reis

ZUTATEN

- *2 Tassen/500 ml Langkornreis*
- *4 Tassen/1 l Wasser*
- *2 Zimtstangen*
- *3 Kardamomkörner*
- *1 TL/5 ml Kurkuma*
- *25 ml Butter*
- *Salz zum Abschmecken*

ZUBEREITUNG

1. Alle Zutaten in einen Topf geben und zum Kochen bringen. Die Hitze reduzieren und köcheln lassen, bis das Wasser absorbiert wurde. Mit Salz abschmecken.
2. Mit einem Currygericht servieren.

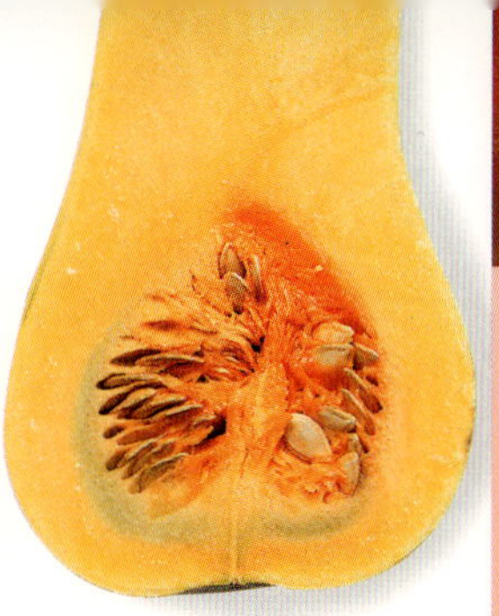

BUTTERNUSS-KÜRBIS

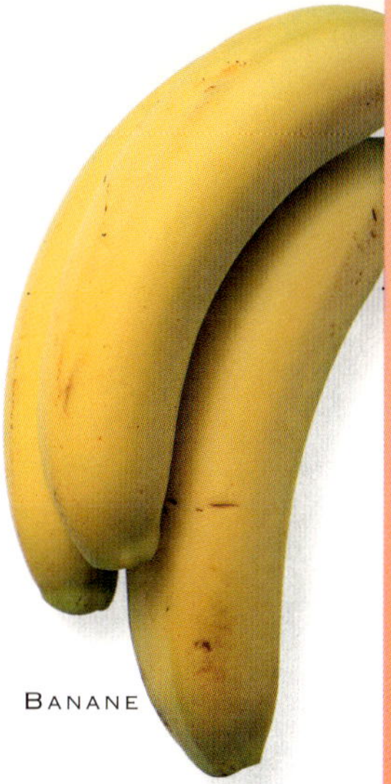

BANANE

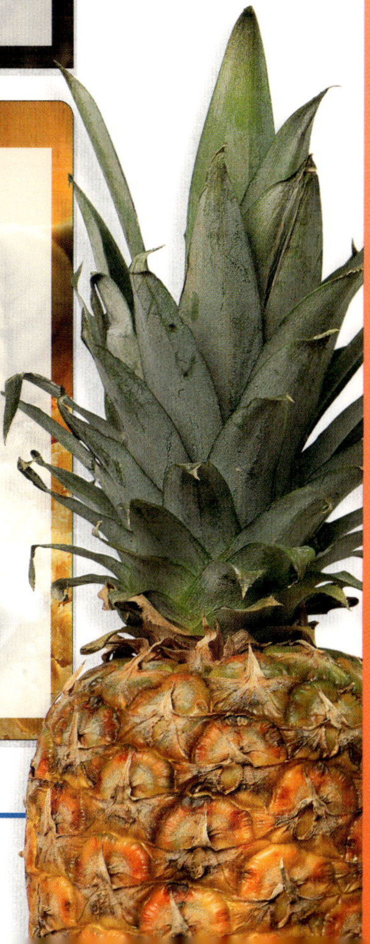

ANANAS

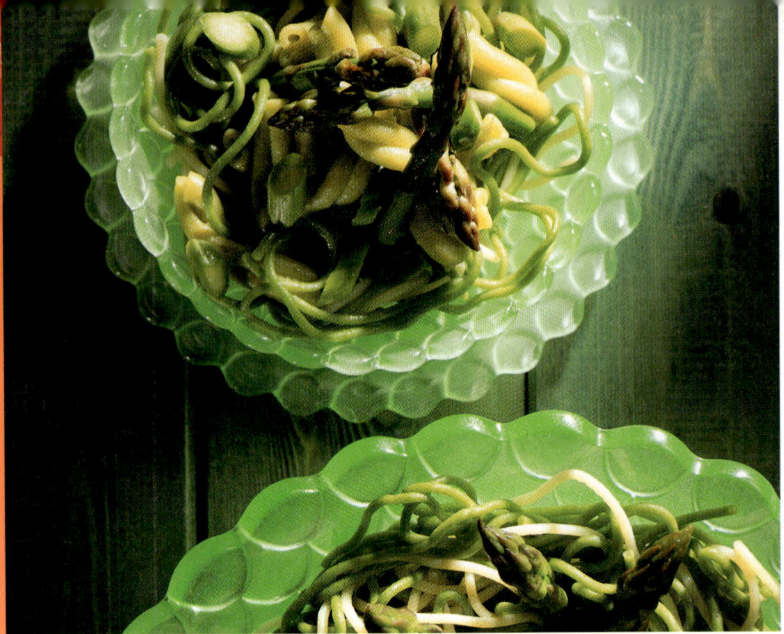

OBEN: ***Salat von grünen Nudeln und Spargel. Diese köstliche Kombination beruhigt und wirkt lindernd.***

GRÜN – REINIGEND, AUSGLEICHEND, VERDAUUNGSFÖRDERND

Grün, die Farbe der Natur, bringt Frieden, Gleichgewicht und Harmonie. Es hat einen starken Einfluß auf das Herz, senkt den Blutdruck, beruhigt die Nerven, erfrischt und regeneriert. Es trägt dazu bei, Disharmonien zu beseitigen, wenn bösartige Zellen, Zysten, Tumoren und Krebs vorliegen. Auf der seelischen Ebene baut Grün Streß ab und vermindert emotionale und spannungsbedingte Probleme wie Kopfschmerzen.

In grünen Früchten und Gemüsen sind Yin und Yang im Gleichgewicht.

GRÜNE LEBENSMITTEL

Kopfsalat · Wirsing · Gurken · grüne Paprikaschoten · Zucchini · Olivenöl · grüne Trauben · Chillies · Limetten · Staudensellerie · Artischocken · grüne Bohnen · Erbsen · grüne Linsen · Brokkoli · neutrale Lebensmittel, etwa rechtsdrehender Joghurt, Tofu und Quark.

KRÄUTER UND GEWÜRZE

Pfefferminze · Petersilie · Estragon · Knoblauch · Fenchel · Beinwell · Brennessel · Alfalfa · Oregano · Aloe vera

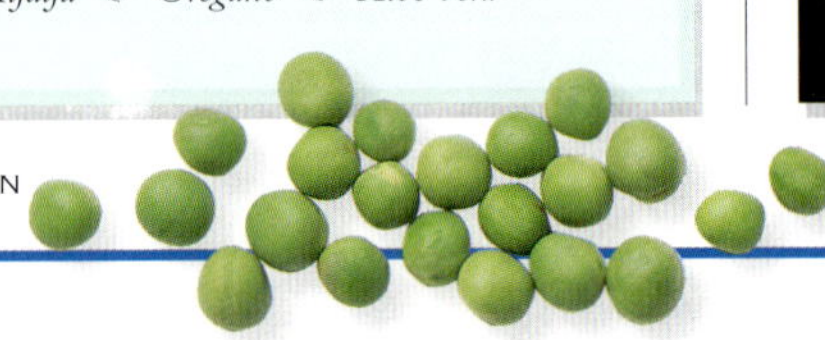

GRÜNE ERBSEN

Salat von grünen Nudeln und Spargel

ZUTATEN

- *450 g grüne Nudeln*
- *2 TL/10 ml Olivenöl*
- *225 g frischer Spargel*
- *2 EL/30ml Maisöl*
- *1 TL/5 ml Sojasauce*
- *Salz und Pfeffer*

ZUBEREITUNG

1. Die grünen Nudeln in kochendes Salzwasser geben. Umrühren und 8 Minuten kochen lassen, dann abgießen.
2. In eine Schüssel mit Olivenöl geben, umrühren und abkühlen lassen.
3. Den frischen Spargel schälen und schräg in Stücke schneiden. Das Maisöl in einen Topf geben, den Spargel dazugeben und 2 Minuten unter Rühren dünsten, bis der Spargel hellgrün und leicht knackig ist.
4. Den Spargel mit Sojasauce, Salz und frisch gemahlenem Pfeffer an die Nudeln geben.

Avocado-Dip mit grüner Rohkost

ZUTATEN

- *2 reife Avocados*
- *2 EL/30 ml Zitronensaft*
- *½ Tasse/125 ml Hüttenkäse*
- *¼ Tasse/60 ml Mayonnaise oder Joghurt*
- *1 Knoblauchzehe, zerdrückt*
- *Salz und Pfeffer*

ZUBEREITUNG

1. Die Avocados zerdrücken und mit den übrigen Zutaten zu einer sämigen Masse verrühren. In eine kleine Schüssel geben und kalt stellen.
2. Auf eine Servierplatte stellen und diese rundherum mit in Streifen geschnittener Rohkost garnieren.

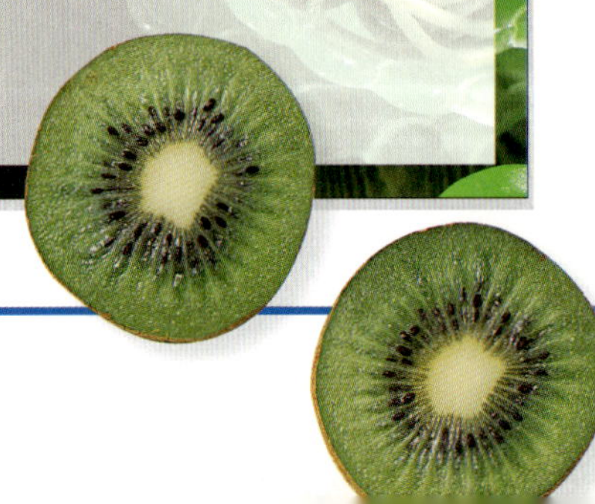

KIWIS

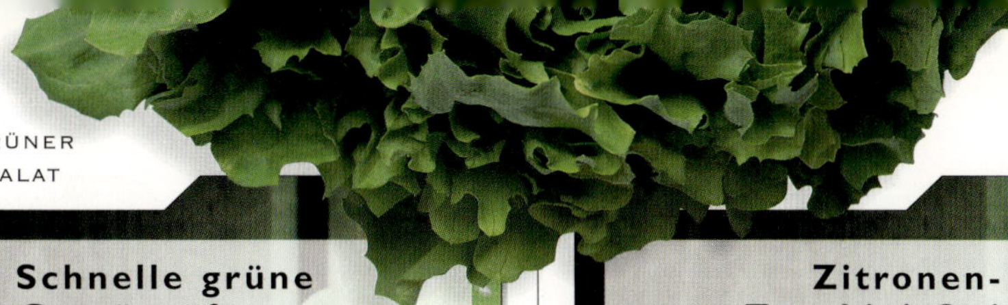

GRÜNER SALAT

Schnelle grüne Gemüsepfanne

Die schnell zubereiteten, leuchtendgrünen Gemüse sind eine schöne Beilage zu einem Nudelgericht. Vor allem mit Spinatnudeln ergibt sich so eine tolle grüne Mahlzeit.

ZUTATEN

- *250 g kleine Zucchini*
- *250 g Brokkoli*
- *250 g dünne grüne Bohnen oder grüner Spargel*
- *¼ Tasse/60 ml Sonnenblumenöl*

Salz und Pfeffer

- *100 g Butter*
- *1 Knoblauchzehe, zerdrückt*
- *2 EL/30 g Petersilie, gehackt*
- *2 EL/30 g Schnittlauch, gehackt*
- *geriebener Parmesankäse*

ZUBEREITUNG

1. Das Gemüse waschen und gut abtropfen lassen.
2. Die Zucchini putzen und in Scheiben schneiden. Den Brokkoli in Röschen zerpflücken. Die Bohnen diagonal durchschneiden.
3. Das Gemüse in heißem Öl in einer schweren Pfanne oder einem Wok unter Rühren andünsten, bis es zart und hellgrün ist. Mit Salz und Pfeffer abschmecken.
4. Frisch gekochte heiße Nudeln dazugeben und alles gut vermischen.
5. Die Butter schaumig schlagen; Knoblauch, Petersilie und Schnittlauch dazugeben. Mit Salz und Pfeffer abschmecken.
6. Jede Portion mit einem Stückchen Kräuterbutter, etwas Parmesan und frisch gemahlenem schwarzen Pfeffer servieren.

Zitronen-Zucchini-Quiche

ZUTATEN

- *1 Tasse/250 g Mehl*
- *½ Tasse/125g Butter*
- *Prise Salz*
- *1 Eigelb*
- *eiskaltes Wasser*
- *4 Zucchini*
- *1 TL/5 ml Senf*
- *2 TL/10 g Schnittlauch, gehackt*
- *3 TL/15 g Petersilie, gehackt*
- *Schale einer unbehandelten Zitrone*
- *1 Tasse/250 g geriebener Cheddarkäse*
- *½ Tasse/125 g frische Brotwürfel*
- *½ Tasse/125 g Milch*
- *1 Tasse/250 ml Sahne*
- *4 Eier*

ZUBEREITUNG

1. Aus Mehl und Butter einen krümeligen Teig bereiten. Ständig anheben, damit viel Luft in den Teig kommt.
2. Leicht salzen.
3. In der Mitte eine Mulde eindrücken, tropfenweise Eigelb und Wasser dazugeben und mit einem Messer einrühren, bis die Flüssigkeit absorbiert ist. Nach und nach mehr Wasser zugeben, um den Teig zu binden.
4. Den Teig im Kühlschrank ruhen lassen, dann ausrollen und eine große Quicheform damit auslegen. In den Kühlschrank stellen, während Sie die Füllung zubereiten.
5. Die Zucchini in dünne Scheiben schneiden. Senf, Schnittlauch, Petersilie, Zitronenschale und Käse zugeben.
6. Die Brotwürfel in der Milch einweichen.
7. Sahne und Eier zusammen schaumig schlagen.
8. Alle Zutaten für den Belag gut vermischen, auf den Teigboden geben und im vorgeheizten Ofen 45 Minuten bei 180 Grad/Gas Stufe 4 backen bzw. so lange, bis die Oberfläche golden ist.

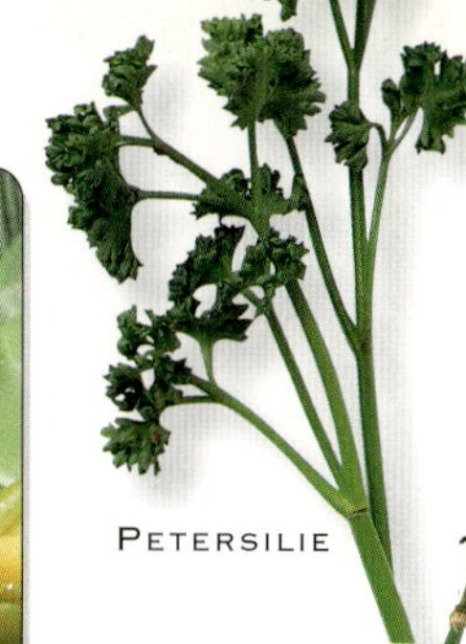

PETERSILIE

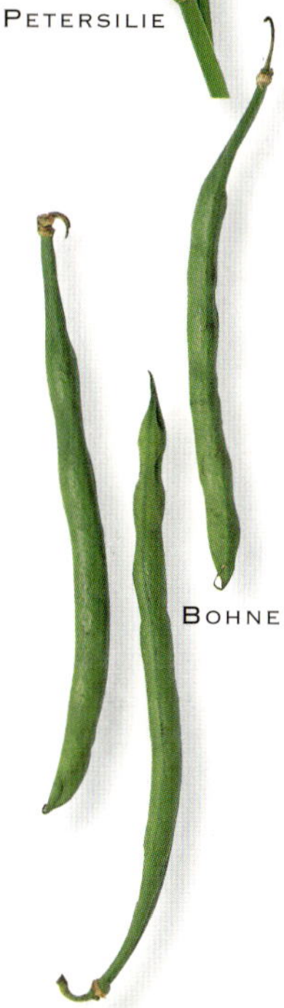

BOHNEN

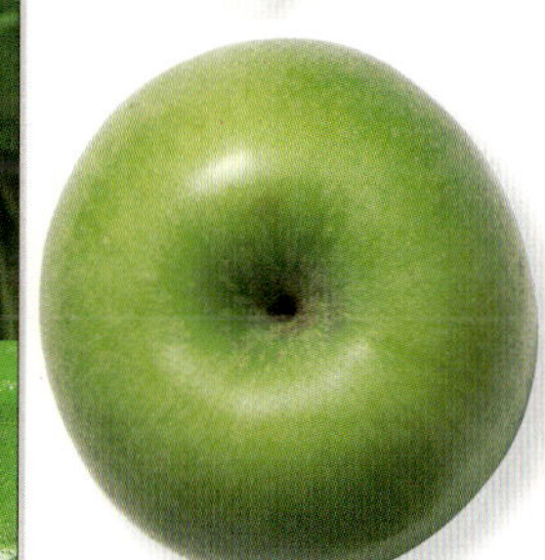

GRÜNER APFEL

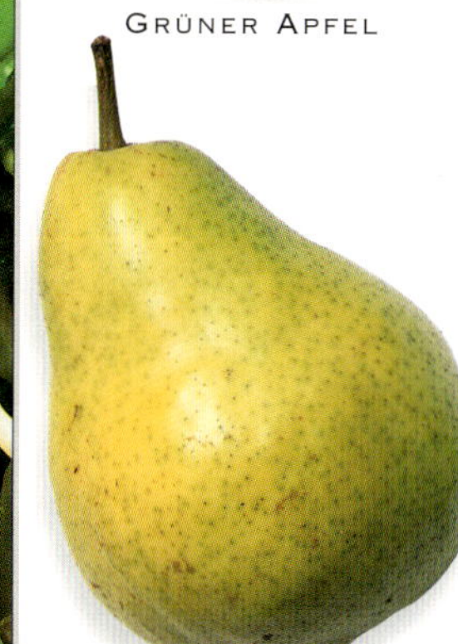

BIRNE

WEISS-KOHL

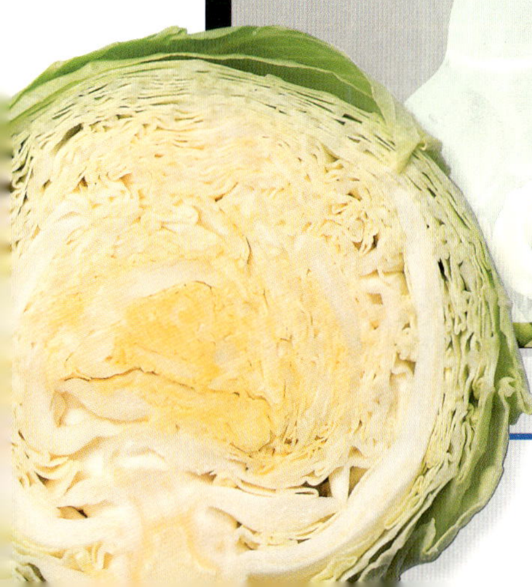

GURKE

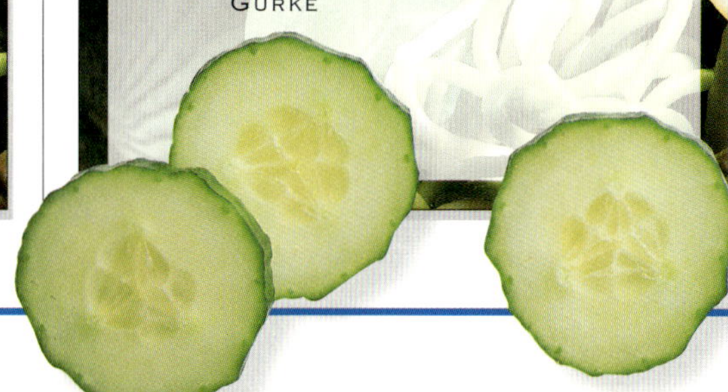

BLAU – BERUHIGEND, ANTISEPTISCH, FUNGIZID, BAKTERIZID

Die Farbe Blau wird mit der Schilddrüse und dem Rachen assoziiert. Im Gegensatz zu Rot (erweiternd und energiespendend) wirkt es kühlend und adstringierend und ist daher bei fiebrigen Infektionskrankheiten hilfreich.

Blaue Lebensmittel sind oft auch antiseptisch und nützlich bei Halsschmerzen, Entzündungen, Krämpfen, Insektenstichen, Sonnenbrand, Schock, Schlaflosigkeit, Menstruationsschmerzen, Juckreiz, Fieber, bei einigen Kinderkrankheiten (Masern, Mumps), Magenkrämpfen und Kopfschmerzen.

Die Farbe Blau kann unseren Geist beruhigen, besonders dann, wenn wir übererregt sind oder uns Gedanken quälen. Sie entspannt, obwohl ein Zuviel davon manchmal auch depressiv macht. Während grüne Lebensmittel auf Seele und Körper besänftigend wirken, bringt Blau dem Geist Ruhe. Der Ozean, Flüsse, Seen, der Himmel – sie alle wirken beruhigend auf den Geist. Darüber hinaus unterstützt Blau die verbale Ausdrucksfähigkeit und den Selbstausdruck.

Da zuviel Blau depressiv machen kann, sollte es durch seine Komplementärfarbe Orange ergänzt werden; wenn Sie dafür anfällig sind, können Sie also Lebensmittel oder Geschirr in dieser Farbe einsetzen.

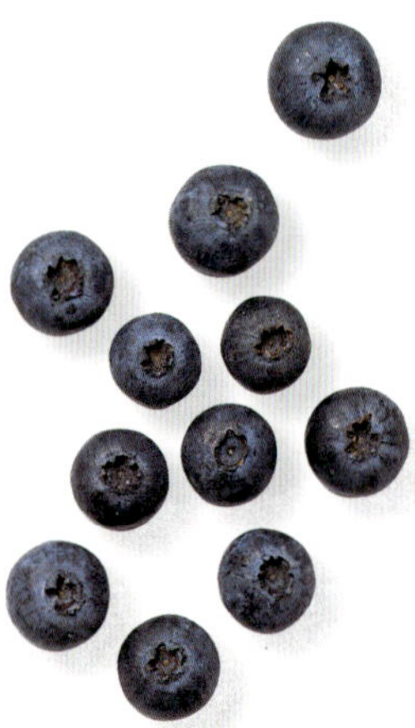

BLAUBEEREN

BLAUE LEBENSMITTEL

Blaue Pflaumen · *Heidelbeeren* · *Blaubeeren* · *Algen* · *getrocknetes Obst wie Dörrpflaumen*

KRÄUTER UND GEWÜRZE

Baldrian · *Majoran* · *Kelp* · *Knoblauch* · *Irisches Moos* · *Katzenminze* · *Schafgarbe* · *blauer Salbei* · *Kümmel (blau/orange)* · *Zichorienblüten* · *Borretschblüten* · *Wacholderbeeren*

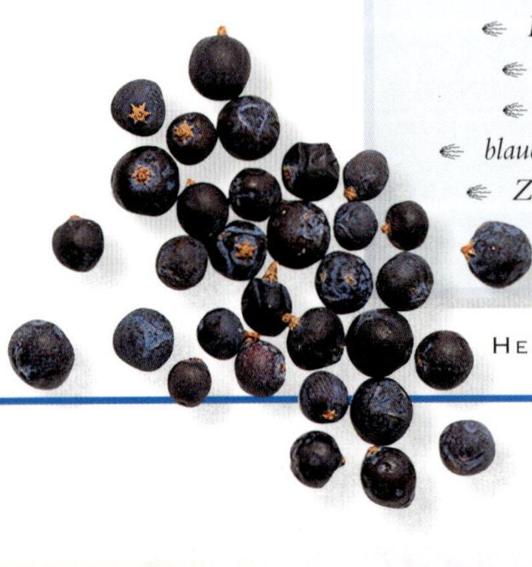

HEIDELBEEREN

Algensalat

Getrocknete Wakamé-, Alaria-, Kombu- oder Dulsealgen werden abgepackt verkauft.
Dieser Salat schmeckt besonders gut mit einem »Asien«-Dressing mit Ingwer, Pflaumen- oder Sesamöl. Die unterschiedlichen Algen liefern eine nahrhafte Dosis Vitamin A und C, Kalium und Ballaststoffe.

ZUTATEN

- *½ Tasse/125 g getrocknete Algen*
- *4 EL/50 g getrocknete Dulse- oder eingelegte Kombualgen*
- *3 kleine Karotten in dünnen Scheiben*
- *½ Tasse/125 g Brokkoliröschen, blanchiert*
- *½ Tasse/125 g Blumenkohlröschen, blanchiert*
- *1 Tüte gemischter grüner Salat*
- *4 EL/60 ml Salatdressing*

ZUBEREITUNG

1. Die Algen 5 Minuten in Wasser einweichen, herausnehmen und mit einer Papierserviette abtupfen.
2. Alle Zutaten vermischen und das Dressing darübergeben.

Blaubeerflip

ZUTATEN

- *1½ Tassen/⅜ l Brombeersaft*
- *1 Tasse Brombeeren*
- *1 Tasse Blaubeeren*

ZUBEREITUNG

1. Die Zutaten pürieren. Gekühlt trinken.
2. ½ Tasse Sojamilch oder Joghurt machen das Ganze noch cremiger.

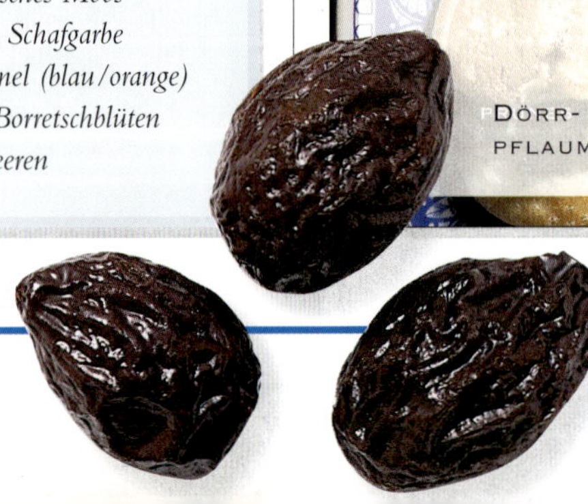

DÖRR-PFLAUMEN

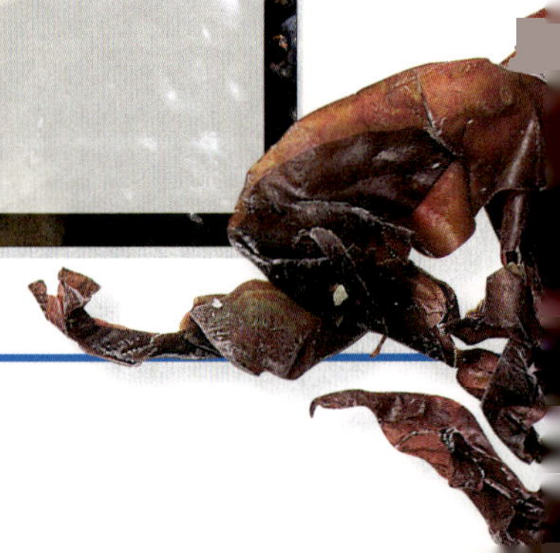

Weißkohl mit Knoblauch und Wacholderbeeren

ZUTATEN

- *2 EL/30 g Olivenöl*
- *½ mittelgroße Zwiebel, feingehackt*
- *6 Wacholderbeeren*
- *1 Knoblauchzehe, zerdrückt*
- *450 g Weißkohl, gewaschen und kleingeschnitten*
- *Salz und frischgemahlener schwarzer Pfeffer*

ZUBEREITUNG

1. Das Olivenöl erhitzen und die Zwiebel 5 Minuten andünsten.
2. Die Wacholderbeeren zerdrücken und mit dem Knoblauch zu der Zwiebel geben.
3. Etwa ½ Minute unter Rühren weiterdünsten, dann den kleingeschnittenen Kohl zugeben.
4. Umrühren, bis alles mit Öl überzogen ist. Mit Salz und Pfeffer abschmecken. Zugedeckt im eigenen Saft bei schwacher Hitze 10 Minuten dünsten, dabei ein- oder zweimal umrühren.

Blaubeerküchlein

ZUTATEN

- *1 Tasse/150 g Mehl*
- *1¼ TL/7 g Backpulver*
- *½ TL Salz*
- *¼ Tasse/40 g Zucker*
- *1 Ei*
- *200 ml Milch*
- *3 EL/40 g Butter, geschmolzen*
- *75 g Blaubeeren*
- *brauner Zucker oder Honig*

ZUBEREITUNG

1. Mehl, Backpulver und Salz sieben und vermischen. Zucker, Ei, Milch und die geschmolzene Butter einrühren. Zu einer schaumigen Masse schlagen.
2. Die Blaubeeren untermischen. Löffelweise in eine gefettete Pfanne geben und kleine Küchlein ausbacken. Sie sind fertig, wenn sie auf beiden Seiten goldbraun sind.
3. Mit braunem Zucker oder Honig bestreuen.

UNTEN: ***Blaubeerküchlein, garniert mit frischen Blaubeeren.***

Fruchtpunsch mit Borretschblüten

ZUTATEN

- *1 Tasse/250 ml Ananassaft, gekühlt*
- *1 Tasse/250 ml Orangensaft, gekühlt*
- *1¼ Tassen/300 ml Mineralwasser mit Kohlensäure, gekühlt*
- *Saft von 2 Zitronen*
- *1 Handvoll blaue Borretschblüten*

ZUBEREITUNG

Alle Zutaten vermischen, sofort in großen Gläsern servieren.

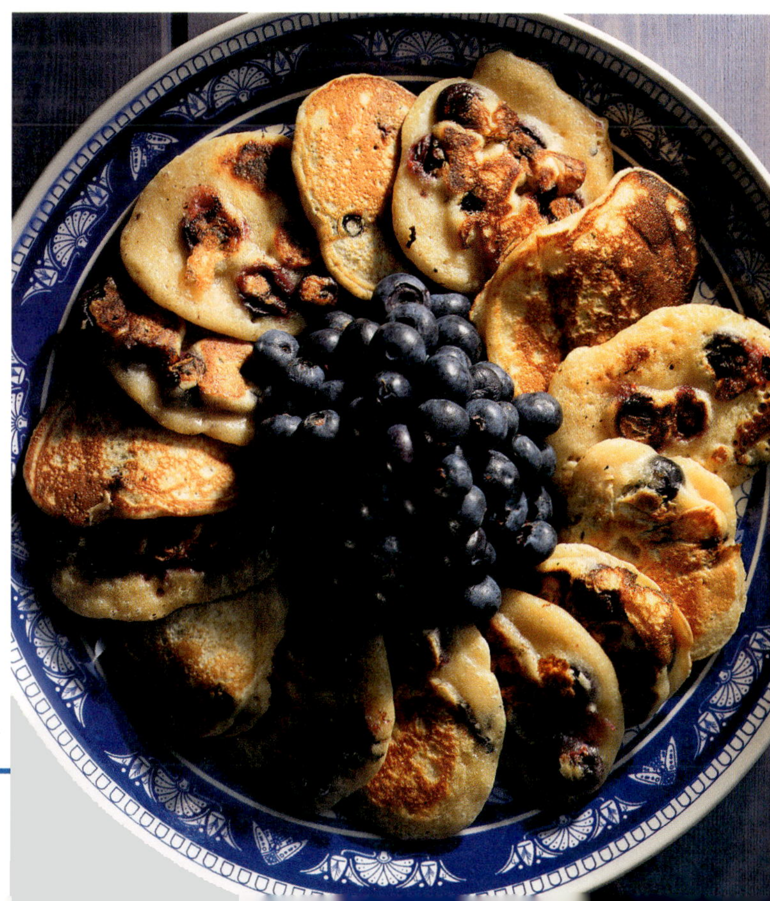

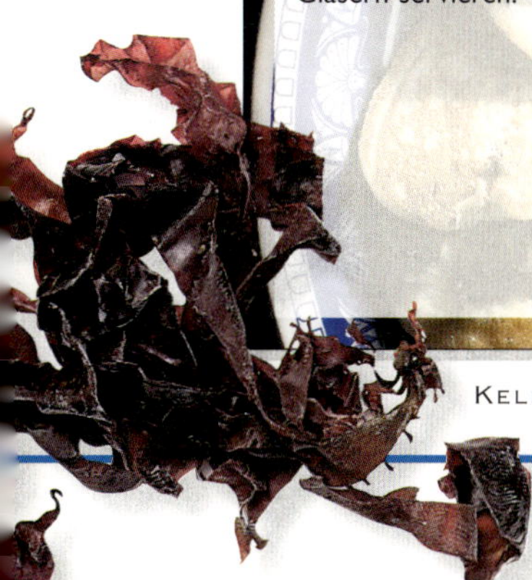

KELP (SEETANG)

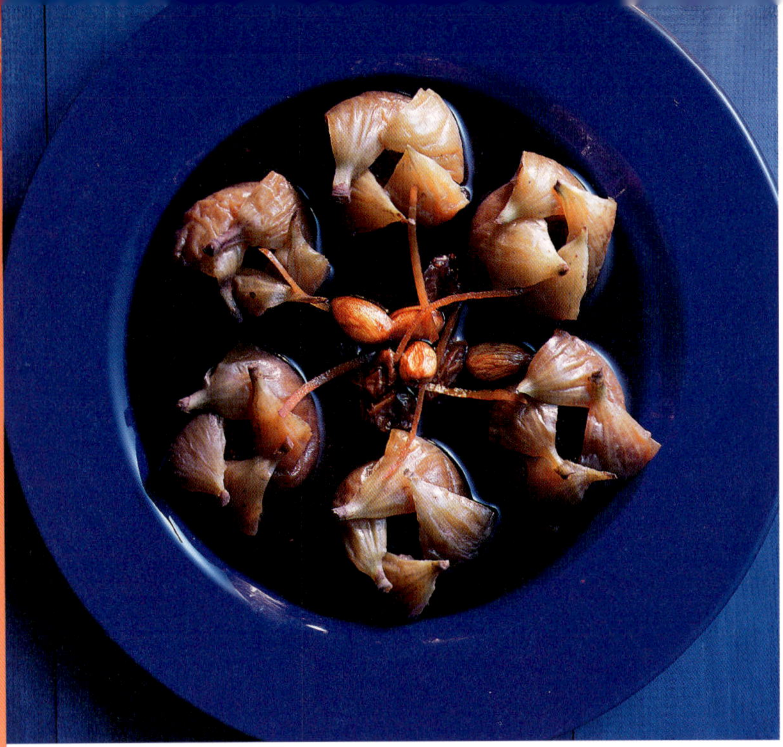

OBEN: *Kompott von frischen Feigen und Rosinen. Servieren Sie ihn mit gekühltem Joghurt.*

INDIGO – BERUHIGEND, VERDAUUNGSFÖRDERND, REGT DEN VENÖSEN KREISLAUF AN

Indigo wird mit dem Bereich zwischen den Augenbrauen sowie der Zirbeldrüse assoziiert, die das nervliche, psychische und mediale Potential einschließlich des Seh- und Hörsinnes steuert.

Indigoblaue Lebensmittel reinigen und stabilisieren die Psyche, besonders wenn Angst und Verdrängung zu schweren seelischen Problemen geführt haben. Sie machen die Seele weit und befreien sie von psychischem Druck, Angst und Hemmungen.

Indigoblaue Lebensmittel sind bei Augen-, Ohren-, Nasen- und Lungenbeschwerden sowie Asthma und Verdauungsstörungen hilfreich. Sie gleichen den blauen Lebensmitteln, sind aber fast schwarz.

INDIGOBLAUE LEBENSMITTEL

Schwarze Sojabohnen · *schwarze Bohnen* · *Sojasauce* · *schwarze Oliven* · *Brombeeren* · *Boysenbeeren* · *schwarze Kirschen* · *Rosinen und Korinthen* · *Vanilleschoten* · *wilde Pilze*

Kompott von frischen Feigen und Rosinen

ZUTATEN

- *500 g frische Feigen*
- *100 g Rosinen*
- *50 g Mandeln mit Haut*
- *2 schmale Streifen Zitronenschale*
- *1 Lorbeerblatt*
- *Joghurt zum Servieren*

SIRUP

- *2 Tassen/400 g brauner Zucker*
- *2½ Tassen/600 ml Wasser oder 1¼ Tassen/300ml Wasser und gleich viel roter Traubensaft*

ZUBEREITUNG

1. Sirup: Bei schwacher Hitze Zucker in Wasser und Saft auflösen.
2. Feigen, Rosinen, Mandeln, Zitronenschale und Lorbeerblatt in den heißen Sirup geben. Aufkochen, dann 12 bis 15 Minuten sanft köcheln lassen.
3. Mit kaltem Joghurt servieren.

Aufstrich aus Wildpilzen

Servieren Sie sie mit Hefebrot – Hefe wird mit dem blauen Farbstrahl assoziiert.

ZUTATEN

- *3 Tassen/250 g kleingeschnittene große flache Pilze*
- *1 EL/15 ml gehackte Zwiebeln*
- *½ Tasse/125 ml Butter*
- *6 EL/75 g fettarmer Weichkäse*
- *1 Spritzer Worcestersauce*
- *Zitronensaft, Salz und Pfeffer*

ZUBEREITUNG

1. Pilze und Zwiebeln 2 bis 3 Minuten in Butter andünsten.
2. Die Mischung mit Käse, Worcestersauce, Zitronensaft, Salz und Pfeffer zu einer glatten Masse vermengen.
3. In eine Pastetenform geben und bis zum Servieren kalt stellen.

Olivenpaté

ZUTATEN

- *1 Handvoll grüne oder schwarze Oliven*
- *Knoblauch nach Geschmack*
- *Zitronensaft nach Geschmack*
- *frische Petersilie zum Garnieren*

ZUBEREITUNG

1. Die Oliven entsteinen und pürieren. Mit Knoblauch und Zitronensaft abschmecken.
2. In einer Pastetenform mit frischer Petersilie servieren.

Tortillas mit schwarzen Bohnen

Sie können getrocknete oder Dosenbohnen nehmen, Mais aus der Dose oder tiefgekühlt.

ZUTATEN

- *1 Dose schwarze Bohnen oder getrocknete, eingeweichte und vorgekochte schwarze Bohnen*
- *1 Dose Maiskörner oder 1 Tasse/250 g tiefgefrorener Mais*
- *1 TL/5 g Kumin, gemahlen*
- *1 kleine rote Zwiebel, gewürfelt*
- *2 Tomaten, gewürfelt*
- *⅓ Tasse gehackte frische Korianderblätter*
- *Meersalz und Chilipulver*
- *4 Mais- oder Weizentortillas*
- *1 Tasse/250 g geriebener Käse (auch Sojakäse)*
- *Salsa*
- *4 EL/60 ml Sojajoghurt oder saure Sahne*

ZUBEREITUNG

1. Bohnen und Maiskörner in eine Schüssel geben. Kumin, Zwiebeln, Tomaten und Koriander unterrühren. Mit Salz und Chilipulver abschmecken.
2. Auf die Tortillas häufen, mit Sojakäse bestreuen und im Ofen erhitzen, bis der Käse geschmolzen ist.
3. Portionsweise mit je einem Klacks Salsa und Sojajoghurt oder saurer Sahne garnieren.

Nudeln mit schwarzer Bohnensauce

ZUTATEN

- *300 g Nudeln (Spirellis oder Muscheln)*
- *5 cm Ingwerwurzel, geschält und gerieben*
- *1 EL/30 ml Sauce von schwarzen Bohnen*
- *175 ml Gemüsebrühe*
- *2 Knoblauchzehen, zerdrückt*
- *Saft einer halben Zitrone*
- *3 EL Sesamöl*
- *175 g Champignons*
- *125 g Bohnensprossen*
- *Sojasauce*

ZUBEREITUNG

1. Die Nudeln in reichlich kochendem Wasser beißfest (al dente) kochen (etwa 10 Minuten).
2. In einem anderen Topf Ingwer, schwarze Bohnensauce, Sojasauce, Gemüsebrühe, Knoblauch und Zitronensaft vermischen.
3. Das Sesamöl erhitzen, die Pilze dazugeben und ein paar Minuten lang unter ständigem Rühren andünsten, bis alle Pilze mit Öl überzogen sind.
4. Die Bohnensprossen dazugeben und die Temperatur erhöhen, so daß sie gar, aber noch knackig sind.
5. An die Sauce geben und alles gründlich mischen. Die Nudeln abtropfen lassen, auf warme Teller geben und die Sauce darübergießen. Sofort servieren.

Brombeerblättertee

Kräuterheilkundige verwenden diesen Tee bei Durchfall, als schleimlösendes und magenstärkendes Mittel. Geben Sie 25 g getrocknete Blätter auf 2 ½ Tassen/600 ml kochendes Wasser.

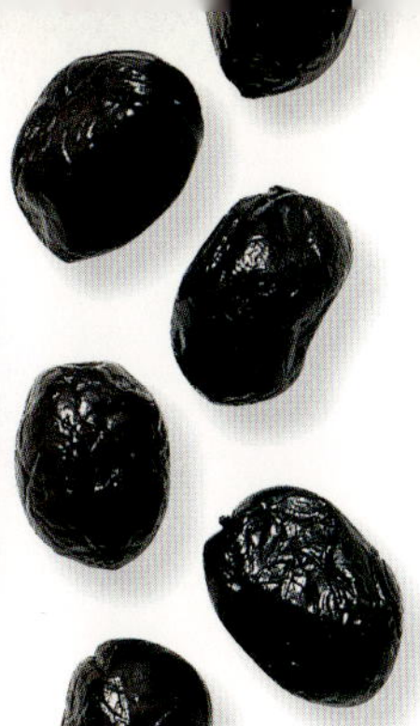

SCHWARZE OLIVEN

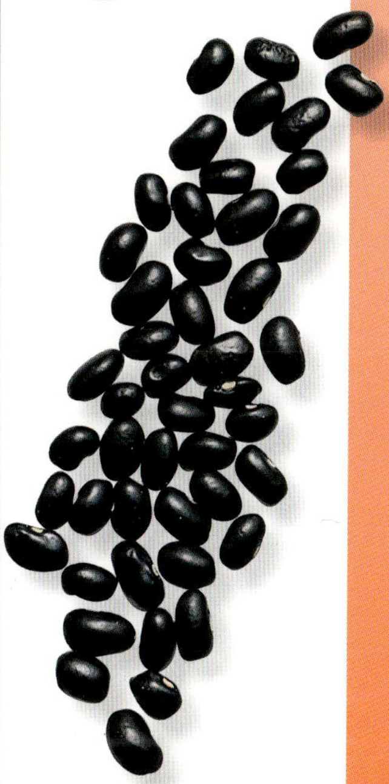

SCHWARZE BOHNEN

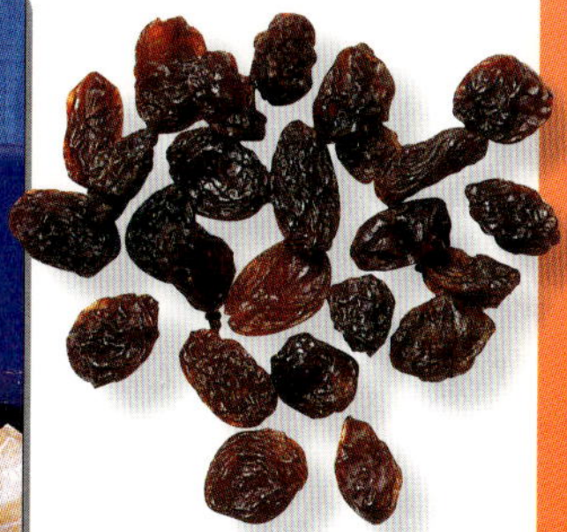

KORINTHEN

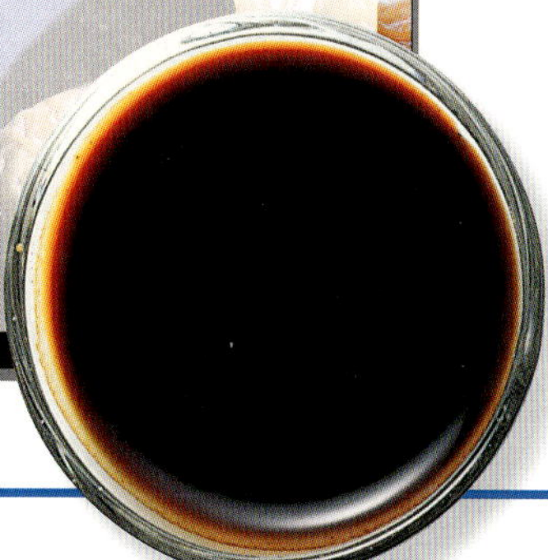

SOJA-SAUCE

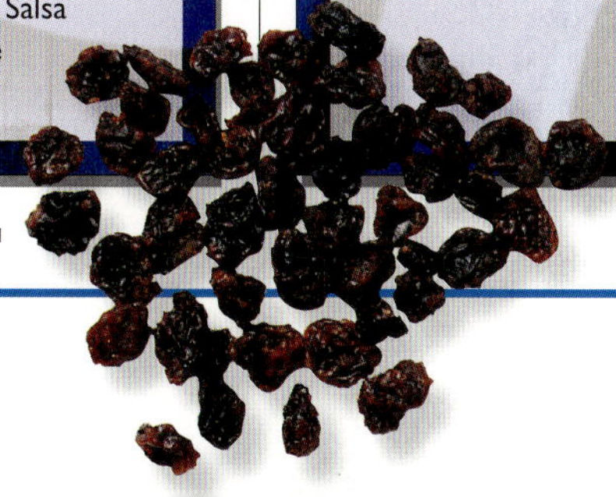

ROSINEN

VIOLETT/PURPUR – REINIGEND, BERUHIGEND, HARNTREIBEND, SCHÜTZEND

Violett wird mit Intuition und spiritueller Erkenntnis assoziiert; es ist mit der Hypophyse und dem Scheitel-Chakra (dem höchsten feinstofflichen Energiezentrum) verbunden.

Die Farbe wirkt stark heilend bei allen Neurosen; violette/purpurne Lebensmittel helfen bei nervlichen und psychischen Störungen, Neuralgien, Ischias und Kopfhauterkrankungen. Sie wirken lindernd und sedierend bei strapazierten Nerven und starker Angespanntheit. Künstler, Schauspieler und Musiker leiden oft unter Angststörungen; violette Lebensmittel wirken hier befriedigend.

Für den Körper sind sie bei Rheuma, Gehirnerschütterung, Epilepsie, Tumoren, zerebrospinaler Meningitis, Nieren- und Blasenkrankheiten hilfreich. Violett soll das Blut reinigen und das Wachstum von Tumoren stoppen können. In der Schulmedizin wird häufig ultraviolettes Licht verwendet.

VIOLETTE LEBENSMITTEL

Auberginen ⋞ *violette Trauben* ⋞ *violette Pflaumen* ⋞ *violetter Brokkoli* ⋞ *rote Zwiebeln* ⋞ *Artischocken* ⋞ *Rotkohl* ⋞ *Radicchio* ⋞ *rote Bete*

KRÄUTER

Purpurner Salbei ⋞ *Thymian* ⋞ *Mutterkraut* ⋞ *Lavendel*

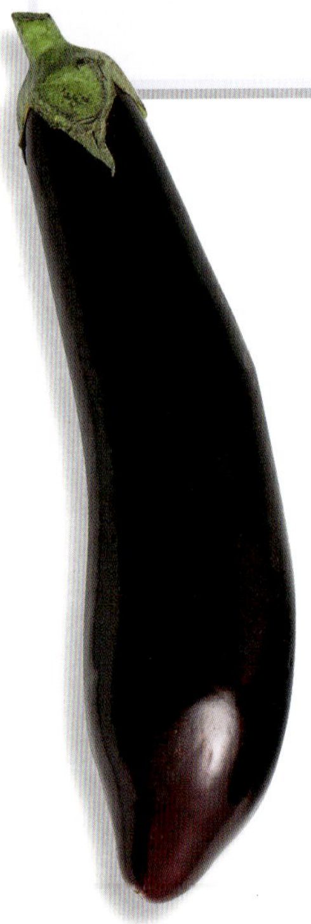

LÄNGLICHE AUBERGINE

Purpurnes Mischgemüse

ZUTATEN

- *Olivenöl*
- *1 große Knoblauchzehe*
- *1 mittelgroße rote Zwiebel, geschält und gewürfelt*
- *1 Aubergine, gewürfelt*
- *1 Tasse Radicchio, in Streifen geschnitten*
- *50 g geschnetzelter Rotkohl*
- *50 g gekochte rote Bete*
- *Salz und Pfeffer*

ZUBEREITUNG

1. Das Öl erhitzen, Knoblauch und Zwiebel zugeben und 3 bis 4 Minuten dünsten.
2. Die Aubergine zugeben und weitere 3 bis 4 Minuten dünsten.
3. Radicchio, Kohl und rote Bete zugeben und weitere 2 bis 3 Minuten unter Rühren dünsten. Würzen und servieren.

Glasierte rote Bete

ZUTATEN

- *450 g rote Bete (kleine Knollen)*
- *25 g Butter*
- *1 EL/15 ml frischer Orangensaft*

ZUBEREITUNG

1. Rote Bete schälen, 2 cm der Stengel dranlassen.
2. Bei schwacher Hitze gar kochen, abgießen.
3. Die Butter schmelzen, den Saft zugeben und aufkochen. Rote-Bete-Knöllchen dazugeben und vorsichtig schwenken, bis sie warm und bedeckt sind.

Auberginenpüree

ZUTATEN

- *3 mittelgroße oder 2 große Auberginen*
- *Salz*
- *1 Knoblauchzehe*
- *½ kleine Zwiebel*
- *Limetten- oder Zitronensaft zum Abschmecken*
- *2 EL/10 ml Olivenöl*
- *2 TL/10 g gehackte Petersilie*

ZUBEREITUNG

1. Die Auberginen waschen und abtrocknen. Auf den Backrost im heißen Backofen legen. Oft wenden, bis sie weich sind.
2. Die Wärmezufuhr erhöhen, bis die Haut reißt.
3. Vom Herd nehmen und mit den anderen Zutaten zu einer steifen Masse pürieren.
4. Mit Fladenbrot servieren.

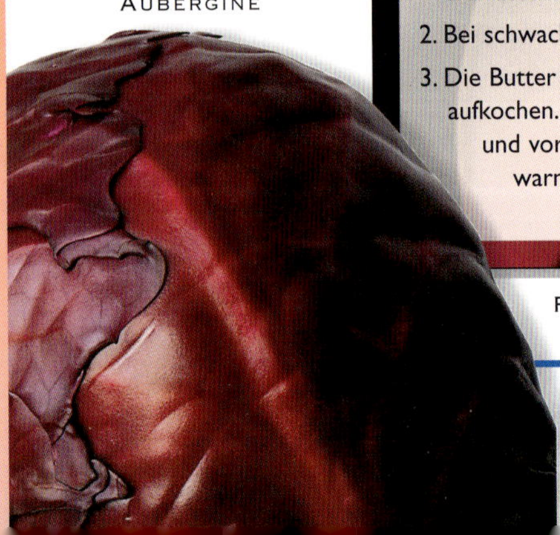

ROTKOHL

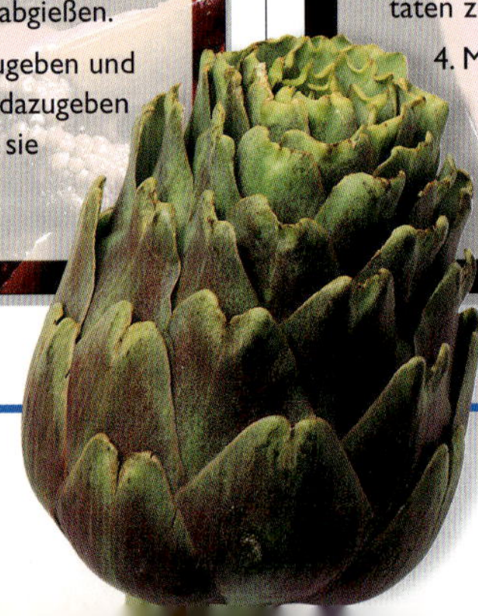

ARTISCHOCKE

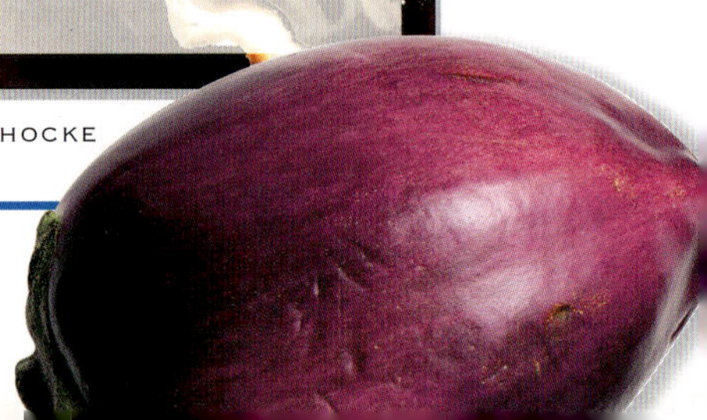

RUNDE AUBERGINE

Purpurner Pflaumenkuchen

ZUTATEN

- *1 fertiger Kuchenteig (oder selbstgemacht, s. u.)*
- *200 g Rahmkäse*
- *3 EL/45 ml Zucker*
- *1 EL/15 ml geriebene Zitronenschale*
- *2 EL/30 ml Zitronensaft*
- *2 Pfirsiche*
- *6 bis 7 kleine purpurne Pflaumen*
- *frische Brombeeren*
- *4 bis 5 EL/60–70 ml Brombeergelee oder -marmelade*
- *weiteres frisches Obst*

TEIG

- *4 EL/50 g Butter*
- *½ Tasse/100 g Mehl*
- *1 ganzes Ei*
- *2 Eigelb*
- *1 Prise Salz*
- *¼ Tasse/25 g Zucker*

ZUBEREITUNG

1. Für den Teig Butterstücke ins Mehl geben und verkneten.
2. Ei, Eigelb, Salz und Zucker mit dem Mehl vermischen. Im Kühlschrank mindestens 1 Stunde ruhen lassen.
3. Ausrollen und in eine Kuchenform geben. Mit der Gabel einstechen und 5 Minuten bei 200 Grad/Gas Stufe 6 backen.
4. Rahmkäse, Zucker, Zitronensaft und geriebene Zitronenschale schaumig schlagen. Die Mischung über den Teigboden geben.
5. Pfirsiche und Pflaumen halbieren, die Steine entfernen und die Pfirsiche zusätzlich in Spalten schneiden.
6. Pfirsiche, Pflaumen und Brombeeren reihenweise abwechselnd auf dem Teig arrangieren. Das Gelee erhitzen, so daß es flüssig wird, und als Glasur über das Obst streichen.
7. Vor dem Servieren gut kühlen.

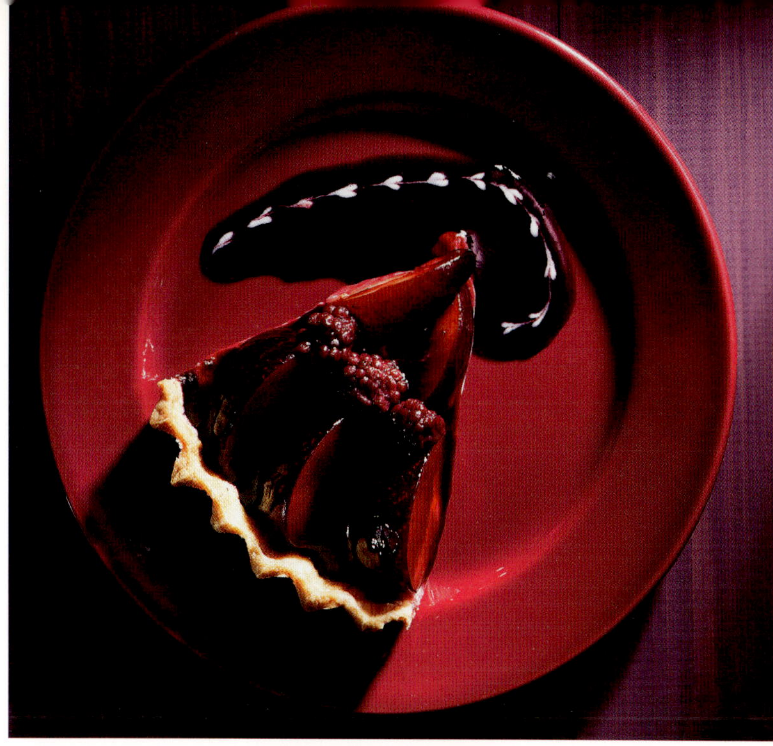

OBEN: ***Purpurner Pflaumenkuchen mit frischen reifen Brombeeren. Purpurne Lebensmittel wirken sedierend.***

Salat von violettem Brokkoli

ZUTATEN

- *500 g roter Brokkoli*
- *100 g rohe Wiesenchampignons*
- *1 EL/15 ml Rotweinessig*
- *1 TL/5 ml getrockneter Estragon*

DRESSING

- *5 EL/60 ml Sonnenblumenöl*
- *2 EL/30 ml Zitronensaft*
- *½ Knoblauchzehe, zerdrückt*
- *½ TL/2,5 ml Senf*
- *Meersalz*

ZUBEREITUNG

1. Den Brokkoli 3 Minuten blanchieren, Kochwasser abgießen. Auf eine Servierplatte geben.
2. Die Pilze mit Essig und Estragon vermischen und über den Brokkoli streuen.
3. Die Zutaten für das Dressing zusammengeben und über den Salat gießen.

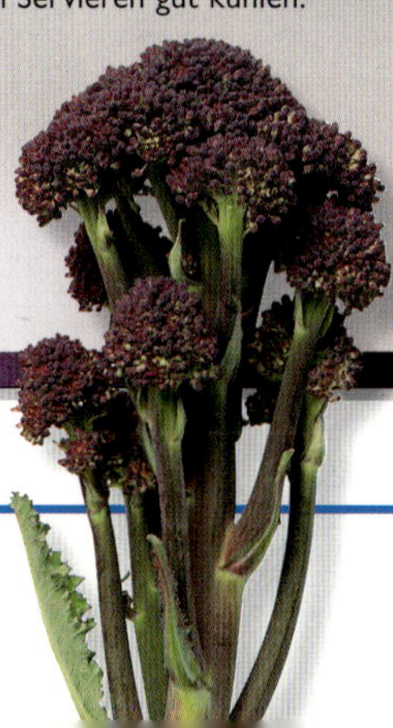

VIOLETTER BROKKOLI

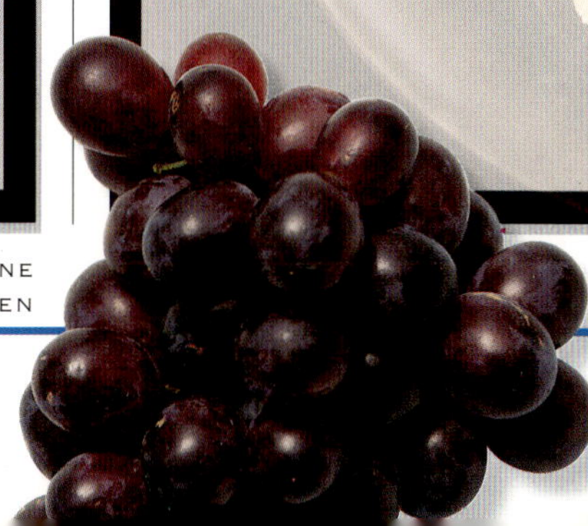

PURPURNE TRAUBEN

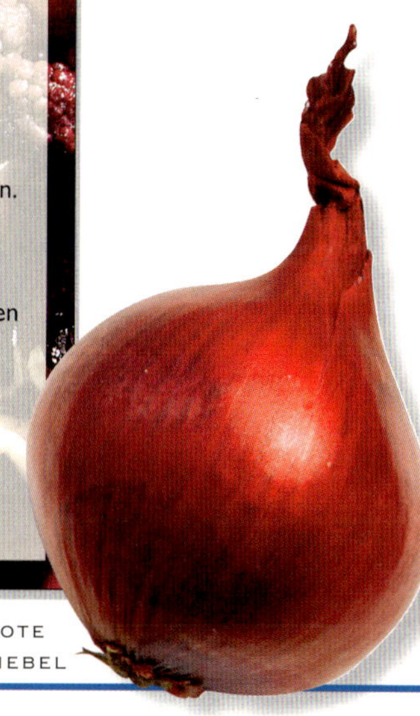

ROTE ZWIEBEL

BLUMEN IN DER KÜCHE

Blüten machen ein Gericht noch köstlicher und farbenfroher. Mit dekorativen Blüten oder Blättchen garniert, wirken Salate und Sandwiches, Suppen, Eintöpfe und Desserts schmackhafter, ohne daß es viel kostet. Eine Schale mit Obst, roten Anemonen und Erdbeeren machen eine Sommerkaffeetafel, auf der Rot und Weiß dominieren, auch optisch zu einem Fest.

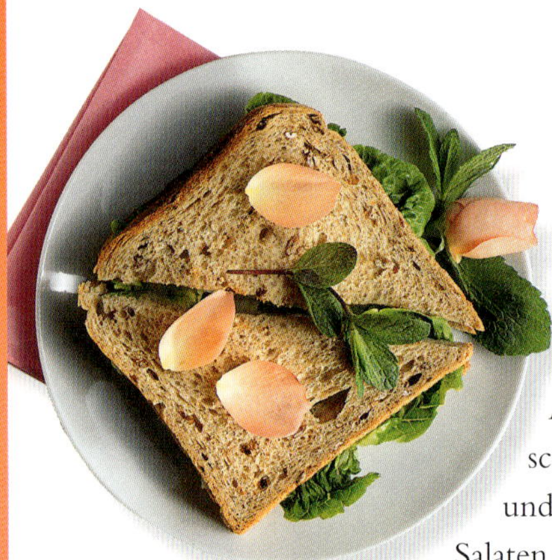

OBEN: ***Rosenblüten- und Pfefferminzblätter als attraktive, ungewöhnliche Garnierung für Sandwiches.***

Viele Pflanzen haben eßbare Blüten, die schön aussehen und mit den entsprechenden Blättern einem Gericht ein wunderbares Aroma und einen köstlichen Geschmack verleihen. Bergamotteblätter und -blüten machen sich gut an grünen Salaten, Kapuzinerkresseblüten und -blätter sind farbenfrohe und pikante Salatzutaten.

Und so können Sie mit Blüten garnieren:

- Frische Kräuter, Zinnien, Minze und Rosenblütenblätter geben einer Sandwichplatte Farbe. Eine Platte mit Lebensmitteln in Rot-, Orange- und Gelbtönen wird durch hellgrüne Kopfsalatblätter und auch die leuchtenden Blüten von Kapuzinerkresse, Ringelblume und Löwenzahn noch wirkungsvoller. Ein Walnußöldressing vervollständigt das Fest für Augen und Gaumen.
- Servieren Sie frisches Teegebäck auf Lavendelblüten.
- Krausblättriger roter Endiviensalat schmeckt leicht bitter, paßt aber gut zu duftenden Thymian-, Veilchen-, Kamillen- oder rosa Rosenblütenblättern. Ein Senfdressing macht das Ganze noch köstlicher.
- Kandierte Blüten sind leicht herzustellen und sehen als Dekoration für Kuchen oder Desserts wunderschön aus; da weißer Zucker ungesund ist, sollten Sie kandierte Blüten nicht an schwere, süße Dessert geben, sondern eher an Joghurt oder Obstsalat.
- Streuen Sie rosa Schnittlauchblüten und feingehackten Schnittlauch über eine Sommersuppe.
- Geben Sie blaue Borretschblüten und junge Borretschblätter an einen Sommersalat oder einen Obstpunsch.

Der Duft der Blüten verstärkt die Wirkung des optischen Eindrucks sowie der Schwingungen der Pflanze und variiert je nach Farbe. Rote Blüten haben einen schweren, vollen Duft; rosa und weiße einen zarten; gelbe und orangefarbene einen süßlichen, stechenden; dunkelgelbe und braune einen eher holzigen und exotischen. Der Duft der Blüten kann den Geschmack betonen und die Verdauung fördern.

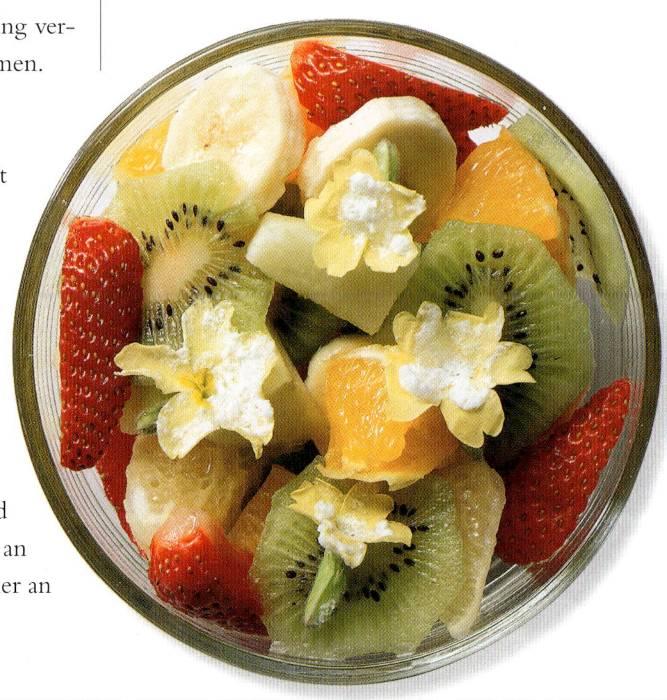

RECHTS: ***Kandierte Blüten ergänzen Desserts, zum Beispiel diesen Obstsalat.***

KANDIERTE BLÜTEN

Veilchen, Primeln, Rosenblütenblätter, Narzissen, Minze und Melisse lassen sich gut kandieren. Tauchen Sie die Blüten oder Blätter in steifgeschlagenes Eiweiß, dem Sie einen Tropfen ätherisches Öl beigeben können. Legen Sie die Blüten zum Trocknen auf ein Drahtgestell, und bestäuben Sie sie mit reichlich Puderzucker.

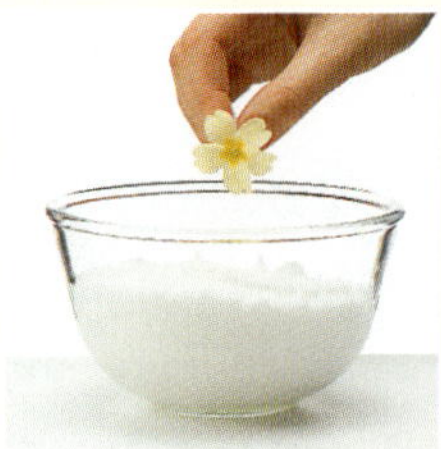

1. Schlagen Sie Eiweiß steif, geben Sie einen Tropfen ätherisches Öl dazu, und tauchen Sie die gewählte Blüte vorsichtig hinein, so daß sie von Eiweiß überzogen ist.

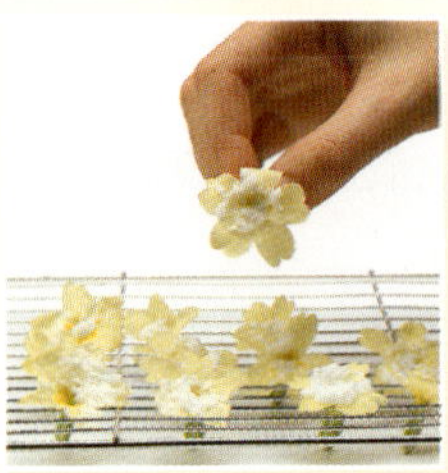

2. Legen Sie die Blüten vorsichtig auf ein Drahtgestell.

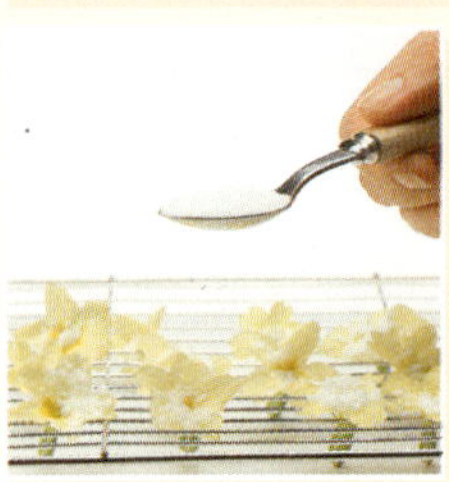

3. Stäuben Sie die Blüten mit Puderzucker ein, und lassen Sie sie trocknen.

BLUMEN ALS TISCHDEKORATION

Blumen auf dem Eßtisch können die Farben und den Geschmack der Speisen vorteilhaft zur Geltung bringen. Helle, leuchtende Arrangements eignen sich für Sommeressen, üppige dunkle Variationen mit Früchten und Beeren für wärmende Wintermahlzeiten. Auch das Frühstück wird durch einige frische Blumen in Orange oder Gelb zu etwas Besonderem. Das sorgt für gute Laune und gibt Ihnen Energie.

Viele Kräuter haben zarte Blüten, die wir erst schätzenlernen, wenn wir sie genau ansehen. Lassen Sie tagsüber eine Schale mit frischen Kräutern einschließlich der Blüten auf dem Tisch stehen. Das reinigt die Luft, und wenn Sie vorbeigehen, riechen Sie den Duft. Beim Essen werden Sie sich über die Zartheit und die Farben der Blüten freuen.

Wir können von der japanischen Tradition lernen, ein einfaches Blumenarrangement auf den Tisch zu bringen, das während der Mahlzeit zum Gesprächsthema wird. Die Japaner meinen, man sollte am Eßtisch nur Angenehmes besprechen, weil die negativen Schwingungen hitziger Debatten sich auf das Essen übertragen.

BLUMENHONIG

Statt kandierter Blüten können Sie auch einen Blumenhonig herstellen. Retten Sie den wunderbaren Duft von Geißblattblüten in den Winter hinein, indem Sie ein Glas mit den Blüten füllen und dann Honig aufgießen, bis die Blüten ganz bedeckt sind. Mit diesem aromatischen Honig können Sie Tee süßen oder Halsschmerzen lindern.

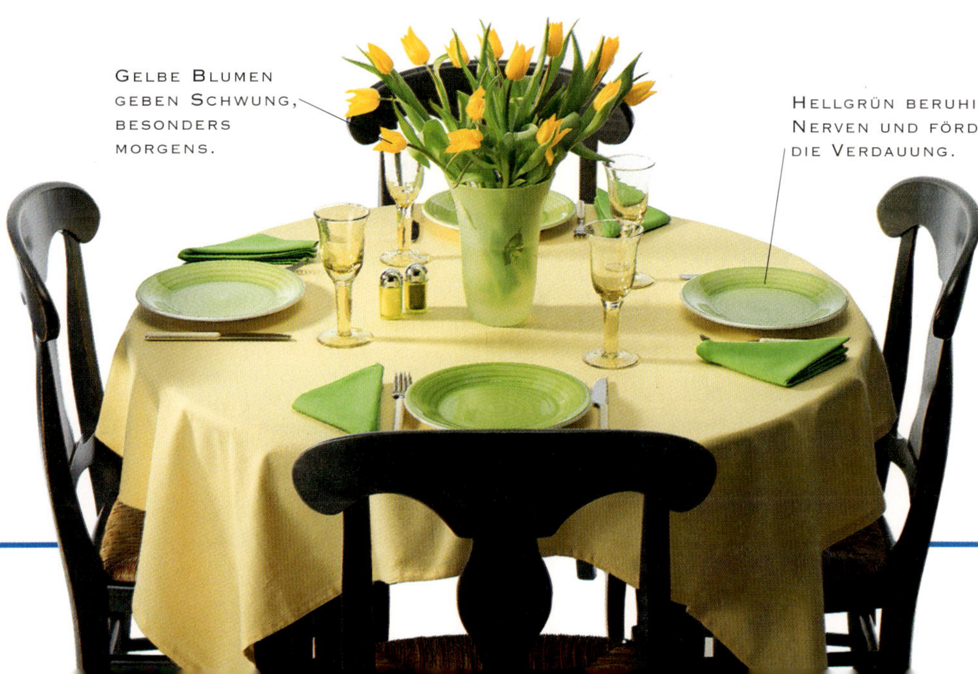
GELBE BLUMEN GEBEN SCHWUNG, BESONDERS MORGENS.
HELLGRÜN BERUHIGT DIE NERVEN UND FÖRDERT DIE VERDAUUNG.

LINKS: ***Blumen verstärken den Genuß am Essen.***

MIT ÄTHERISCHEN ÖLEN KOCHEN

Ätherische Öle sind nützlich für Massagen und Heilbehandlungen; einige wenige können jedoch auch innerlich angewandt werden (in kleinen Mengen).

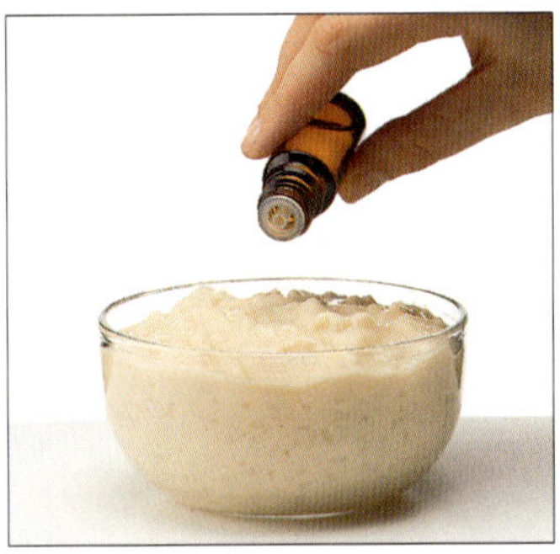

OBEN: ***Ätherische Öle geben Speisen Geschmack – hier wird ein Reispudding mit Palmarosaöl aufgepeppt.***

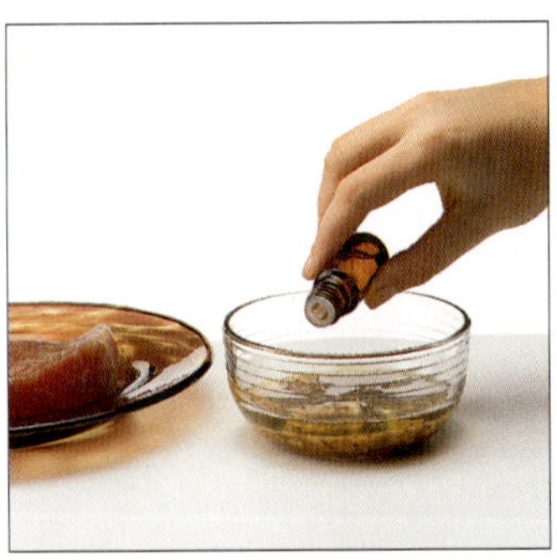

OBEN: ***Ein Tropfen Zitronenöl gibt einem Fisch- oder Geflügelgericht eine aparte Note.***

In vielen Ländern kocht man Fleisch zusammen mit Obst, um seinen Geschmack zu verbessern und die Verdauung zu fördern. Dasselbe erreichen Sie, wenn Sie ein paar Tropfen ätherisches Öl an eine Brühe oder Sauce geben. Für Hühnchen und Fisch eignen sich Orangen- oder Zitronenöl. Mit diesen Ölen können Sie ebenso Pfefferkörner oder Kräutersalz aromatisieren.

Auch warme Desserts erhalten durch Aromaöle ein anderes Gesicht. Kranke, geschwächte Menschen profitieren besonders von ihnen. Ein Reispudding mit Palmarosaöl schmeckt köstlich; ein Soufflé gewinnt durch Mandarinen- oder Orangenöl; zu einer Mousse au chocolat passen Zitronen-, Limetten- oder Pfefferminzöl. Auch Crêpes können Sie mit ein paar Tropfen Aromaöl aufpeppen.

Die meisten Gewürze wirken wärmend und haben ein stechendes Aroma. Sie sind mit dem warmen Ende des Spektrums verbunden; gemahlen sind sie oft hellrot, orange oder golden. Als Aromaöl passen sie sehr gut zu einem würzigen Punsch, wärmenden Wintereintöpfen und Puddings. Probieren Sie diese Gerichte einmal mit einem Tropfen Nelken-, Zimt-, Muskat-, Koriander- oder Kardamomöl!

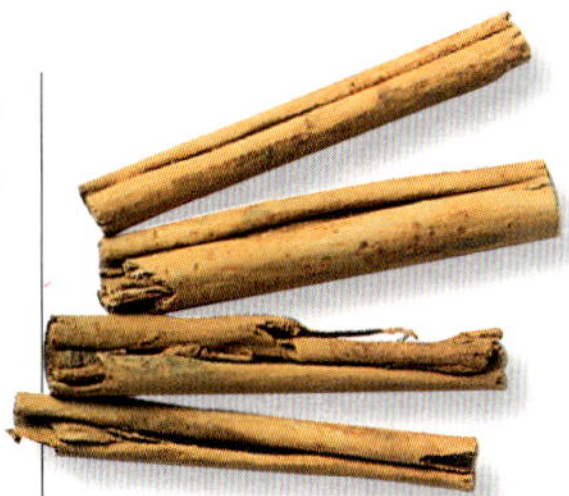

ZIMTSTANGEN

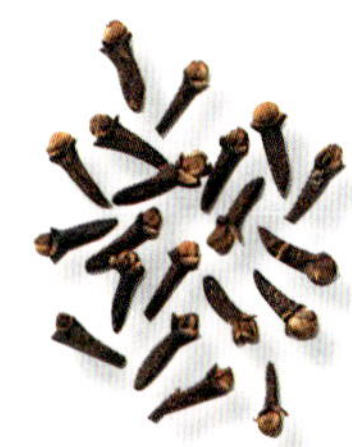

GEWÜRZNELKEN

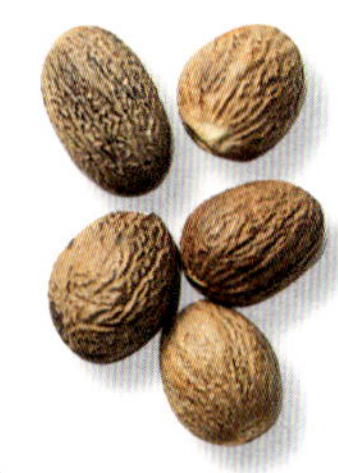

MUSKATNUSS

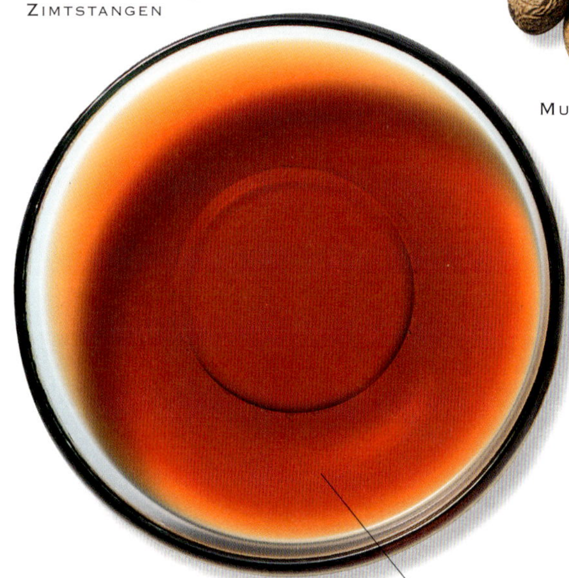

GEWÜRZE (NELKEN, ZIMT, MUSKATNUSS) HABEN EINE VERBINDUNG ZUM WÄRMENDEN ROTEN ENDE DES FARBSPEKTRUMS.

ODEN: ***Ein Winterpunsch wärmt mit aromatischen, anregenden Gewürzen noch besser.***

Zitrusöle, zum Beispiel Zitrone, Limette, Mandarine, Orange und Grapefruit, sind mit dem orangegelben Farbstrahl verbunden. Ihr Duft ist scharf und erfrischend. Ein paar Tropfen Zitrusöl verleihen kalten oder warmen Getränken, Saucen und Suppen einen wunderbaren

Geschmack, der den Gaumen reinigt und nach einem fetten, schweren Essen die Verdauung fördert. Auch Ingwer, Pfefferminze, Fenchel und Koriander sind gute Digestiva.

Blütenöle wie Geranie, Melisse, Verbene, Rose und Neroli enthalten rosa und grüne Farbenergie. Sie eignen sich zur Aromatisierung von Eier-, Käse- und Reisgerichten. Rosen-, Melissen- oder Geranienöl geben Desserts, Kuchen und Eis ein feines Aroma.

AROMAÖLE ZUGEBEN

Ätherische Öle duften angenehm und enthalten die konzentrierte Lichtkraft der Pflanze. Geben Sie wenige Tropfen an Eiscreme oder gefrorenen Joghurt. Orangen- oder Rosenblütenwasser und einige Tropfen Aromaöl verstärken auch den Duft von Marmeladen.

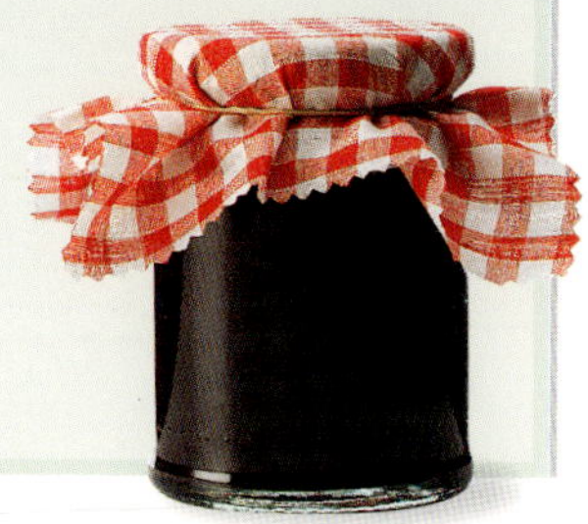

RECHTS: ***Marmeladen und Gelees, besonders solche aus Blüten, etwa Rosenblütenmarmelade, werden durch Aromaöl zu etwas ganz Besonderem.***

SOLARISIERTER KRÄUTERESSIG

Sonnenlicht kann viele Lebensmittel mit Energie aufladen, zum Beispiel einen Kräuteressig; die Sonnenstrahlen bringen Geschmack und Heilwirkung der verwendeten Kräuter voll zur Geltung. Kräuteressig gibt Salaten und pikanten Gerichten eine besondere Note und sieht auch auf dem Küchenregal wunderschön aus.

Viele Kräuter eignen sich für einen Kräuteressig, dem sie ihr spezielles Aroma mitteilen. Probieren Sie Basilikum, Rosmarin, Dill, Sellerie, Schnittlauch, Holunderblüten, Minze, Majoran, Salbei, Estragon, Oregano oder Knoblauchzehen.

Zubereitung: Füllen Sie eine Glasflasche mit Essig, geben Sie Ihre Kräuter dazu, und lassen Sie das Ganze 5 Tage an einem sonnigen Platz stehen. Ersetzen Sie die Kräuter täglich durch neue, bis die von Ihnen gewünschte Geschmacksintensität erreicht ist. Filtern Sie den Essig durch ein Mulltuch, schütten Sie ihn in die Flasche zurück, und geben Sie zur Identifikation einen frischen Zweig Ihres Krauts dazu.

Die Heilwirkung wird noch verstärkt, wenn Sie den Essig in eine farbige Glasflasche umfüllen. Das Sonnenlicht wird so gefiltert und der Inhalt mit der Farbschwingung der Flasche zusätzlich energetisch aufgeladen.

Wein- und Kräuteressig läßt sich auch mit getrockneten purpurnen Stockrosenblüten färben. Geben Sie ein paar Blüten in eine Flasche mit Essig, und stellen Sie sie 3 Tage an einen sonnigen Ort. Dann abgießen und in durchsichtige Glasflaschen umfüllen, damit Sie die Lavendelfarbe und das köstliche Aroma genießen können.

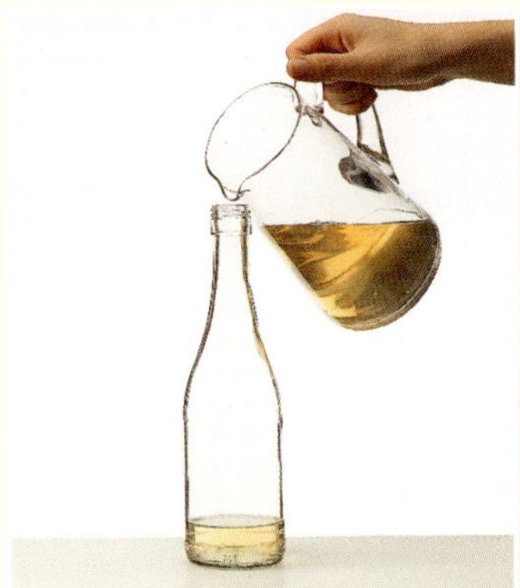

1. Füllen Sie eine Glasflasche mit Essig, geben Sie Kräuter dazu, und lassen Sie das Ganze 5 Tage an einem sonnigen Platz stehen.

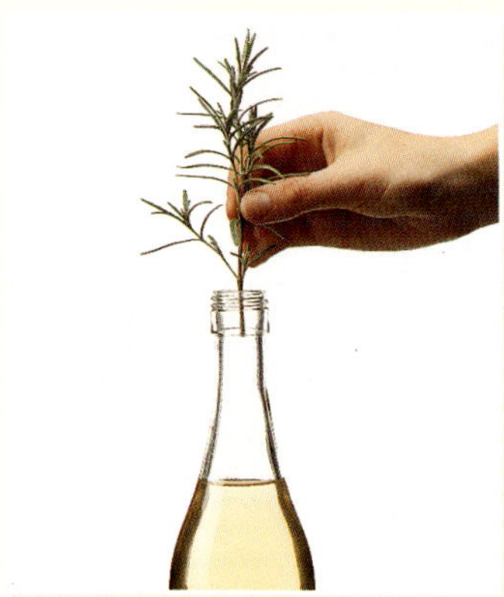

2. Ersetzen Sie die Kräuter täglich; je nach gewünschtem Geschmack können Sie die Kräuter variieren.

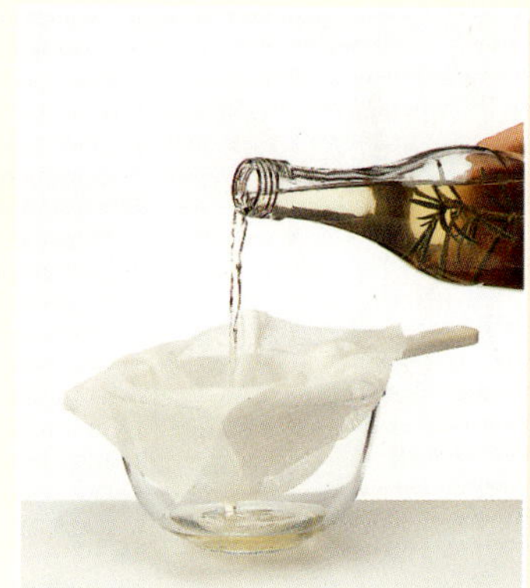

3. Nach 5 Tagen den Essig durch ein Mulltuch abgießen und wieder in eine Glasflasche füllen.

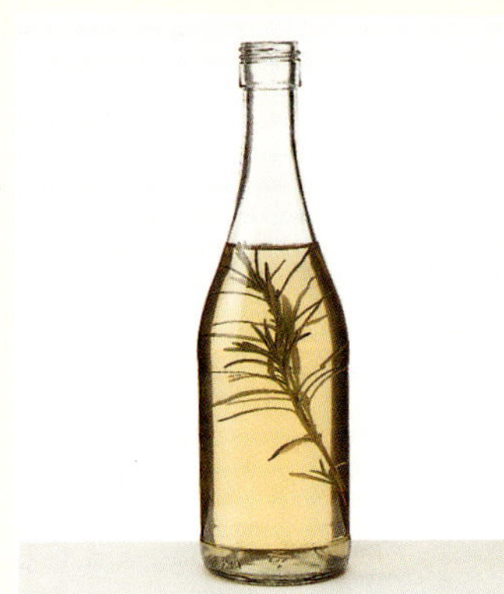

4. Geben Sie einen frischen Zweig Ihres Krauts in die Flasche, damit Sie die Geschmacksrichtung wiedererkennen.

SPEISEN FARBBEWUSST SERVIEREN

Farben spielen eine wichtige Rolle bei der Präsentation einer Mahlzeit. Der Anblick einer festlich dekorierten Tafel stimuliert unsere Sinne, denn wir erwarten dann besonders köstliche Speisen. Ein farblich attraktives Gericht, das sich von kontrastierendem Geschirr abhebt, ist schon allein optisch ein Genuß.

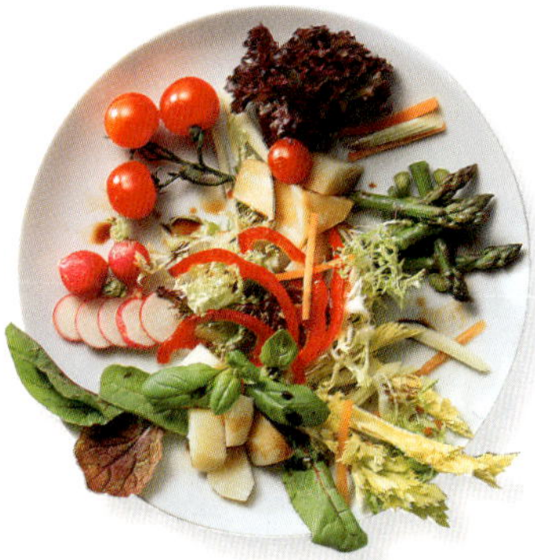

OBEN: ***Auf Weiß wirkt das bunte Gemüse besonders knackig.***

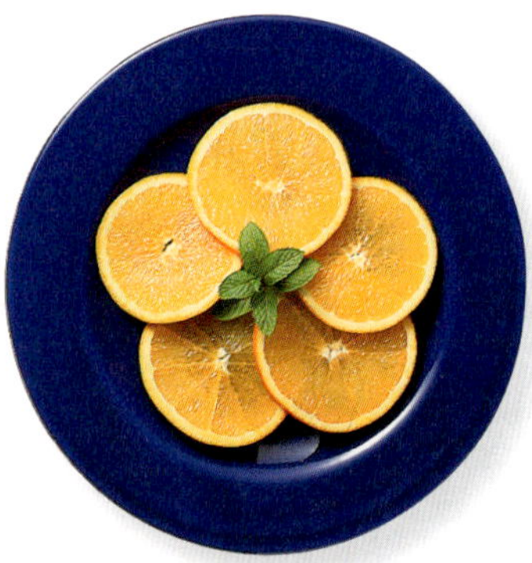

OBEN: ***Die Orangenscheiben leuchten auf dem nachtblauen Teller.***

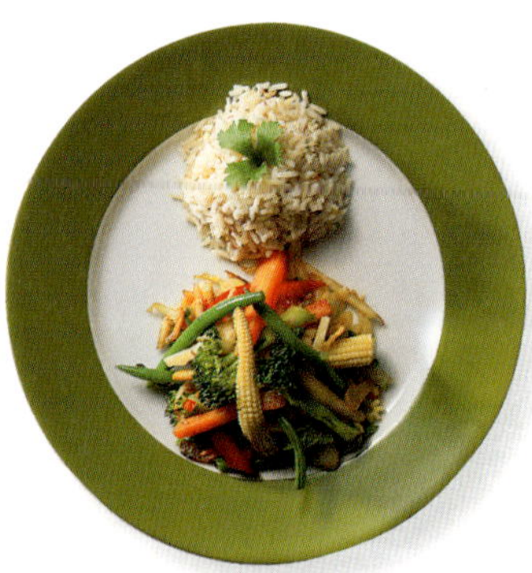

OBEN: ***Das bunte Gemüseallerlei kontrastiert mit dem Weiß; der Reis wird durch Grün akzentuiert.***

Die Farbe des Geschirrs kann den Genuß an der Mahlzeit stark beeinflussen und die Farben der Speisen vorteilhaft zur Geltung bringen. Mehrfarbige Gerichte sehen sehr gut auf rein weißen Tellern aus, aber eine blasse Suppe oder ein Eintopf wirken vor einem kräftigfarbigen Hintergrund sehr viel appetitlicher.

Zu einem Gericht in einer dominierenden Farbe passen Teller in einem kontrastierenden Ton. Gedünstete Pfirsiche sehen in einer grünen oder blauen Glasschale wunderschön aus, gefüllte grüne Paprikaschoten dagegen wirken in Terrakottageschirr appetitlicher. Vor allem rote Speisen sollten Sie nicht in rotbraunem Geschirr servieren, sondern eher auf blauen oder grünen Tellern, damit die Farben auch zur Geltung kommen. Wenn Sie nur rotbraunes Geschirr haben, kann eine Beilage das Gleichgewicht herstellen. Rote Bohnen etwa lassen sich gut mit Reis auf einem braunen Keramikteller servieren; der helle Reis kontrastiert mit den Bohnen und verstärkt die Wirkung des roten Farbstrahls.

Die Farbe Pfirsich macht hungrig. Bei Tests in Cafeterien und Restaurants regte diese Farbe den Appetit am meisten an. Andere passende Wandfarben sind Türkisblau, helles Korall und helles Cremegelb (s. S. 146). Farben haben eine starke Wirkung auf das Unterbewußtsein. Eine Cafeterienkette, deren Manager mehr Salat verkaufen wollten, ersetzte die üblichen weißen Teller durch blaßgrüne. Der Verkauf stieg um 100 Prozent!

Creme, Gelb und Gold fördern die Verdauung, machen vital und zögern den Alterungsprozeß hinaus. Auch Orange ist gut für die Verdauung.

Für Kinder ist die Präsentation genauso wichtig wie für Erwachsene. Kinder mögen leuchtende Farben auf dem Tisch, die schon für sich genommen attraktiv sind. Schneiden Sie Gemüse und Obst in lustige Formen, oder geben Sie Reis und Kartoffeln in Backmodeln, um die Speisen interessanter zu machen. Auf bunten Tellern sieht das Essen appetitlicher und schmackhafter aus, was Kinder ermuntert, ihnen unbekannte Lebensmittel auszuprobieren.

Die Mittagsmahlzeit wird oft auf die Schnelle verschlungen, obwohl sie ernährungsphysiologisch die wichtigste ist. Sie sollte in einer möglichst entspannenden Umgebung mit viel natürlichem Licht eingenommen werden, damit unsere »Batterien« sich wieder aufladen können. Wenn Sie außer Haus arbeiten, sollten Sie Ihr Lunchpaket möglichst in einem Park verspeisen. Zu Hause empfiehlt sich ein ruhiger Ort, an dem Sie nicht gestört werden.

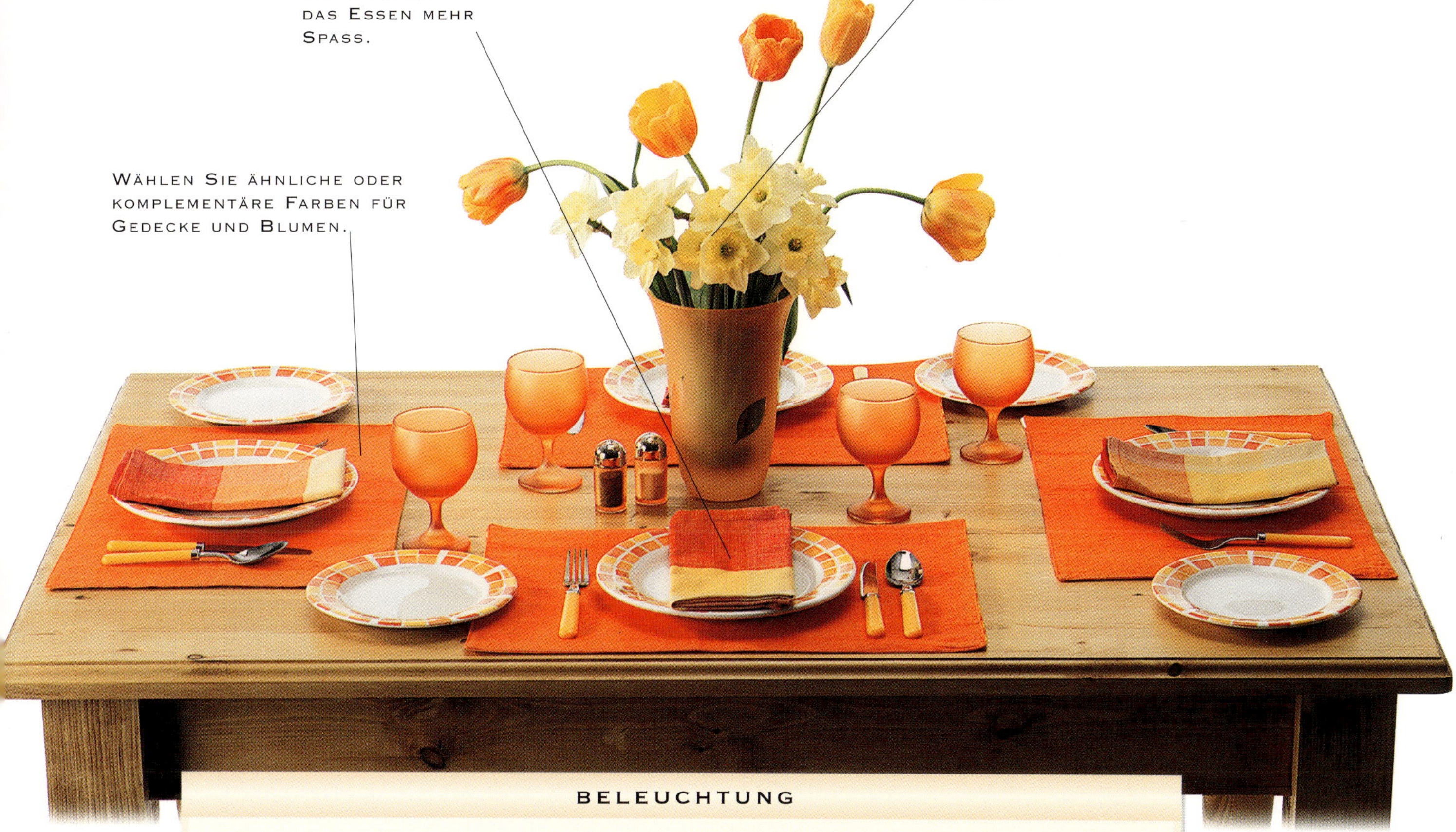

OBEN: ***Die fröhliche, entspannende Farbe Orange ist für die Tischdekoration wunderbar geeignet.***

BELEUCHTUNG

Die Art des natürlichen oder künstlichen Lichts im Eßraum kann unsere Freude an der Mahlzeit und die Verwertung der Nährstoffe sehr stark beeinflussen.

Morgens stimuliert natürliches Sonnenlicht chemische Stoffe im Gehirn, die unsere Körperorgane wecken. Das Frühstück sollte daher in einem Raum verzehrt werden, der morgens Sonne hat. Das Licht regt den Stoffwechsel an und gibt Energie.

Die Beleuchtung beeinflußt auch, wie wir die Farben der Speisen wahrnehmen. Eine Eisenbahngesellschaft zum Beispiel stellte fest, daß der Kaffee durch das blaustichige Licht im Speisewagen schwach und gräulich aussah und die Kunden ihn nicht mochten. Das Auge ißt (und trinkt) mit! Nachdem das blaue Licht ersetzt worden war, sagten die Reisenden, der Kaffee würde ihnen viel besser schmecken.

Fest steht auch, daß wir langsamer essen, wenn wir abends bei Kerzenschein speisen. Es erzeugt eine anheimelnde Atmosphäre, in der sich leichter reden läßt. Ich bin sicher, daß die zwischenmenschliche Kommunikation sich wesentlich verbesserte und die Mahlzeiten wieder zu einem ganz besonderen Familientreff würden, wenn wir öfter bei Kerzenlicht äßen.

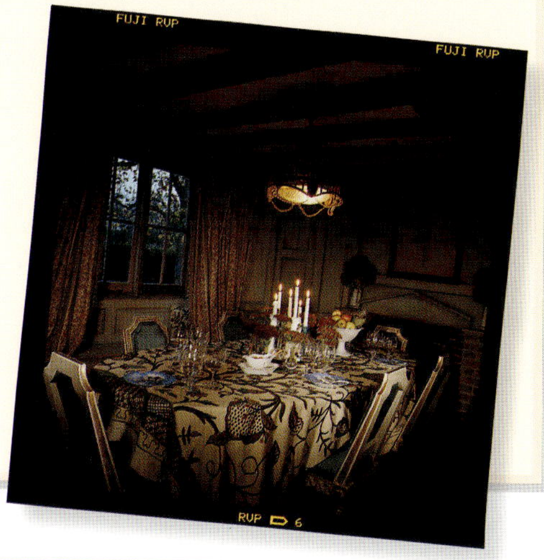

LINKS: ***Gedämpftes Licht macht jede Mahlzeit zu etwas Besonderem, denn in der von ihm geschaffenen gemütlichen Atmosphäre sind wir entspannter und essen langsamer.***

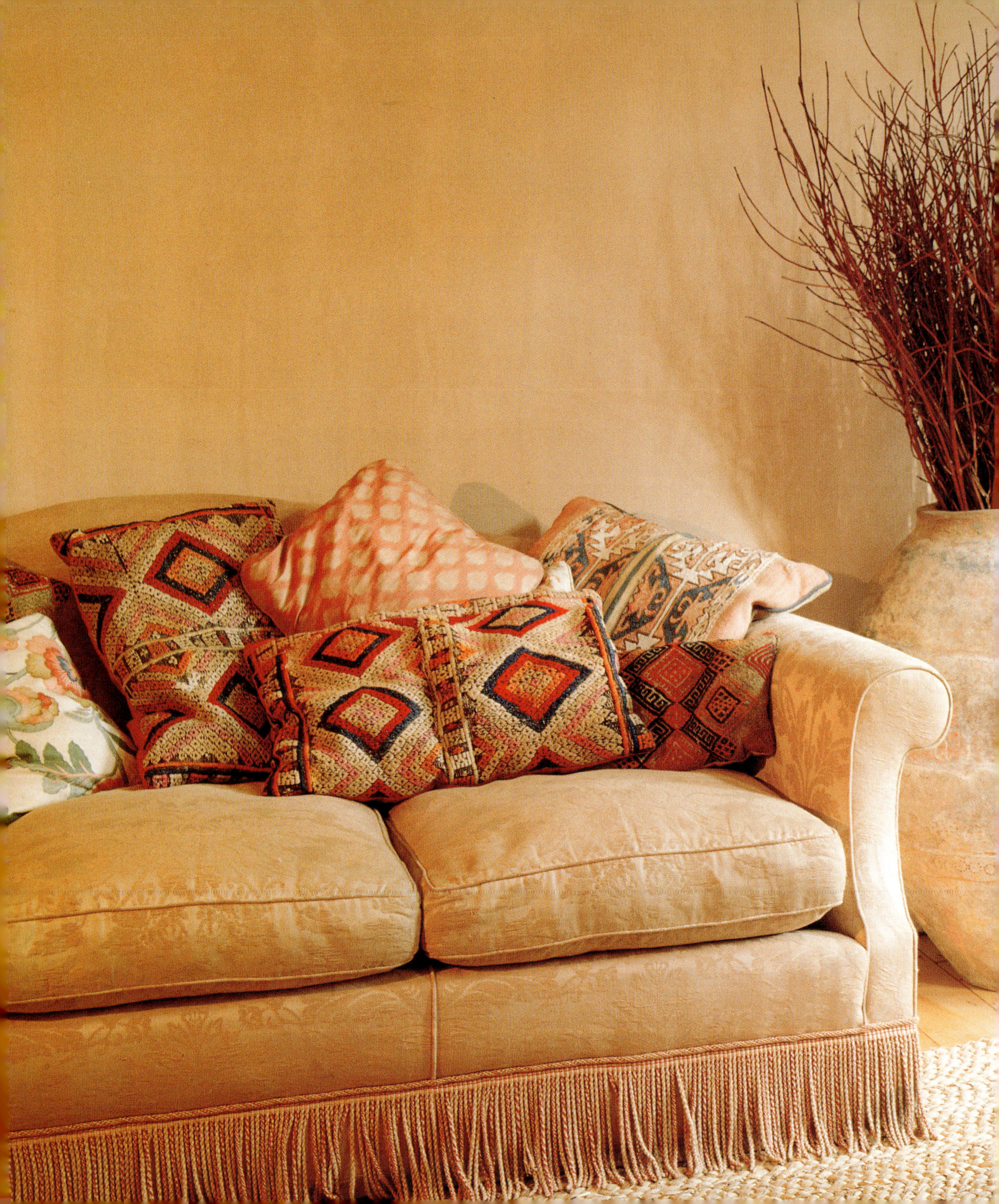

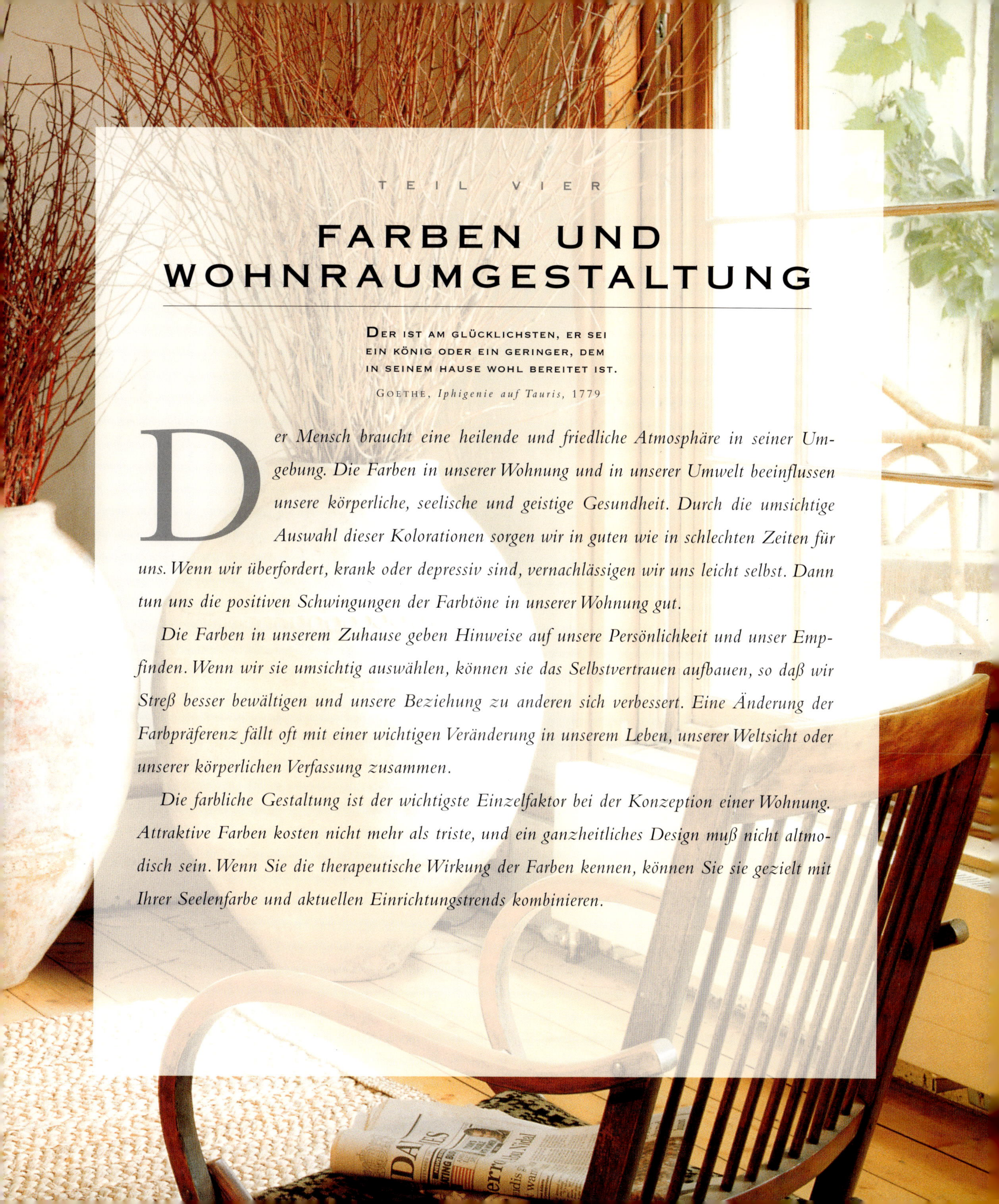

TEIL VIER

FARBEN UND WOHNRAUMGESTALTUNG

DER IST AM GLÜCKLICHSTEN, ER SEI
EIN KÖNIG ODER EIN GERINGER, DEM
IN SEINEM HAUSE WOHL BEREITET IST.

GOETHE, *Iphigenie auf Tauris*, 1779

Der Mensch braucht eine heilende und friedliche Atmosphäre in seiner Umgebung. Die Farben in unserer Wohnung und in unserer Umwelt beeinflussen unsere körperliche, seelische und geistige Gesundheit. Durch die umsichtige Auswahl dieser Kolorationen sorgen wir in guten wie in schlechten Zeiten für uns. Wenn wir überfordert, krank oder depressiv sind, vernachlässigen wir uns leicht selbst. Dann tun uns die positiven Schwingungen der Farbtöne in unserer Wohnung gut.

Die Farben in unserem Zuhause geben Hinweise auf unsere Persönlichkeit und unser Empfinden. Wenn wir sie umsichtig auswählen, können sie das Selbstvertrauen aufbauen, so daß wir Streß besser bewältigen und unsere Beziehung zu anderen sich verbessert. Eine Änderung der Farbpräferenz fällt oft mit einer wichtigen Veränderung in unserem Leben, unserer Weltsicht oder unserer körperlichen Verfassung zusammen.

Die farbliche Gestaltung ist der wichtigste Einzelfaktor bei der Konzeption einer Wohnung. Attraktive Farben kosten nicht mehr als triste, und ein ganzheitliches Design muß nicht altmodisch sein. Wenn Sie die therapeutische Wirkung der Farben kennen, können Sie sie gezielt mit Ihrer Seelenfarbe und aktuellen Einrichtungstrends kombinieren.

SEELENFARBEN IN DER WOHNUNG

Die Farben in Ihrer Wohnung sind Botschaften, die etwas über Ihre Persönlichkeit aussagen. Also zeigen Sie, wer Sie sind – mit Farbtönen, die Ihrem Charakter entsprechen.

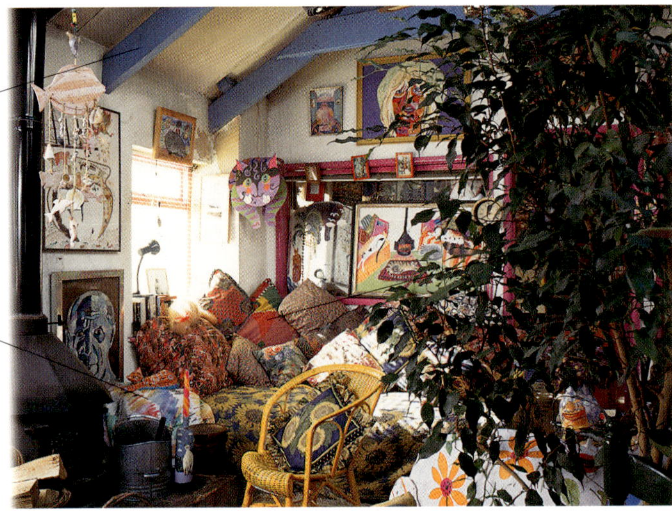

BLAU UND ROSA FÜR MARKANTE HOLZELEMENTE BELEBEN UND DYNAMISIEREN DIESEN ANSONSTEN REIN WEISS GESTRICHENEN RAUM.

DETAILS UND ACCESSOIRES DRÜCKEN DIESEM RAUM DEN STEMPEL SEINES BEWOHNERS AUF.

STATT EINER DOMINANTEN FARBE VERTRÄGT EIN NEUTRALER RAUM AUCH KISSEN UND ÜBERWÜRFE IN VIELEN LEUCHTENDEN FARBEN.

Stellen Sie sich vor, Sie kämen zum ersten Mal in Ihre Wohnung und würden sich fragen, was für ein Mensch hier lebt. Fangen Sie bei der Eingangstür an, gehen Sie in jedes Zimmer, und achten Sie auf die Atmosphäre und die Gefühle, die jeder Raum in Ihnen wachruft. Fragen Sie sich dann:

- Welche Farben dominieren in dem Raum?
- Wiederholt eine Farbe sich in der ganzen Wohnung?
- Bringen die Hauptfarben Ihre Persönlichkeit angemessen zum Ausdruck?

Wenn Blau dominiert, sind Sie wahrscheinlich ein stiller, schüchterner Mensch und/oder auf der Suche nach Frieden, Ruhe und Harmonie. Falls Sie oft niedergeschlagen sind, kann es sein, daß (dunkles) Blau diese Stimmung verstärkt. Ein dunkelblauer Raum braucht eine aufmunternde, energetisierende Farbe als Kontrast, zum Beispiel Gelb, Dunkelrosa oder Pfirsich.

Die farbliche Gestaltung einer Wohnung ist etwas sehr Persönliches. Sehen Sie sich eine Farbtonkarte oder einen Farbkreis (s. S. 13) an, und suchen Sie die Farben aus, zu denen Sie sich spontan hingezogen fühlen. Assoziieren Sie diese Farben möglichst nicht mit Menschen oder Gegenständen, entscheiden Sie ganz instinktiv. Es gibt keinen Grund, Schwarz und Weiß, Gold und Silber, die sich unter Umständen nicht auf der Farbtonkarte finden, auszuschließen.

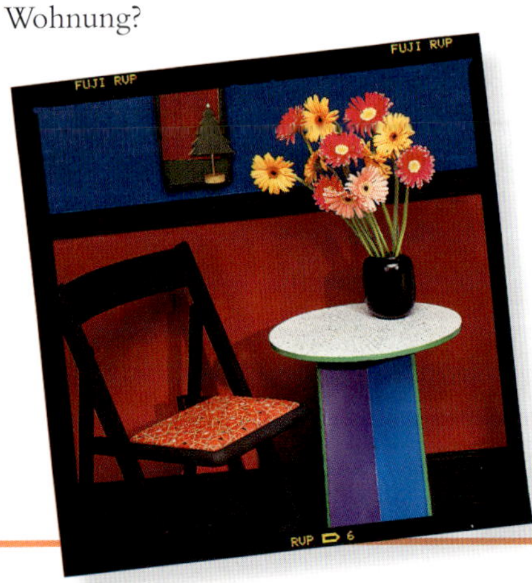

OBEN UND RECHTS: ***Die Kombination kräftiger Farben hat etwas Dramatisches und läßt auf eine starke Persönlichkeit schließen.***

SEELENFARBEN

Wählen Sie drei Farben:

1 *die Farbe, die Ihnen am angenehmsten ist,*

2 *die Farbe, die Sie am entspannendsten finden,*

3 *die Farbe, die Sie am meisten inspiriert.*

- *Die angenehmste Farbe ist Ihre Seelenfarbe; diese Farbpräferenz bleibt gewöhnlich über lange Zeit gleich. Ihre Seelenfarbe zieht Sie intuitiv an; sie symbolisiert Ihre Persönlichkeit und Ihre Lebenseinstellung.*
- *Die zweite Farbe ist Ihre Entspannungsfarbe. Diese Farbe beruhigt und besänftigt Sie und hat eine heilsame Wirkung auf Körper, Seele und Geist.*
- *Die dritte Farbe inspiriert Sie und hilft Ihnen, nach Ihrem höheren Selbst zu streben.*

Sie können diese drei Farben für die Raumdekoration einzeln oder zusammen verwenden. Wenn zwei davon komplementär sind (etwa Gelb und Violett, Rot und Türkis oder Orange und Blau, s. S. 13), passen sie in perfekter Harmonie in ein Zimmer. Sofern die gewählten Farben nicht komplementär sind, empfiehlt sich ein neutraler Farbton als Hintergrund; Mobiliar und Accessoires können dann »Ihre« Koloration haben.

Verwenden Sie Ihre Seelenfarbe im Wohnzimmer, Ihre Entspannungsfarbe im Schlafzimmer und Ihre Inspirationsfarbe im Arbeits- oder Nähzimmer bzw. Studio. Wenn diese Töne sehr dunkel oder leuchtend sind, sollten Sie sie nur als Akzente einsetzen. Auch die Beimischung von Weiß kann die physiologische Wirkung dieser Farbe dämpfen. Die negative Wirkung eines bestimmten Farbtons läßt sich abschwächen, wenn Sie seinen komplementären dazunehmen.

Falls Sie nicht wissen, welche Farbe Sie besonders inspiriert, sollten Sie daran denken, daß Hellblau die kreative Energie fördert. Zuviel kräftiges oder dunkles Blau kann die Augen allerdings ermüden, vor allem wenn Sie stundenlang lesen, studieren oder Zeichnungen anfertigen, denn blaustichiges Licht erschwert das Fokussieren.

Da alle Regenbogenfarben-Schwingungen wie gesagt bestimmte Energien und Qualitäten besitzen, können wir mit ihnen unsere Gesundheit verbessern und spezifische Probleme lindern (s. S. 200). Umgeben Sie sich deshalb mit Farbtönen, die die Heilkraft Ihres Körpers unterstützen.

UNTEN: ***Mit zwei oder drei harmonisierenden Akzentfarben vor einem neutralen Hintergrund erzielen Sie eine starke Wirkung.***

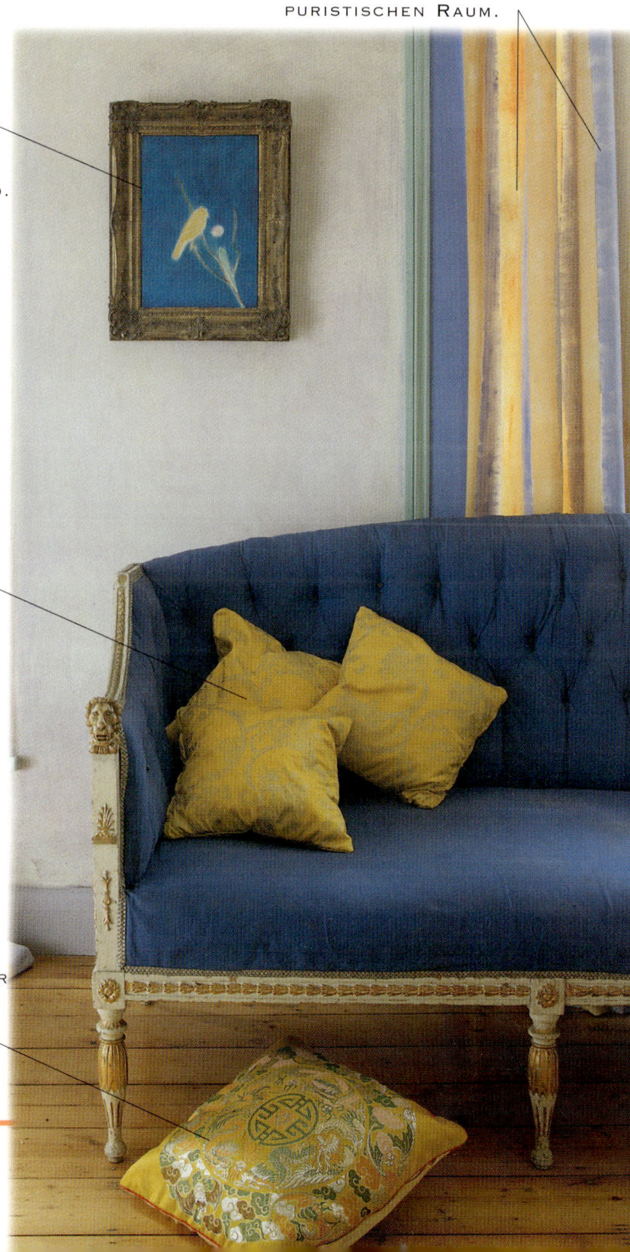
BLAU UND GOLD SIND EINE PERFEKTE KOMBINATION FÜR DIE TEXTILEN ELEMENTE IN EINEM PURISTISCHEN RAUM.
DAS ZWEI-FARBEN-THEMA WIEDERHOLT SICH IM BILD.
DAS SATTE BLAU DER POLSTERUNG WIRD DURCH GOLDENE KISSEN GESTEIGERT.
WEITERER AKZENT: METALLISCHER SCHIMMER.

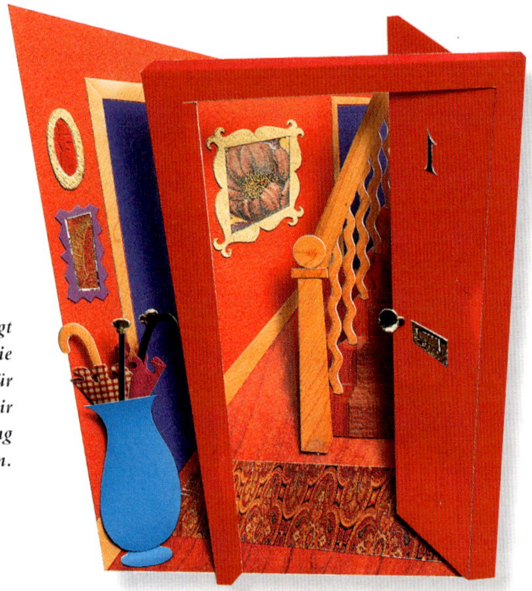

RECHTS: ***Rot regt an und ist deshalb die perfekte Farbe für Räume, in die wir Wärme und Bewegung bringen möchten.***

WOHNFARBE ROT

Rot paßt am besten in kalte Räume, die Wärme brauchen, und solche, in denen viel Bewegung herrscht: Diele, Treppenhaus, Flur, Küche und Spielzimmer. Rot regt die körperliche Liebe an, deshalb werden rote Bettwäsche und rotes Licht weithin mit Sexualität assoziiert.

ROT/ROSA

Mit Rot läßt sich schwer leben; weil es so vorsticht, wird es oft als bedrückend und aggressiv empfunden. Es gibt viele Rottöne: In der Raumgestaltung begegnen uns vor allem Burgunderrot, Weinrot und Terrakotta. Die Farbe regt den Körper an und fördert Bewegung und Aktivität.

Wenn Sie leicht ungeduldig werden oder frustriert sind, sollten Sie sich nicht mit Rot umgeben, weil dies das Problem verschärft. Eine von Rot dominierte Umgebung verschlimmert auch alle Beschwerden, bei denen zuviel Hitze im Spiel ist (zum Beispiel Bluthochdruck, Fieber, Ausschlag, Juckreiz).

Rosa, die Mischung von Rot und Weiß, wird mit Weiblichkeit und Liebe assoziiert; seine therapeutische Wirkung ändert sich mit der Nuance. Sensible Menschen sind für Blaßrosa am empfänglichsten, häusliche Typen für reines Rosa. Ein warmes Pastellrosa ist ideal fürs Schlafzimmer, weil es Ihnen hilft, die Selbstliebe zu entwickeln.

ORANGE

Orange ist wie Rot körperlich und wie Gelb intellektuell anregend. Vor allem praktische Menschen und solche, die sich in ihrem Körper wohl fühlen – zum Beispiel Tänzer(innen) –, mögen die fröhliche Farbe. Aufgrund seiner Erdhaftigkeit regt Orange auch die Kreativität an.

Viele Menschen mögen Orange als Wohnfarbe überhaupt nicht, obwohl es unter Umständen genau der Ton ist, den sie brauchen. Leichter leben läßt es sich mit den Orangeversionen Rost, Terrakotta, Bernstein, Pfirsich und Apricot – sie alle spiegeln die positiven, belebenden Qualitäten dieser Farbe wider.

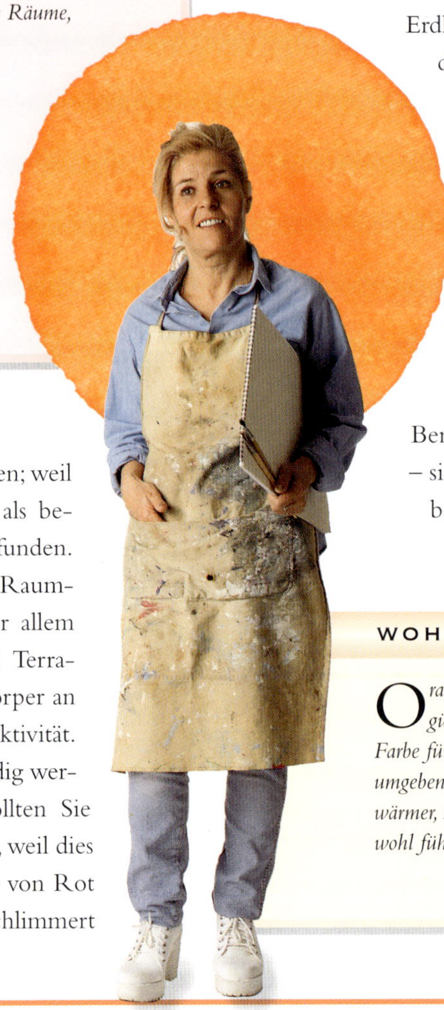

RECHTS: ***Orange, eine Lieblingsfarbe kreativer Menschen, regt Körper und Geist an.***

WOHNFARBE ORANGE

Orange beeinflußt die Verdauung günstig und ist deshalb eine gute Farbe für das Eßzimmer. Von Orange umgebene Kerzen strahlen noch wärmer, so daß Sie sich geborgen und wohl fühlen.

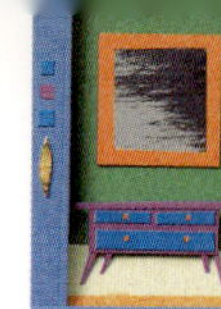

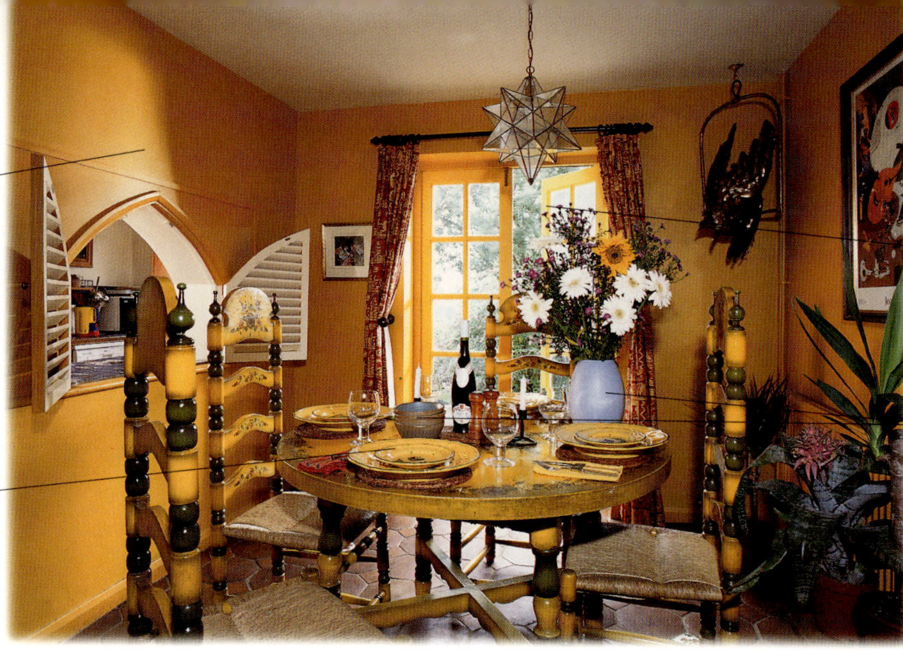

DAS GEWÄHLTE GELB SOLLTE UNBEDINGT GOLD, PRIMEL ODER CREME SEIN. GELB-GRÜNE NUANCEN SIND NICHT ZU EMPFEHLEN.

GELBES GESCHIRR BRINGT DIE FARBEN IHRER SPEISEN ZUR GELTUNG.

ESSEN SIE MÖGLICHST IN EINEM RAUM MIT VIEL NATÜRLICHEM LICHT.

VASE UND SCHÜSSELN IN DER KOMPLEMENTÄRFARBE BLAU ALS BLICKFANG.

OBEN: ***Ein gelbes Frühstücks- oder Eßzimmer fördert die Verdauung und die Kommunikation.***

GELB

Die Farbe Gelb ist dem Sonnenschein am nächsten; sie regt das Denken an, macht wachsam und entschlußfreudig. Gelb ist daher günstig, wenn Sie geistig arbeiten müssen.

Gelb allein bietet keinen Fixpunkt, keinen Schutz, kein Ziel und kein Zentrum, läßt sich aber gut mit Ton-in-Ton- oder Kontrastfarben kombinieren. Gelb als Wohnfarbe ist in Kombination mit gelbem Licht keine gute Umgebung, weil dies das Nervensystem überstimuliert. Wenn Ihre familiären Beziehungen angespannt sind und Sie einen von Gelb dominierten Raum im Haus haben, sollten Sie ihn zu einem weichen Creme hin verändern.

GRÜN

Da Grün, wie wir bereits sagten, die Farbe der Natur ist, erzeugt sie als Wohnfarbe Wohlbehagen, Behäbigkeit und Entspannung sowie ein Gefühl von Ruhe, Weite und Verbundenheit mit der Natur; therapeutisch wird es entsprechend eingesetzt. Grün stellt ein Gegengewicht zu allen anderen Farben dar und wirkt auf vielen Ebenen stark heilend.

Grün beruhigt allerdings nur, solange es weich und klar ist; wenn es schmutzig, trüb oder oliv wird, symbolisiert es hingegen Verfall. Ein solches Grün als Wohnfarbe kann eher einen negativen Aspekt Ihrer Persönlichkeit widerspiegeln.

UNTEN: ***Weiche Grundtöne heilen und entspannen; dunkle, schmutzige Nuancen fördern negative Gedanken.***

GELBGRÜNTÖNE

Zur Zeit ist Limettengrün als Wohnfarbe beliebt. Bei Gelbgrün wird manch einem jedoch übel. Wählen Sie eher Goldgelb, klares Primelgelb oder buttrige Cremetöne, und achten Sie darauf, daß das Gelb nicht einen Stich ins Grüne hat oder schmutzig wirkt.

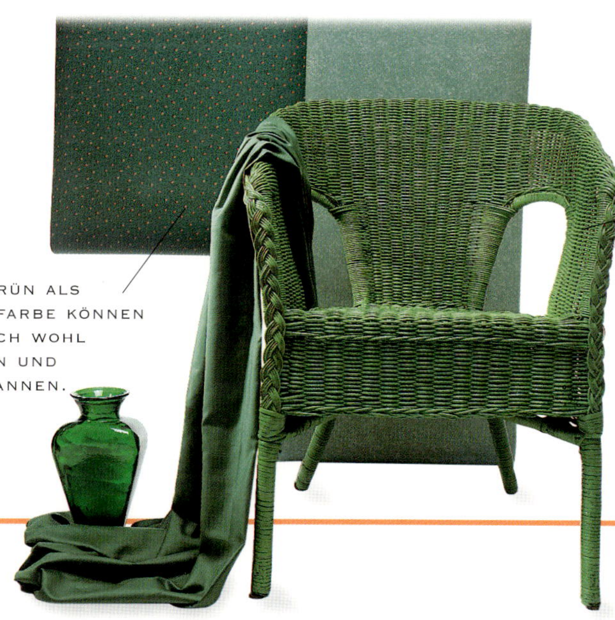

MIT GRÜN ALS WOHNFARBE KÖNNEN SIE SICH WOHL FÜHLEN UND ENTSPANNEN.

GRÜN HILFT STÄDTERN, SICH MIT DER NATUR ZU VERBINDEN.

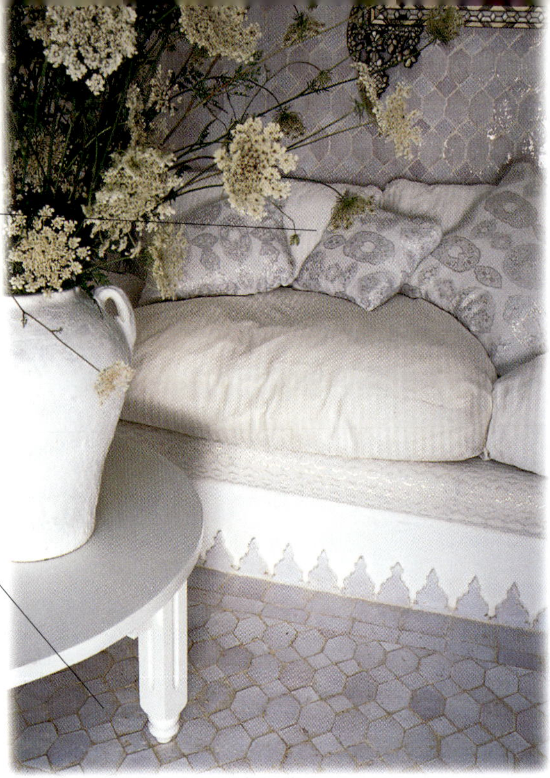
DER BLAUSTICHIGE BEZUG BERUHIGT UND ENTSPANNT.
BLAUE BODENFLIESEN WIRKEN KÜHL – GÜNSTIG IN HEISSEN KLIMAZONEN.

OBEN: ***Ein Wohnzimmer mit lichtblauen Akzenten ist nach einem hektischen Arbeitstag als Ausgleich genau richtig.***

BLAU

Blau wird von mehr Menschen (über 50 Prozent) als Lieblingsfarbe gewählt als jeder andere Farbton. Blaue Räume und eine blaustichige Beleuchtung ergeben eine beruhigende, entspannende Umgebung.

Ein helles, weiches Blau besänftigt und vermittelt das Gefühl, vor den geschäftigen Aktivitäten des Tages geschützt zu sein. Tiefblau entspannt und sediert wie das dunkle Blau des nächtlichen Himmels. Ein spezielles Dunkelblau namens »Nila« (ein aus dem Sanskrit stammendes Pali-Wort) ist die beste Umgebung zum Meditieren.

Violettblau ist ein warmes Blau und günstig, wenn man unter Klaustrophobie oder Asthma leidet.

TÜRKIS

Die Farbe Türkis, die Mischung von Grün und Blau, wirkt kühl und frisch und ist als Wandfarbe wesentlich erfolgreicher als Grün, weil es Räume »vergrößert«, ohne ihnen ihre statische Stille zu nehmen.

Türkis erzeugt eine beruhigende, wohltuende Umgebung, was besonders für gestreßte Zeitgenossen günstig ist. Wie Grün wirkt die Farbe Türkis also günstig, wenn Sie in irgendeiner Form erhitzt oder geistig angespannt sind.

Wir assoziieren Blaugrüntöne im allgemeinen mit Wohnungen in heißen Klimazonen – sie erinnern an die frische, kühle Farbe des Meeres.

VIOLETT

Violett besteht aus Blau und Rot; das heißt, es schützt und aktiviert. Ähnlich wie Grün wirkt es ausgleichend, aber anders als Blau oder Türkis trägt es nicht wirklich zur Heilung bei, auch wenn es Ruhe und Sammlung unterstützt. Violett hat einen Bezug zur Kreativität; viele Maler und Komponisten sind beim Arbeiten gern von dieser Farbe umgeben.

Violett hat als Raumfarbe etwas Luxuriöses, Königliches und Geheimnisvolles – es ist immer

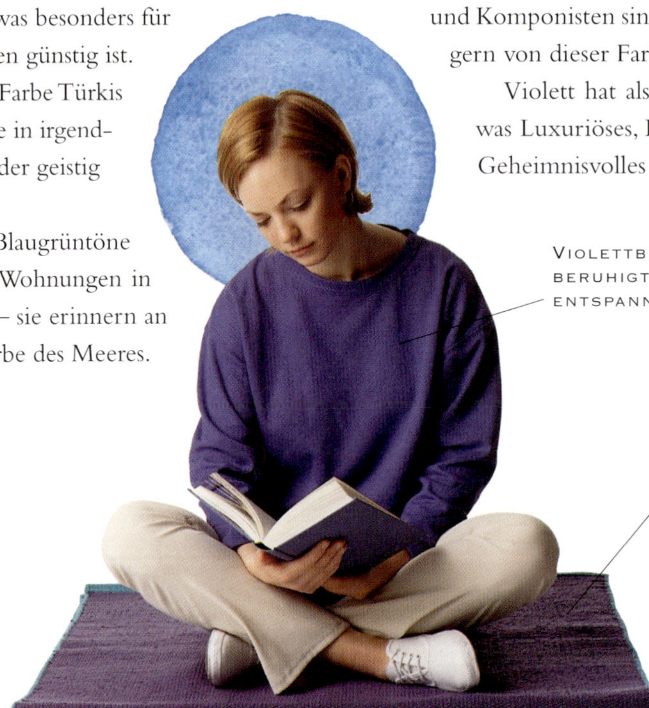
VIOLETTBLAU BERUHIGT UND ENTSPANNT.
BLAU HILFT, ABZUSCHALTEN UND SICH IN EIN GUTES BUCH ZU VERTIEFEN.

RECHTS: ***Eine blaue Umgebung garantiert maximale innere Ruhe!***

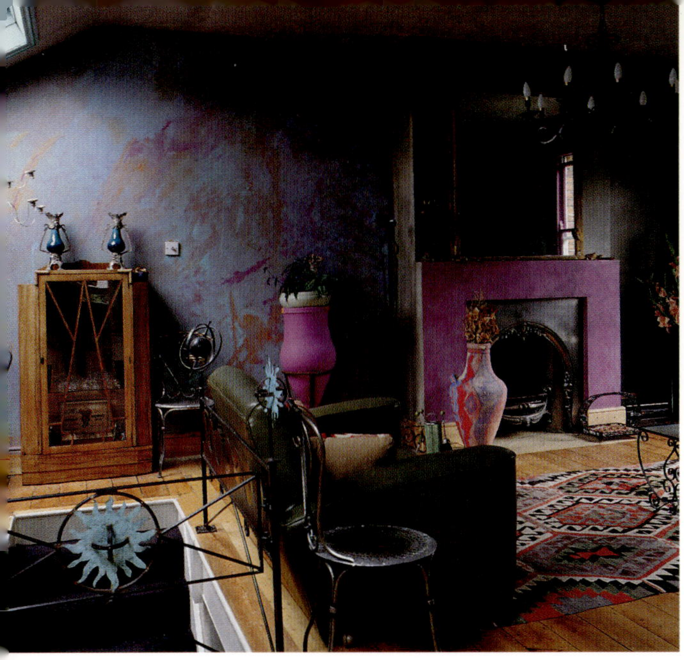

LINKS: ***Violett hat etwas Theatralisches und verweist auf die Kreativität des Bewohners.***

mit Königen und spirituellen Plätzen assoziiert worden. Wenn es inspirieren soll, wird es am besten in kleinen Mengen neben harmonierende Töne oder die Komplementärfarbe Gelb gestellt.

Purpurnuancen passen für Bereiche in Wohnungen oder Gebäuden, die mit Würde und Kontemplation zu tun haben.

FARBEINFLUSS

Violett allein kann uns stark medial beeinflussen – bevor Sie diese Farbe wählen, sollten Sie sicherstellen, daß Ihr Temperament und Ihre innere Kraft damit zurechtkommen.

MAGENTA

Magenta ist eine relativ schwer faßbare Farbe. Am besten sieht man sie durch ein Prisma. Auch eine magentarote Blume kann Sie zu einem Farbkonzept für die Wohnung inspirieren. Magenta ist eine spirituelle Farbe mit praktischen Untertönen: Sie regt uns an, »humaner« zu werden. Wenn wir verzagt, besorgt, wütend oder frustriert sind, zieht Magenta uns aus dieser Haltung heraus und hebt uns auf eine andere Ebene.

In Kombination mit Violett ergäbe sich ein theatralisches, futuristisches Szenario von Geburt und Tod. Deshalb sollten nur ausgebildete Farbtherapeuten diese Farben als Heilumfeld einsetzen. In kleinen Mengen jedoch kann jeder sie verwenden.

Ein Bild, eine Brücke, ein seidener Lampenschirm oder eine Jalousie in Magenta können wunderbar inspirieren.

MAGENTA-ROTVIOLETT

Im ungünstigen Fall verstärkt Magenta die Wirkung von Violett, das heißt den Wunsch, der anspruchsvollen Welt zu entkommen und Herausforderungen zu vermeiden. Es kann auch zu sehr entspannen, was für Menschen, die zum »Aussteigen« neigen, wahrscheinlich gefährlich ist. Vermeiden Sie daher Magenta als Kleidungs- und Wohnfarbe, wenn Sie chronisch depressiv oder introvertiert sind.

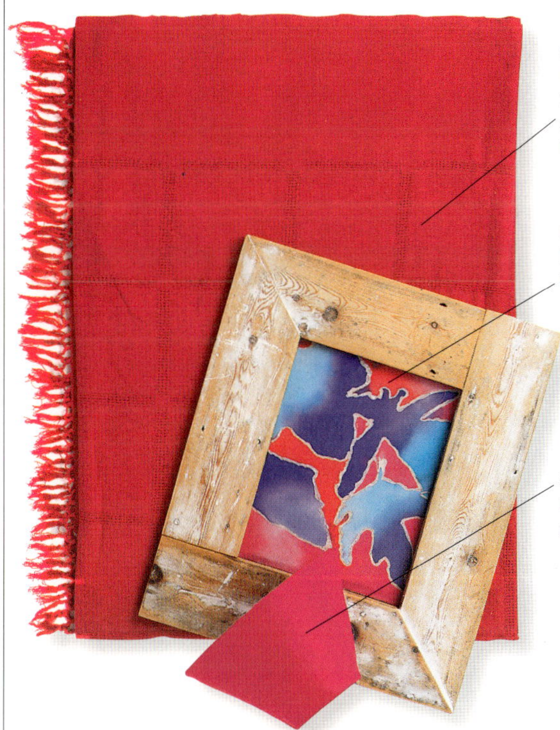

SETZEN SIE MAGENTAAKZENTE MIT EINER BRÜCKE ODER EINEM BETTÜBERWURF.

EIN SCHUSS MAGENTA IN EINEM BILD GENÜGT.

SCHON EINE SPUR MAGENTA BEFLÜGELT.

OBEN: ***Magenta ist eine dramatische, spirituelle Farbe; Farbtherapeuten empfehlen, sie nur in kleinen Mengen einzusetzen.***

RECHTS: ***Grau wird mit Kontrolle und Selbstsicherheit assoziiert; zuviel Grau kann Ihnen Energie abziehen.***

SCHWARZ

Schwarz enthält alle Möglichkeiten und kann, maßvoll eingesetzt, inspirieren und die Wirkung anderer Farben unterstreichen. Aber es läßt sich sehr schwer mit ihm leben, und eine große schwarze Wand oder Decke können uns viel Energie abziehen und eine negative Einstellung fördern. In Zeitschriften tauchen oft dramatische Schwarzweißkombinationen auf, aber da sollten sie auch bleiben. Schwarz hat eine negative Wirkung und sollte nur als Rahmen zur Betonung anderer Farben verwendet werden; auch kleine Gegenstände, die dem Raum Tiefe und Spannung geben sollen, können schwarz sein. Schwarz macht Räume kleiner – also ist es möglich, daß man klaustrophobisch reagiert!

Wer viel Schwarz in der Wohnung hat, ist oft von anderen Menschen isoliert. Schwarz überdeckt die wahren Gefühle, so daß es anderen schwerfällt, uns nahezukommen.

Den Chinesen gilt Schwarz als glückbringende Wohnfarbe; sie stellen es oft neben leuchtendes Rot. Die Japaner kombinieren Schwarz als Blickfang mit weichen, warmen, natürlichen Materialien in Braun- und Goldbrauntönen. Dies dämpft seine Wirkung.

SCHWARZNUANCEN

In der Natur gibt es kein reines Schwarz. Mischen Sie Schwarz immer selbst an – so können Sie ihm einen blauen, violetten oder braunen Unterton geben.

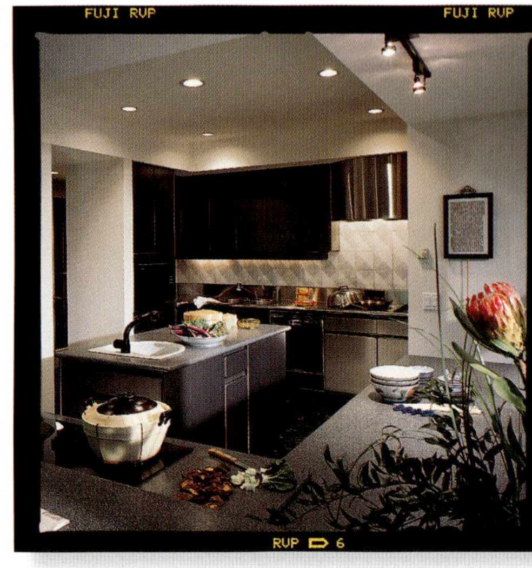

GRAU

Grau ist weder schwarz noch weiß; es stellt sich nicht, will sich nicht binden und verpflichten. Es signalisiert Selbstgenügsamkeit, die Botschaft: »Laß mich in Ruhe.« Zuviel Grau in Ihrer Umgebung zieht Ihnen Energie ab. Grau hat etwas Negatives, das uns Lebensenergie nimmt.

GRAU

Grau negiert unsere Individualität. Grauträger sind oft sehr kritisch und machen schließlich alles allein. Wenn Sie unbedingt Grau verwenden wollen, nehmen Sie ein warmes Taubengrau, das den Hintergrund für andere Farben bildet.

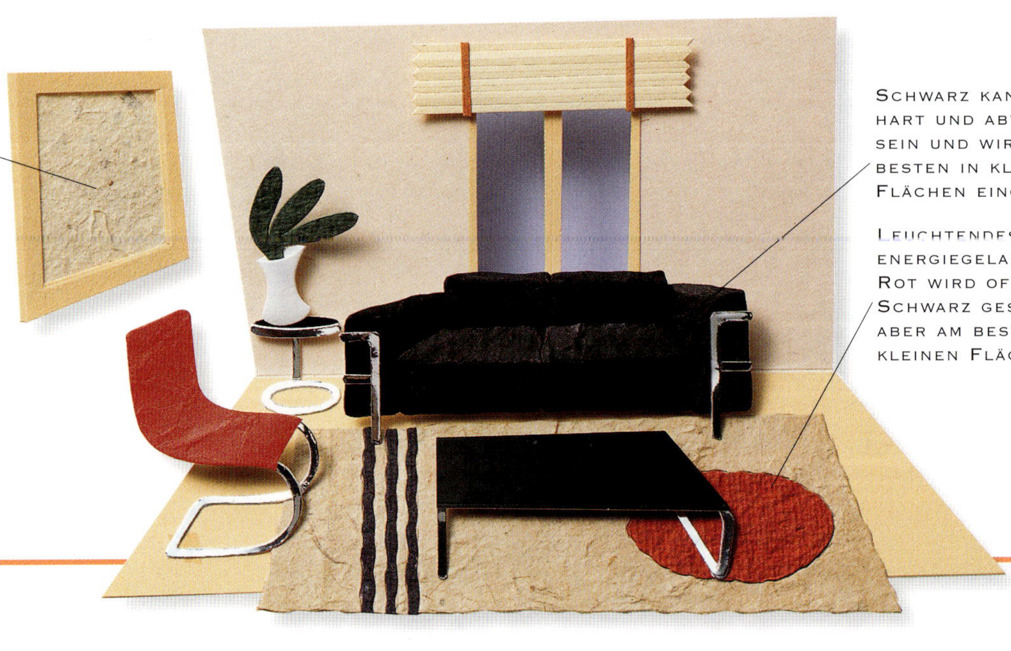

RECHTS: ***Setzen Sie Schwarz als Wohnfarbe sparsam ein. Rot neben Schwarz gibt Energie, rosastichige Neutraltöne bilden einen sanfteren Hintergrund.***

WEISS

Weiß ist höchste Reinheit, allerdings auch schreckliche Isolation. Denn ein vollkommen weißer Raum ist genauso beängstigend wie ein vollkommen schwarzer. Eine weiße Umgebung gibt Ihnen den Platz zum Wachsen, macht aber nicht aktiv.

Wenn Sie Zeit und Raum zum Nachdenken über Ihr Leben brauchen, vermittelt Weiß Ihnen ein Gefühl von Freiheit und Offenheit. Wer von Weiß angezogen wird, sucht oft nach innerer Läuterung.

Jahrelang galten weiße Wände weit und breit als modern und flexibel: Jeder Bewohner, so glaubte man, konnte dem Raum seinen persönlichen Stempel aufdrücken. Leider verkehrte sich dies oft ins Gegenteil, denn Weiß kann die Individualität ersticken und Entscheidungen verhindern. Die Farbe wurde in einer Zeit populär, in der wir von Hygiene und Sauberkeit besessen waren.

Trotzdem läßt Weiß sich als Wohnfarbe verwenden. Sie hat zahllose Nuancen, und es muß nicht Reinweiß sein. In der Natur hat die Farbe viele weiche Schattierungen. Es gibt rosige und bläuliche Weißnuancen, warme Weißtöne mit pfirsichfarbenen oder gelben Untertönen. Reines Weiß wird am besten als Kontrast zu anderen Farben eingesetzt und eignet sich als Lackierung für Holz und Türen, wenn die Wände farbig sind.

Denken Sie daran, daß zuviel Weiß klinisch und distanziert wirken kann, und vermeiden Sie blaustichige Weißtöne, die sehr kalt und unfreundlich sind. Mehrere andere Farben neben Weiß machen die Atmosphäre einladender.

WEISSNUANCEN

Es gibt viele Weißnuancen, die nicht so abweisend wirken wie reines Weiß. Weiß mit einem Schuß Farbe macht den Raum wärmer, ohne daß die Frische verlorengeht.

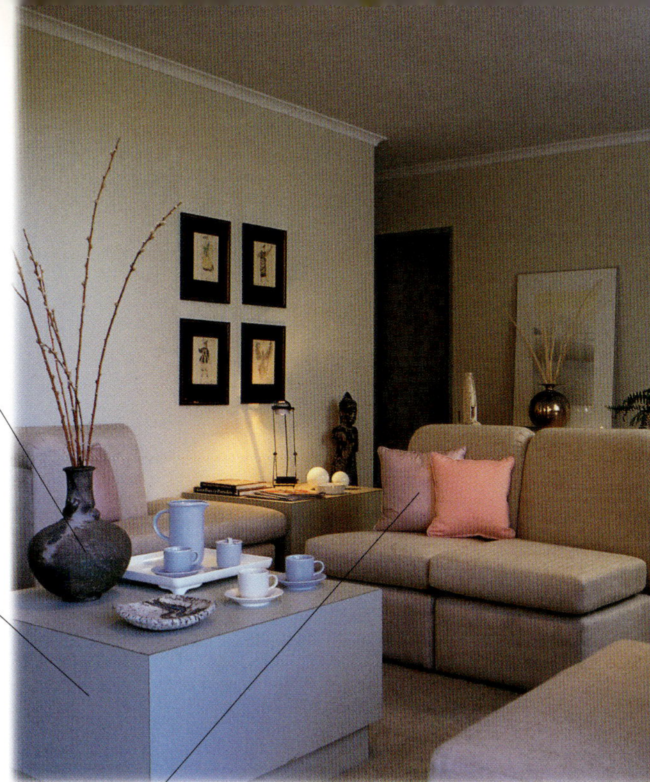
FARBIGE AKZENTE BRINGEN SPANNUNG IN DEN RAUM.
BLAU BERUHIGT, KANN ABER KALT WIRKEN.
ROSA IST WARM UND AUFBAUEND.

OBEN: ***Weiß macht Räume groß und offen. Stellen Sie ihm andere Farben an die Seite, die Wärme und Energie vermitteln.***

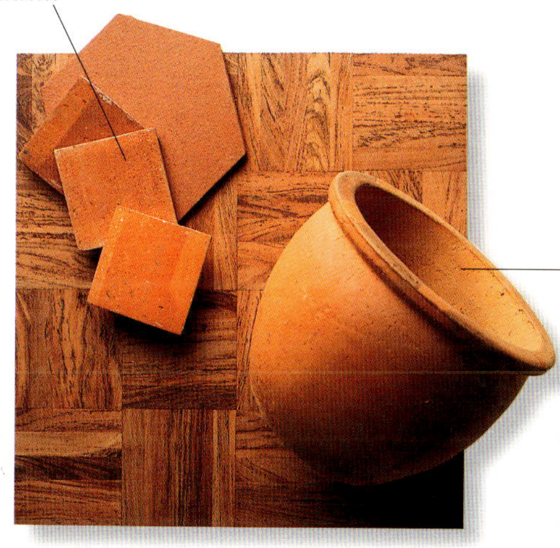
KERAMIK
TERRAKOTTA

LINKS: ***Braun im Innenbereich bleibt am besten natürlichen Materialien (Holz, Keramik) vorbehalten.***

BRAUN

Braun ist die Farbe von Mutter Erde, und wenn wir uns mit braunen Möbeln, Teppichen oder Kleidern umgeben, fühlen wir uns vor der Außenwelt geschützt. Braun vermittelt Stabilität und ist deshalb günstig, wenn Sie unsicher sind. Experimentieren Sie mit den vielen braunen Neutraltönen: Goldbraun, warmes Rosabeige, Terrakotta und Rost wirken warm und vermitteln Geborgenheit.

FARBFAMILIEN

Wie Musiknoten beeinflussen Farben uns unterschiedlich, je nachdem, wie wir sie arrangieren. Manche Farbfolgen sind »melodisch«, andere hingegen disharmonisch.

JEDE GRUNDFARBE IST EINE REINE FARBE.

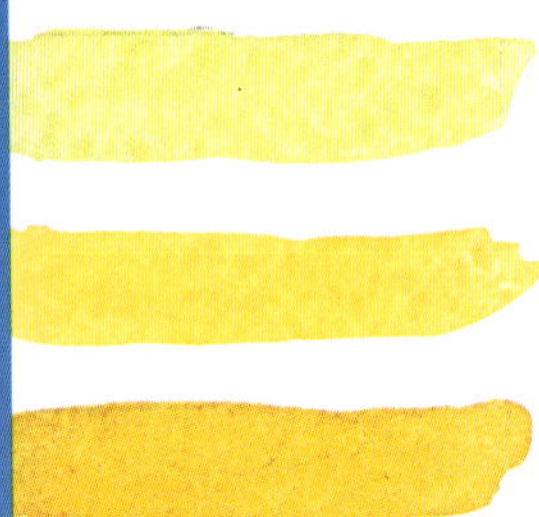

DIE INTENSITÄT BETRIFFT DIE WIRKKRAFT DER FARBE.

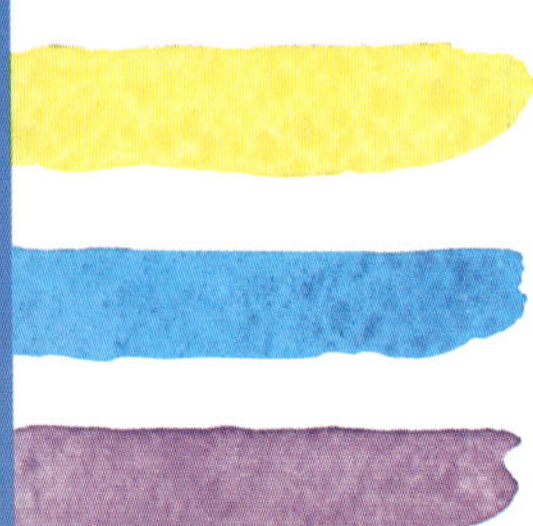

HELLIGKEIT IST DIE NÄHE EINER FARBE ZU WEISS.

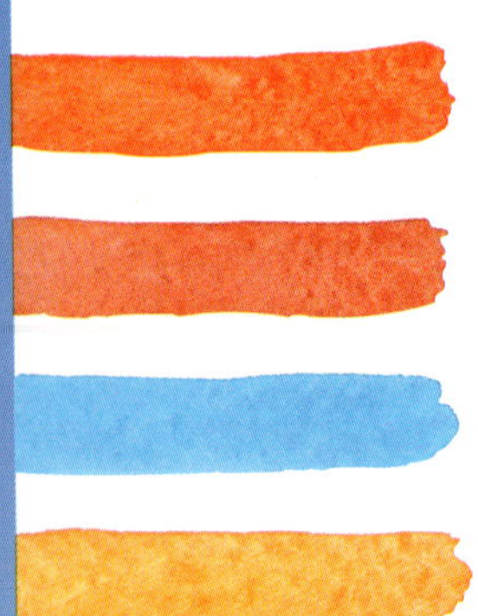

FARBEN WIRKEN WARM ODER KALT.

Die Atmosphäre eines Raums wird nicht nur durch die Farbe(n) an sich, sondern auch durch ihre Eigenschaften beeinflußt. Dazu gehören zum Beispiel Helligkeit oder Dunkelheit, Intensität, »Temperatur« und »Bewegung«.

Die im Regenbogen vertretenen Farben werden als »reine Farben« bezeichnet, zum Beispiel Rot, Orange, Gelb, Pink, Türkis und Magenta.

Die Sättigung bezieht sich auf die Intensität der Farbe von hell zu dunkel. Eine gelbe Oberfläche zum Beispiel kann hell, mittel oder dunkel sein, je nach dem Anteil der gelben Farbpigmente. Pastelltöne sind mit Weiß vermischte Farbtöne, also sehr blaß; Trübungen bzw. Dämpfungen der Farbe entstehen durch die Beimischung von Schwarz; so wird Rot zu Kastanienrot, Gelb zu Braun und Orange zu Rost.

Die Helligkeit bezieht sich auf die Nähe einer Farbe zu Weiß oder Schwarz; Gelb ist die hellste Farbe, weil es Weiß am nächsten steht; deshalb wirkt es leuchtender als zum Beispiel Grün oder Blau. Violett ist die dunkelste Farbe des Farbenspektrums, weil es Schwarz am nächsten ist.

Die »Temperatur« bezieht sich darauf, ob wir eine Farbe als warm oder kalt empfinden; Blau etwa wirkt im allgemeinen kühl und beruhigend, Orange dagegen warm; dies hängt jedoch auch von der Reinheit der Farbe ab.

Die »Bewegung« bezieht sich darauf, ob eine Farbe auf Sie zuzukommen oder vor Ihnen zurückzuweichen scheint. Die hellsten Farben (etwa Gelb) kommen auf Sie zu, die dunkelsten (wie Blau und Violett) weichen vor Ihnen zurück.

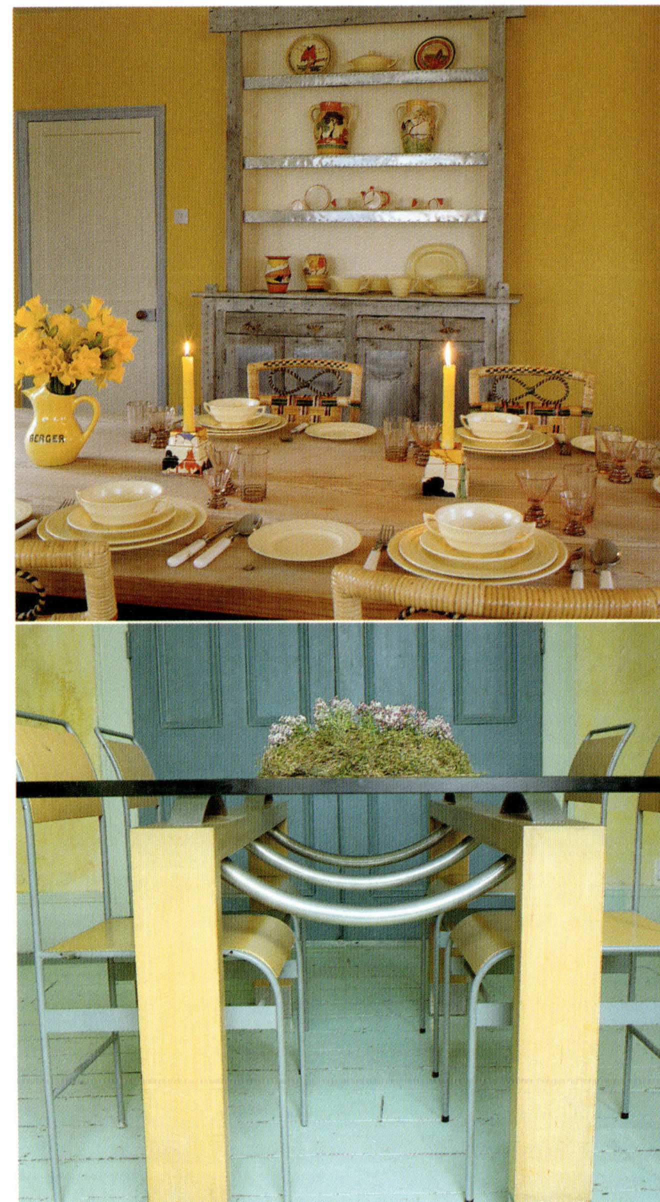

OBEN: ***Zahlreiche Faktoren beeinflussen die Atmosphäre eines Raums. Diese beiden Interieurs zeigen, daß warme Farben auf uns zuzukommen scheinen, während kühle zurückweichen.***

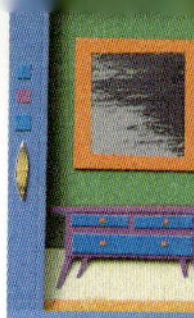

Wenn Sie die Stimmung eines Raums verändern möchten, brauchen Sie nicht unbedingt das gesamte Dekor auszutauschen; Sie können das Problem einfach auf zweierlei Weise lösen.

Erstens kann man die vorhandene Farbe ändern, so daß ein warmes, leuchtendes Rot zu einem kühlen, bläulichen Rot wird oder ein kühles Grau Wärme bekommt. Einen Raum in kräftigen Farben dämpft man mit neutralen Tönen, während ein dunkles Zimmer durch zarte Pastelltöne gewinnt. Zweitens kann man seine Lieblingsfarbe in kleinen Flächen in den Raum einbringen.

FARBFAMILIEN UND PERSÖNLICHKEITSMERKMALE

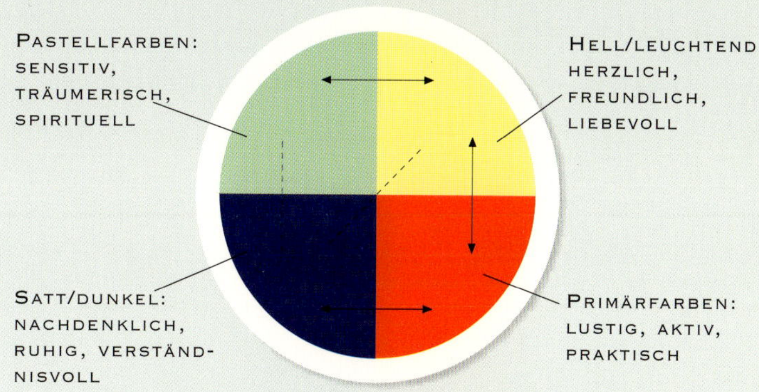

DIE PFEILE ZEIGEN DIE BESTEN BEZIEHUNGEN.
DIE GESTRICHELTE LINIE ZEIGT UNAUSGEWOGENE BEZIEHUNGEN.

FARBTIPS

Bei der Wahl eines Farbkonzepts sollten Sie vier Dinge berücksichtigen:

1. *Die Lieblingsfarbe(n) des/der Bewohner. Werden warme oder kühle Farben bevorzugt?*
2. *Ist der Raum selbst kalt, dunkel, warm, sonnig, groß oder klein?*
3. *Wozu wird der Raum genutzt? Soll er anregen, entspannen oder inspirieren?*
4. *Die speziellen Bedürfnisse des/der Bewohner(s). Kämpft er mit Streß, körperlicher Krankheit oder psychischen Problemen?*

FINDEN SIE IHRE FARBFAMILIE

Vor der Entscheidung über Ihre Wohnfarbe(n) sollten Sie herausfinden, welche Farbfamilie Ihnen entspricht. Wählen Sie zuerst zwischen warm und kalt. Wenn Ihre Lieblingsfarbe Blau ist, ziehen Sie wahrscheinlich kühle Töne vor, Rot zeigt eine Neigung zu warmen Farben an.

Entscheiden Sie auch, ob Sie Pastelltöne, helle/leuchtende Primärfarben oder satte/dunkle Schattierungen vorziehen. Je leuchtender und intensiver der Farbton ist, desto stärker ist Ihre Persönlichkeit.

UNTEN: ***Die Farben Ihrer Kleidung und generell die Farben, von denen Sie angezogen sind, zeigen Ihre Farbvorlieben. Im Idealfall sollte auch Ihr Zuhause diese spiegeln.***

BLASSE, PASTELLIGE FARBEN ZEIGEN EIN EHER RUHIGES, STILLES WESEN.

WENN SIE BLAU TRAGEN, EINE KÜHLE FARBE, ZIEHEN SIE WAHRSCHEINLICH BLAU-, GRÜN- UND VIOLETTTÖNE VOR.

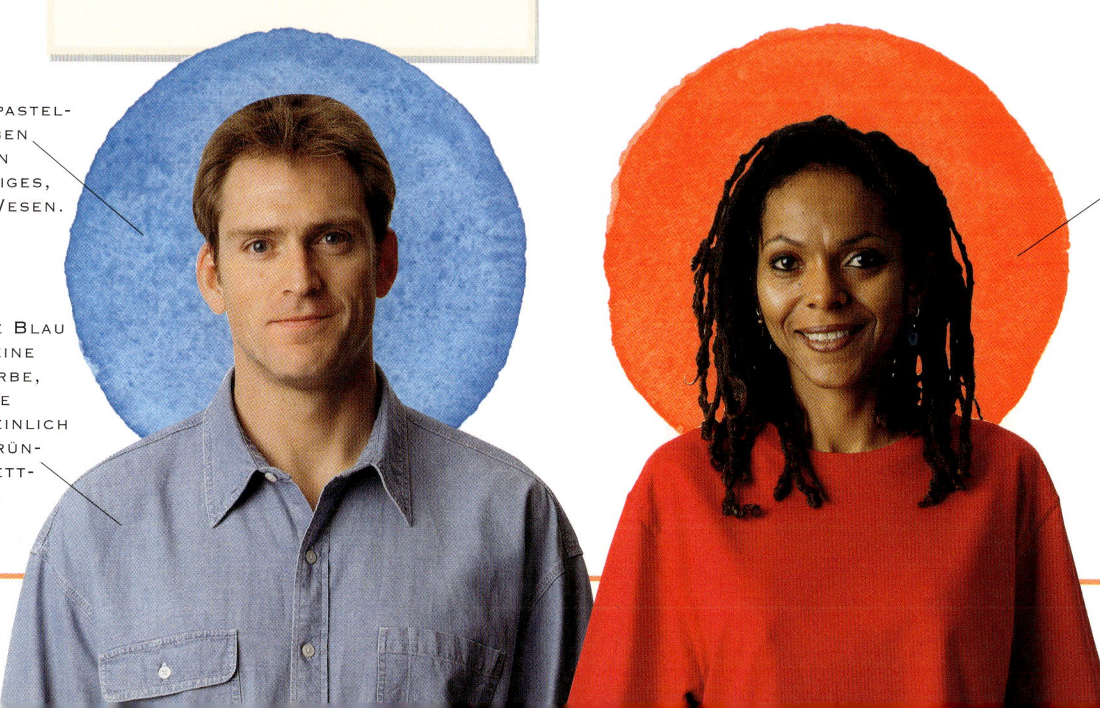

WENN SIE ROT TRAGEN, ZIEHEN WARME FARBEN SIE AN; LEUCHTENDE NUANCEN VERWEISEN AUF EIN DOMINANTES NATURELL.

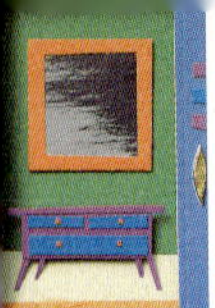

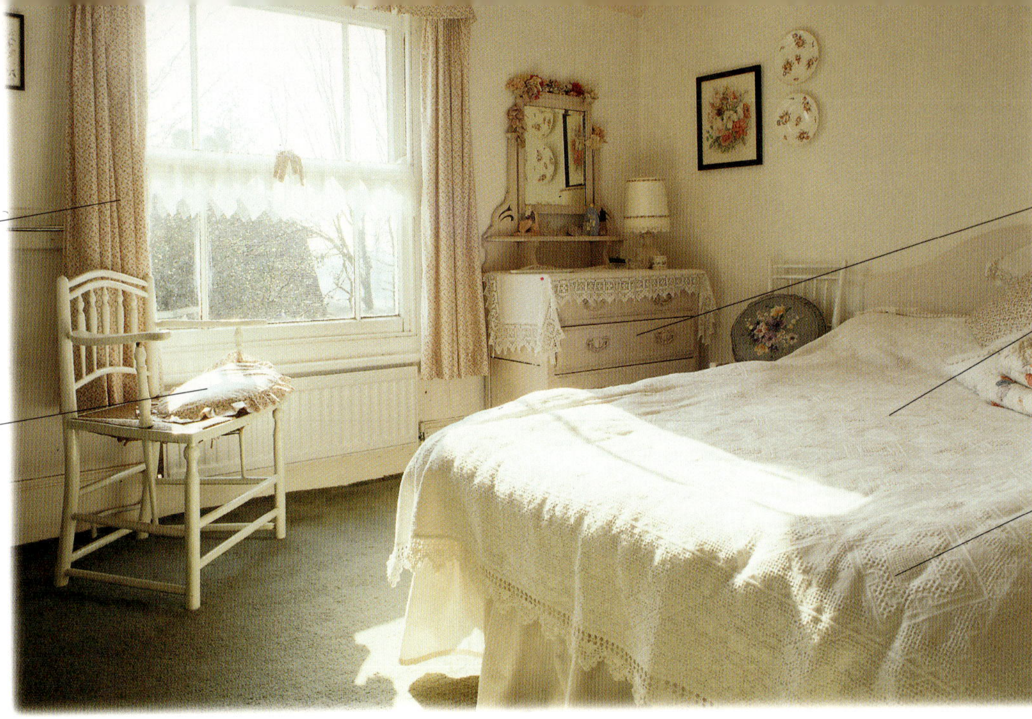
DER BLASSROSA STOFF DER VORHÄNGE UND KISSEN GIBT DEM RAUM WÄRME.
EIN WEISSES INTERIEUR MACHT SICH MIT ETWAS FARBE BESSER. ROSA IST FREUNDLICH UND AUFBAUEND.
DIE ZARTROSA MALEREI AUF DEN SCHUB-LADEN MILDERT DAS WEISS DER WÄNDE.
WARME UNTERT FÜR DAS WEISS VERHINDERN, DA DER RAUM KALT ABWEISEND WIR
TEXTUR IST WICHTIG, WENN WEISS IHR FAR KONZEPT DOMIN

OBEN: ***Ein zartes Dekor wirkt hell und weit und erfrischt Seele und Geist.***

SÄTTIGUNG: HELLE UND DUNKLE FARBEN

Die meisten Menschen wollen in einer lichten, hellen Umgebung leben, und tatsächlich hängt unser Wohlbefinden weitgehend von der in unsere Wohnung gelangenden Lichtmenge ab. Das Licht kommt nicht nur durch Türen und Fenster herein, sondern wird auch von Wänden und Mobiliar reflektiert.

Hellfarbige Räume spiegeln mehr Licht, so daß wir mehr Energie erhalten. Zarte, pastellige Töne machen Räume größer und heller; in einer solchen Umgebung können wir uns länger aufhalten, ohne uns unwohl zu fühlen.

Dunkle Farben haben mehr Farbpigmente, so daß die Menge des reflektierten Lichts abnimmt. Kräftige Farbtöne prägen dem Raum auch eine bestimmte Stimmung auf und passen daher besser für Bereiche, die einem speziellen Zweck dienen. Dunkle Nuancen lassen Räume kleiner erscheinen; manchmal allerdings macht auch eine satt kolorierte Ecke sich gut. Große Räume oder solche mit hoher Decke wirken in satten, leuchtenden Farben vertrauter und weniger abweisend.

Zimmer, die wenig Licht bekommen oder lange Zeit geschlossen waren, enthalten negative Schwingungen, die in Wänden und Mobiliar festsitzen, uns Energie abziehen und depressiv machen. Verwenden Sie für solche Bereiche am besten helle, warme Farben, die für ein freundlicheres Ambiente sorgen und die Menge des in den Raum reflektierten Lichts erhöhen.

WARME UND KALTE FARBEN

Yin und Yang sind in wechselndem Verhältnis in allen Dingen vorhanden (s. S. 80). Genauso enthalten Farben unterschiedliche Anteile warmer und kalter Schwingungen.

Orangerot wirkt am wärmsten. Rot, Orange, Gold und Gelb regen an; verwenden Sie deshalb warme Farben für Räume, die kalt sind oder kein natürliches Licht enthalten. Auch Rosa und Lavendel machen warm und freundlich und lassen Räume groß und elegant aussehen. Am anderen Ende des Spektrums sind Blautöne und Mauve im positiven Sinne kühl und nützlich für die Gestaltung von kleinen Räumen auf der Sonnenseite des Hauses. Grün kann kalt oder warm sein, je nach dem Anteil von Blau (Yin) und Gelb (Yang). Die Neutraltöne (Grau, Beige, Creme, gebrochenes Weiß) stellen eine dritte Gruppe dar. Sie können zwischen verschiedenen kräftigen, kontrastierenden Farben einen

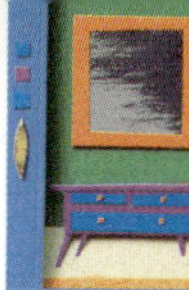

Ausgleich herstellen oder eigenständig zur Schaffung eines zarten, sanften, entspannenden Ambientes eingesetzt werden. Grau kann man als neutralen Hintergrund verwenden, von dem klare, leuchtende Farben sich abheben.

Blautöne wirken generell kühler als Rottöne; aber auch innerhalb der Blautöne sind manche wärmer als andere. Mit Rot gemischtes Blau zum Beispiel wird wärmer, mit Grün gemischtes kälter. Auch Grautöne können je nach Unterton – rot oder blau – warm oder kalt sein. Ein warmes Taubengrau hat eine andere Qualität als ein kaltes Stahlgrau. Achten Sie auf die Wirkung, wenn Sie beurteilen wollen, ob eine Farbe warm oder kalt ist: Handelt es sich um ein gräuliches Schieferblau oder um ein sattes,

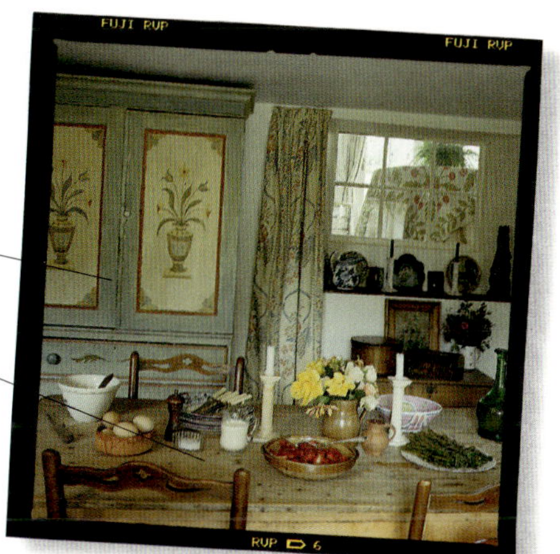

KÜHLE BLAU-GRÜNTÖNE

WÄRMERE AKZENTE ALS AUSGLEICH

leuchtendes Blau? Um ein bräunliches oder um ein gelbliches Rot?

Verwenden Sie die warmen Farben Rot, Orange und Gelb vorzugsweise in Bereichen, in denen körperliche Aktivität gefordert wird, etwa für Diele, Treppenhaus, Küche, Spiel-, Eß- und Wohnzimmer sowie den Freizeitbereich. Die kühlen Farben, die dazu beitragen, daß wir uns entspannen, eignen sich am besten für Schlaf-, Bade- und Arbeitszimmer, für Büros, Gartenzimmer und Wintergärten.

Anhand der Farbtonkarte eines Farbenherstellers erkennen Sie am besten, wie die Farben von warm zu kühl wechseln.

»FARBBEWEGUNG«

Rot ist »entfernungsneutral«; das heißt, es beeinflußt nicht, wie groß uns ein Raum erscheint. Gelb »kommt auf uns zu«; deshalb erscheint eine gelbe Wand näher, der Raum wirkt kleiner. Blau »geht von uns weg«, die Wand scheint nach hinten zurückzuweichen. Dabei ist die Intensität einer Farbe nicht ausschlaggebend.

Knallige Primärfarben verkleinern einen Raum; verwenden Sie sie am besten als Akzentfarben für kleinere Gegenstände.

UNTEN LINKS: ***Mit Grün vermischtes Blau wird kälter. Ein Gegengewicht zu diesen kühlen Farben bilden warme Gelb- und Terrakotta-Akzente.***

UNTEN: ***Gelbe Wände machen Räume immer kleiner und vertrauter.***

PRIMELGELB VERKLEINERT DEN RAUM.

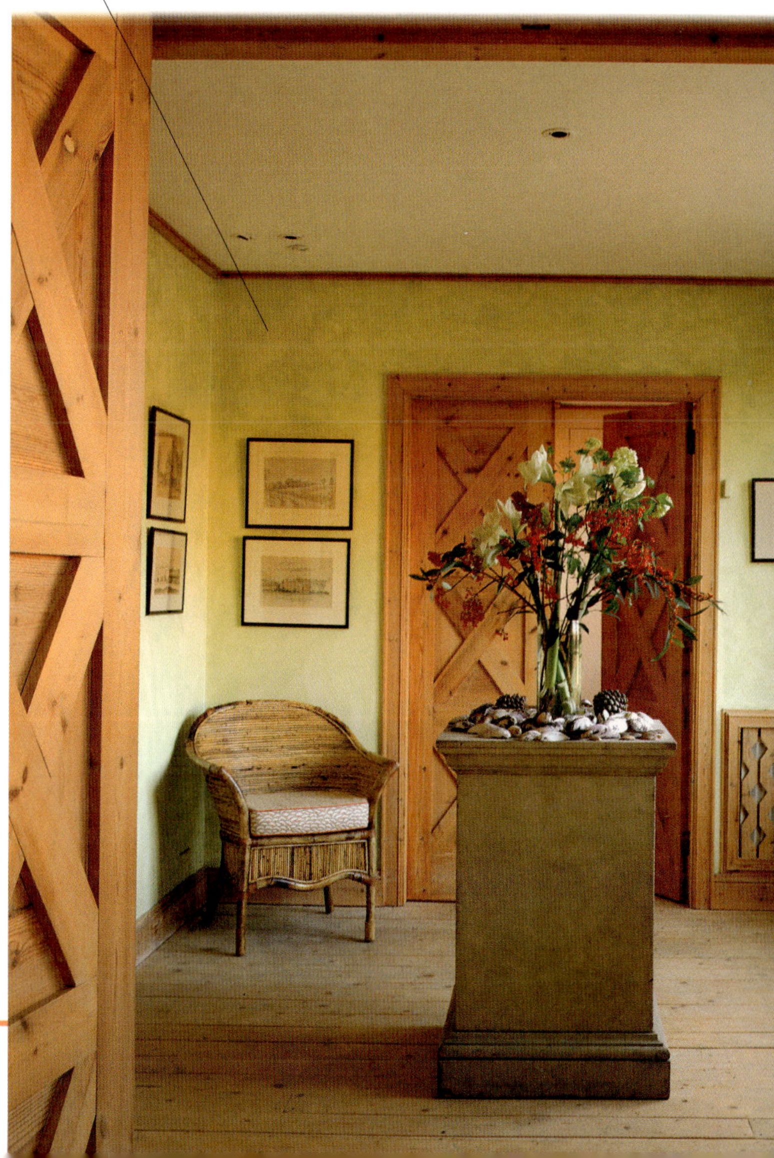

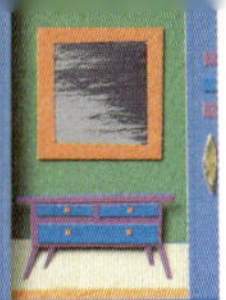

FARBEN KOMBINIEREN – DIE NATÜRLICHEN GESETZE DER HARMONIE

Genauso wie eine ausgewogene Ernährung brauchen wir die Energie jeder Farbe im Spektrum. Kolorationskonzepte auf der Basis von nur ein oder zwei Farben erzeugen ein Ungleichgewicht im Organismus.

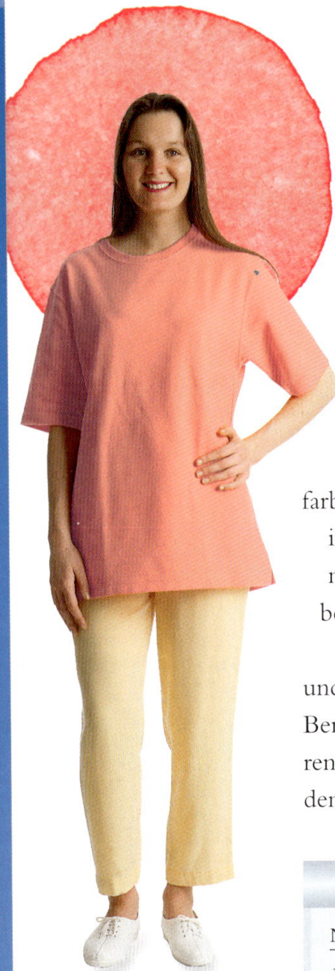

OBEN: ***Wenn Sie gern warme Farben tragen, sollten Ihre Wohnfarben genauso sein.***

Energieungleichgewichte sind leicht daran zu erkennen, daß wir uns in Farben kleiden, die im Gegensatz zu unseren »Wohnfarben« stehen. Wenn Sie gern Rot tragen und in einer überwiegend blau oder grün gehaltenen Wohnung leben, verlangt Ihr Körper unbewußt nach der warmen Energie.

Ein harmonisches Farbkonzept sollte warme und kühle Töne aufweisen, obwohl in manchen Bereichen auch eine einzige Qualität dominieren kann. Eine orangefarbene Küche wirkt auf den Koch und die Familie warm und freundlich, während ein kühles blaues Badezimmer genau der richtige Ort ist, um Streß abzubauen. Gleichgewicht entsteht, wenn Sie kühlen Farbkonzepten warme Farben und warmen Farbkonzepten kühle Farben an die Seite stellen. Rollos, Bettwäsche, Mobiliar, Bilder, Pflanzen, Lampen stellen den Ausgleich zu den dominanten Farben her. Die Beziehung der Farben untereinander ist so wichtig wie die Farbe selbst. Es gibt natürliche Harmoniegesetze, die uns bei der Kombination von Farbtönen anleiten können.

FARBBEZIEHUNGEN IM FARBKREIS

Nachbarfarben

Nachbarfarben liegen auf dem Farbkreis nebeneinander und haben eine natürliche Affinität zueinander. Sie wirken besonders gut bei Farbeffektanstrichen; die Partnerschaft der beiden Farben verstärkt den Gesamteindruck. Oder verwenden Sie den hellen Pastellton der einen Farbe mit der dunkleren Nuance der Nachbarfarbe.

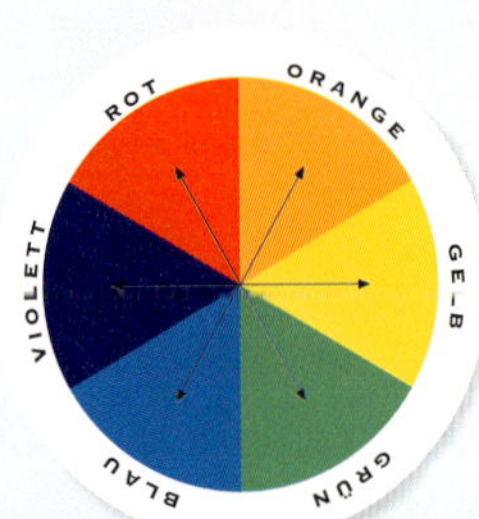

OBEN: ***Komplementärfarben liegen auf dem Farbkreis einander gegenüber und gleichen sich auf natürliche Weise aus.***

Komplementärfarben

Komplementärfarben liegen auf dem Farbkreis einander gegenüber. Sie besitzen von Natur aus eine gegensätzliche, aber harmonisierende Farbenergie; das heißt, sie egalisieren und steigern sich gegenseitig. Komplementärfarben ergeben Grau, wenn sie als Substanzfarben vermischt werden, und Weiß, wenn die beiden Farbstrahlen übereinander projiziert werden. Die Komplementärpaare sind Gelb-Violett, Blau-Orange und Rot-Grün.

Disharmonische Farben

Disharmonisch ist die Farbe, die auf dem Farbkreis ein Drittel Kreissegment entfernt liegt. Diese Farben kollidieren genauso wie zwei dissonante Musiknoten. Disharmonische Farben lassen sich in kleinen Mengen zusammen verwenden (etwa in einem gemusterten Stoff oder als »optisches Ausrufungszeichen«). Denken Sie aber daran, daß Sie mit den Ergebnissen leben müssen; überlegen Sie daher genau, bevor Sie ein solches Farbkonzept in Ihrer Wohnung realisieren.

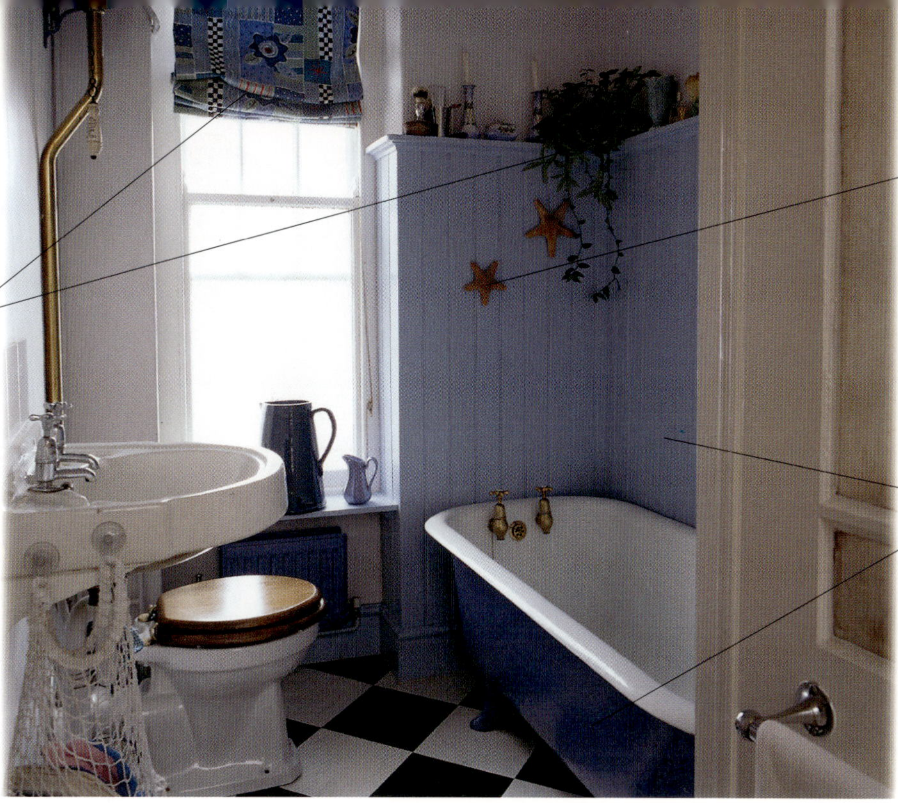

Das Grün des Rollos und die grüne Pflanze liefern den Kontrast. Grün ist eine harmonisierende Farbe und kann jedes Farbkonzept begleiten.

Die Terrakotta-Dekoration balanciert den ansonsten kühlen Raum aus und gibt ihm Energie.

Unterschiedliche Nuancen – Nachtblau und Hellblau – tragen zum Gleichgewicht des Raums bei.

OBEN: ***Unterschiedliche Nuancen derselben Farbe – hier Blau – schaffen einen optischen Zusammenhalt.***

Die Anwendung von Farbverwandtschaften trägt zur positiven Energie eines Raumes bei. Wir können engverwandte Farben kombinieren oder Komplementärfarben nebeneinanderstellen. Die Kombination disharmonischer Farben macht uns hingegen oft hektisch und unruhig und ist daher zur Raumgestaltung weniger geeignet. Ein ausgewogenes Farbkonzept sollte vor allem folgendes enthalten:

> **GLEICHGEWICHT**
>
> *Grün bringt ein braunes Interieur ins Lot; Pflanzen bilden ein Gegengewicht zu den Erdfarben, und Sie können wachsen, ohne sich bedroht zu fühlen. Goldgelb »hebt« braune Räume.*

- *Zwei oder mehr verwandte Farben.* Dabei kann es sich um hellere und dunklere Nuancen derselben Farbe oder um Nachbarn auf dem Farbkreis handeln. Stellen Sie zum Beispiel Ihrer Hauptfarbe Rosa blassere und dunklere Rosanuancen an die Seite. Dies wirkt homogen, ohne langweilig zu sein. Die wohltuende Wirkung wird durch kontrastierende und ausgleichende Farben verstärkt – etwa Blau und Grün.
- *Mindestens eine komplementäre Kontrastfarbe.* Die Kontrastfarbe wirkt ausgleichend und harmonisierend und sollte heller oder dunkler als die Hauptfarbe sein. Bei ähnlicher Intensität konkurrieren die Töne miteinander, was optisch ermüdend ist. Wenn zum Beispiel Ihre Hauptfarbe ein zartes Grün ist, sollte die Kontrastfarbe eine dunklere Nuance von Apricot oder Pfirsich sein (s. S. 124). Orangerot ist die Komplementärfarbe von Türkis; in kleinen Mengen verbessert sie die Konzentration und gibt Energie. Orange ist die Komplementärfarbe von Blau und dynamisiert einen sattblauen Raum, der für sich allein unter Umständen zu lethargisch und depressiv macht.
- *Grüne Pflanzen.* Grün ist die verbindende Kraft der Natur. Mit Pflanzen können Sie alle Farben – egal in welchem Interieur – ins Gleichgewicht bringen. Grün läßt sich gut mit jedem Kolorit kombinieren. »Tote« oder langweilige Bereiche macht Grün wunderbar lebendig.

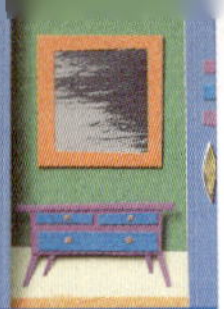

FARBKONZEPTE FÜR MEHR HARMONIE

Jedes Farbkonzept braucht einen Ausgangspunkt, zum Beispiel Ihre »Seelenfarbe« oder ein inspirierendes Objekt wie ein Bild oder eine Vase; auch ein besonderes Möbelstück oder ein im Haus verwendetes Material kann Sie zu einer Farbpalette inspirieren.

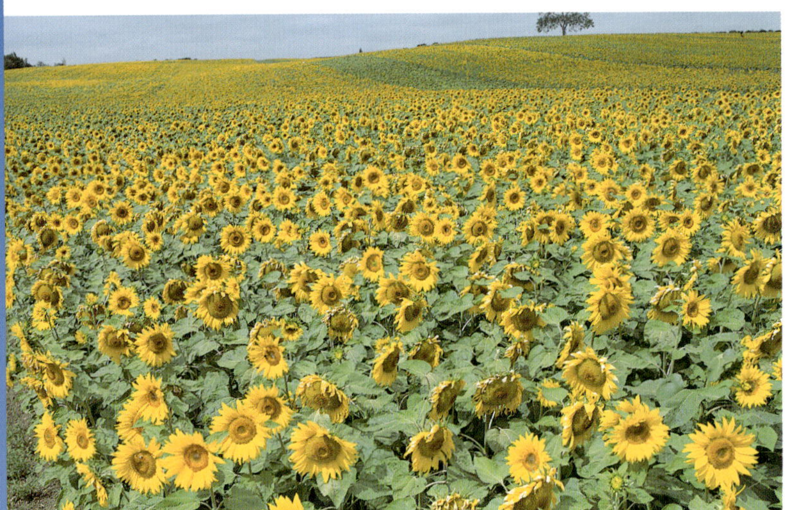

OBEN: ***Lassen Sie sich von der Natur inspirieren – die strahlend goldgelben Blütenblätter heben sich von den grünen Blättern und dem braunen Inneren ab.***

Sobald Sie Ihre Ausgangsfarbe haben, brauchen Sie mehrere hellere und dunklere Nuancen dieser Farbe, die Ihrer bevorzugten Farbfamilie entsprechen. Wenn Ihre Ausgangsfarbe Gelb ist, können Sie an all die verschiedenen Gelbtöne in der Natur denken. Es gibt weiche, cremegelbe Blumen, das Goldgelb der Sonne und die tiefen Ockertöne der Erde. Farbtonkarten sind hier nützlich. Sie können in den verschiedenen Bereichen Ihrer Wohnung unterschiedliche Gelbtöne verwenden oder nur den einen Ton, den Sie am liebsten haben.

Neben die Hauptfarbe können Sie diverse harmonierende Farben stellen. Sie lassen sich gut finden, wenn Sie an einen Gegenstand in der Natur denken, der Ihrer Hauptfarbe am ehesten entspricht. Stellen Sie sich diesen Gegenstand in seiner natürlichen Umgebung vor. Wenn Sie beispielsweise eine gelbe Sonnenblume gewählt haben, können Sie sich die dunkelgrünen Blätter und die terrakottafarbene Erde vorstellen. Damit haben Sie eine harmonische Farbgruppe, mit der Sie arbeiten können.

Wenn Ihnen diese Aufgabe ohne visuelle Hilfe schwerfällt, können Sie ein natürliches Objekt hernehmen, das verschiedene, Ihrer Seelenfarbe entsprechende harmonische Farben aufweist – eine Muschel, eine Feder, einen Stein, eine Schieferplatte, ein Stück Keramik oder eine Blume.

Warme und kühle Farben sollten im Gleichgewicht sein. Ein Farbkonzept mit nur zwei oder drei Tönen erzeugt ein Ungleichgewicht. Wenn Ihre Seelenfarbe Blau oder Grün ist, brauchen Sie als Kontrast ein paar warme Farbkleckser, etwa Terrakotta. Falls Sie nicht wissen, welche ausgleichende Farbe Sie verwenden sollen: Die Komplementärfarbe paßt immer.

Verwenden Sie möglichst drei Farben unterschiedlicher Intensität und Helligkeit. Dann konkurrieren sie nämlich nicht um Ihre Aufmerksamkeit. Eine Farbe sollte hell, die andere mittel und die dritte kräftig oder dunkel sein. Wenn Sie diese einfache Regel befolgen, haben Sie immer ein interessantes, harmonisches Zimmer, das weder steril und unlebendig noch bedrückend und anstrengend ist.

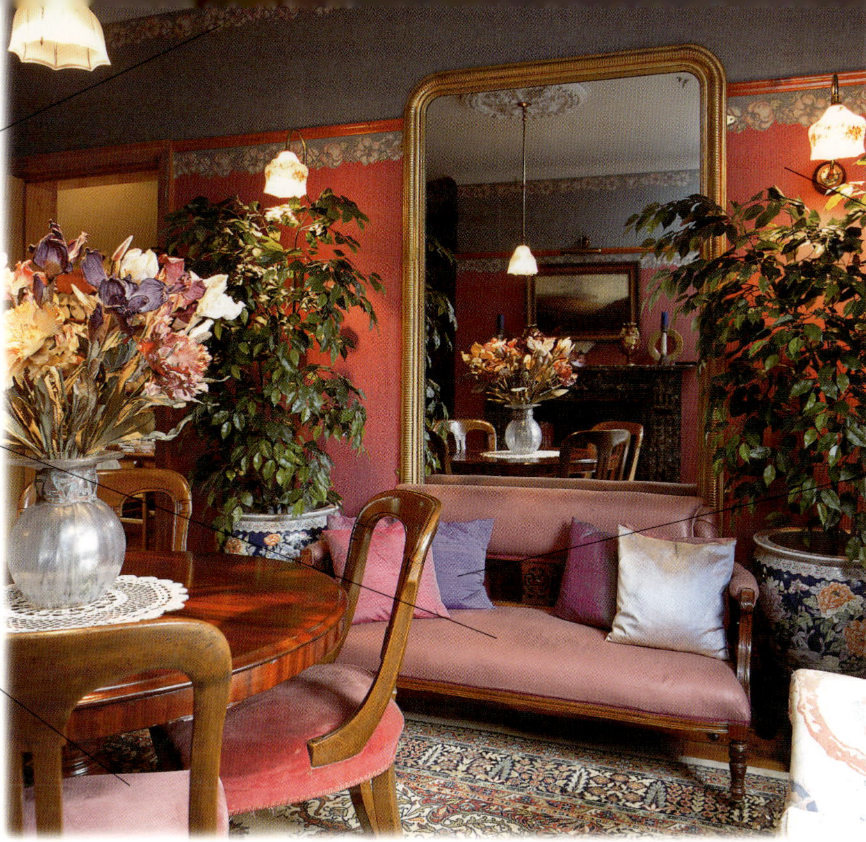

DIE BORDÜRE IN KÜHLEM BLAU BILDET DEN AUSGLEICH ZU DEN LEBHAFT ROTEN WÄNDEN.

EIN ROSA BEZUG FÜR DAS SOFA – KRÄFTIGES ROT WÄRE ZU KNALLIG.

HELLERES ROSA ENTSPANNT DIE AUGEN.

GEDÄMPFT SATTROTE WÄNDE ALS RAHMEN FÜR DEN RAUM.

KISSEN IN LEUCHTENDEM VIOLETT UND PINK NEHMEN DIE DOMINANTEN FARBEN DES RAUMES WIEDER AUF.

LINKS: ***Ein üppiges Rot als Hintergrund für blassere Rosétöne unterschiedlicher Intensität und Wärme.***

DIE HEILSAME WIRKUNG DER KOMPLEMENTÄRFARBEN

Oft leben wir in Räumen, in denen die Farbenergie nicht im Gleichgewicht ist. Ein solches Zimmer empfinden wir vielleicht als zu warm oder zu kalt, die Wirkung von Dekor und Mobiliar als zu stark oder seinen generellen Einfluß auf die Gesundheit als negativ. Die Harmonie läßt sich dann – ohne alles neu herzurichten – leicht dadurch wiederherstellen, daß Sie eine Komplementärfarbe einführen.

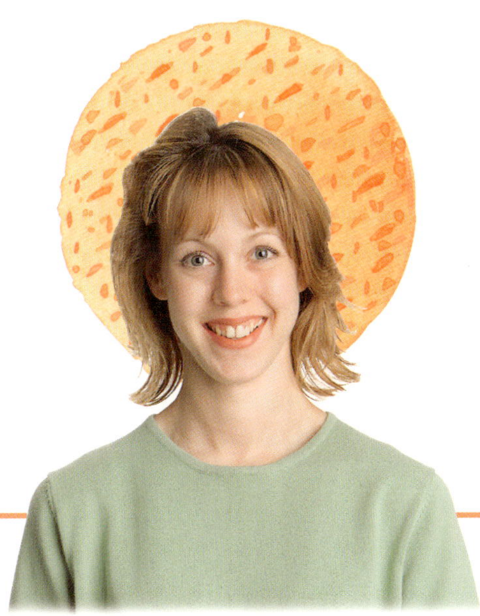

HELLERE UND DUNKLERE NUANCEN DER REGENBOGENFARBEN

HELLERE NUANCE	FARBE	DUNKLERE NUANCE
Roséweiß	*Rot*	*Wein-/Kastanienrot*
Creme	*Primel*	*Goldbraun*
Mandelblüte	*Koralle*	*Pflaume*
Pastellgrün	*Grün*	*Dunkelgrün*
Altrosa	*Dunkelpink*	*Burgunderrot*
Apricotweiß	*Pfirsich/Apricot*	*Terrakotta*
Quecksilber (graublau)	*Blau*	*Marineblau*
Pfirsich	*Orange*	*Rost*
Flieder	*Orchidee*	*Magenta*

LINKS: ***Wenn ein kühles Lindgrün Ihr Farbkonzept dominiert, muntern die Kontrastfarben Apricot und Pfirsich Sie auf.***

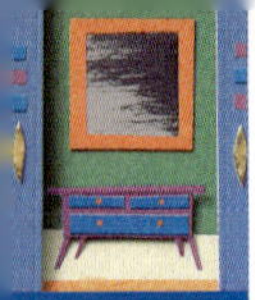

Die Komplementärfarben der Regenbogenfarben sind leicht zu bestimmen; bei den Mischfarben ist dies schon etwas schwieriger. Sie finden den exakt passenden Ton, wenn Sie einen Gegenstand in der Ausgangsfarbe ein oder zwei Minuten ohne Blinzeln ansehen und dann schnell auf ein weißes Blatt Papier schauen. Dort sehen Sie als Nachbild die genau passende Komplementärfarbe. Halten Sie diese Farbe vor Ihr geistiges Auge, und versuchen Sie, sie auf der Farbtonkarte eines Farbenherstellers zu finden. Die reinen Farben haben Komplementärfarben, die genauso leuchtend sind wie sie selbst, aber die Komplementärfarbe eines hellen Pastelltons ist eine dunklere Nuance – und umgekehrt.

Die nebenstehende Übersicht führt die günstigsten Kontraste für hellere und dunklere Nuancen auf. Schwarz, Weiß und Grau sollten nicht für sich allein stehen, denn sie sind eigentlich keine Farben. Verwenden Sie sie als Akzent in einem bereits ausgewogenen Farbkonzept. Auch Silber und Gold sind nützliche Akzentfarben. Zusammen mit einer Kontrast- oder Komplementärfarbe haben Sie so ein geglücktes Farbkonzept.

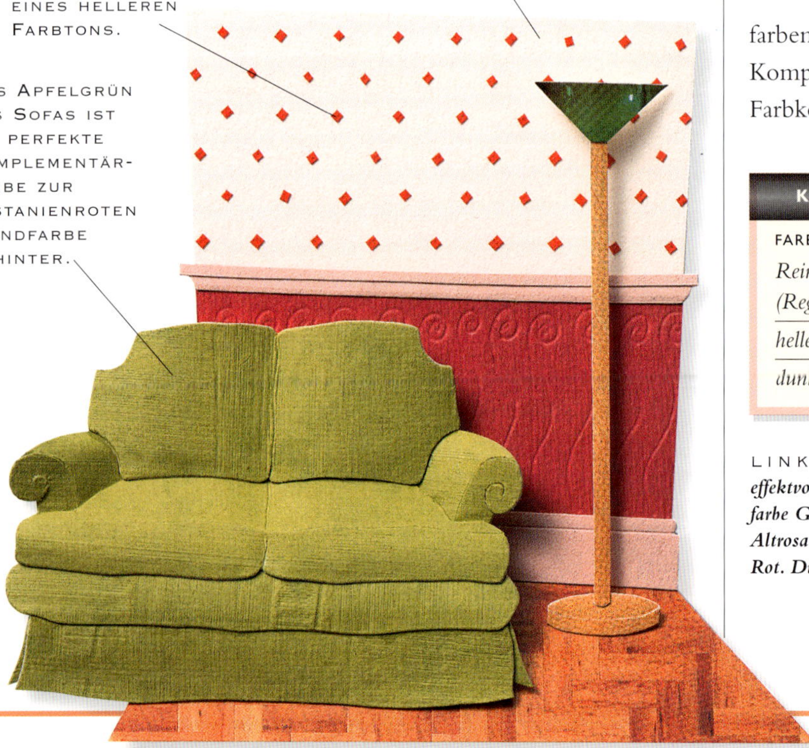
DUNKLERE NUANCEN ALS ERGÄNZUNG EINES HELLEREN FARBTONS.
DIE TAPETE NIMMT DIE KASTANIENROTE NUANCE WIEDER AUF.
DAS APFELGRÜN DES SOFAS IST DIE PERFEKTE KOMPLEMENTÄRFARBE ZUR KASTANIENROTEN WANDFARBE DAHINTER.

KOMPLEMENTÄRNUANCEN

NUANCE	KOMPLEMENTÄRNUANCE
Rot	***Grün***
Eisrosé	*Dunkelgrün*
Kastanie	*Apfelgrün*
Koralle	*Mintgrün*
Rosarot	*Blaugrün*
Orange	***Blau***
Pfirsich	*Dunkelblau*
Rost	*Hellblau*
Gelb	***Violett***
Gold	*Mauve*
Gelb	*Purpur*
Neutrale Töne	
Braun	*Mintgrün*
Schwarz	*Weiß*
Weiß	*Schwarz*
Grau	*keine*
Silber	*Gold*
Gold	*Silber*

KOMPLEMENTÄRFARBEN GENERELL

FARBE	KOMPLEMENTÄRFARBE
Reine Farbe (Regenbogenfarbe)	*Reine Farbe (Regenbogenfarbe)*
helle Pastellnuance	*dunklere Nuance*
dunklere Nuance	*helle Pastellnuance*

LINKS: ***Kastanie – eine dunkle Nuance von Rot – ist effektvoll mit einer hellen Pastellnuance der Komplementärfarbe Grün, nämlich Apfelgrün, kombiniert worden. Das Altrosa der Abschlußleisten ist eine blassere Nuance von Rot. Diese dritte Farbe komplettiert das Farbkonzept.***

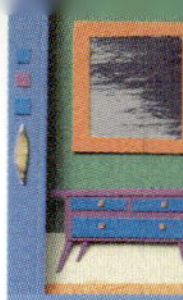

FARBKOMBINATIONEN UND EINRICHTUNGSSTIL

Das Ambiente, das durch Farben entsteht, kann durch den Einrichtungsstil verstärkt werden. Kühle Farbkonzepte bieten sich für klare, raffinierte Interieurs an; satte Farben vermitteln Wärme und Pracht; und kräftige, miteinander kontrastierende Farben schaffen einen Raum voller Dramatik.

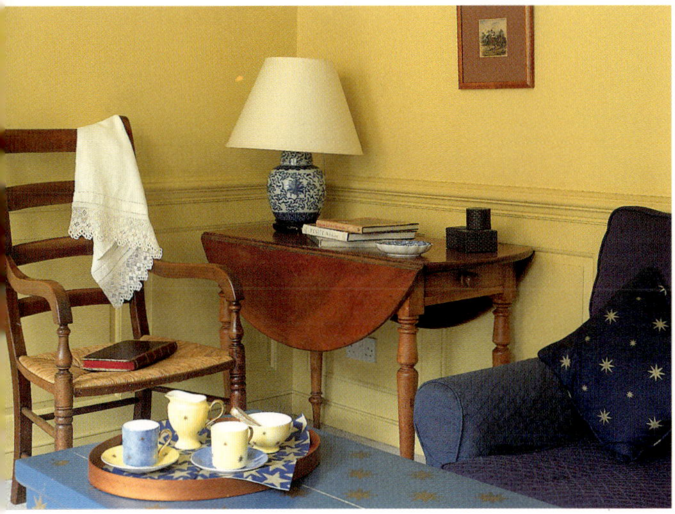

LINKS: ***Die Kombination von Cremegelb und Blau schafft einen klaren, zeitlosen Stil, der perfekt zu dem erlesen einfachen Holzmobiliar paßt.***

KÜHLE, ENTSPANNENDE RÄUME

Die Kombination weicher Farben, zum Beispiel Taubenblau, warmes Cremegelb und Dunkelsilbergrau, empfinden wir als beruhigend und geistig entspannend; sie erinnern an die in Skandinavien üblichen Farben. Die Harmonie von kühlem Blau und warmem Creme wirkt klar und ruhig und paßt in ein Stadt- oder Landhaus, zu einfachen Holzmöbeln im Landhausstil, zu einem modernen Interieur, eleganten Stilmöbeln und in Räume ohne viel Muster oder Zierat.

WARME, WOHNLICHE RÄUME

Eine gemütliche Atmosphäre ergibt sich durch die Kombination satter, warmer Farben. Rosa, Pfirsich, Apricot und Gold haben etwas Erdhaftes und wirken freundlich. Verwenden Sie diese Farben an den Wänden, und nehmen Sie dunklere Blau- oder Grüntöne als Kontrast. Dazu passen Stil- oder moderne Möbel, auch ein ausladendes, pompöses Sofa und weich drapierte Vorhänge.

DRAMATISCHE RÄUME

In einem dramatischen Interieur läßt sich schwer leben; es paßt am besten für Bereiche, in denen Sie sich nicht länger aufhalten. Dunkelgrüne Wände mögen bei Kerzenlicht glühen, aber Sie sollten sich überlegen, ob Sie den ganzen Tag von dieser Farbe umgeben sein wollen. Dramatik entsteht auch durch kräftige, satte Farben oder überraschende Farbkombinationen. Eine dunkle Farbe bietet sich oft als Hintergrund für ein spezielles Kunstwerk an, kann aber auch einen wenig genutzten Bereich in Diele oder Treppenhaus lebendig machen. Sattes Purpur, Gold, Schwarz, Weiß und Magenta werden seit jeher mit Dramatik assoziiert. In Kombination mit schweren Stoffen und reichverzierten Möbeln strahlt ein solcher Raum Reichtum und Sattheit aus.

UNTEN: ***Die satten, warmen Farben von Boden und Wänden und die kleingemusterte Tapete schaffen ein behagliches, traditionelles Interieur.***

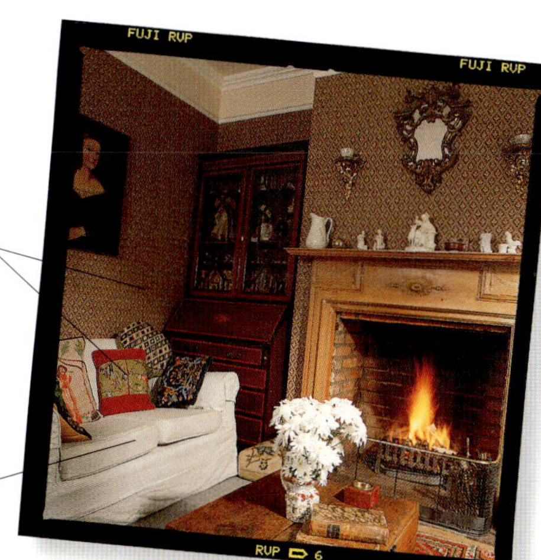

KLEINE MUSTER UND ERDHAFTE FARBEN WIRKEN EINLADEND.

EIN BEQUEMES SOFA UND KISSEN ERZEUGEN EINE ENTSPANNENDE ATMOSPHÄRE.

SPEZIELLE TECHNIKEN DES FARBAUFTRAGS

In der Natur sind Farben nie gleichmäßig. Alles scheinbar Einfarbige besteht in Wirklichkeit aus vielen Einzeltönen, deren Wirkung verschmilzt.

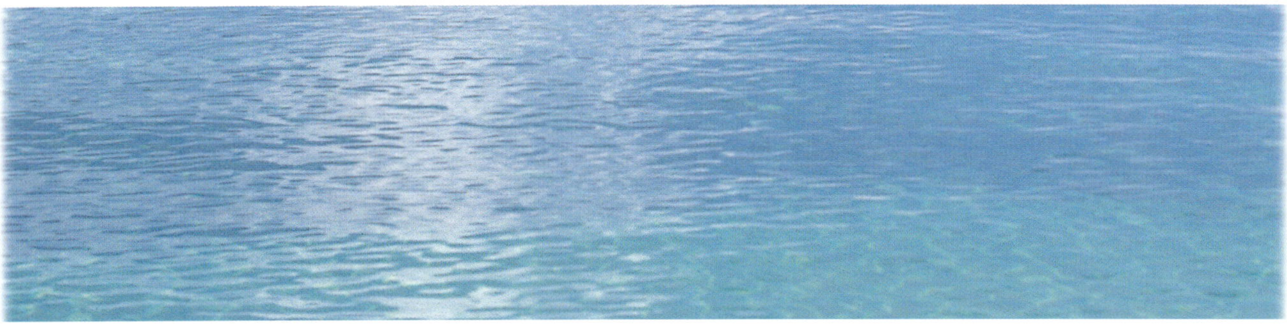

OBEN: ***Den schimmernden Tanz des Lichts auf der Meeresoberfläche können Sie mit speziellen Techniken des Farbauftrags nachahmen.***

Schimmernde Gegenstände, zum Beispiel Muscheln und Edelsteine, haben viele Farben, die zusammen einen speziellen Glanz ergeben. Wenn Sie sich den Himmel oder das Meer ansehen, erkennen Sie, daß ihr jeweiliges Aussehen allein durch die Kraft und die Richtung des Lichts bestimmt wird.

Spezielle Techniken des Farbauftrags können dieses Gefühl von Licht und Bewegung verstärken und einen Raum schaffen, der immer wieder anders aussieht. Seit alters werden so stimmungsvolle Interieurs geschaffen, die diese ätherische Qualität der Farben spiegeln.

UND SO GEHT'S

Schimmereffekte lassen sich am einfachsten erreichen, wenn Sie mit der hellsten Farbe anfangen, die Sie verwenden wollen. Tragen Sie auf einem undurchsichtigen Untergrund oder einer Grundierung einen gleichmäßigen Ölanstrich in dieser Farbe auf. Darüber können Sie dann mehrere Schichten dünne Öllasur streichen, die den Grundanstrich durchscheinen lassen. Je mehr Farben Sie verwenden, desto subtiler und komplexer wird die Wirkung. Schimmereffekte entstehen leichter, wenn Sie glänzende oder hochglänzende Lasuren verwenden; die Farbkombination bekommt so mehr Tiefe und Intensität – ein Effekt, der sonst unmöglich wäre.

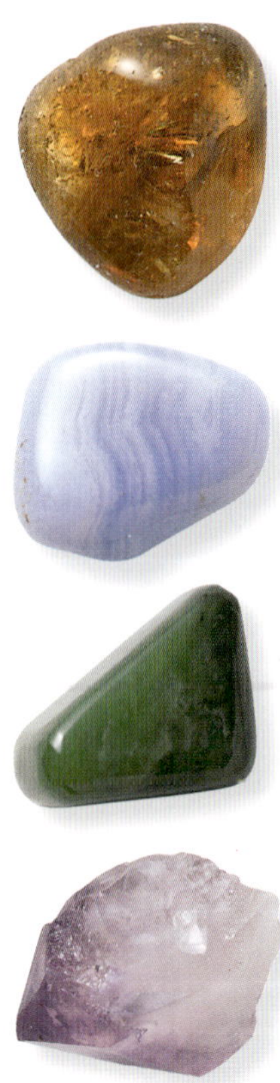

RECHTS: ***Lassen Sie sich von den ineinander übergehenden Farben und Texturen der Edelsteine zu speziellen Farbeffekten inspirieren.***

Manchmal gefällt eine Wandfarbe uns nicht, oder wir möchten sie ändern, ohne das gesamte Mobiliar auszutauschen und das Zimmer völlig neu zu streichen. Eine vorhandene Wandfarbe kann durch farbliche Effekte aufgepeppt und belebt werden. Eine rosa Wand im Schlafzimmer zum Beispiel wird durch eine pfirsich- oder apricotfarbene Lasur lebendiger.

Effektwirkungen machen sich an vielen Stellen gut: nicht nur an den Wänden, sondern auch auf Türen, Fußböden und Decken. Auch Holzmöbel können durch dekorative Ef-

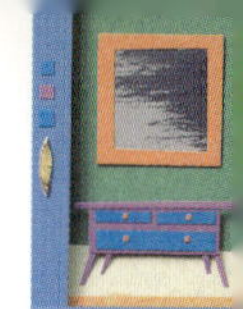

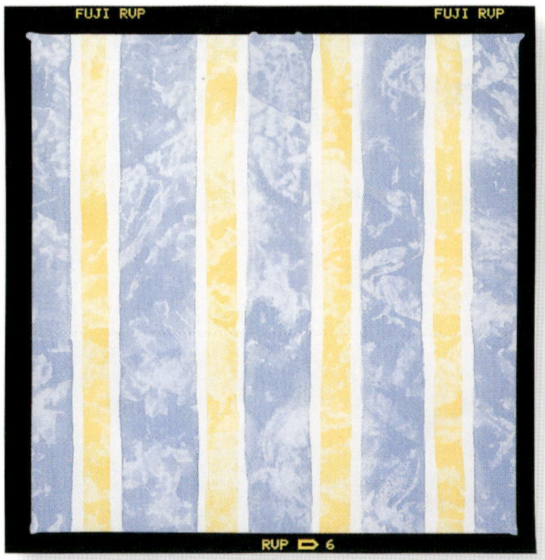

OBEN: ***Mit speziellen Techniken des Farbauftrags lassen sich zahllose Texturen erzeugen. Die Marmorierung dieser Wand entstand durch das Betupfen mit einem alten Lappen.***

fekte gewinnen. Damit der Raum nicht zu unruhig wird, sollten Sie nur einen Bereich mit Farbeffekten gestalten. Die Kunst besteht darin, die Farben so ineinander übergehen zu lassen, daß es den Raum bereichert.

Streichen Sie auf jeden Fall einige Bereiche einheitlich glatt ohne spezielle Effekte. Dies signalisiert Ruhe und Beständigkeit. Einheitliche Wandfarben sind der perfekte Hintergrund für dekorative Effekte auf dem Mobiliar, während farblich schlichte Möbel durch schimmernde dekorative Effekte an den Wänden gewinnen. Die inspirierende Verbindung von einfachen und effektschaffenden Auftragstechniken gibt einem Raum etwas Multidimensionales, das Sie je nach Stimmungslage anders wahrnehmen.

FARBKOMBINATIONEN WÄHLEN

In der Natur passen alle Farben zusammen, aber wir nehmen sie je nach ihrer Nähe zu anderen Farben anders wahr. Rot sieht neben Violett ganz anders aus als neben Grün. Anstatt sich zu ergänzen, konkurrieren kontrastierende Farben miteinander, wenn man sie nebeneinanderstellt. Das ermüdet die Augen und sendet widersprüchliche Schwingungsbotschaften aus.

Verwenden Sie für Effektwirkungen daher am besten Farben derselben Familie oder solche, die auf dem Farbkreis nebeneinanderliegen; so steigert jede Farbe die Intensität der nächsten, und als Gesamteffekt ergibt sich ein leuchtendes Schillern. Kontrastfarben übereinander wirken letztendlich schmutzig. Denken Sie auch an die Regeln des Farbenmischens: Blau über Gelb wirkt Grün, denn auch wenn der letzte Anstrich dunkel ist, läßt die dünne Lasur die anderen Farben durchscheinen. Experimentieren Sie am besten erst auf einem Stück Hartfaserplatte.

Den Glanz des Sonnenlichts können Sie einfangen, wenn Sie über einen hellgelben Grundanstrich Schichten mit immer intensiveren Gelb- und Orangetönen aufbringen. Diese goldene Oberfläche gibt warme, einladende Schwingungen ab und sorgt in den dunklen Wintermonaten für bessere Laune. Ein schimmernder, femininer und entspannender Perlmutteffekt entsteht durch einen Grundanstrich in weichem, warmem Weiß und nachfolgenden Schichten in Hellsilberblau, Mauve oder Grün.

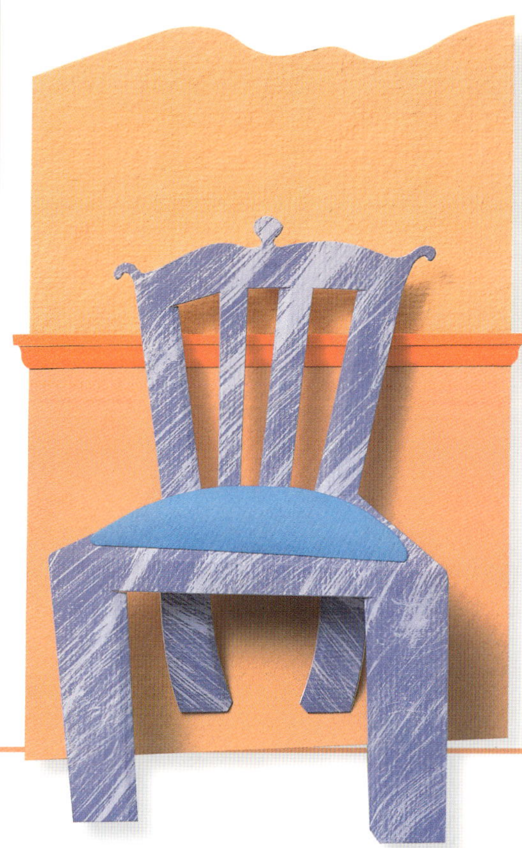

LINKS: ***Bereichern Sie langweilige Wände und Holzmöbel durch Schichten dünn aufgetragener Wasserfarben oder Öllasuren, so daß eine gebrochene Oberfläche entsteht.***

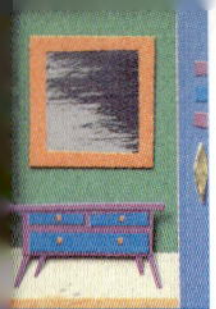

MUSTER, TEXTUREN UND FORMEN EINSETZEN

Alles in der Natur hat einen Rhythmus. Farben und Klänge werden durch sich wiederholende Wellenformen transportiert, und die Wachstumsrhythmen von Pflanzen und Tieren haben Ordnung und Symmetrie. Muster sind rhythmische Bewegungen aus Linien, Formen und Farben.

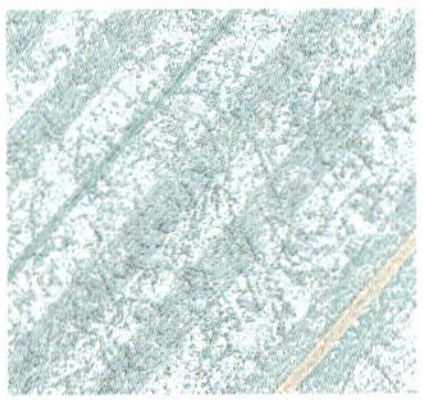

OBEN: ***Diagonale Muster eignen sich für »aktive« Bereiche, etwa Küche und Bad.***

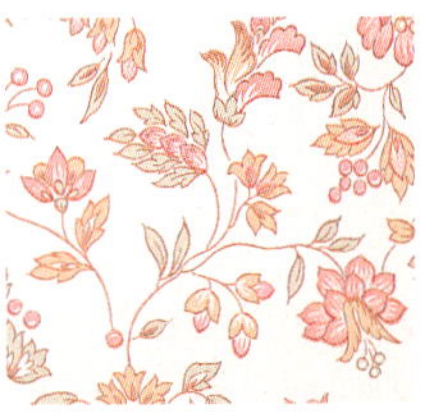

OBEN: ***Muster auf der Basis natürlicher Formen und Farben tun der Seele gut.***

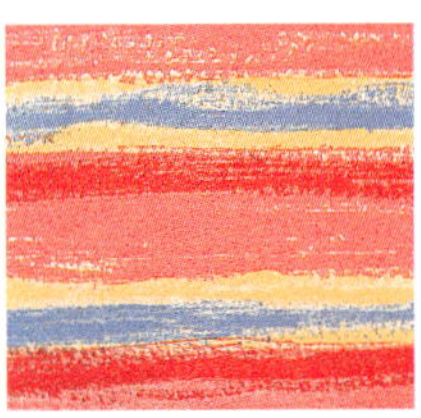

OBEN: ***Die horizontalen Linien beruhigen, aber die warmen Farben geben Energie. Vertikale Muster sind dynamisch; kühle Farben dämpfen diesen Effekt.***

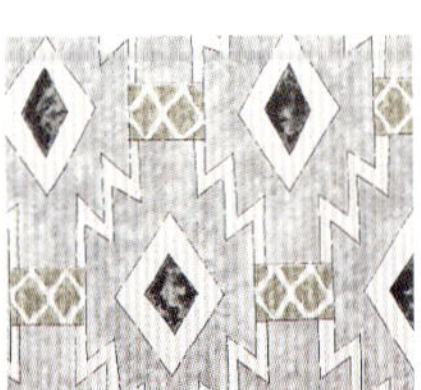

OBEN: ***Geometrische Muster wirken unruhig und sollten in gedämpften Farben gehalten sein.***

MUSTER

Immer und überall auf der Welt hat der Mensch das Verlangen verspürt, Muster zu erfinden. Mit Make-up, Henna und Tätowierungen zeichnen wir Muster auf die Haut. Die Stoffe unserer Kleidung haben Muster, und auch in unserer Wohnung verwenden wir sie.

Der Natur entlehnte Formen sind angenehm für die Augen; Muster dagegen, denen die natürlichen Proportionen fehlen, können uns regelrecht weh tun und sind auf Dauer schwer zu ertragen. Mehrere Muster in einem Raum verwirren das Auge und ermüden den Geist. Bei mehr als einem großen Muster im Raum fühlen wir uns schnell unwohl und gereizt. Die gelungene Kombination von Mustern setzt voraus, daß die Farben und Formen miteinander harmonieren.

Gemusterte Stoffe und Einrichtungsgegenstände senden bestimmte Botschaften und Stimmungen aus. Horizontale Linien wirken entspannend und freundlich, vertikale erhebend und kraftvoll. Runde, natürliche Formen erzeugen ein Gefühl der Harmonie mit der Natur und bauen die Seele auf. Kräftige diagonale und geometrische Formen fördern Bewegung und Veränderung.

Die Farben im Muster können mit der Energie der Linien harmonieren oder kollidieren. Wellenmuster sind in Blau und Grün entspannender als in Orange oder Rot. Florale Muster sind attraktiver, wenn sie Grüntöne enthalten, während bei geometrischen Formen oft Schwarz oder Weiß verwendet werden. Tapeten mit kleinen, sich wiederholenden Mustern sind gut zu ertragen, wenn das Muster nicht zu komplex ist. Helle, frische Drucke, die viel Hintergrundfarbe zeigen, verwirren die Augen nicht und senden keine konfusen Botschaften aus, die uns leicht »erschlagen«. Große Muster senden starke Schwingungen aus, die unser Gleichgewicht negativ beeinflussen können, vor allem, wenn wir erschöpft sind. Große Muster an den Wänden sollten sich daher auf Diele, Flur und Treppenhaus oder andere Orte beschränken, an denen Sie nicht viel Zeit verbringen wollen. Wenn Sie unbedingt eine kräftig gemusterte Tapete

UNTEN: ***Verwenden Sie auffällige Farben und Muster sparsam. Dieses kräftige Muster ist ideal für Vorhänge oder Kissen, würde bei großflächiger Anwendung aber »erschlagen«.***

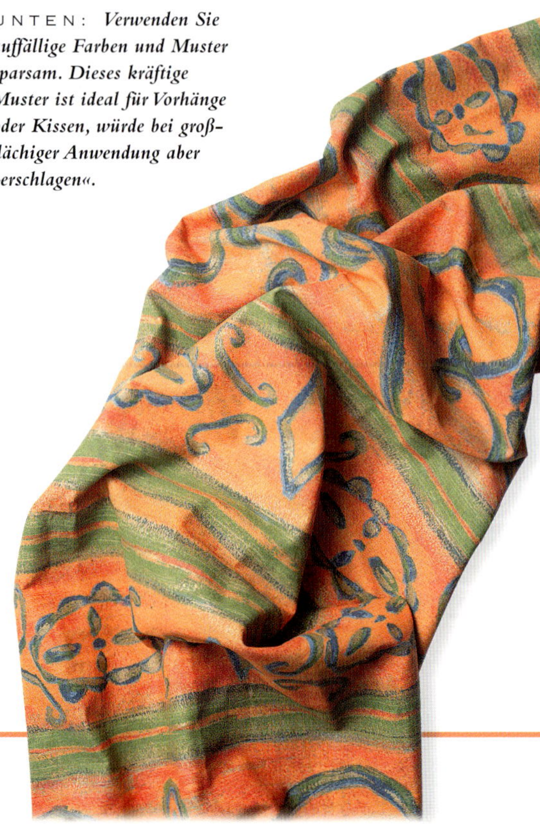

verwenden wollen, dann in einem großen, luftigen Raum und nur bis zur Augenhöhe. Geben Sie nie Muster an die Decke, es sei denn, es handelt sich um traditionelle Stuckmuster oder freskoartige Gemälde. Die Fensterdekoration und andere textile Komponenten sind ein guter Platz für Muster, weil die Zeichnung durch die Falten und Linien des Stoffs gebrochen wird.

FARBEN UND MUSTER

Schlichte, leblose Räume lassen sich durch Schablonenmalereien oder Friese in Stuhl- oder Deckenhöhe einfach und kostengünstig verwandeln. So können Sie mit Farben und Mustern langweilige, dunkle Räume aufwerten.

TEXTUREN

Überwiegend in einer Farbe gehaltene Räume werden durch die Verwendung unterschiedlicher Texturen optisch interessanter und lebendiger. Die meisten Menschen brauchen zur Entspannung eine ruhige, unaufdringliche Umgebung, vor allem wenn sie in einem stressigen, lauten Umfeld arbeiten. Neutrale Farben in unterschiedlichen Texturen vermitteln Frieden und Ruhe. Sie schaffen Stille und Weite, eine Art Heiligtum. Diese schlichte, neutrale Gestaltung ist gut, wenn Sie ein hektisches Leben haben; anderenfalls kann sie Isolation, Lethargie und geistige Stagnation fördern.

NUANCEN EINER WANDLUNG

In Zeiten des Umbruchs kann ein in Weiß- oder Neutraltönen gehaltener Raum ein Vorteil sein, weil Sie leicht einzelne Farben hinzufügen können, die Ihren jeweiligen Stimmungen und Ihren gesundheitlichen Bedürfnissen entsprechen.

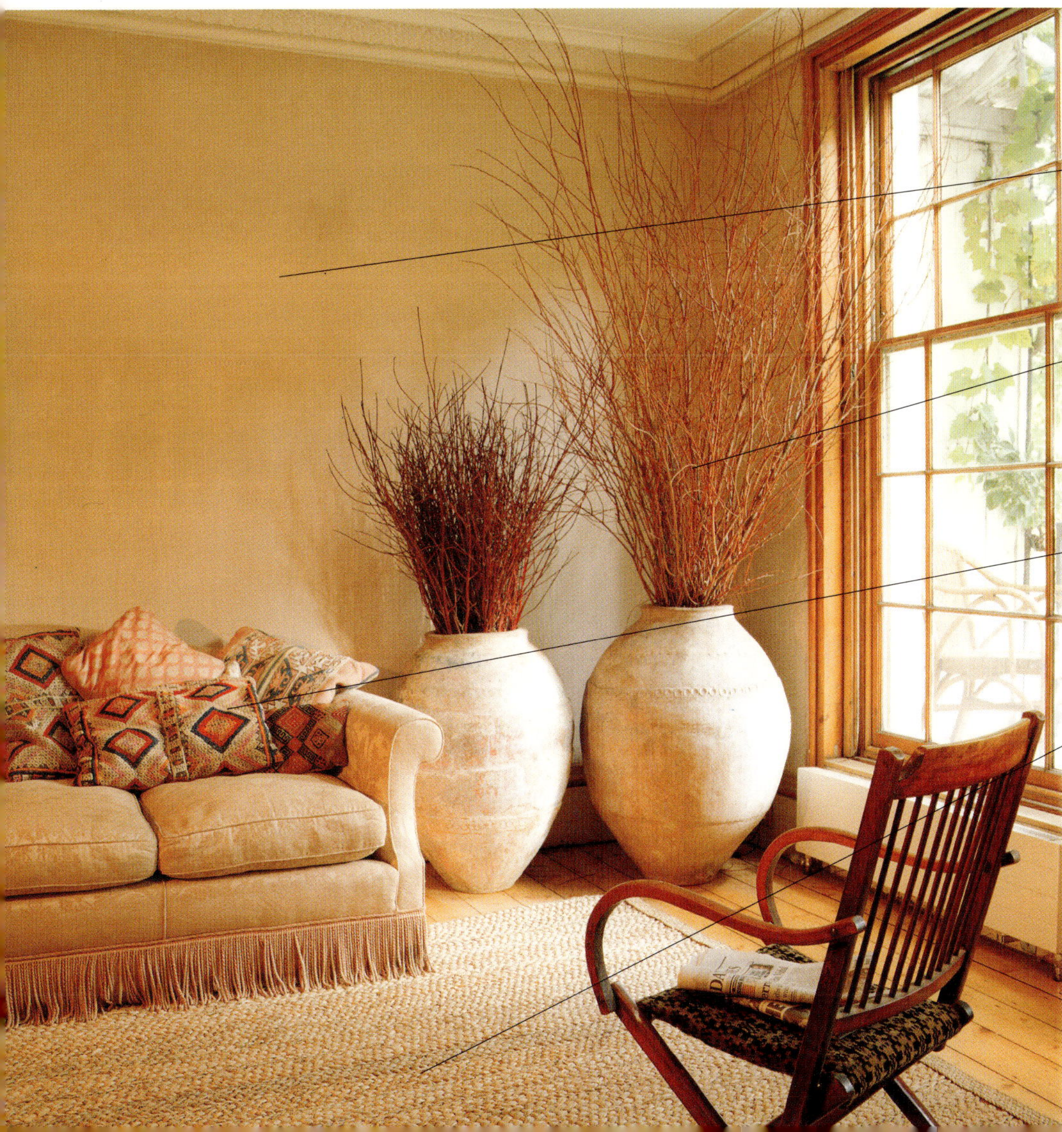

DIE BLASSE FARBE IST EIN IDEALER RAHMEN FÜR DIE NATÜRLICHEN TEXTUREN IN DIESEM RAUM.

STARKE WIRKUNG: KAHLE ZWEIGE IN UNLASIERTEN VASEN.

DIE AUS DICKER, PFLANZENGEFÄRBTER WOLLE GEWEBTEN KISSEN KONTRASTIEREN MIT DEM BROKATSTOFF DES SOFAS.

EIN BODENBELAG AUS NATÜRLICHEN MATERIALIEN WAHRT DEN ERDHAFTEN CHARAKTER.

LINKS: ***Verschiedene kontrastierende Texturen machen dieses ansonsten reizarme Interieur lebendig und laden zum Berühren ein.***

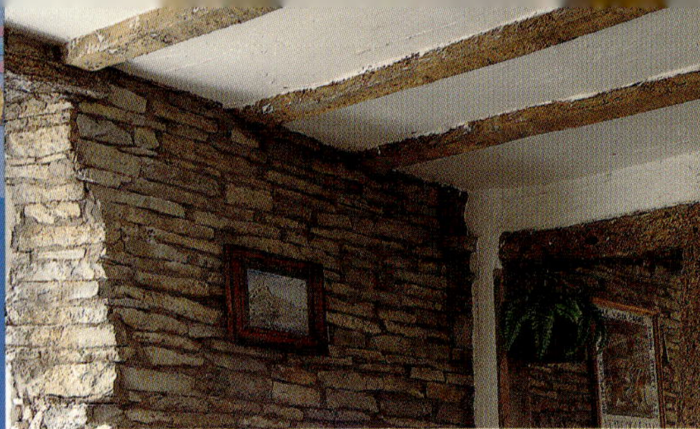
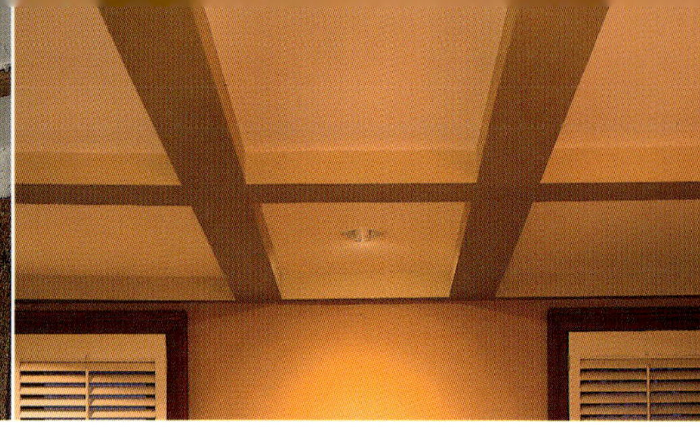
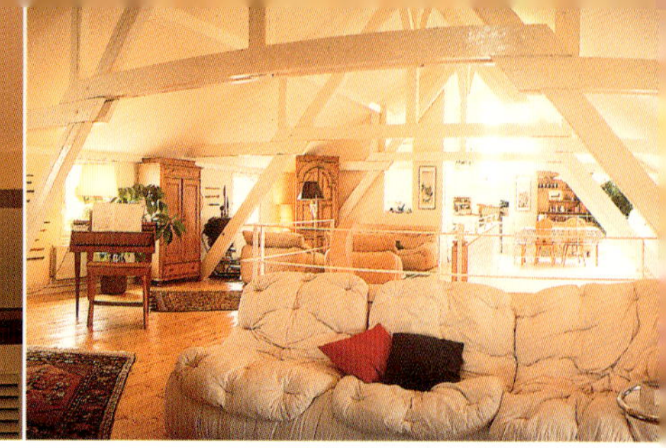

OBEN LINKS:
Die sichtbaren Holzbalken an der Decke wirken rustikal.

OBEN MITTE:
Blickfang im Raum: die Decke mit den in einem dunkleren Gelb gestrichenen Kassetten.

OBEN RECHTS:
Der sichtbare Dachstuhl ist integraler Bestandteil dieses Interieurs. Durch die helle Decke wirkt der Raum licht und geräumig.

UNTEN LINKS:
Das Mosaik aus ornamentalen Fliesen gibt dem traditionellen Terrakottaboden Farbe und Muster.

UNTEN MITTE:
Bei einem sehr hellen, synthetischen Bodenbelag verlieren wir leicht den Kontakt zur Erde.

UNTEN RECHTS:
Erdfarben wirken warm und sind ein guter Hintergrund für Teppiche.

DECKEN

Decken reflektieren das Licht nach unten in den Raum und sollten deshalb eine helle Farbe haben. Im allgemeinen denken wir wenig über die beste Farbe nach und lassen es beim traditionellen Weiß bewenden. Die meisten Innenarchitekten empfehlen, die Decke in einer blasseren Version der Wandfarbe zu streichen, da dies raumvergrößernd wirkt. Aber keine Regel ohne Ausnahme: Wenn die Decke sehr hoch ist, empfiehlt sich eher eine dunklere Nuance. Viele Räume würden auch durch eine helle Kontrastfarbe gewinnen.

Wenn wir mit einem von der Decke reflektierten rosigen oder hellgelben Licht wach werden, kommt unser Körper morgens besser in Schwung. Eine dezent farbige Decke kann auch für kleine Kinder günstig sein, die aus ihrem Bettchen stundenlang nach oben schauen.

Den alten Ägyptern war für die Decke ein blasses Blau am liebsten, das den Himmel nachahmte. Lichtblaue »gewolkte« Decken machen sich in Räumen mit Stilmöbeln sehr gut und wirken leicht und luftig. Die Idee läßt sich aber auch in modernen Räumen realisieren. Die blaue Energie kann ebenso die heiße Luft kühlen, die bei warmen Wetter an die Decke steigt.

Eine hohe Decke wirkt weniger hoch, wenn sie in einem dunkleren Ton gehalten ist. In Stilzimmern können Kranzleisten und Stuck sich von einer dunkleren Farbe heller abheben. In einem modernen Ambiente sehen Decken und Wandverkleidungen mit Nut-und-Feder-Brettern in leuchtenden Farben sehr schön aus. Versichern Sie sich aber, daß alle Bewohner mit der gewählten Farbe einverstanden sind, damit sie sie nicht »erschlägt« und Kopfschmerzen verursacht.

BODEN

In unseren Wohnungen hat der Boden die Stelle der Erde eingenommen, auf der wir früher gingen. Der Boden ist wichtig, weil er den Kontakt zur Erde herstellt und uns hilft, innere Stärke aufzubauen. Farben, die einen Bezug zur Erde haben, sind für den Alltag die besten Bodenfarben. Helle Farben verstärken das Gefühl, von der Erde getrennt zu sein und »in der Luft zu hängen«.

Viele Menschen entscheiden sich automatisch für einen synthetischen Bodenbelag, aber wir können heute unter zahlreichen natürlichen Materialien wählen. Holz, Stein und Lehm bringen uns auf die Erde zurück, und wenn wir außerdem noch die Schuhe ausziehen, stimulieren wir einen sehr sensiblen Bereich unseres Körpers, nämlich unsere Fußsohlen. Manche natürlichen Bodenbeläge, etwa Holz und Wolle, fühlen sich warm an, andere, beispielsweise Stein und Schiefer, kalt. Durch solche Beläge bleibt unsere Wohnung auch schadstofffrei. Die Farbe der natürlichen Materialien (s. S. 132) paßt zu jedem Stil und jedem Farbkonzept; wenn Sie einen farbigeren Boden wollen, empfehlen sich Linoleum oder Mosaikkacheln.

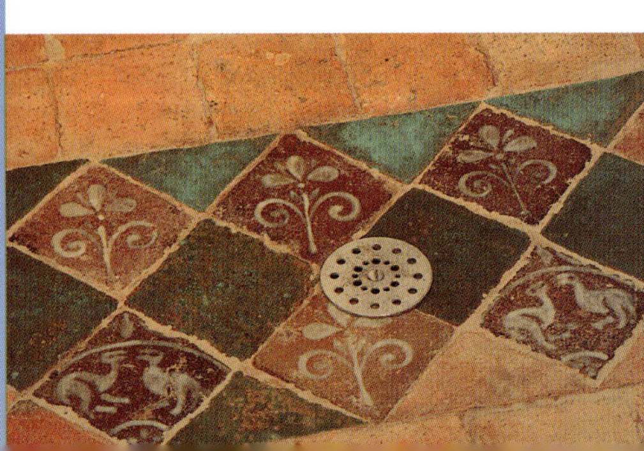
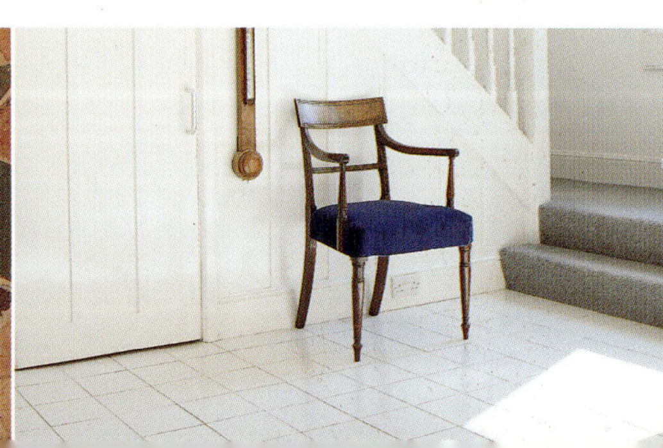
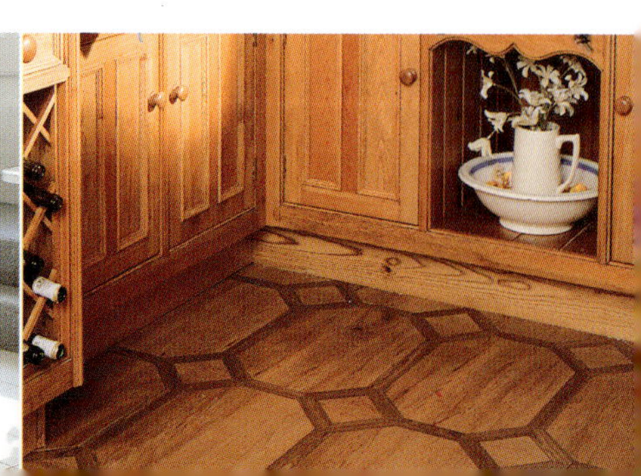

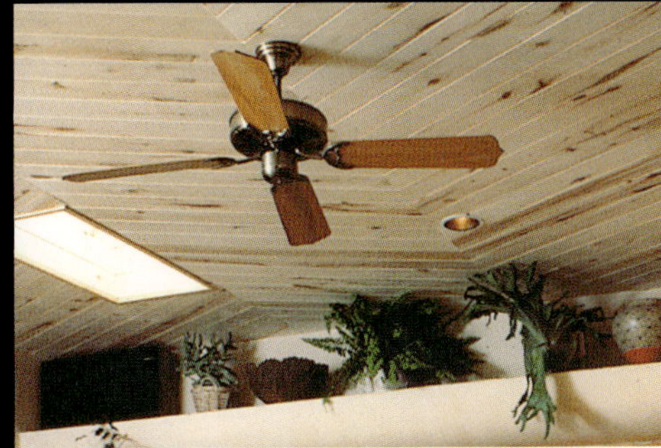
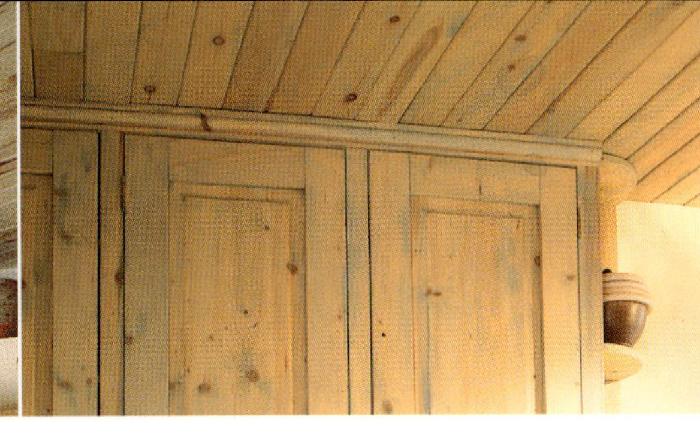
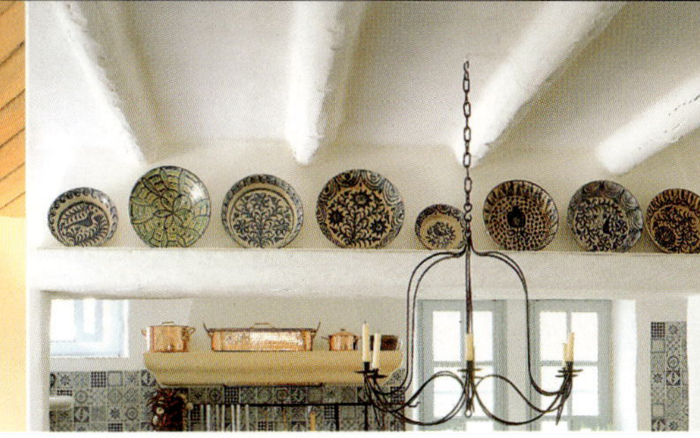

OBEN LINKS UND MITTE: ***Helle Holzdecken wirken in jedem Raum leicht und luftig, aber zuviel Holz kann auch klaustrophobische Gefühle auslösen.***

OBEN RECHTS: ***Die weißgestrichenen Deckenbalken vergrößern den Raum.***

UMRISS UND FORM

In der Natur ist nichts vollkommen gerade oder eben; weich geschwungene Linien machen unsere Welt abwechslungsreich und interessant. Die meisten Menschen sind von Formen angezogen, die sich in der Natur finden. Genauso wie die Symbole, zu denen Sie sich hingezogen fühlen, können sie in die Wohnraumgestaltung einbezogen werden und so Entspannung und Inspiration fördern. Die gewählten Formen können die Wirkung der Farben verstärken.

Heute leben die meisten von uns in exakt rechtwinkligen, viereckigen Räumen, was sehr einschränkend ist. Es gibt viele Möglichkeiten, die Folgen gerader Linien in der Wohnung abzuschwächen: am einfachsten durch Möbel und Accessoires mit abgerundeten, fließenden Linien. Die Muster auf Vorhängen und anderen textilen Elementen können einen Raum gemütlicher machen. Stellen Sie Pflanzen mit runden Blättern in den Raum, und hängen Sie Bilder mit fließenden Linien auf. Keramikschüsseln und Vasen mit runden Formen haben eine stabilisierende Wirkung auf den Raum und unterstützen unsere Verbindung zu natürlichen Formen.

Die Küche gehört zu den Räumen, in denen heute Viereckigkeit und rechte Winkel dominieren. Schaffen Sie hier einen Ausgleich durch Schalen mit runden Früchten und Gemüsen, runden Tellern und Tassen sowie frischen und getrockneten Kräutern. Ein Gegengewicht zu den scharfen Kanten elektrischer Haushaltsgeräte bilden auch handwerklich gefertigte Möbel, ein runder Eßtisch oder Kissen auf den Stühlen.

RECHTS: ***Möbel und Accessoires mit runden Formen erinnern an die wellenförmigen Linien in der Natur und gleichen das Eckige unserer Wohnungen aus.***

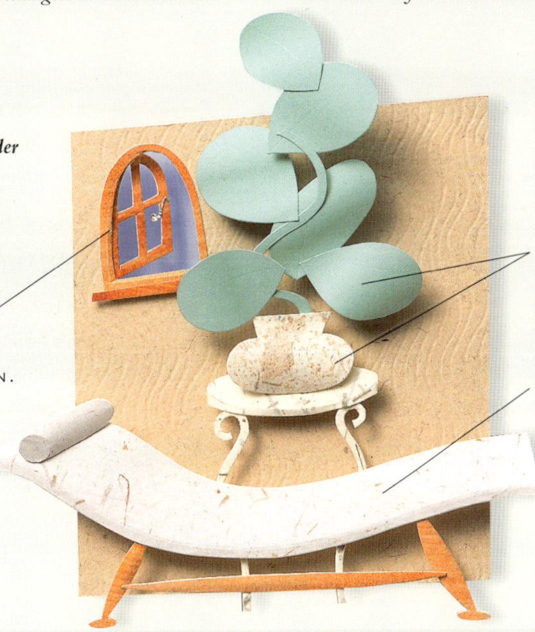

UNTEN LINKS UND MITTE: ***Das warme Schimmern eines natürlichen Holz- oder Korkbodens vermittelt ein anderes Gefühl als ein synthetischer Bodenbelag.***

UNTEN RECHTS: ***Natürliche Bodenbeläge haben neutrale Farben und können genauso wirkungsvoll sein wie Holz, Stein oder Terrakotta.***

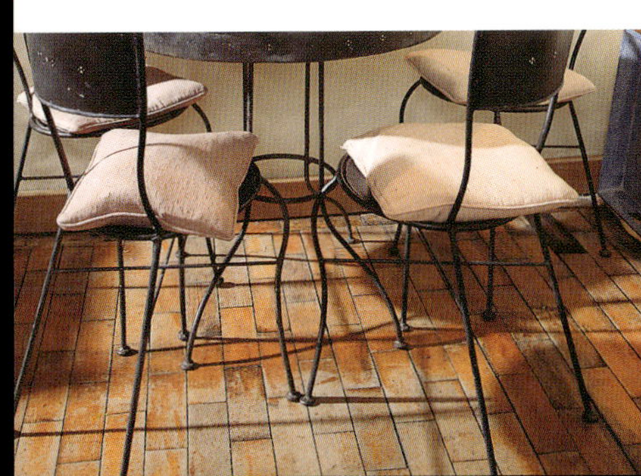
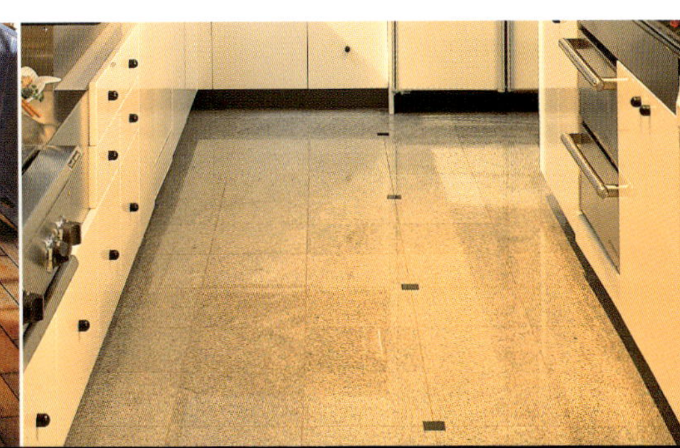
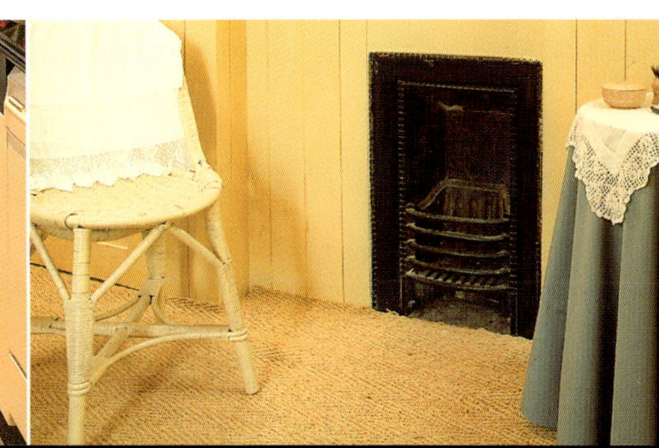

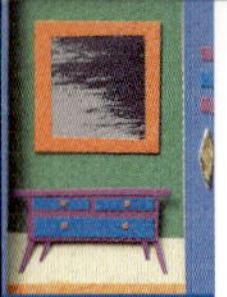

DIE FARBEN NATÜRLICHER MATERIALIEN

In den letzten Jahren ist die Palette der synthetischen Farben geradezu explodiert. In der Natur findet man diese Farben nicht; sie können unseren Organismus aus dem Gleichgewicht bringen. In gesundheitlicher Hinsicht ist es besser, Farben aus natürlichen Pigmenten zu verwenden und sie mit natürlichen Materialien zu kombinieren.

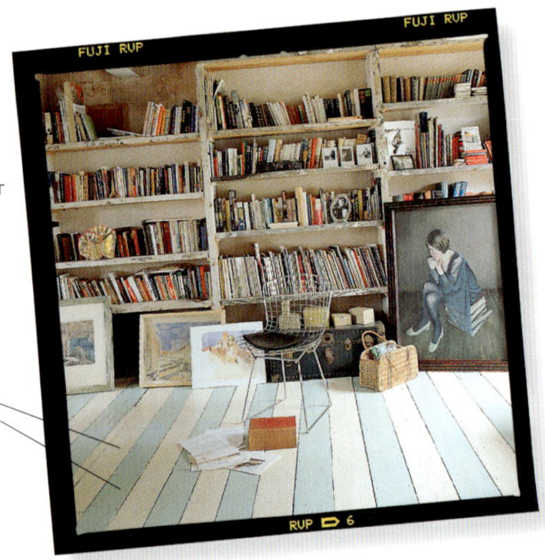

EIN HOLZBODEN IST GESÜNDER ALS EIN SYNTHETISCHER TEPPICH. DIESE BEIDEN HELLEN TÖNE SIND DIE EINZIGEN FARBEN DES RAUMS.

OBEN: ***Die Dielen dieses Holzbodens wurden mit Naturfarben gestrichen.***

Es wäre eine Verschwendung von Energie und Material, synthetische Einrichtungsgegenstände, die ihren Zweck noch erfüllen, wegzuwerfen; ersetzen Sie sie durch natürliche Produkte, wenn sie unbrauchbar geworden sind.

FARBEN

Farben, die mit natürlichen Pigmenten gefärbt wurden, sind für Sie und die Umwelt gesünder als solche auf Ölbasis. Farben auf der Basis von Erden und Mineralien sind ideal für Allergiker und generell jeden, dessen Immunsystem überstrapaziert oder noch nicht voll entwickelt ist. Diese Farben haben wunderschöne Naturtöne, zum Beispiel Ocker, Siena, Ultramarin, Umbra, Rosa-, Creme- und weiche sowie klare Grüntöne.

Natürliche Rohstoffe und Farben aus natürlichen Pigmenten sorgen für eine gesunde, freundliche Atmosphäre ohne toxische Emissionen. Es gibt heute eine natürliche weiße Emulsionsfarbe ohne Titandioxyd, deren weiches Weiß mit natürlichen Pigmenten getönt werden kann. Mikroporöse Lasuren lassen die Oberflächen atmen, und der Feuchtigkeitsaustausch sorgt dafür, daß wir uns in dem Haus langfristig wohl fühlen können. Fungizidfreier Tapetenkleister kann mit Pigmenten und Wasser vermischt werden und ergibt so transparente Farbüberzüge.

HOLZ

Holz hat die verschiedensten wunderschönen Nuancen, die alle aufbauend und erdend wirken. Viele traditionelle Holzbehandlungsmethoden lassen die Maserung durchscheinen. Mit extrem verdünnten Farben auf Wasserbasis entsteht eine sehr feine, durchscheinende Farbschicht. Eine Behandlung mit Kalk läßt die Maserung weiß geriffelt erscheinen; das Holz wirkt so sehr viel lichter.

HOLZ LEBENDIG MACHEN

Mit Polituren aus natürlichen Zutaten läßt sich die Farbqualität von Holz sofort verbessern. Es kann vor dem Einwachsen mit einem Kräuter-Harzöl behandelt werden. Ein Wachs aus echtem Bienenwachs und Kiefernharz verleiht alten Deckenbalken, abgebeiztem oder frischem Holz einen natürlichen Schimmer.

STEIN, SCHIEFER UND MARMOR

Schiefer und Stein gibt es in vielen Grau- und Blaunuancen, was bereits andeutet, daß diese Materialien sich kalt anfühlen. Ein Schieferboden eignet sich am besten für ein warmes Klima oder helle, sonnige Räume. In einem kühleren Klima sollten Wände in Rot oder Ocker und bunte, gewebte Teppiche einen warmen Kontrast zu Schiefer und Stein bilden.

Die meisten Menschen assoziieren Marmor mit dem absoluten Luxus für einen Fußboden, vor allem im Bad. Dabei vergessen wir, daß Marmor ein schnell abnehmender Rohstoff ist; die gestiegene Nachfrage hat zur Verwüstung herrlicher Hügel und Landschaften geführt. Verwenden Sie Marmor mäßig und nur da, wo Sie die Schönheit und den Schimmer dieses Materials wirklich schätzen können. Denken Sie daran, daß Marmor ein sehr weiches, absorbierendes Material ist, das unansehnlich wird, wenn es längere Zeit der Feuchtigkeit ausgesetzt ist.

TERRAKOTTAFLIESEN

Erst seit der Entwicklung der Modulbauweise setzen wir voraus, daß Böden plan und eben sind. Traditionelle, handgefertigte, unlasierte Terrakottafliesen gibt es in vielen satten Erdtönen, und wenn sie mit Terpentin und Leinsamenöl behandelt werden, stellen sie einen warmen, schimmernden, strapazierfähigen Boden dar; jede Fliese mit ihrer subtilen Färbung und Textur ist ein Unikat. Wenn Sie in den kälteren Klimazonen leben und Terrakottafliesen im Außenbereich verwenden wollen, sollten Sie überprüfen, ob sie frostsicher sind.

Andere handgemachte Kacheln sind in kräftigen Farben lasiert und haben ein glänzendes oder mattes Finish. Kacheln mit dekorativen traditionellen und modernen Ornamenten können auch einzeln als Wandschmuck dienen.

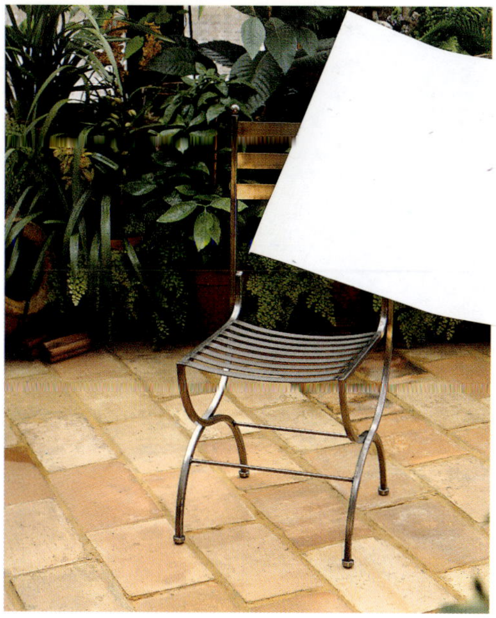

LINKS: *Unlasierte Fliesen in weichen Rosa-* … *sind ein*

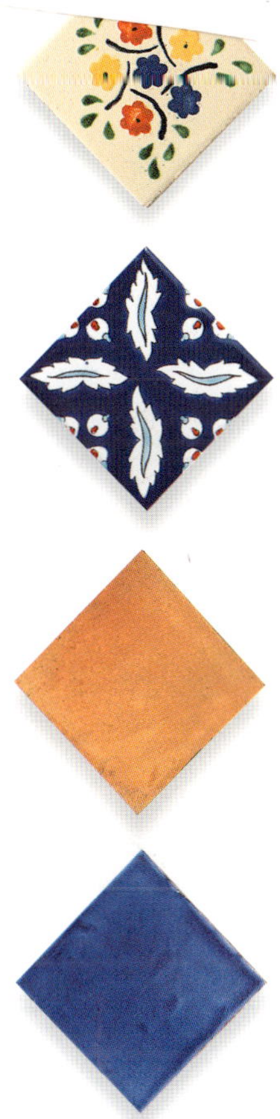

OBEN: ***Fliesen können handgemalte traditionelle Muster, auffallende Zeichnungen oder eine einzige leuchtende Farbe haben.***

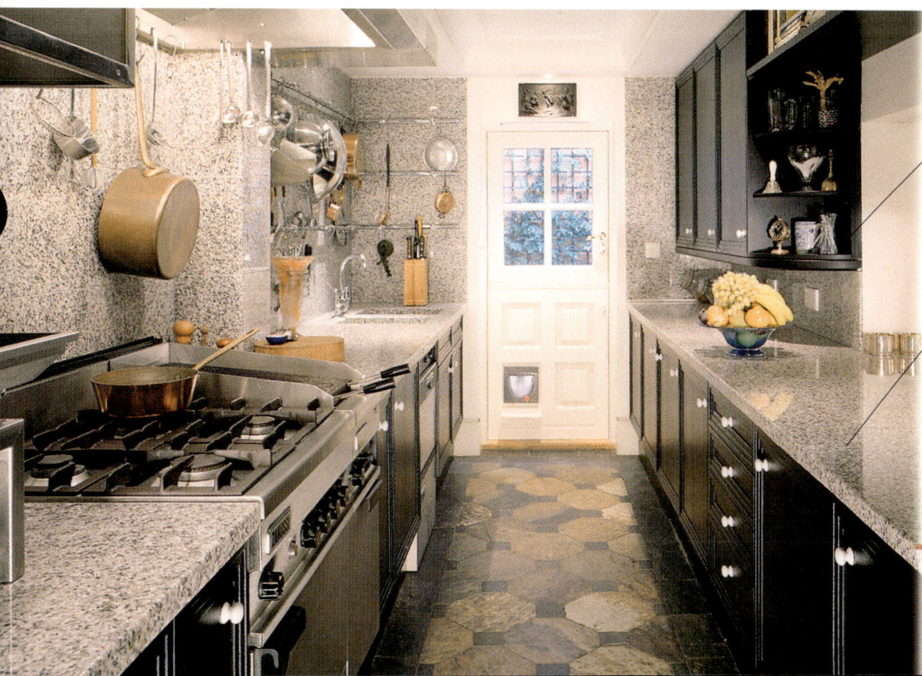

NATÜRLICHE MATERIALIEN WIRKEN WARM UND LEBENDIG UND HELLEN EINEN RAUM AUF.

DIESE EINBAUKÜCHE WÜRDE OHNE DIE ERDTÖNE DES BODENS HART UND KÜHL WIRKEN.

LINKS: ***Die kräftigen Farben und das komplexe Muster der Fliesen sind ein wichtiges Merkmal dieser eleganten modernen Küche.***

BELEUCHTUNG

Die Qualität des Lichts variiert je nach Wetter, Jahreszeit, Tageszeit und Ort. Es gibt direktes, reflektiertes oder diffuses Licht. Helligkeit und Qualität von natürlichem und künstlichem Licht lassen sich zur Erzeugung unterschiedlicher Stimmungen einsetzen.

DAS MINIMALISTISCHE, JAPANISCH INSPIRIERTE ARRANGEMENT HARMONIERT MIT DEM FENSTER, DAS DEN RAUM BEHERRSCHT.

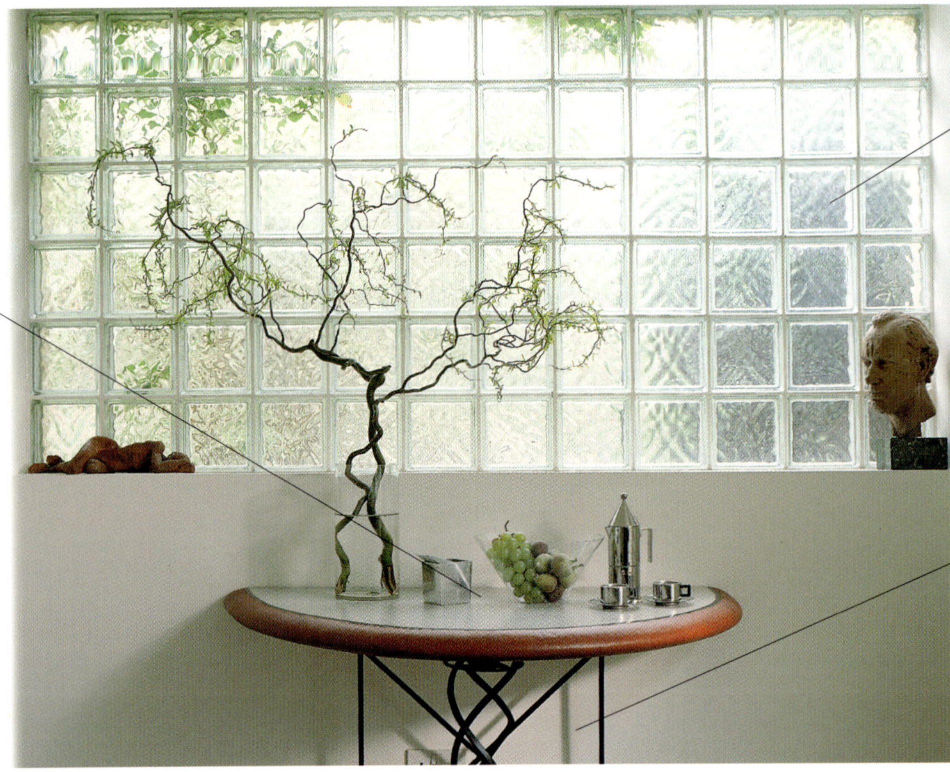

DAS GROSSE FENSTER LÄSST VIEL LICHT HEREIN; DIE GLASBAUSTEINE FILTERN DAS LICHT UND MACHEN VORHÄNGE UND ROLLOS ÜBERFLÜSSIG.

DIE WEISSEN WÄNDE REFLEKTIEREN DAS LICHT UND MACHEN DEN RAUM HELLER.

RECHTS: ***Dieses große Fenster läßt viel natürliches Licht herein, das für unser geistiges und seelisches Wohlbefinden unerläßlich ist.***

SAISONABHÄNGIGE DEPRESSION (SAD)

Sie ist die Hauptursache für viele Schlafstörungen und emotionale Probleme. Die Symptome der Depression können sich in zwei bis vier Tagen wesentlich bessern, wenn Vollspektrumlicht auf den Patienten einwirkt. Helles Kunstlicht ist auch erfolgreich bei prämenstrueller Spannung, Bulimie und anderen Eßstörungen eingesetzt worden.

NATÜRLICHES LICHT

Natürliches Licht aktiviert die Hypophyse und die Zirbeldrüse. Diese beiden Hauptsteuerungsdrüsen regulieren die Ausschüttung von Hormonen, die unsere Gefühle beeinflussen. Die Zirbeldrüse, die das Hormon Serotonin produziert, ist lichtempfindlich; im Experiment hat sich gezeigt, daß sie die jahreszeitlichen Körperrhythmen steuert.

Wir alle brauchen täglich mindestens 30 Minuten natürliches Tageslicht ohne Schutzfilter oder Sonnenbrille. Manche Menschen leiden im Winter unter einer SAD (saisonabhängigen Depression), die durch fehlendes Sonnenlicht ausgelöst wird (siehe Kästchen). Kein künstliches Licht kommt an die Wundertaten des natürlichen Sonnenlichts heran – also lassen Sie Licht und Luft ins Haus, und öffnen Sie ein Fenster. Wenn das nicht geht, können Sie Vollspektrumlicht installieren. Leuchtstofflampen sind blaustichig, die gängigen weißen Haushaltsglühbirnen gelbstichig. Dies erzeugt Energieungleichgewichte im Körper.

David Pearson hat in seinem Buch *The natural House* (s. S. 250) beschrieben, wo Räume angelegt sein sollten, so daß sie möglichst viel Sonnenlicht erhalten. Schlafzimmer liegen am besten in Richtung Sonnenaufgang, damit wir mit dem natürlichen Zyklus von Tag und Nacht in Kontakt kommen. Auch Frühstückszimmer sollten morgens Sonne haben, damit Sie die erste Mahlzeit bei natürlichem Licht zu sich nehmen können. So stimmen Ihre Aktivitäten mit Ihrem Biorhythmus überein. Küche, Wohnzimmer und Spielbereiche erhalten idealerweise am späten Vormittag und nachmittags die meiste Sonne. Büros und Arbeitsbereiche profitieren um die Tagesmitte vom Tageslicht am meisten. Lagerräume, Vorratskammern und Garagen liegen am besten vom Sonnenlicht weg. Wenn sie an das Haupthaus anschließen und an der kalten Seite des Hauses liegen, bieten sie eine zusätzliche Isolierung.

Gefiltertes natürliches Tageslicht wirkt weich und beruhigend. Es entsteht durch Rollos, Jalousien, Fensterläden, zarte Stoffe, Milchglas oder farbiges Glas. Es bietet sich besonders für Schlafzimmer, Therapieräume, Entspannungsbereiche und Badezimmer an.

MEHR NATÜRLICHES LICHT HEREINLASSEN

- *Die Fenster sollten sauber sein und sich öffnen lassen.*
- *Die optimale Fensterdekoration läßt möglichst viel natürliches Licht herein.*
- *Ziehen Sie Vorhänge so weit wie möglich zurück, lassen Sie Jalousien tagsüber oben.*
- *Plazieren Sie Pflanzen oder andere Objekte, die verhindern, daß das Licht in den Raum fällt, woanders.*
- *Bringen Sie in lichtarmen Räumen gegenüber dem Fenster einen Spiegel an.*
- *Schaffen Sie Dachfenster, Höfe und Sonnenräume.*

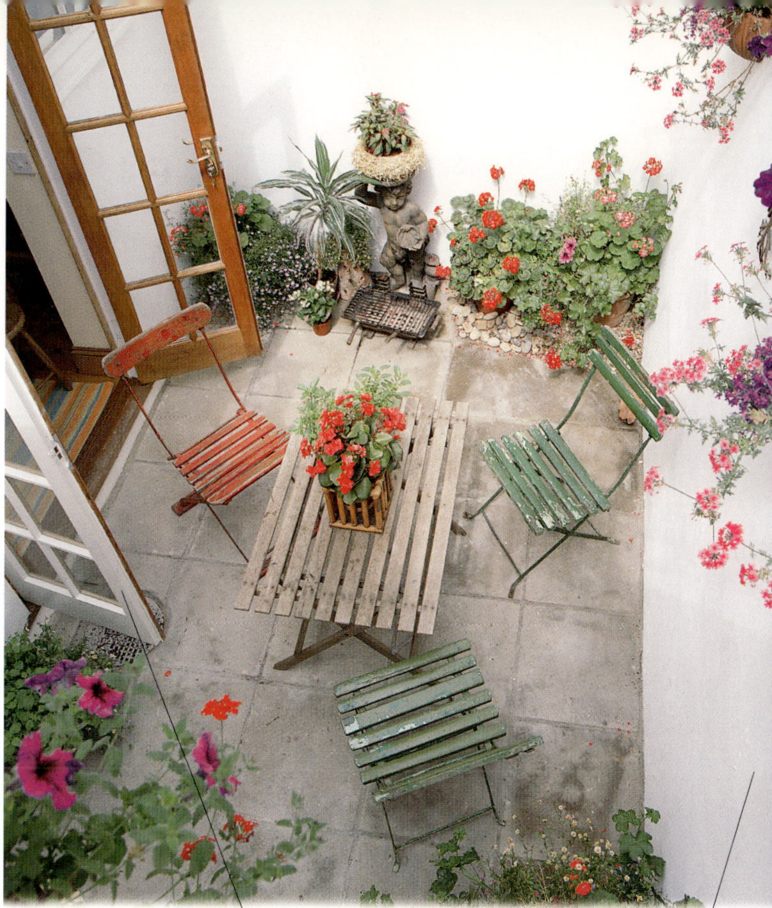

OBEN: ***Gleich wie klein Ihr Patio oder Garten ist – Sie können darin das ganze Jahr vom Sonnenlicht profitieren.***

FLÜGELTÜREN, DIE SICH NACH AUSSEN ÖFFNEN, BRINGEN LICHT INS HAUS.

WEISSE WÄNDE SORGEN FÜR MEHR LICHT.

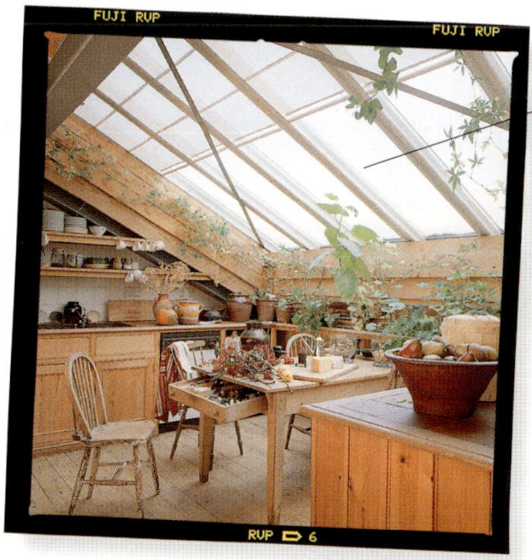

EIN GLASDACH ODER GROSSE DACHFENSTER DURCHFLUTEN DEN RAUM MIT LICHT.

OBEN: ***Gartenzimmer, Wintergärten und Dachwohnungen vertragen ein Glasdach. Es bringt maximal Licht in den Raum, so daß Pflanzen und Menschen gedeihen können.***

KÜNSTLICHES LICHT

Jede Art des Lichts (direkt, reflektiert oder diffus) läßt sich künstlich reproduzieren; die gewählte Beleuchtung übt einen starken Einfluß darauf aus, welche Beziehung wir zu einem Raum haben, was wir dort erledigen können und welche Atmosphäre er bekommt.

Für eine Aufgabe, die Präzision und Konzentration erfordert, brauchen wir direktes Licht. Lesen, Schreiben, Zeichnen und Nähen erfordern eine helle, konzentrierte Beleuchtung. Die Wandfarbe beeinflußt die Menge des Lichts in einem Raum; manche Farben absorbieren es, andere reflektieren es und verändern so seine Helligkeit. Auch Größe, Farbe und Höhe der Möbelstücke verändern die Lichtmenge im Raum.

Reflektiertes Licht eignet sich für Räume, in denen es gleichmäßig verteilt sein muß. Es kann von den Wänden und der Decke zurückgeworfen werden und wirkt so sanfter; in dunklen oder kleinen Räumen sorgen strategisch plazierte Spiegel für mehr Allgemeinlicht.

Die Übersicht im Kasten zeigt, wie stark die verschiedenen Farben weißes (natürliches oder künstliches) Licht reflektieren. Hellere Töne spiegeln mehr wider, dunklere weniger.

Wenn wir ein gutes Allgemeinlicht, stellenweise aber auch helleres Licht brauchen, ergibt die Kombination von reflektiertem und direktem Licht eine harmonische und funktionale Beleuchtung.

Bis vor kurzem war bei allen künstlichen Lichtquellen ein bestimmter Farbbereich des Spektrums stärker vertreten, was Kopfschmerzen, Energiemangel, Übelkeit und Anfälle auslösen kann. Die üblichen weißen Haushaltsglühbirnen neigen dem Rotende des Spektrums zu, was die Farben im Raum gelblicher macht; dies wirkt wärmend, verändert Blautöne aber auch ins Grünliche und Rottöne ins Orange.

Das Licht von Leuchtstofflampen dagegen neigt zum ultravioletten und blauen Bereich des Spektrums; vielleicht haben Sie dies schon bemerkt, wenn Sie in einem Kaufhaus eine bestimmte Farbe finden wollten. In dem blaustichigen Licht ist Ihnen kalt, und alle Farben im Raum haben einen Stich ins Blaue. Heute gibt es eine neue Generation kompakter Leucht-

LICHTREFLEXION

FARBE	PROZENTSATZ
Weiß	*85*
kräftiges Gelb	*60*
Hellgrau	*35*
kräftiges Grün	*25*
Dunkelgrau	*15*
kräftiges Rot	*15*
Schwarz	*2*
kräftiges Blau	*10*

KONZENTRIERTES LICHT

Ein Lichtstrahl kann bestimmte Objekte im Raum hervorheben. Bilder, Skulpturen, florale Arrangements, Pflanzen oder spezielle Möbelstücke profitieren von einem solchen Akzent. Denken Sie daran, daß Strahler Hitze abgeben; bringen Sie sie nicht in der Nähe von Gegenständen oder Oberflächen an, die beschädigt werden können oder brennbar sind.

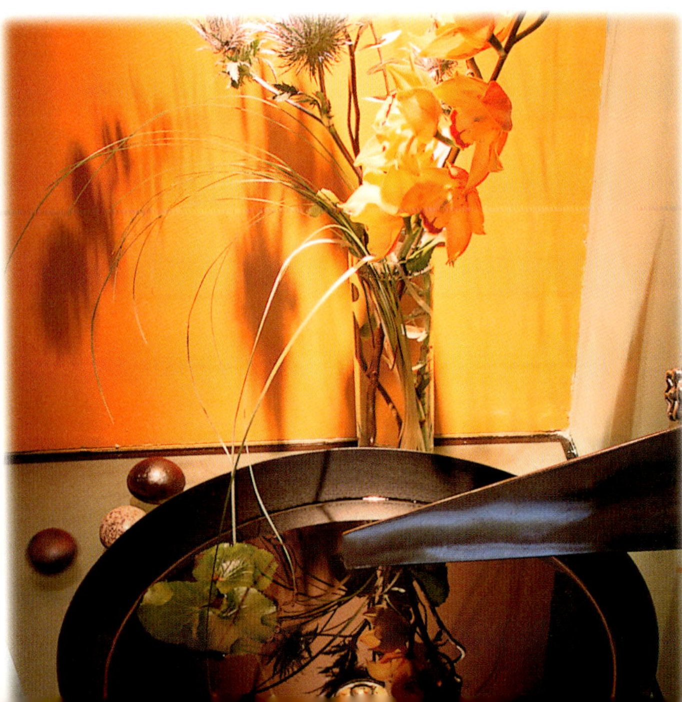

UNTEN:
Wasser reflektiert Licht sehr schön und gibt jedem Raum etwas Beruhigendes. Bringen Sie einen Strahler an, dessen Licht sich im Wasser spiegelt.

stofflampen, die effizienter und haltbarer als die alten sind. Sie geben weniger Hitze ab und ziehen weniger Staub und Schmutz an.

Wolfram-Halogenlampen geben ein helles, weißes Licht ab, dessen Qualität dem Tageslicht gleicht. Sie eignen sich gut als Allgemeinlicht. Lichtquellen mit geringer Voltzahl sind energetisch effizienter und ideal als Akzentlicht.

Vollspektrumleuchten bieten ein ähnlich ausgewogenes Farbspektrum wie das Tageslicht. Sie verbessern Stimmung und Leistungsfähigkeit; im Gegensatz zu den meisten anderen künstlichen Lichtquellen haben sie keine bekannten langfristigen Nebenwirkungen, aber sie können dennoch die Ultraviolettstrahlung im Raum erhöhen.

DIE AUSWIRKUNGEN VON FARBIGEM LICHT

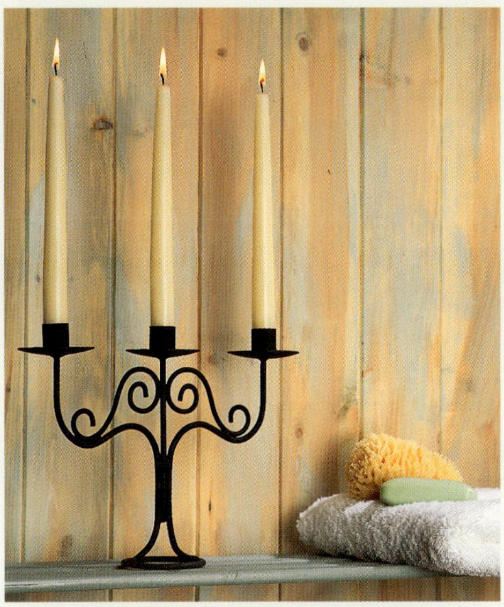

OBEN: ***Genießen Sie romantisches Kerzenlicht nicht nur im Eßzimmer, sondern auch im Bad!***

Kerzenlicht ist ausgesprochen heilsam; es erzeugt eine sanfte, friedvolle Atmosphäre, die mit der Natur harmoniert. Genießen Sie ein entspannendes Bad bei Kerzenschein. Eine Mahlzeit bei Kerzenlicht fördert Entspannung und Verdauung; viele brennende Kerzen in einem Wohnzimmer erzeugen eine intime, geheimnisvolle Atmosphäre.

- *Eine Jalousie in Dunkelpink am Schlafzimmerfenster taucht den Raum in liebevolles Rosé.*
- *Rotes Licht stärkt Herzschlag, Kreislauf, Atmung und Selbstbewußtsein.*
- *Orangefarbene Jalousien geben einem kalten Raum Wärme und Lebendigkeit. Terrakotta, Pfirsich oder Apricot wirken warm, ohne grell zu sein.*
- *Gelbes Licht kann angenehm wirken, sollte aber nicht zusammen mit einem gelben Dekor verwendet werden. Normales elektrisches Licht muntert auf, wenn die Gegenstände im Raum unterschiedliche Farben haben. Ein düsterer Raum gewinnt durch einen Vorhang oder Rollo in der Farbe Gold.*
- *Grünes Licht ist nie angenehm. Pflanzen, die grünem Licht ausgesetzt werden, gedeihen nicht. Zusammen mit einem grünen Dekor ist es für Wohnräume zu stark; es wurde allerdings erfolgreich in Therapieräumen eingesetzt.*
- *Blaues Licht wirkt sehr beruhigend. Es verlangsamt den Pulsschlag und läßt uns tief ausatmen, so daß wir loslassen können und uns geborgen fühlen. Eine blaue Glühbirne im Nachttischlämpchen ist günstig bei Einschlafschwierigkeiten und für hyperaktive Kinder. Blaues Licht wirkt lindernd und heilend bei Fieber, Kopfschmerzen, Sonnenbrand oder Juckreiz. Das kühle Licht eines blauen Rollos im Bad neutralisiert die durch das Baden entstandene Wärme. Auch ein warmes Schlaf- oder Wohnzimmer profitieren vom Filtereffekt hellblauer Vorhänge.*
- *Violettes Licht erzeugt Frieden und Stille. Wenn es auf Braun oder Honiggold fällt, wirkt es fast golden. Es ist sanft adstringierend und gut bei Entzündungen.*

UNTEN: ***Einfarbige Lampenschirme sind ein leuchtender Blickfang im Raum.***

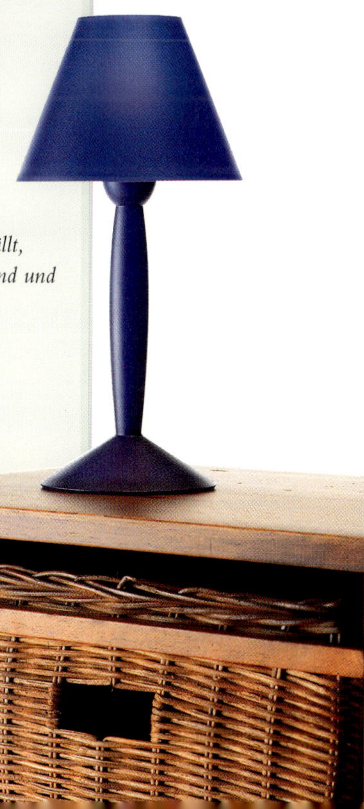

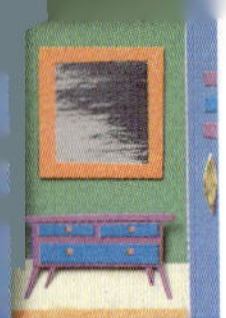

FARBEN IM GANZEN HAUS

Die gewählten Farben sollten nicht nur die verschiedenen Wohnbereiche, sondern auch die Bewohner in eine interaktive Verbindung bringen.

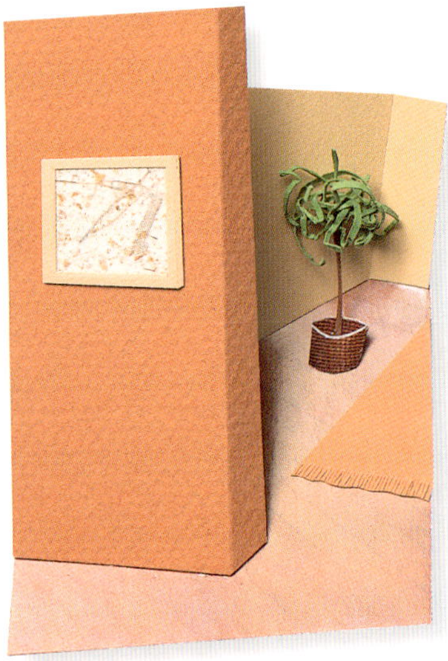

OBEN: ***Wählen Sie Farben, die miteinander harmonieren, zum Beispiel erdhafte Braun- und Grüntöne.***

RECHTS: ***Die Farben miteinander verbundener Räume sollten harmonieren, damit Sie keinen Schock bekommen, wenn Sie von einem Zimmer ins andere gehen.***

In einer Wohnung leben im allgemeinen mehrere Menschen zusammen, deren Farbschwingungen unterschiedlich stark sein können; vor der Entscheidung über ein Kolorationskonzept sollten deshalb die Bedürfnisse und Vorlieben aller sorgfältig durchdacht werden, damit das, was dem einen gefällt, den anderen nicht »erschlägt«.

Harmonie entsteht, wenn Sie sich ohne schockierende Farbwechsel zwischen den wichtigsten Lebensbereichen hin und her bewegen können. Den Nachbarraum sieht man durch die geöffnete Tür, weshalb nebeneinanderliegende Räume farblich harmonieren sollten. Am besten wählen Sie für die Haupträume eine Farbfamilie – warm, kühl oder neutral – oder verschiedene Nuancen von ein oder zwei Farben.

Nehmen Sie warme Kolorationen für Räume, in denen Sie aktiv sind. Die »magnetischen« Töne Rot, Orange und Gelb stimulieren und energetisieren den Körper. Wohn-, Eß-, Arbeits-, Fernseh- und Spielzimmer, Diele, Flur und Treppenhaus sind Bereiche, die sich für die aufpeppenden warmen Farben eignen. Für Räume, in denen Sie eine gemütliche, friedliche Atmosphäre schaffen wollen, passen kühle oder pastellige Farbtöne, die entspannende, harmonische Schwingungen aussenden.

Wohn- und Eßbereich werden im allgemeinen von allen Bewohnern genutzt; deshalb sollten sie nicht in einem Kolorit gehalten sein, das einem Bewohner mißfällt. Meist gibt es innerhalb derselben Farbfamilie Kompromisse, die für jeden akzeptabel sind. Wenn zum Beispiel jemand in Ihrer Familie Gelb nicht mag, können Sie es statt dessen mit einem hellen Buttercremeton probieren.

Wählen Sie für Räume, die ausschließlich von einem Bewohner genutzt werden, eine Koloration, die mit seinen individuellen »Seelenfarben« und seinen speziellen Bedürfnissen im Einklang steht.

In einem Schlaf- oder Arbeitszimmer trägt die therapeutische Wirkung einer Farbe zur richtigen Atmosphäre bei. Teenager nutzen ihr

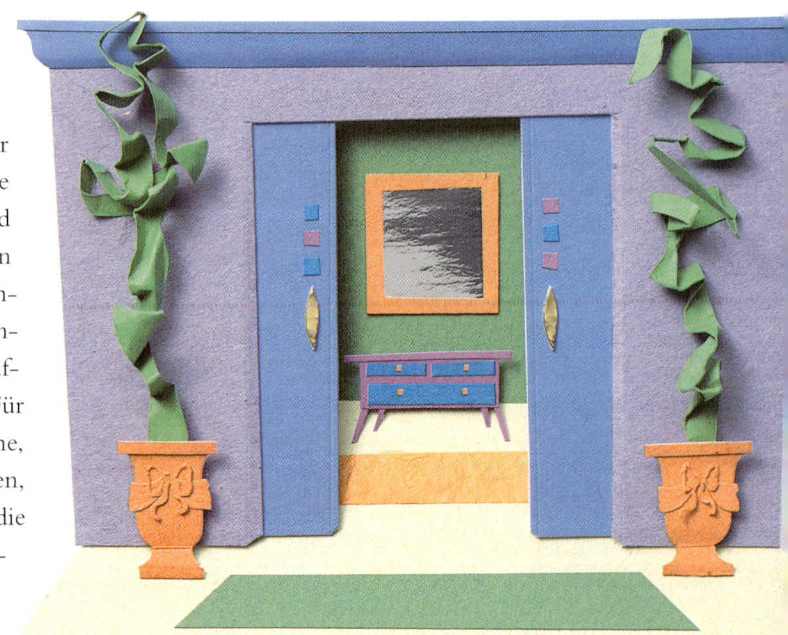

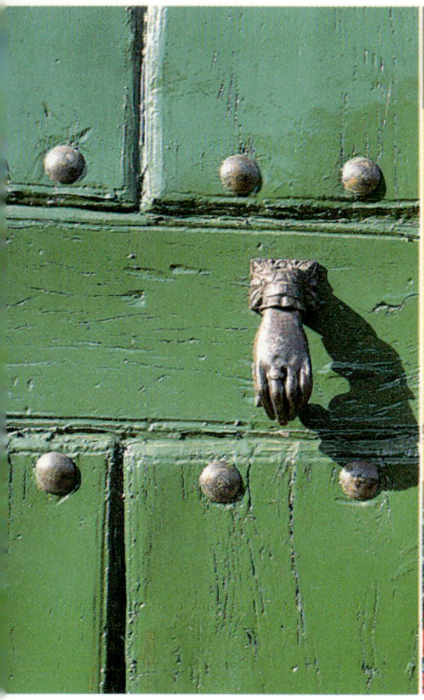
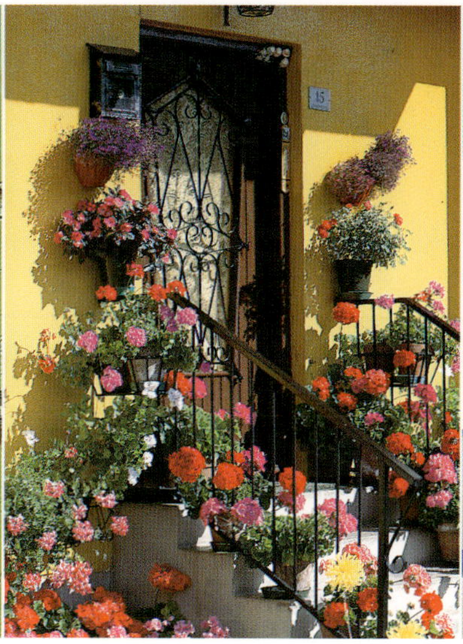
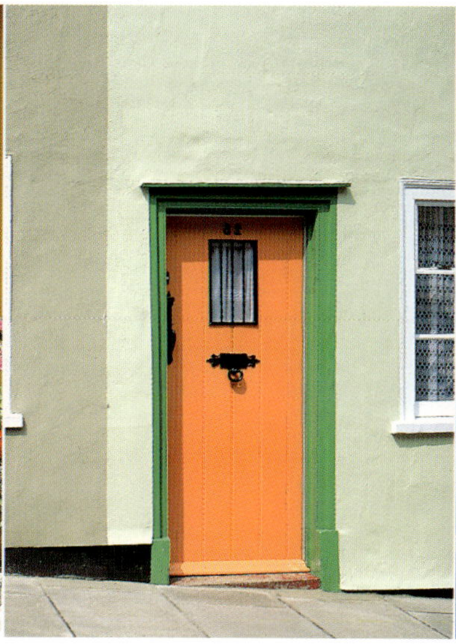
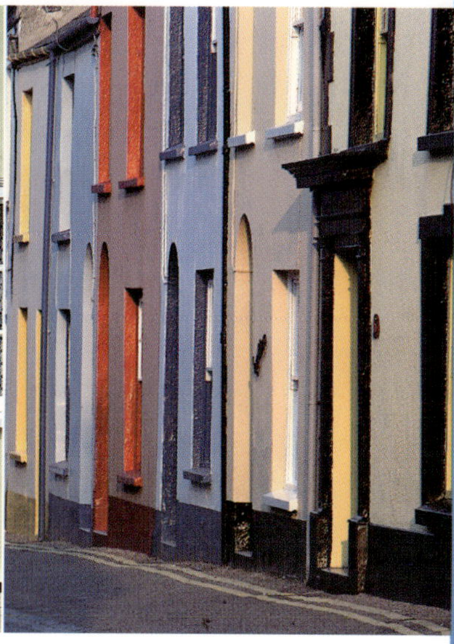

OBEN: ***Klassisches Grün mit einem ungewöhnlichen Türklopfer.***

OBEN: ***Hier kommen die kräftigfarbigen Blumen gut zur Geltung.***

OBEN: ***Die leuchtende Eingangstür harmoniert mit dem Umfeld.***

OBEN: ***Wie ein Regenbogen wirken diese farbigen Fassaden.***

Zimmer meist zum Schlafen, Lernen und für Freizeitaktivitäten; solche Räume brauchen wärmere, peppigere Farben als Zimmer, die nur zum Entspannen und Schlafen dienen.

AUSSENBEREICH UND EINGANGSTÜR

Das Äußere Ihres Zuhauses gibt jedem, der es sieht, eine Botschaft. Ein Haus ist nicht nur eine »Weiterung von uns selbst«, sondern auch Teil einer Umgebung, die es beeinflußt und spiegelt. Deshalb sollte jedes Haus in puncto Stil, Material und Farbe mit dem Umfeld, das heißt den anderen Gebäuden und der Landschaft, harmonieren.

Die Außenfarbe Ihres Hauses ergibt sich entweder durch das verwendete Material – Ziegel, Naturstein, Holz –, oder sie sollte die Farben des Gesteins und der Böden in der näheren Umgebung wiederaufnehmen; lassen Sie sich von ihnen zu wundervollen Cremegelb-, Rost- oder Rosabeigetönen inspirieren, in denen Ihr Haus so aussieht, als sei es geradewegs der Erde entwachsen.

Für einen Außenputz sind viele Farben geeigneter als Weiß. Reinweiß ist keine natürliche Farbe; als Alternative bieten sich weiches Creme- oder Roséweiß an.

Die Eingangstür ist so etwas wie die Beschützerin des Hauses; sie hält Wind, Regen und Fremde draußen, sollte Sie und Ihre Besucher aber auch willkommen heißen. Gehen Sie einmal ganz bewußt auf Ihre Haustür zu; welchen Eindruck vermittelt sie Ihnen? Empfinden Sie die Farbe als einladend, bedrückend oder nichtssagend? Wenn Sie beim Anblick Ihrer Tür nur das Gefühl haben, zu Hause zu sein, sollten Sie die Farbe ändern.

INDIVIDUELLER AUSDRUCK

Die Farbe der Eingangstür kann Ihre Individualität zum Ausdruck bringen und Sie an Ihrem Zufluchtsort willkommen heißen. Streichen Sie die Haustür in Ihrer Lieblingsfarbe oder einer solchen, die die Persönlichkeit der Bewohner und des Hauses selbst am besten zum Ausdruck bringt.

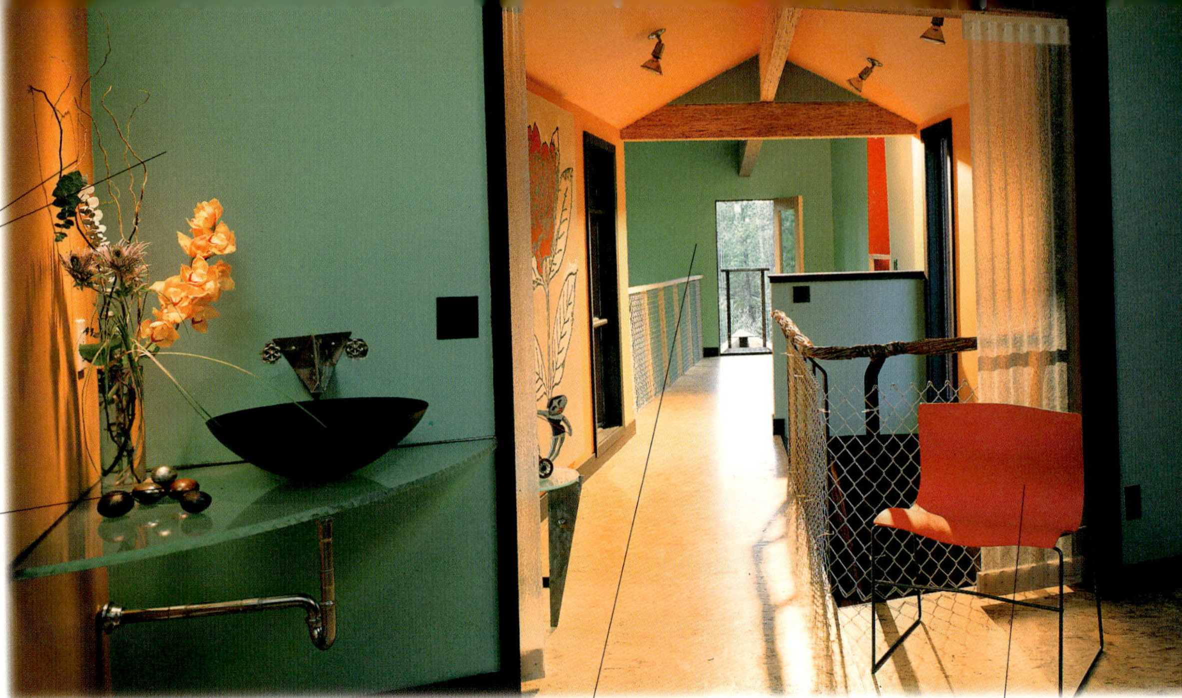

GEGENSÄTZLICHE FARBEN (BLAU-GRÜN/GELBORANGE) STEIGERN SICH GEGENSEITIG.

DIE KIESELSTEINE BRINGEN DIE NATUR NACH DRINNEN.

LEUCHTENDES GRÜN ALS RAHMEN ODER ECHO DES BLICKS IN DEN GARTEN.

DIE ERGONOMISCHE FORM DES STUHLS UND SEINE ROTE FARBE KONTRASTIEREN MIT DER ÜBRIGEN RAUMGESTALTUNG.

OBEN: ***Leuchtende Farben und warme Holztöne mildern die modernen urbanen Gestaltungselemente.***

DEN EINGANGSBEREICH AUFWERTEN

- *Legen Sie eine Fußmatte aus Naturfasern außen vor die Eingangstür.*
- *Legen Sie einen Weg an, der zur Tür führt, und bepflanzen Sie ihn beidseits mit duftenden Sträuchern und Blumen.*
- *Finden Sie einen Türklopfer in der Form Ihres Lieblingstiers oder eines Symbols.*
- *Der Klang der Klingel sollte angenehm und musikalisch sein.*
- *Türeinsätze aus farbigem Glas, die die Sonne oder andere Symbole abbilden, können ein willkommener Anblick sein.*
- *Streichen Sie die Tür in einer freundlichen Farbe Ihrer Wahl oder einer Schutzfarbe.*

DIELE, FLUR UND TREPPENHAUS

Sobald Sie die Eingangstür durchschritten haben, gibt die Diele Ihnen eine weitere Gelegenheit, die Außenwelt hinter sich zu lassen und zur Ruhe zu kommen. Es ist der Ort, an dem Sie zum ersten Mal richtig mit der Atmosphäre des Hauses und der Persönlichkeit seiner Bewohner in Kontakt kommen. Die Farben dort können aufregend oder entspannend sein, je nach der Stimmung, die Sie schaffen wollen. Im allgemeinen verbringen wir nicht viel Zeit im Flur, sondern gehen durch ihn hindurch in andere Zimmer oder eine Treppe hinauf. Daher können Sie kräftigere Farben als in Entspannungsbereichen verwenden, zum Beispiel eine dunklere Version Ihrer Hauptfarbe oder eine kontrastierende. Warme, satte Töne wirken gemütlich und einladend, besonders wenn Sie bei schlechtem Wetter von draußen hereinkommen; wer jedoch einen hektischen, stressigen Alltag hat, betritt vielleicht lieber einen sanfteren, helleren und beruhigenderen Raum. Flure und Treppenhäuser wirken in Weiß oder Creme oft groß, lang und leer. Versuchen Sie es einmal mit satten, leuchtenden Farben. Denken Sie daran, Sie sind dort ständig in Bewegung, und eine auffallende, inspirierende Koloration ist vielleicht genau das, was Sie brauchen.

Nicht nur die Farben an den Wänden, auch die auf dem Boden beeinflussen uns beim Betreten eines Hauses sehr stark. In manchen älteren Häusern finden sich Terrakottakacheln im Eingangsbereich. Sie sind leicht sauberzuhalten und strapazierfähig. Ihre natürliche Farbe verstärkt unsere Verbindung zur Erde, läßt die Gedanken zur Ruhe kommen und stabilisiert unser Energiesystem.

Auch Holz ist ein schönes Material für den Flur und eigentlich alle Bereiche des Hauses. Draußen müssen wir uns vor Wind und Wetter schützen, aber drinnen können wir uns mit unserem wahren Selbst verbinden und unseren »Panzer« ablegen. Gehen Sie barfuß, oder schlüpfen Sie in weiche Pantoffeln – auch das hilft beim Abschalten.

Die Verbindung zur Erde beruhigt, erdet und entspannt den tagsüber oft überstimulierten Verstand. Sie bringt Sie in Kontakt mit den grundlegenden Dingen des Lebens, Ihrer Familie und Ihrem Zuhause, sie gibt Ihnen Kraft und Energie.

In vielen Kulturen wird die Eingangstür oder ihre Umrahmung in einer Schutzfarbe gestrichen. Mittelöstliche Völker und die nordamerikanischen Indianer verwendeten dazu Türkis. Auch Schwarz absorbiert schlechte Schwingungen; Weiß wendet schädliche Einflüsse ab. Purpur, Nachtblau und Violettblau sind ebenfalls gute Schutzfarben für Eingangstüren und bilden einen beeindruckenden Hintergrund für die Sträucher und Blumen vor der Tür.

Fenster und Türen haben viel gemeinsam, denn durch beide kommt Licht ins Haus. Streichen Sie sie möglichst in derselben Farbe oder in einer solchen, die mit der Eingangstür harmoniert.

ÖSTLICHE TRADITIONEN

Im Osten liegt die Eingangstür traditionell zur aufgehenden Sonne hin; sie wird mit glückbringenden Talismanen verziert und in Farben gestrichen, die das Böse abwehren sollen.

AUFFALLENDE VORHÄNGE ALS UMRAHMUNG EINES DURCHGANGS WIRKEN DRAMATISCH.

LAMPEN VERBREITEN SANFTES LICHT UND GEBEN BESUCHERN EINEN EINLADENDEN ERSTEN EINDRUCK.

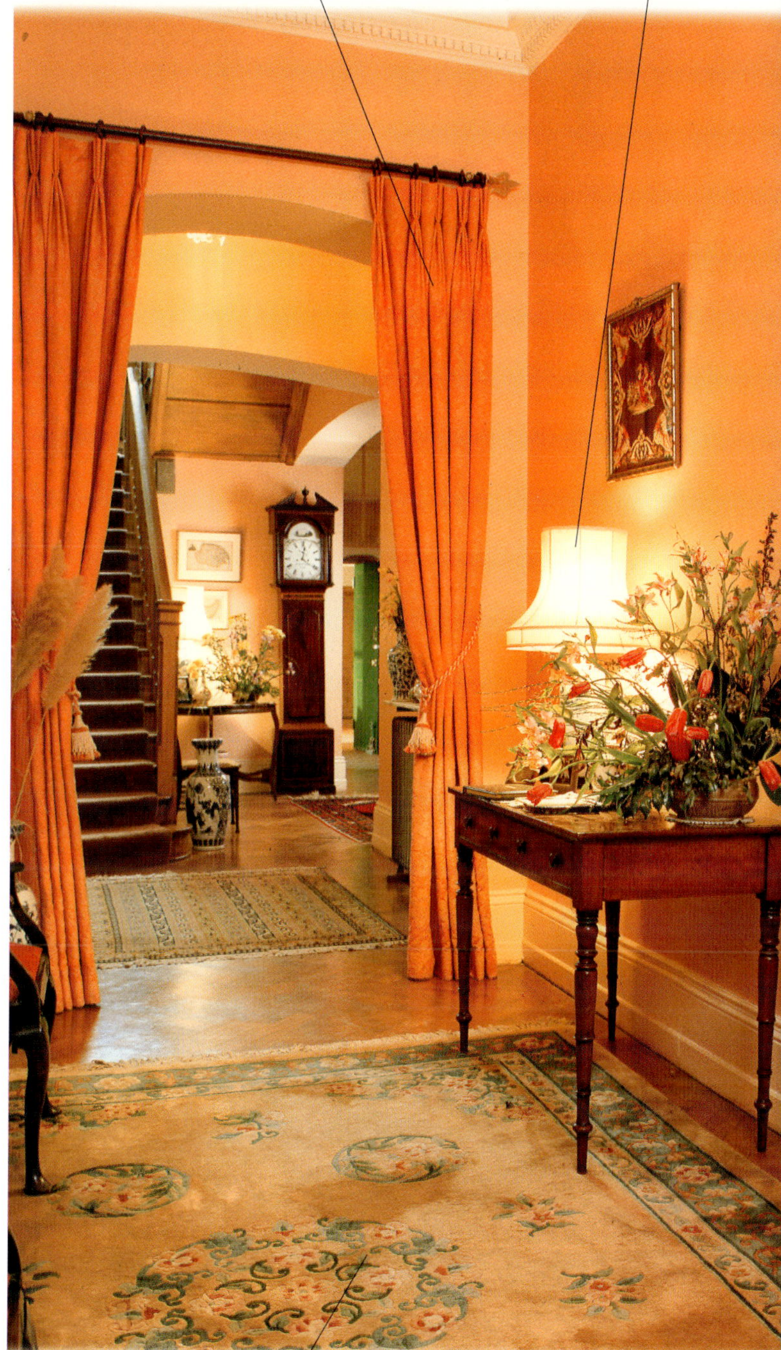

WEICHE TEPPICHE ALS ERGÄNZUNG ZUM GLATTEN PARKETTBODEN.

OBEN:
Der Glanz des antiken Mobiliars kommt durch die warmen Farben noch besser zur Geltung.

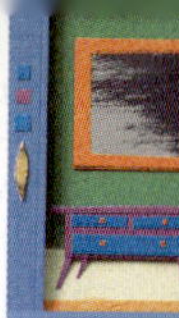

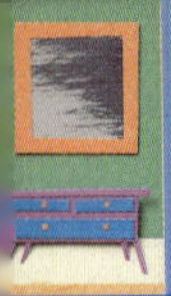

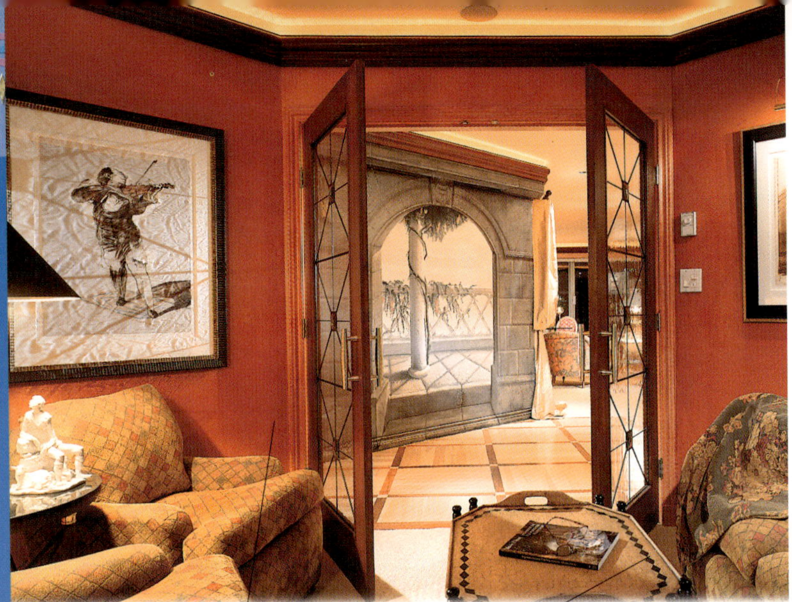

DIE SATT ROSTROTEN WÄNDE UND DIE ILLUSIONSMALEREI ERINNERN AN DAS MITTELALTERLICHE ITALIEN.

DAS RAUTENMUSTER WIEDERHOLT SICH AUF TISCH UND POLSTERN.

OBEN: ***Eine optische Täuschung vergrößert den Raum. Der Blick folgt dem Rautenboden zur Wandmalerei und hinaus auf den Balkon.***

WOHNZIMMER

Der Wohnbereich Ihres Hauses ist Ihr »Imagebereich«, der die Persönlichkeit der Bewohner am deutlichsten zeigt. Er sollte ein Spiegel Ihrer Identität sein, das heißt zum Ausdruck bringen, wer Sie sind, wie Sie leben und was Sie interessiert. Im Wohnzimmer sollten Sie sich entspannen, ganz Sie selbst sein und sich mit Gegenständen und Farben umgeben können, mit denen Sie sich im Einklang fühlen. Aber im Wohnzimmer halten Sie sich auch mit Ihrer Familie auf, und Sie empfangen dort Freunde; überlegen Sie daher, ob der Raum gemütlich, anregend oder repräsentativ sein soll. Die Farben entsprechen am besten der gewünschten Atmosphäre und Ihrem Lebensstil. Ein wohnlicher, freundlicher Raum entsteht durch kräftige Farben aus dem warmen Bereich wie Dunkelrost, Apricot, Gold oder Sandgelb. Kleinere Mengen kühler Farben sorgen für Ausgewogenheit. Sie können diese Farben aufhellen oder abdunkeln, so daß sie Ihrer Identität und Ihren Seelenfarben entsprechen (s. S. 30). Ein ruhiger Raum entsteht durch diverse zarte oder helle Töne einer entspannenden Farbe.

Mehr Dramatik entsteht, wenn nur zwei Farben miteinander kontrastieren und der Raum generell eher minimalistisch eingerichtet ist. Da Zweifarbenräume langfristig jedoch ermüden und die geistige Beweglichkeit dämpfen, sollten Sie ein solches Farbkonzept nur realisieren, wenn Sie sich allgemein absolut wohl fühlen. Geist und Seele und Körper brauchen Abwechslung und Anregung: eine Wohnung, der die Farben fehlen, macht introvertiert.

»IMAGEZIMMER«

Gemütliche traditionelle Räume weisen häufig Farben und Formen aus der Natur auf. Viele Oberflächen eines Raums können solche Muster haben, ohne daß dies disharmonisch wirkt. Die Größe der Muster sollte jedoch variieren, damit sie nicht um Ihre Aufmerksamkeit konkurrieren.

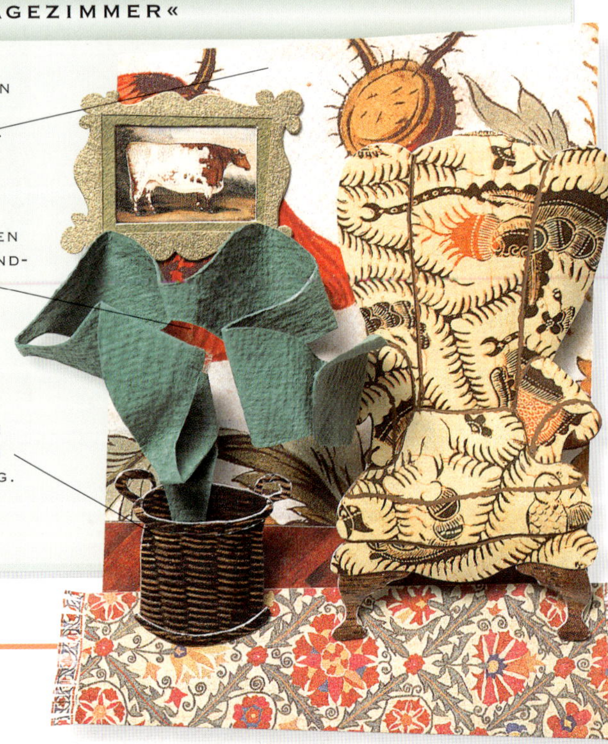

KÜHLE FARBEN SORGEN FÜR AUSGEWOGENHEIT.

WARME FARBEN WIRKEN FREUNDLICH.

TEXTUREN ERZEUGEN SPANNUNG.

RECHTS: ***Das Wohnzimmer ist ein Spiegel unserer Persönlichkeit; halten Sie es in warmen, kräftigen Farben.***

Türkis, Flieder, Orchidee und Lavendel enthalten blaue Energie und eignen sich sehr gut für Bereiche, in denen geistig gearbeitet wird. Der warme rosa Unterton macht aktiv und entschlossen, während das Blau eine ruhige Atmosphäre fördert, die die Konzentration erleichtert.

Wenn Sie ein modernes Ambiente vorziehen, können Sie mit wenigen modernen Möbeln und kräftigen ungemusterten Farbflächen ein markantes dramatisches Interieur schaffen. Große Pflanzenkübel mit Palmen und/oder Kakteen sehen in einem modernen Wohnumfeld wunderschön aus.

Wenn mehrere Familienmitglieder den Wohnbereich nutzen, ist ein neutraler Hintergrund vielleicht am ehesten als verbindendes Element für die verschiedenen Seelenfarben geeignet. Das Kolorationskonzept sollte auf jeden Fall eine oder zwei Hauptfarben plus eine ausgleichende Kontrastfarbe aufweisen, und alle Töne sollten einen Bezug zu Ihrer Seelenfarbe haben. Deren Wirkung wird verstärkt, wenn Sie die Komplementärfarbe mit in den Raum nehmen. Ein Farbton, von dem Sie seit kurzem angezogen sind, läßt sich in Form eines beweglichen dekorativen Objekts (Vase, Teppich, Bild) in den Raum einbringen.

Schwarz kann man an vielen Stellen gut als Akzentfarbe einsetzen – etwa als Möbelstück, Bilderrahmen oder Brücke – bzw. da, wo es so viel Kontrast hat, daß es nicht dominiert. Grau ist erholsam, sollte aber nie allein verwendet werden. Silber ist luxuriös und Gold elegant; aber ich empfehle, diese Farben nur als besonderen Blickfang einzusetzen.

HARMONIE

Wenn Ihr Leben gerade im Umbruch ist, empfiehlt es sich, das Wohnzimmer in einer neutralen Farbe zu streichen, damit Sie die Farbe des Mobiliars, der Beleuchtung und Accessoires mit Ihren sich entwickelnden Bedürfnissen verändern können. Viele schöne Einrichtungsgegenstände – Stoffe, Brücken, Keramik, Bilder – gibt es in allen möglichen Farben. Wenn Sie Geschick darin haben, diverse Muster und Farben zu kombinieren, können Sie einen Raum mit interessanten Texturen, Farben und Mustern schaffen. Achten Sie darauf, daß er nicht zu unruhig wird – bei zu vielen Farben wird die Energie oft wirr und widersprüchlich. Ein unruhiger Raum ist nichts für Menschen, die nervös oder konfus sind oder ein schlechtes Gedächtnis haben, denn der Mustermix beruhigt weder die Nerven, noch fördert er die Konzentration.

UNTEN: ***Dieses Farbkonzept – gelbe Wände, purpurne Holzlackierungen – arbeitet mit starken Kontrasten.***

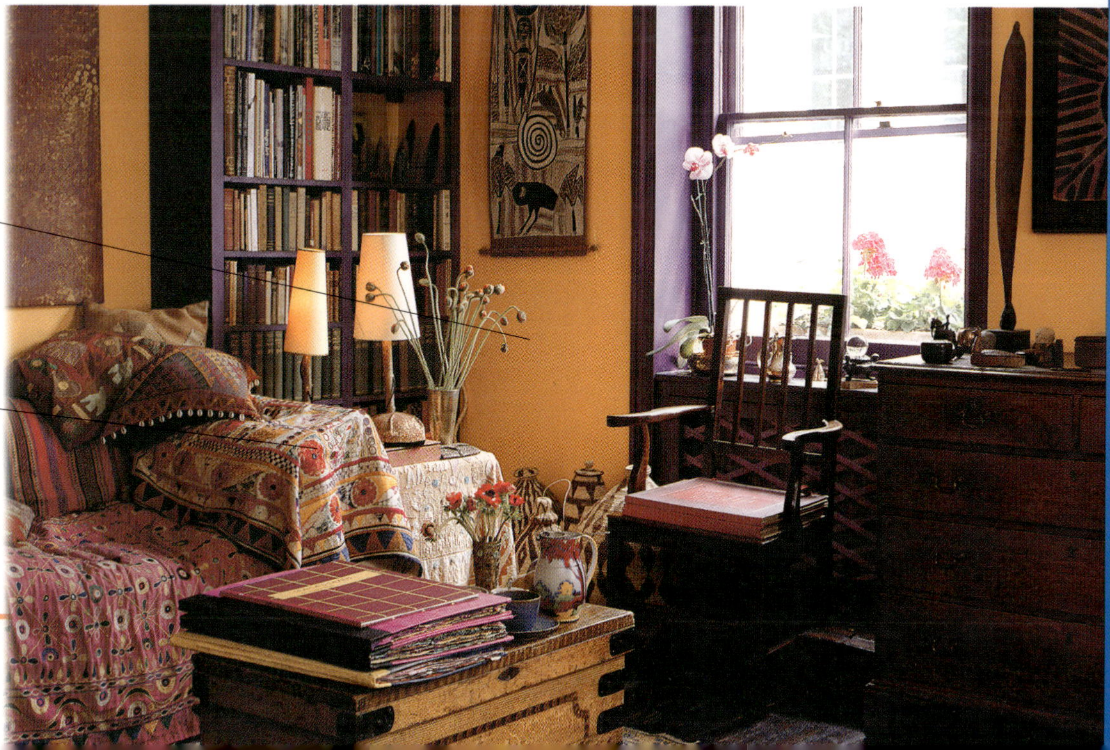

DIESER RAUM VOLLER MUSTER UND TEXTUREN »ERSCHLÄGT« NICHT, WEIL DIE FARBPALETTE BESCHRÄNKT IST.

DIE VIELEN MUSTER DER ETHNOSTICKEREI BEREICHERN ZUSÄTZLICH.

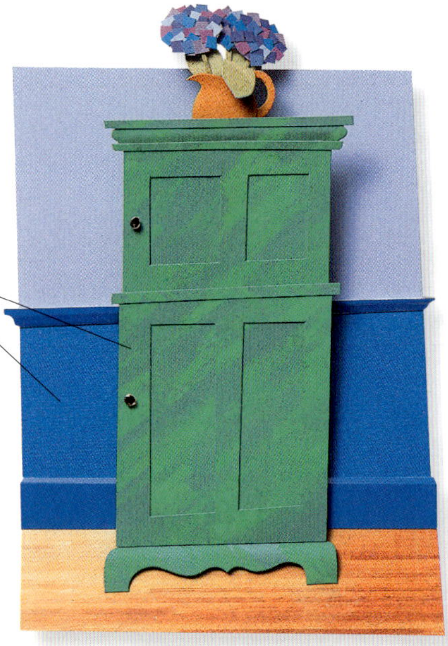

BLAU- UND GRÜNTÖNE BERUHIGEN UND BAUEN STRESS AB.

OBEN: ***Harmonierende Blau-Grün-Töne und Holz sorgen für ein entspannendes Ambiente.***

KÜCHEN

Eine Küche sollte ein einladender, aufbauender Ort sein, an dem die Familie gern zusammenkommt, Kreativität möglich ist und der Körper optimal ernährt wird. Wenn Sie berufstätig sind, ist es noch wichtiger, daß die in der Küche verbrachte Zeit angenehm ist und Sie dort abschalten und entspannen können. Die Farben in der Küche können Ihre Sinne anregen und dazu beitragen, daß Sie den tagsüber angesammelten Streß loslassen. Auch wenn Sie in einem sehr funktionalen Appartement wohnen, in dem der Platz knapp bemessen ist, können Sie Küche und Eßbereich farblich so gestalten, daß Ihnen Energie und Inspiration zufließen.

In der Küche werden vor allem Speisen zubereitet, serviert und gegessen. Deren Qualität und die Freude am Essen hängen sehr stark von der Stimmung und der Kreativität des Kochs bzw. der Köchin und der Qualität der verwendeten Zutaten ab. Die Farben in der Küche können für bessere Laune sorgen und eine gemütliche Atmosphäre schaffen; sie können die Kreativität und die Verdauung fördern und helfen, abzuschalten oder Kraft für den neuen Tag zu tanken.

GUTE-LAUNE-FARBEN

Stellen Sie eine Vase mit leuchtendgelben Blumen, zum Beispiel Osterglocken, auf den Küchentisch. Das muntert jeden Koch auf.

Landhausküchen sind in der letzten Zeit sehr beliebt, weil ihre Farben und Düfte die Sinne anregen. Alle satten, warmen, erdigen Farben bieten sich ganz natürlich für die Coloration von Küchen an – Nußbraun, Goldgelb, Terrakotta, Pfirsich und Rot. Die Komplementärfarbe – Grün – eignet sich als Akzent; Grün wird oft mit Küchen assoziiert, denn es erinnert an die köstlichen Lebensmittel, die die Natur uns gibt.

GRÜNE AKZENTE

Anstatt die Wände grün zu streichen, was kalt oder trist wirken kann, empfiehlt Grün sich für Accessoires, Küchengeräte, Geschirr und Mobiliar.

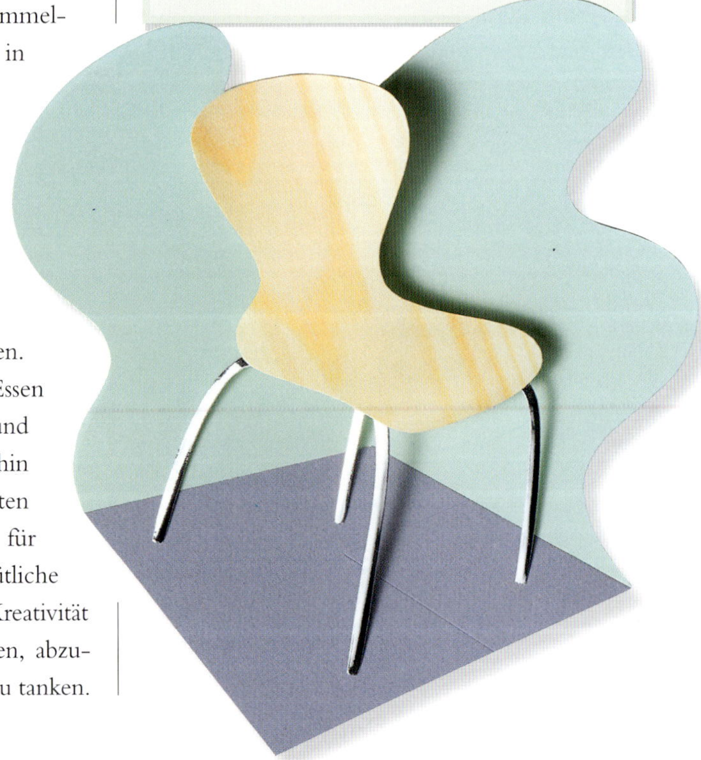

RECHTS: ***Zum kühlen Schieferboden paßt ein gelber Farbklecks, der wiederum durch die türkisfarbenen Wände ein Gegengewicht erhält.***

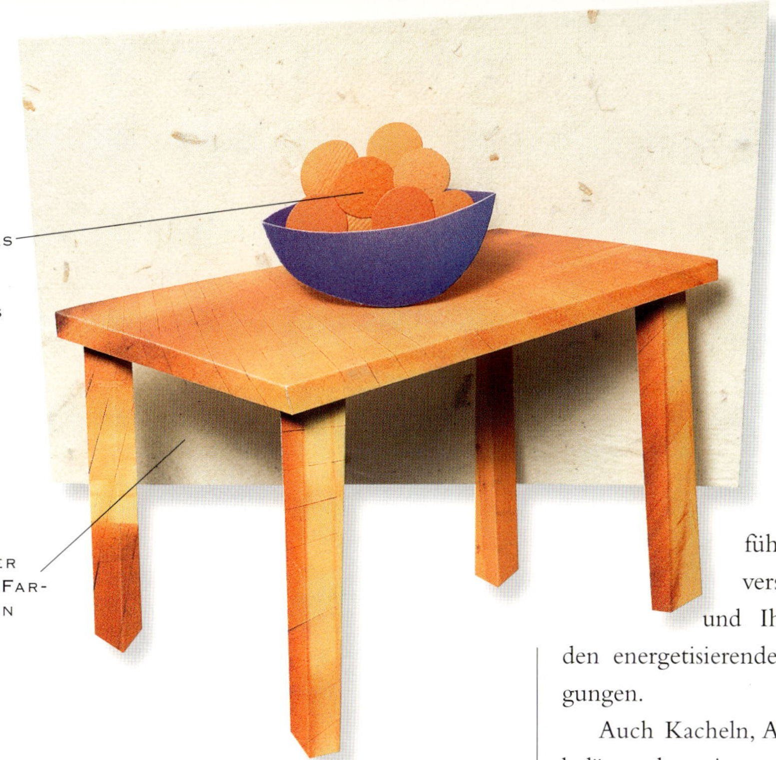
Ein Klecks Farbe belebt ein neutrales Dekor.
Weiss oder neutrale Farben wirken licht und duftig.

Aus therapeutischer Sicht verstärken warme Braun-, Orange-, Rot- und Gelbtöne die Vitalität. Orange regt den Appetit an und fördert die Verdauung.

Eine reinweiße Küche kann sehr sauber und ordentlich, hell und luftig wirken, aber Weiß entspannt weder, noch ermuntert es uns, längere Zeit in diesem Raum zu verweilen. Stellen Sie Weiß immer viel Farbe an die Seite. Eine Küche in Weiß oder neutralen Tönen bekommt beispielsweise durch eine Schale mit buntem Obst oder Gemüse Farbe. So können Sie sich auch genau die Farbenergie zuführen, auf die Sie gerade Lust verspüren; es ist nicht teuer, und Ihr Körper profitiert von den energetisierenden, heilenden Farbschwingungen.

Auch Kacheln, Arbeitsflächen und Bodenbeläge geben einer neutralen Küche Farbe. Verwenden Sie möglichst natürliche Materialien – so haben Sie eine gesunde Küche, in der die Farben auf natürliche Weise miteinander verschmelzen und sich gegenseitig steigern. Zu einem Terrakotta- oder Holzboden zum Beispiel passen sehr gut türkisfarbene oder grüne Kacheln.

LINKS: ***Kräftige Farbkleckse beleben eine ansonsten beschränkte Palette von Neutraltönen.***

FARBE IN DIE KÜCHE BRINGEN

Die folgenden Accessoires bringen Farbe und Energie in die Küche:

- *farbige Glasflaschen*
- *getrocknete Blumen- und Kräutersträuße, die von der Decke hängen*
- *bunte Blumentöpfe mit Kräutern auf dem Fensterbrett*
- *Schüsseln aus Keramik oder farbigem Glas mit Obst oder Gemüse*
- *Glasbehälter mit Gewürzen, Linsen und anderen Hülsenfrüchten*
- *handbemalte Kacheln*
- *bunte Kochbücher*
- *Teller, Tassen, Kupferteile, Backmodeln, Strohkörbe*
- *farbige Küchenschränke*
- *bunte Flickenteppiche*
- *Jalousien und Vorhänge mit leuchtenden Mustern*

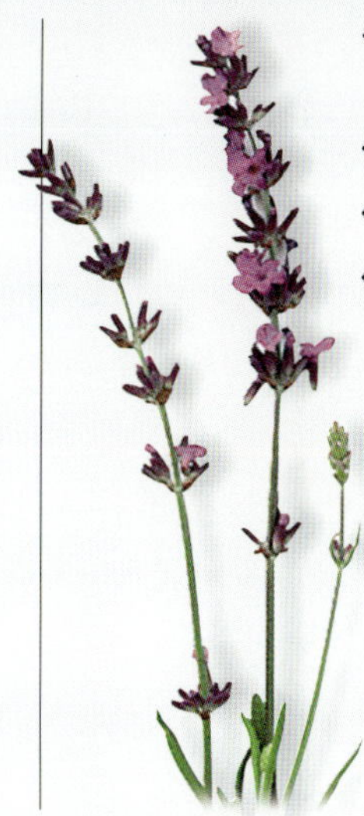

LINKS: ***Getrocknete Kräuter sehen nicht nur schön aus; sie duften auch köstlich, und Sie haben sie sofort zum Kochen zur Hand.***

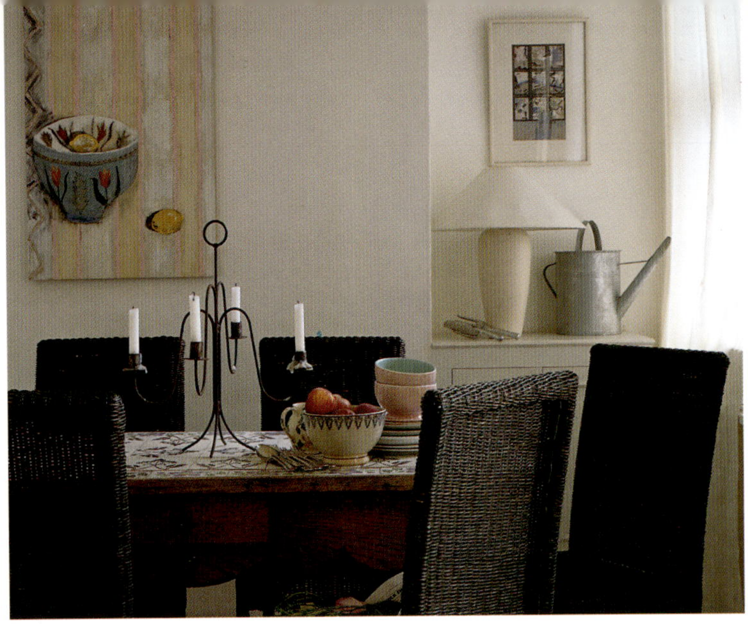

OBEN: *Die klaren Linien der Einrichtungsgegenstände und das rustikale Geschirr passen gut zum gekachelten Tisch.*

UNTEN: *Eine Nische ist der geeignete Platz für einen Tisch, besonders wenn ein Fenster Licht gibt und einen interessanten Ausblick bietet.*

ESSZIMMER

Eßräume sollten Treffpunkte sein, an denen Sie sich entspannen und Ihre Mahlzeit genießen können. Wenn Sie allein leben, kann ein kleiner Tisch neben einem Fenster oder in einer Nische der ganz besondere Ort sein, um erschöpfte Energiereserven wieder aufzufüllen.

Alle Orangenuancen regen den Appetit an und fördern die Verdauung. Pfirsich, Apricot und Pfirsichgelb sind deshalb die besten Farben für den Eßbereich.

Wenn Sie diese warmen Töne nicht mögen oder in der Küche essen: Tischdecken und Servietten in diesen Farbtönen haben die gleiche Wirkung und heben sich harmonisch von einer Wand in Blau, Grün oder Türkis ab. In jedem Fall können Sie die Hauptfarben von Küche und Eßbereich durch Tischdecken, Geschirr und anderes Dekor in leuchtenden Farben akzentuieren.

Wenn Ihr Eßzimmer meist abends benutzt wird, wirkt ein dunkles, sattes Grün entspannend, wenn darüber hinaus auch warme Farben im Raum sind.

Kerzen lassen dunkle Wände erstrahlen und erzeugen eine vertraute, behagliche Atmosphäre. Eßräume liegen oft an der kalten Seite des Hauses, aber das macht nichts, solange Sie einen helleren Ort für das Frühstück und die Tagesmahlzeiten haben.

Die Wände eines dunkleren Eßzimmers können gut in einer satten Farbe gestrichen sein, zum Beispiel Dunkelrot, Rost oder Goldgelb. Durch eine Lasur oder einen leicht reflektierenden Anstrich in Eierschale schimmern sie abends bei Kerzenlicht, und tagsüber wirken sie warm und inspirieren.

Manchmal erfordern persönlicher Lebensstil oder das Gebäude an sich eine beschränktere Farbpalette für Küche und Eßbereich. Dies geht sehr gut, wenn Sie sich am japanischen Stil orientieren. Wählen Sie dann aber natürliche Materialien in weichen Nuancen und nicht synthetische, bei denen die Neutraltöne oft kalt wirken.

Warmes Grau, Braun oder Beige können einladend und angenehm sein und den ganzen Körper beruhigen und entspannen. Wenn Sie in Küche und Eßbereich zurückhaltende Farben verwenden, können Sie mit Blumen oder einer Schale mit Obst oder Gemüse Farbtupfer setzen.

Wintergärten werden als Eßbereich immer beliebter, denn hier kann man das ganze Jahr über die aufmunternde Wirkung des natürlichen Lichts genießen. Ein Frühstück im Wintergarten gibt Ihnen den besten Start in den Tag. Das Son-

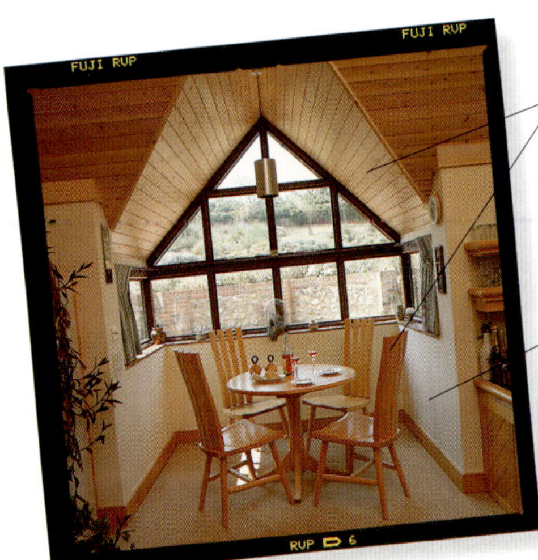

DIE HELLEN HOLZMÖBEL HARMONIEREN MIT DER KIEFERNDECKE.

NEUTRALE FARBEN BRINGEN DIE SCHÖNHEIT DES HOLZES ZUR GELTUNG, OHNE MIT IHM ZU KONKURRIEREN.

nenlicht trägt dazu bei, daß Sie die im Essen enthaltene Energie maximal nutzen, und der Kontakt mit dem natürlicheren Ambiente tut der Seele gut. Ein Frühstück in einer tristen, dunklen Umgebung dagegen macht auch Sie depressiv und lethargisch.

Lichtes Klargelb und Creme eignen sich, solange das Gelb keine grünen Untertöne hat. Gelb hat jedoch die ärgerliche Eigenschaft, je nach Beleuchtung immer wieder anders auszusehen. Die Art der Glühbirne beeinflußt das Gelb und macht es grünlicher oder abends bläulicher, so daß Ihre schöne gelbe Wand auf einmal schrecklich Limettengrün aussieht. Probieren Sie am besten vorher mit Hilfe eines Musterbrettes aus, wie die Farbe bei natürlichem und künstlichem Licht wirkt.

Gelb ist ansonsten eine sehr kommunikative, lebendige Farbe und sorgt dafür, daß die Unterhaltung in Fluß bleibt.

Wenn Küche oder Eßbereich an der kalten Seite des Hauses liegen, empfehlen sich die wärmenden, anregenden Farben Rot und Orange, auch in einer weicheren Version, zum Beispiel Lachs oder Pfirsich. Alle »magnetischen« Farben regen den Stoffwechsel an, fördern die Verdauung und wärmen im Winter.

Rot gibt dem Körper nach einem langen Tag Energie; zuviel von dieser roten Energie kann Sie unter Umständen jedoch auch nervös und reizbar machen; umgeben Sie sich nur damit, wenn Sie gern kochen und keine gesundheitlichen Probleme wie Bluthochdruck oder Herzleiden haben.

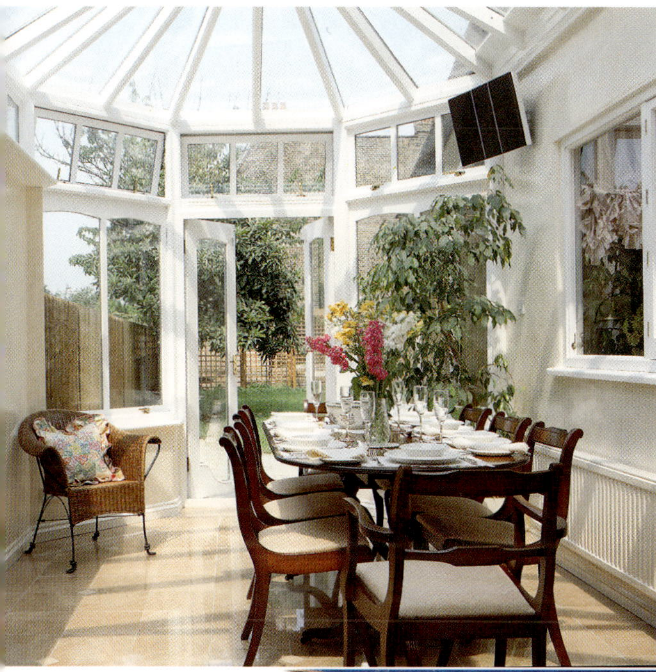

LINKS: *In einem Wintergarten mit Glasdach haben Sie das Gefühl, draußen zu essen, und zwar das ganze Jahr über!*

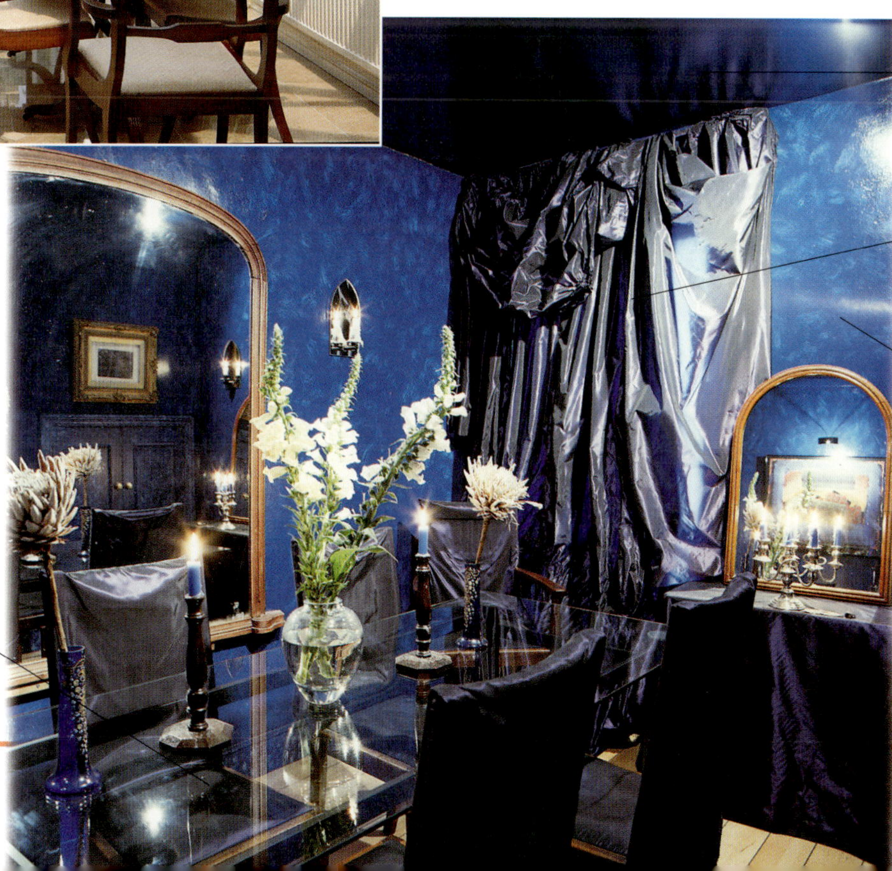

DIE DUNKELBLAUE DECKE ERINNERT AN DEN NACHTHIMMEL; DIE TEXTILIEN NEHMEN DAS THEMA WIEDER AUF.

DIE SATINDRAPERIE WIRKT GEHEIMNISVOLL UND BRAUCHT EINE GEKONNTE BELEUCHTUNG.

IN SCHWAMMTECHNIK GESTRICHENE WÄNDE ALS BELEBENDES ELEMENT.

DURCH DEN GLASTISCH UND DEN HELLEN HOLZBODEN BEKOMMT DER RAUM MEHR LEICHTIGKEIT.

LINKS: *Das satte Königsblau und die üppige Draperie wirken dramatisch, können ohne helle Akzente aber auch erschlagen.*

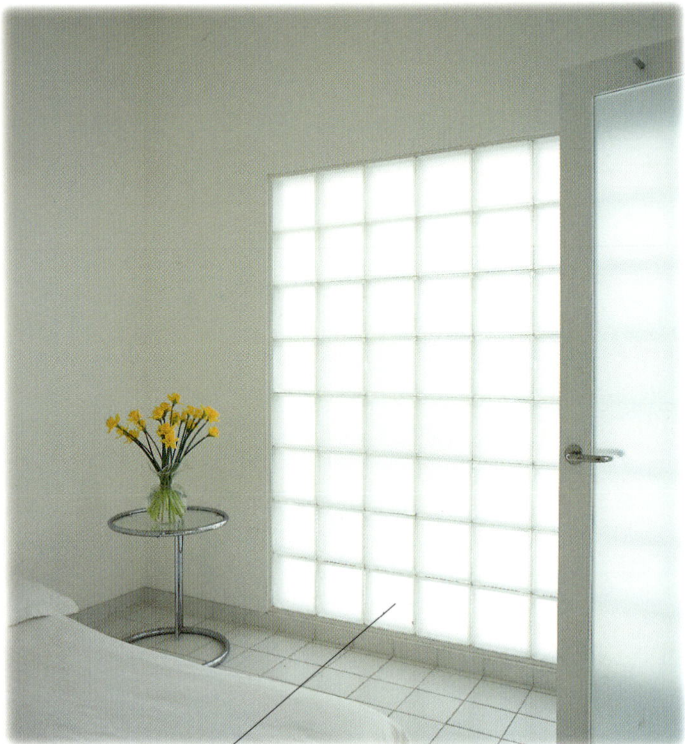

GLASBAUSTEINE LASSEN VIEL LICHT DURCH.

OBEN: ***Ein reinweißes Interieur läßt sich durch farbiges Licht sofort verändern und ermöglicht so unterschiedliche Effekte.***

SCHLAFZIMMER

Schlafzimmer sind sehr spezielle Räume, weil wir darin den Tag beginnen und beenden. Die Farbe, mit der wir wach werden, beeinflußt uns den ganzen Tag und durch die kumulative Wirkung noch sehr viel länger. Oft achten wir nur auf die Aktivitätszentren im Haus, aber wenn wir unser Leben wieder ins Gleichgewicht bringen wollen, müssen wir auch mehr Wert auf die Schaffung heilender Räume legen, in denen wir entspannen und unsere Energiereserven wieder auffüllen können.

Das Schlafzimmer und andere Ruheräume sollten möglichst weg von der Straße liegen, idealerweise nach Osten oder Südosten hin, so daß wir mit dem anbrechenden Tag wach werden. Wir brauchen den Rhythmus der natürlichen Lichtzyklen, damit der Stoffwechsel im Gleichgewicht bleibt und Gehirn und Drüsen die Hormone produzieren können, die mit Ruhe bzw. Aktivität verbunden sind.

Obwohl wir im Schlafzimmer vor allem schlafen, läßt es sich für viele andere Aktivitäten nutzen, wenn das Ambiente stimmt. Da dieser Raum auch der bevorzugte Ort für die körperliche Liebe ist, wäre es ideal, einen Platz für Massagen oder Heilbehandlungen einzuplanen. Wenn die Schlafzimmerfarben so ausgewählt wurden, daß sie die Libido anregen, erzeugen sie allerdings vielleicht nicht die richtige Atmosphäre zum Schlafen. Deshalb empfehlen sich in erster Linie ruhige Töne; die roten Liebesschwingungen lassen sich dann durch Bettüberwürfe, Bettwäsche, farbige Glühbirnen und sinnliche Düfte aktivieren. So können Sie die Atmosphäre des Raums je nach Stimmung verändern.

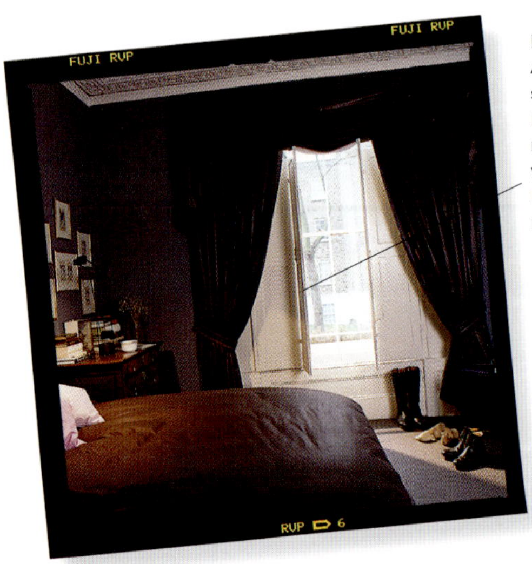

FENSTERLÄDEN AUS HOLZ SCHLIESSEN DAS LICHT AUS UND LOCKERN DIE WUCHTIGE FENSTERDEKORATION AUF.

LINKS: ***Eine voluminöse Draperie als Kontrapunkt zu maskulinen, gedämpften Farben und glattem Mobiliar.***

TAGESLICHT AUSSCHLIESSEN

Falls Sie morgens schwer wach werden, sollten Sie eventuell wuchtige Vorhänge durch lichtdurchlässige ersetzen. Wenn Lichtstrahlen ins Schlafzimmer kommen, fühlen Sie sich beim Aufstehen sehr viel positiver und wacher. Bei Schlafschwierigkeiten andererseits sollten Sie dafür sorgen, daß nachts kein Licht in den Raum dringt – hier sind wiederum dickere Vorhänge angebracht.

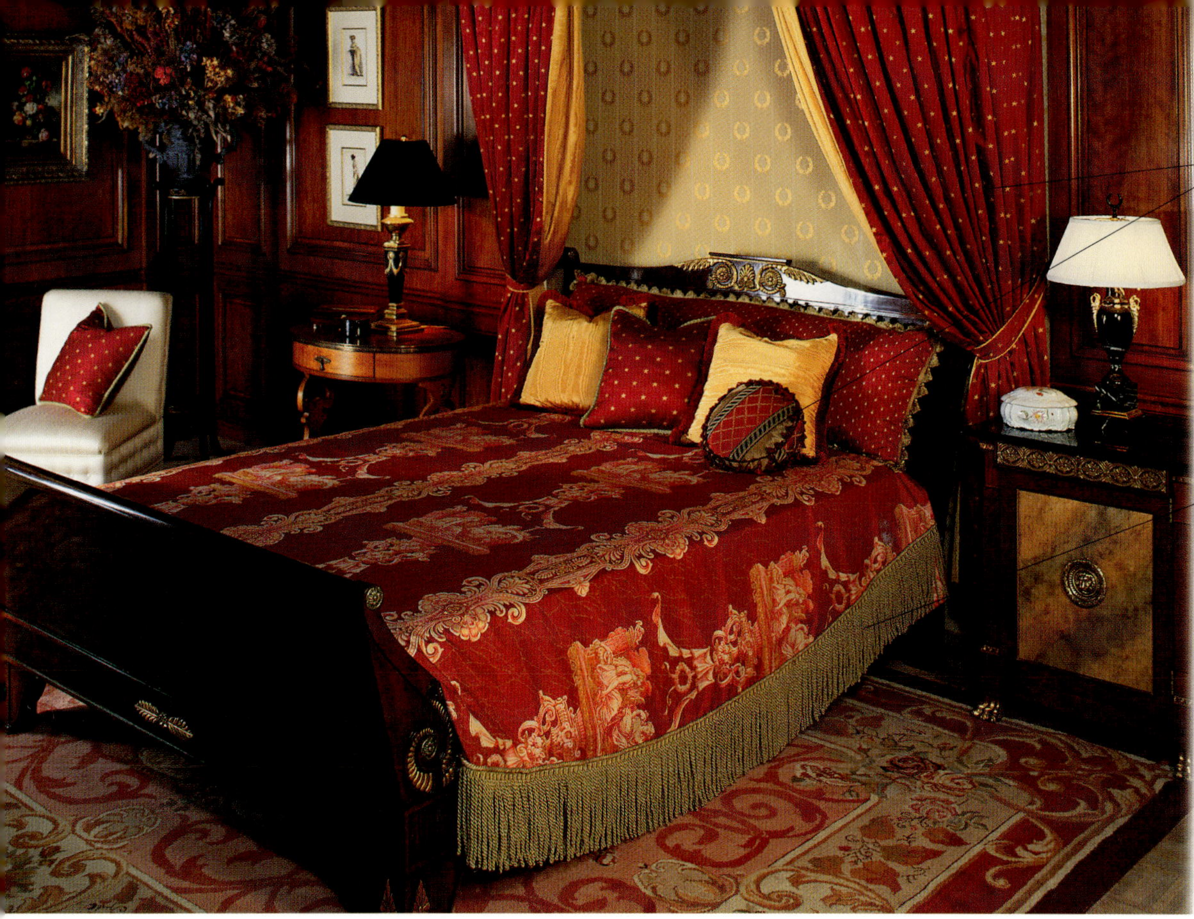

Prächtiges Karminrot und sattes Goldgelb für Vorhänge und Kissen im Coordinate-Stil sowie die Holzvertäfelung wirken sehr warm.

Die langen Fransen am Bettüberwurf stellen zwischen Kopf- und Fussteil des Bettes eine optische Verbindung her.

LINKS: ***Ein aristokratisches Schlafzimmer im französischen Stil, in dem satte Rottöne und weiche Stoffe die Sinne stimulieren.***

ANKLEIDE- UND RÜCKZUGSZIMMER

Das Schlafzimmer ist ein sehr persönlicher Raum, in den wir uns nicht nur von der Welt, sondern gelegentlich auch von unserer Familie und manchmal sogar unserem Partner zurückziehen. Wir können dort lesen, schreiben, essen, uns anziehen, den Körper pflegen und alles mögliche andere tun; Farben können die aufbauende Funktion des Schlafzimmers unterstützen.

Wenn Sie im Schlafzimmer ein bißchen Platz übrig haben, können Sie dort einen Ort zum Rückzug einrichten. Ein separater Raum wäre besser, aber ein Eckchen im Schlafzimmer reicht auch. Schirmen Sie diesen Bereich ab, damit Geräusche und Störungen möglichst draußen bleiben und Sie einen privaten Rückzugsort haben. Ruhige Pastelltöne unterstreichen die erholsame Stimmung. Weiches Rosa, Flieder, Mauve, Grün und Blau (wie hier abgebildet) erzeugen eine friedliche, aufbauende Atmosphäre. Viele Blumen – als Dekor oder in natura – machen den Bereich romantisch und entspannend, wohnlich und beruhigend.

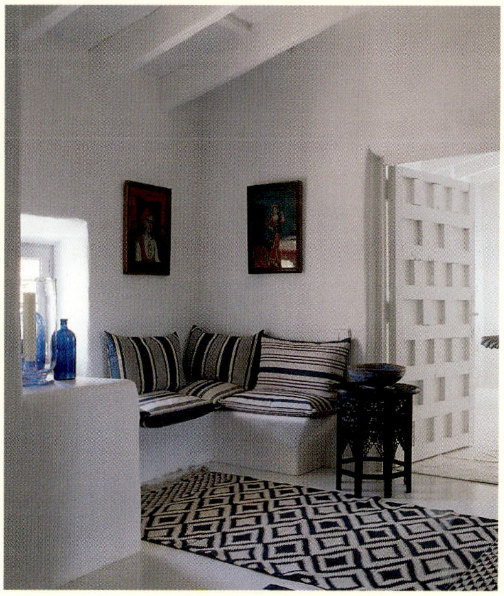

OBEN: ***Eine kleine Sitzecke mit natürlichem Licht ist der perfekte Rückzugsort, an dem Sie ein spannendes Buch genießen können.***

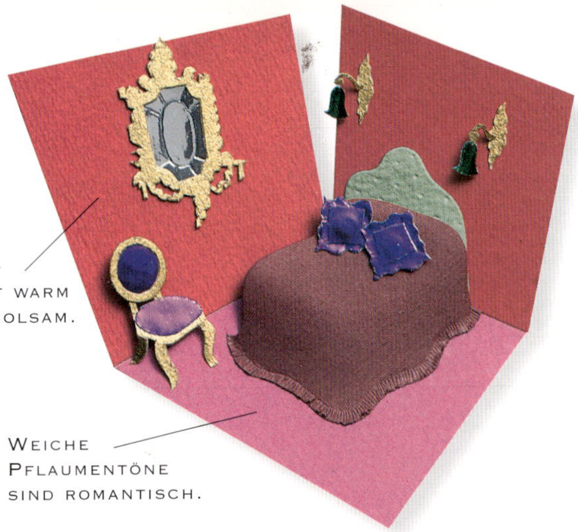

OBEN: ***Pflaumentöne wirken warm, sind aber entspannender als Rot und weniger grell.***

FARBTHERAPIE FÜRS SCHLAFZIMMER

Die Farbe, die wir morgens brauchen, ist vielleicht nicht die, welche wir für abends wollen. Burgunder-, Scharlach- oder Chinarot sind sehr energiegeladene, körperliche Farben; Rot ist die »Sexfarbe« schlechthin. Sie wirkt wunderbar, sofern wir entsprechend stimuliert werden wollen, aber nicht so gut, wenn wir friedlich schlafen wollen. Rosé- und Pflaumentöne – weicher und romantischer – eignen sich dann besser. Pfirsich und Apricot sind Labsal für die Seele: Der rosa Unterton macht liebevoll, der gelbe gibt Energie.

Zitronen- und Honiggelb wirken freundlich, aber auch geistig anregend und sollten nicht verwendet werden, falls Sie unter Schlaflosigkeit leiden. Gelb im Schlafzimmer ist am besten immer zart – Primel oder Creme.

Blau macht ein helles Schlafzimmer friedlich, aber wenn Sie von Natur aus ruhig sind oder zu Depressionen neigen, empfehle ich Ihnen, eher Flieder, Orchidee, Lavendel oder Mandelblüte zu verwenden, die tröstlicher und aufbauender wirken. Maulbeere, Lachs oder Pink sind kräftigere Rosatöne für Menschen, die Pastellnuancen nicht mögen. Sie strahlen Wärme und Liebe aus, ohne unruhig zu sein.

Blau- und Grüntöne wirken im Schlafzimmer beruhigend und erfrischend, beschränken sich aber am besten auf textile Elemente und Pflanzen. Die entspannende, erholsame Energie kühler Farben beruhigt den Verstand und ist daher gut für gestreßte Menschen. Blaugrün und Türkis sind ruhig und frisch.

FEMININE SCHLAFZIMMER

Frauen wollen oft ein feminines Schlafzimmer mit weißen Wänden und viel gestärkter weißer Spitzenbettwäsche. Weiß wirkt liebevoll altmodisch, sauber und kühl. Viel Holz im Raum, Teppiche in warmen Tönen, natürliche Texturen, zum Beispiel Weidenrute oder hübsch dekorierte Keramik, schaffen hier einen Ausgleich. Pflanzen in Terrakottatöpfen machen einen reinweißen Raum weicher und unterstreichen die schlichte, frische Atmosphäre.

Falls Sie allein leben oder einen geliebten Menschen verloren haben, sollten Sie sich nicht mit zuviel Weiß umgeben. Während weiche Weißtöne aufbauend und aufmunternd wirken, fühlen wir uns bei reinem Weiß oft noch einsamer und isolierter. Wenn Sie ein Zimmer ganz weiß halten wollen, sollten Sie verschiedene Weiß- und Cremenuancen nebeneinanderstellen, damit ein interessanter Hintergrund von Texturen und subtilen Farbwechseln entsteht.

Ein feminines Schlafzimmer ohne Weiß kreieren Sie auch durch eine weiche, fließende Fensterdekoration. Gerahmte Fotos und andere

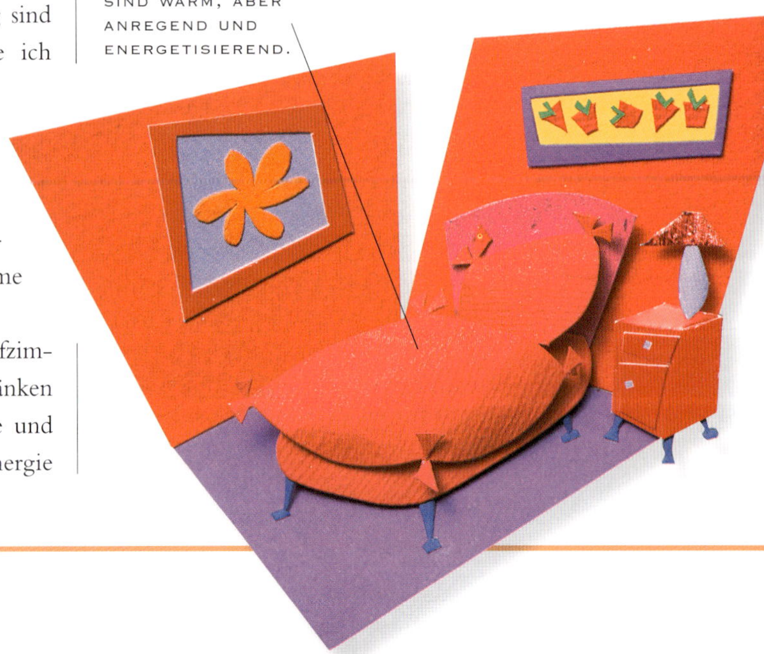

RECHTS: ***Leuchtende Rottöne sind anstrengend, können im Winter aber als behaglicher Kokon empfunden werden.***

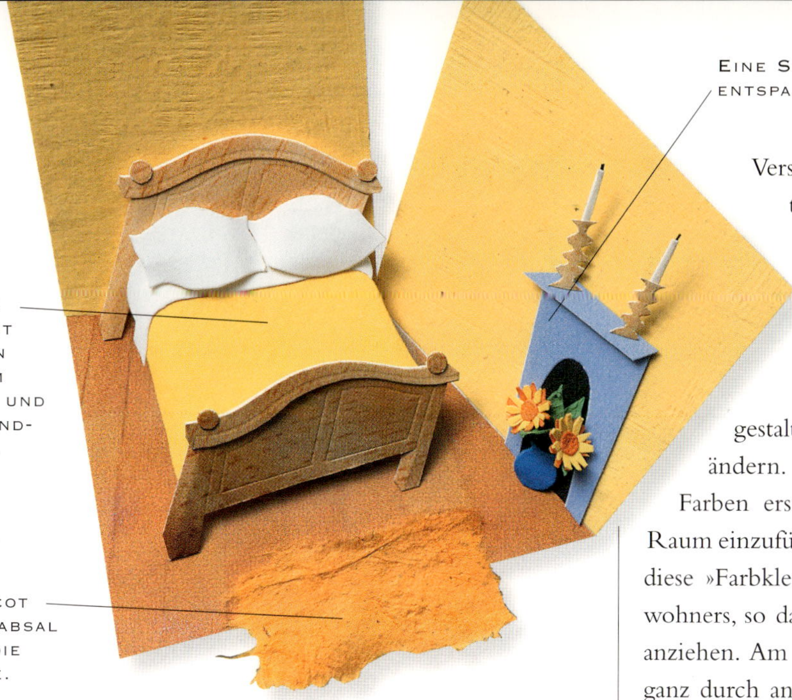
EINE SPUR BLAU ENTSPANNT.
GELB MACHT EINEN RAUM HELL UND FREUNDLICH.
APRICOT IST LABSAL FÜR DIE SEELE.

LINKS: ***Gelb muntert auf, aber achten Sie auf seine Intensität: Leuchtendes Gelb regt eher an, als daß es beruhigt.***

persönliche Gegenstände machen einen Raum ebenfalls sehr viel weiblicher.

Rosa ist eine beliebte Farbe für feminine Schlafzimmer; da oft der weibliche Partner für die Einrichtung zuständig ist, klagen anschließend viele Männer darüber, beim Schlafen von Rosa umgeben zu sein. Aber auch sie profitieren davon, daß diese Farbe die Muskeln entspannt und Zärtlichkeit und Liebe vermittelt. Ein rosa Schlafzimmer muß nicht prinzessinnenhaft sein. In Dunkelrosa, Orchidee oder Pfirsichrosa gehaltene Räume können sehr elegant und weiblich wirken, dabei Wärme, Luxus und Liebe ausstrahlen.

MASKULINE SCHLAFZIMMER

Schwarze Schlaf- und Badezimmer sind von Zeit zu Zeit modern, besonders bei Studenten. Es ist vielleicht kein Problem, in einem schwarzen Raum schlafen zu gehen, aber das Aufwachen in einem Raum, der kein Licht reflektiert, beeinflußt unsere Energie den ganzen Tag. Schwarz symbolisiert Abweisung und Angst und erzeugt das Gefühl, daß die Welt nicht in Ordnung ist. Menschen, die Schwarz mögen, sind oft genau die, die mit Luft, Licht und Farbe stimuliert werden müßten. Sie haben ein starkes Bedürfnis nach Liebe, Unterstützung und Verständnis, verstecken sich aber hinter dem Schwarz. Wenn sie Farbe im Raum zulassen, ist das ein erster wichtiger Schritt zur Weiterentwicklung der Persönlichkeit.

Wer Schwarz zur Wohnraumgestaltung verwendet, will das oft nicht ändern. Dann ist es am besten, andere Farben erst einmal nur in Spuren in den Raum einzuführen. Nach einer Weile verändern diese »Farbkleckse« den Energiepegel des Bewohners, so daß ihn allmählich weitere Farben anziehen. Am Schluß wird dann das Schwarz ganz durch andere Farben ersetzt, die das persönliche Wachstum und die Kommunikation mit der Welt fördern.

Männer wählen oft sogenannte maskuline Farben (Marineblau, Burgunderrot) fürs Schlafzimmer, weil sie mit ihnen unbewußt etwas assoziieren. Dunkelblau, Kastanienrot und Grau wirken jedoch stark dämpfend und verhindern, daß Individualität und Kreativität zum Ausdruck kommen. Da viel Dunkelblau auch depressiv machen und viel Burgunderrot die negativen Aspekte von Rot widerspiegeln kann, sollten Männer sich von diesem Farbkonzept trennen. Zum Ausgleich empfehlen sich jedenfalls helle, leuchtende Komplementärfarben.

UNTEN: ***Weiß ist klassisch und wirkt frisch, aber leicht auch steif und klinisch.***

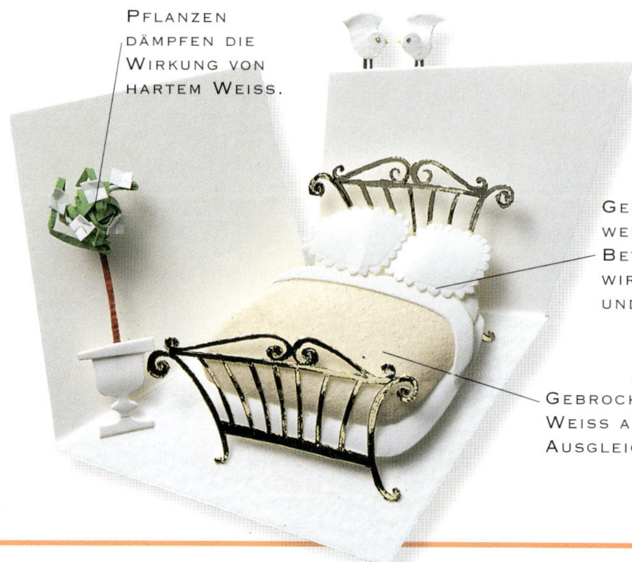
PFLANZEN DÄMPFEN DIE WIRKUNG VON HARTEM WEISS.
GESTÄRKTE WEISSE BETTWÄSCHE WIRKT REINLICH UND KÜHL.
GEBROCHENES WEISS ALS AUSGLEICH.

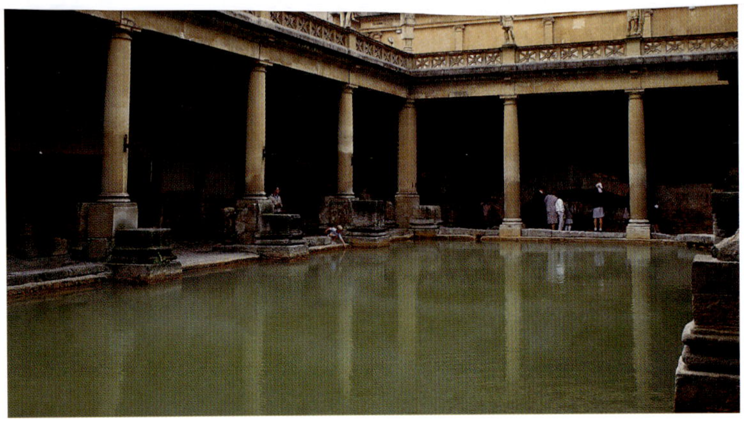

OBEN: ***Römisches Bad in Bath, England. In diesem großen Becken war viel Platz für ein geselliges Zusammensein.***

RECHTS: ***Eine Farbpalette, die sich am Schimmer des Wassers orientiert, bietet sich für Badezimmer an.***

BADEZIMMER

Jahrhundertelang war das Baden ein wichtiger Teil des gesellschaftlichen Lebens. Die Bäder waren zentrale Treffpunkte, an denen man sich entspannte, debattierte oder Politik machte, aber auch massiert und verwöhnt wurde. Erst im letzten Jahrhundert wurde das Baden immer mehr zu einer privaten Angelegenheit.

Die Wanne muß nicht im Badezimmer stehen; Badezonen sind ebenso in zentralen Bereichen des Hauses möglich und können Teil eines Schlafzimmers oder einer Galerie sein. Der Badeort wird auch aufgewertet und mit der Natur verbunden, indem er sich zu einem Patio oder Garten hin öffnet oder ein Dachfenster erhält.

Eine Dusche und ein Waschbecken in der Nähe des Schlafzimmers sind zwar praktisch, aber oft wird dafür die Badewanne in einen kleinen Raum ohne Frischluftzufuhr gezwängt. Das bedeutet, daß das Baden in den meisten Fällen in beengten Verhältnissen stattfindet. Der Baderaum braucht vom Schlafzimmer nicht völlig getrennt zu sein; ein anderes Niveau des Fußbodens oder mehrere großwüchsige Pflanzen können als informeller Raumteiler dienen und die unterschiedliche Nutzung andeuten.

…HE MATERIALIEN

…Materialien (Holz, Pflanzen) …mmer erholsam und entspan- …rakotta in warmen, beruhigenden Farben machen wohnlich. Wenn Sie sich für kühle Blau-Grün-Töne für Porzellanteile und Fliesen entscheiden, sollten warme Farben für Wände, Rollos, Handtücher, Bademäntel oder auch Kosmetika einen Kontrast bilden.

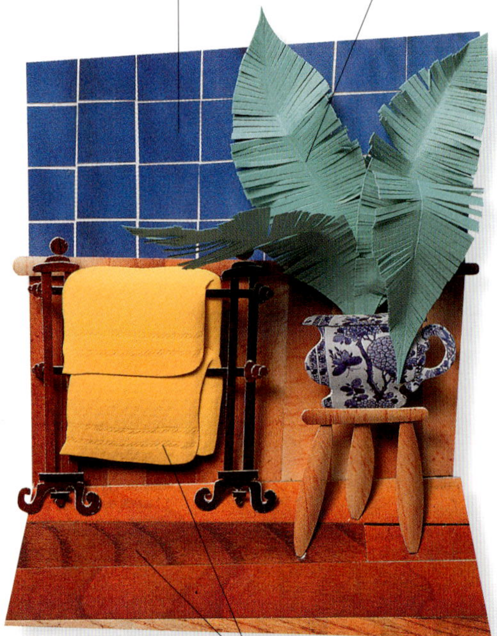
BLAUE KACHELN WIRKEN FRISCH.
MANCHE PFLANZEN LIEBEN FEUCHTE LUFT.
STELLEN SIE KÜHLEN BLAUTÖNEN WARME FARBEN AN DIE SEITE

Warme Pfirsich- oder Rosétöne passen gut ins Badezimmer, weil sie ein gesundes Glühen auf die Haut legen; wenn es draußen kalt ist, fühlt man sich bei diesen Farben warm und wohlig. Auch weiches Licht, das durch Stoffrollos fällt, macht Farben warm und aufbauend. Bei natürlichem Licht entfaltet sich die Heilwirkung von

Farben am besten. Pfirsich, Pink, Terrakotta und Gold muntern auf und geben Energie. Dies ist besonders nützlich, weil wir uns im Badezimmer unserem Körper widmen. Weiche, warme Farben tragen dazu bei, daß wir uns mit unserer physischen Hülle wohl fühlen.

Wenn Sie sich eher vom mediterranen Stil angezogen fühlen, ist Türkis in Kombination mit Dunkelblau eine wundervolle Farbe für ein Badezimmer. Es erfrischt und besänftigt einen heißen, müden oder schmerzenden Körper und fördert die geistige Entspannung, denn es erinnert an die kühlen, klaren Farben von Meer und Himmel. Blaue Badezimmerwände werden im Winter leicht als kalt empfunden, aber nach dem Sport wirken sie besonders einladend. Blaue Vorhänge oder Rollos lassen weiches, kühlendes und beruhigendes Licht herein, was nach einem heißen Bad besonders angenehm ist.

Ein völlig weißes Badezimmer kann kalt wirken und lädt nicht zum Verweilen ein. Die Körperpflege wird dann zu einer rein hygienischen Angelegenheit. Geben Sie einem ganz weißen Raum ein paar Farbtupfer.

Verwenden Sie im Bad kein blaustichiges Licht; bei dem fühlen Sie sich schnell unbehaglich, und die Haut sieht stumpf und unlebendig aus. Am besten ist ein weiches Allgemeinlicht mit Glühbirnen in Gelb oder Pfirsich und außerdem ein gutes Licht über dem Spiegel. Vielleicht haben Sie auch Platz für Kerzenhalter an den Wänden oder einen von der Decke hängenden Kandelaber. Kerzen geben ein wunderbar lebendiges Licht, das sich für die Entspannung im Bad perfekt eignet. Mehrere einzelne Kerzenhalter mit Kerzen auf einem Regal sehen auch dann schon attraktiv und farbenfroh aus, wenn die Kerzen nicht brennen.

FAMILIENBADEZIMMER

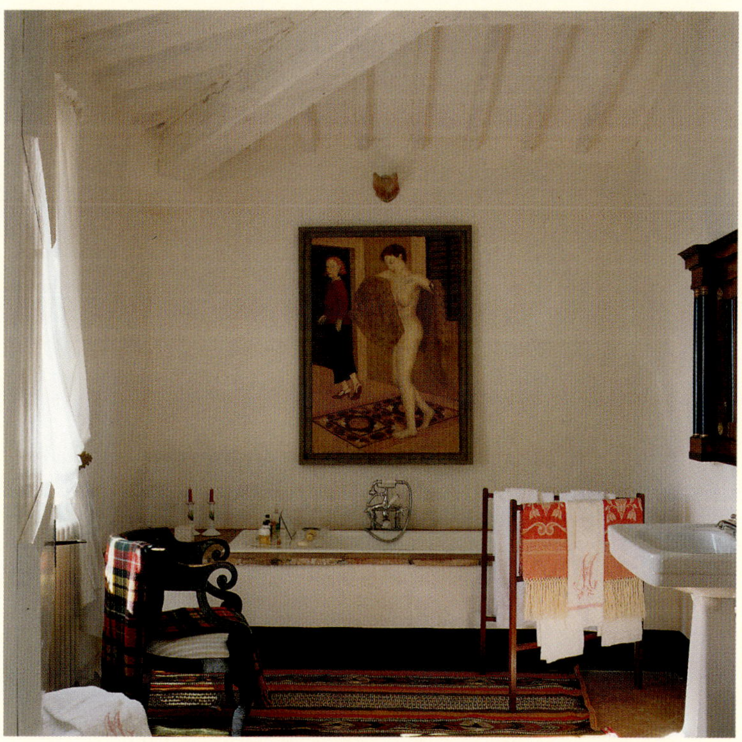

Wenn der Platz reicht, können Sie im Badezimmer einen Entspannungsbereich einrichten. Ein Stuhl und bunte Flickenteppiche laden zum gemeinsamen Baden ein. Stellen Sie verschiedene farbige Flaschen mit aromatischen Badesalzen und -ölen und ein paar feuchtigkeitsliebende Pflanzen auf ein Regal oder einen Tisch.

LINKS: ***Weiße Wände reflektieren das Licht, das durch die Musselinvorhänge fällt, optimal.***

KINDERZIMMER

Die Farben unserer Aura ändern sich mit dem Lebensalter und zeigen sich an unseren wechselnden Farbpräferenzen. Die Farben, die Kinder mögen – oder nicht mögen –, hängen von ihrem Naturell und ihrer Entwicklungsphase ab. Wenn wir wissen, wie Farben wirken, können wir die häusliche Umgebung des Kindes so einrichten, daß es sich geborgen fühlt und besser lernen, spielen und sich entwickeln kann.

Der österreichische Anthroposoph Rudolf Steiner (s. S. 165) gehörte zu den ersten modernen Denkern, die darauf aufmerksam machten, daß Formen und Farben unsere Entwicklung günstig beeinflussen können. Seine Theorien zur Erziehung werden weltweit in zahlreichen Waldorfschulen in die Praxis umgesetzt.

Babys und Kleinkinder

Im allgemeinen entwerfen die Eltern das Babyzimmer – meist, indem sie ein Arbeits- oder Gästezimmer neu gestalten. Sie streichen oder tapezieren die Wände neu und kaufen Möbel und Zubehör. Dies ist eine ideale Gelegenheit, Farben zu verwenden, die Ihrem Kind zum besten Start ins Leben verhelfen.

Ein Säugling muß gut schlafen, aber auch wach und an seiner neuen Umgebung interessiert sein. Sie sollte aus zarten, hellen Farben bestehen, denn diese Töne sind mit den Pastelltönen im Einklang, die sich in den ersten Lebensjahren in seiner Aura finden. Dem Brauch, Babys in Hellblau oder Rosa zu kleiden, liegt wahrscheinlich das intuitive Wissen um die feinen inneren Schwingungen des neuen Erdenbürgers zugrunde. Blau verbinden wir unbewußt mit der maskulinen Yang-Kraft des Himmels, während Rosa das Rot von Mutter Erde zum Ausgangspunkt hat. Ungeachtet die-

KRÄFTIGE FARBEN

Kräftige, leuchtende Farben sind ein Schock für die inneren Schwingungen des Babys und machen es unruhig. Intensive Farben, zum Beispiel leuchtendes Rot, Gelb und Orange, können verhindern, daß ein Kind gut schläft, und das Weinen fördern. Kräftige Kontrastfarben und knallige Muster führen ebenfalls leicht zu einer Überreizung; wählen Sie deshalb für einen Säugling weiche Töne in Gelb oder Creme, Pfirsich oder Rosa, die friedlich, besänftigend und tröstlich wirken.

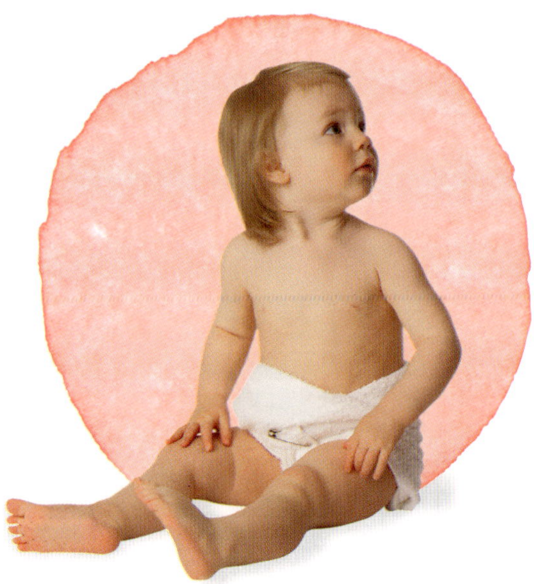

UNTEN LINKS: ***Konventionelle Farben helfen Fremden, das Geschlecht eines Babys zu erkennen.***

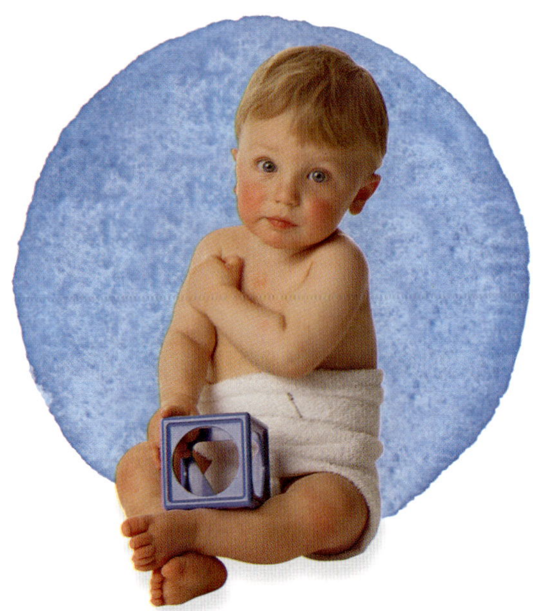

UNTEN RECHTS: ***Weiche, pastellige Töne entsprechen den zarten Farben in der Aura eines kleinen Kindes.***

ser Assoziation – Rosa für Mädchen und Blau für Jungen – sind Cremegelb, Apricot und Pfirsich sehr gute Farben für beide Geschlechter.

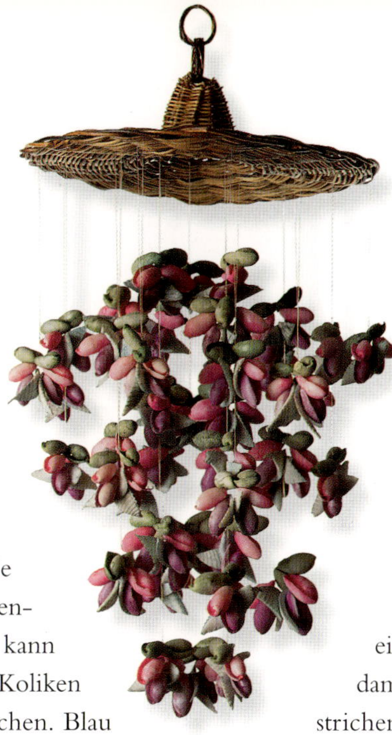

Grün beruhigt, kann als Wandfarbe aber sehr kalt wirken, besonders in einem kühlen oder dunklen Raum. Nehmen Sie ein weiches, helles Grün, wenn Sie diese Farbe unbedingt verwenden wollen. Auch Blau allein kann kühl wirken und das Baby für Koliken und Erkältungen anfällig machen. Blau ist eine gute Farbe für ein hyperaktives Kind, baut aber körperlich und seelisch nicht auf. Nehmen Sie Blau daher am besten für die Wände, und sorgen Sie mit Vorhängen und anderen Einrichtungselementen in warmen Farben für Ausgewogenheit. Rosa, Pfirsich, Apricot, blasses Mandelweiß und Lavendel vermitteln dem Kind Liebe und Geborgenheit.

Babys liegen die meiste Zeit auf dem Rücken und sehen nach oben. Fast allen Eltern ist dies bewußt, und sie bieten dem Kind Anregungen, indem sie Spielzeug und Mobiles über das Bettchen hängen. Meist sind die Decken in einer Wohnung in reinem Weiß gestrichen – einer hellen, aber visuell uninteressanten Farbe. Sie können das Wohlbefinden eines kleinen Kindes sehr verbessern, wenn Sie hier aufmerksam sind.

Die Decke sollte am besten eine einzige helle Farbe haben, damit sie eine Zeitlang nicht gestrichen zu werden braucht; hängen Sie dann jede Menge Mobiles auf. Es gibt die verschiedensten Motive zu kaufen, oder fertigen Sie selbst welche an. Lassen Sie Ihre Phantasie spielen: Ein originelles Mobile entsteht mit Objekten aus der Natur, die Sie an Bänder in leuchtenden Farben hängen. Bieten Sie Ihrem Baby die verschiedensten Formen und Texturen; vergessen Sie auch nicht, wie wohltuend sanfte Klänge wirken. Windspiele aus Bambus, Holz oder Metall erfüllen das

LINKS: ***Leuchtende Primärfarben ziehen die Aufmerksamkeit des Babys an und bieten optische Anregungen.***

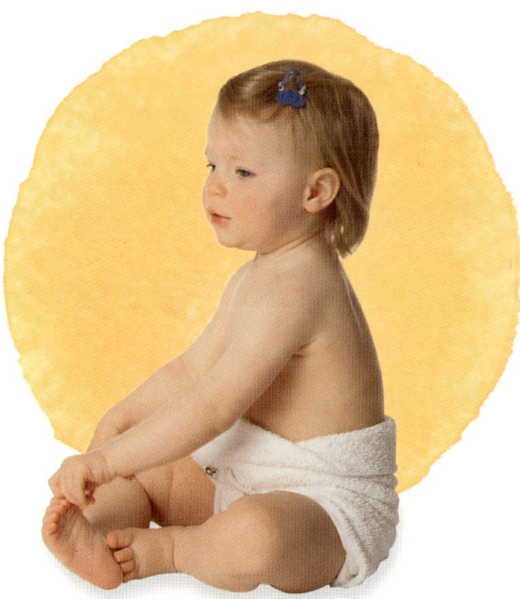

NEGATIVE VERHALTENSMUSTER

Die Farben des Bettzeugs haben eine direkte Wirkung auf das körperliche und seelische Wohlbefinden des Babys, denn die subtilen Farbschwingungen dringen beim Schlafen in die Aura ein. Bettwäsche, Rollos oder Wände sollten keine kräftigen, großen oder geometrischen Muster haben. Diese Formen senden disharmonische Schwingungen aus. Besorgte Eltern haben mich oft gefragt, was sie für ihre unruhigen Kinder tun können, die immer wieder denselben (Alp-)Traum haben. Oft hat das Kind eine Decke oder ein Kissen in Schwarz, Rot, Purpur oder anderen leuchtenden Farben, die mit großen Autos oder Comicfiguren bedruckt sind. Wenn Sie diese negativen Schwingungsmuster aus dem Raum entfernen, verhelfen Sie Ihrem Kind zu einem erholsamen Nachtschlaf.

LINKS: ***Pfirsich eignet sich für beide Geschlechter und leuchtet warm.***

Babyzimmer mit zarten, beruhigenden Schwingungen.

Babys sind außerordentlich lichtempfindlich; Vorhänge, Rollos und Jalousien tauchen den Raum in ein weiches Licht. Eine Lampe neben dem Bettchen, die ein rosiges oder pfirsichfarbenes Licht abgibt, sendet Schwingungen aus, die dem Kind Liebe und Geborgenheit vermitteln. Auch eine Glühbirne in einem zarten Gelb strahlt ein freundliches Licht ab. Sie können die Birne bei Bedarf wechseln, etwa wenn das Kind nicht schlafen kann oder krank ist. Blaue Birnen eignen sich für alle Beschwerden, bei denen es unter Fieber oder Juckreiz leidet, und für hyperaktive Kinder.

UNTEN LINKS: *Basisfarbe für die Wände sollte ein Pastellton sein, der sich durch Bereiche in leuchtenderen Farben aufpeppen läßt.*

UNTEN RECHTS: *Ein mit leuchtenden Farben vollgepackter Raum ermuntert nicht zum Lernen; denken Sie daran, wenn im Schlafzimmer auch die Hausaufgaben erledigt werden.*

Ältere Kinder

Nachdem das Kind das Säuglingsalter hinter sich hat, wollen Sie den Raum vielleicht an seine veränderten Bedürfnisse anpassen. Die Gestaltung übernehmen meist weiterhin die Eltern, auch wenn der Nachwuchs jetzt schon seinen individuellen Geschmack haben kann.

Kinder wachsen und entwickeln sich schnell, und wenn sie die Welt erforschen, werden sie von leuchtenderen, auffälligeren Farben angezogen. Ein Kind spricht intuitiv auf die Farben an, die seinen jeweiligen energetischen Bedürfnissen entgegenkommen. Bringen Sie diese Farbtöne in den Raum ein, auch wenn Sie von ihnen beunruhigt werden! Streichen Sie die Wände in Pfirsich oder Creme; Vorhänge, Bettbezüge und Poster können leuchtendere Farben haben; sie regen den Forschergeist des Kindes an und fördern seine emotionale Entwicklung.

Wenn sich dann die Farbvorlieben und die seelisch-geistigen Bedürfnisse von Sohn oder Tochter ändern, können Sie den Raum anders gestalten, ohne alles neu streichen zu müssen.

Ältere Kinder werden ihr Schlafzimmer wahrscheinlich auch zum Lernen benutzen. Knallige Farben können sehr ablenken, sobald Konzentration erforderlich ist. Nehmen Sie für die Wände möglichst Farben, die visuell weniger anregend sind, und vermeiden Sie unruhige Muster und Tapeten, vor allem markante geo-

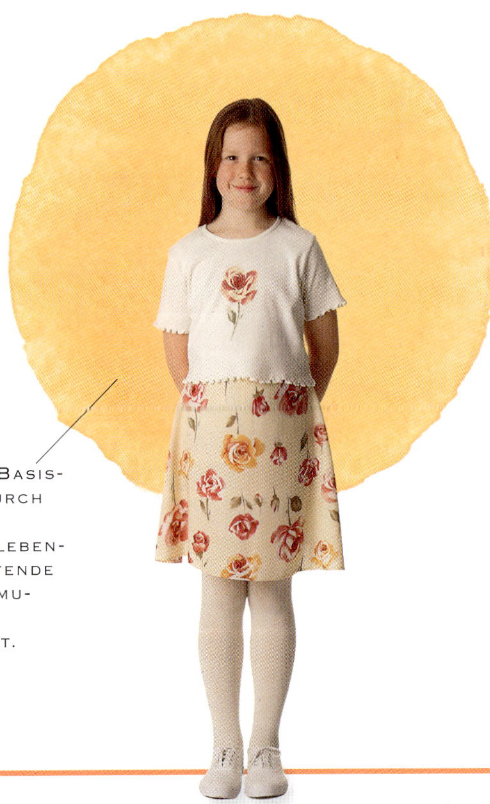

PFIRSICH ALS BASISFARBE WIRD DURCH LEUCHTENDE ACCESSOIRES LEBENDIGER. LEUCHTENDE VORHÄNGE STIMULIEREN DEN FORSCHERGEIST.

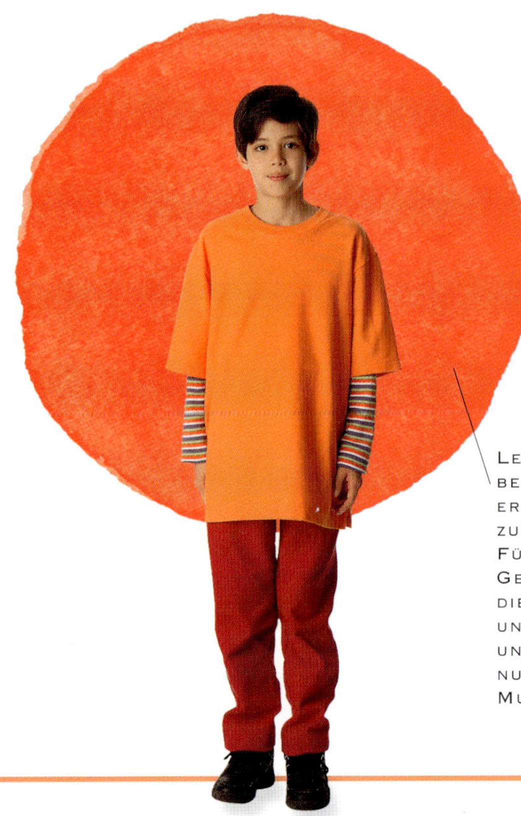

LEUCHTENDE FARBEN IM ÜBERMASS ERMUNTERN NICHT ZUM LERNEN. FÜHREN SIE GELBTÖNE EIN, DIE DAS DENKEN UNTERSTÜTZEN, UND NEHMEN SIE NUR EINFACHE MUSTER.

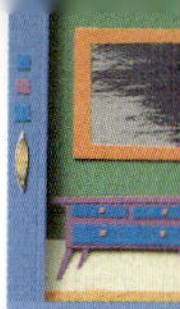

metrische Formen, die disharmonische Schwingungen aussenden. Diverse Blau-Grün-Nuancen passen gut für ein Arbeits- bzw. Schlafzimmer; warme Kontrastfarben sollten sich auf Bettbezüge, Vorhänge, Rollos, Kissen und Teppiche beschränken. In einem Zimmer in leuchtenden Farben läßt sich vielleicht eine stille Ecke abteilen, in der die Farben gedämpfter und ruhiger sind. Zartes Cremegelb enthält gelbe Energie, die die geistigen Prozesse sanft unterstützt und das logische, klare Denken fördert, ohne zu verwirren.

PERSÖNLICHKEITSFARBEN

Kinder haben genauso wie Erwachsene ihre Persönlichkeit und ihre Seelenfarben. Das bedeutet, daß manche von ihnen ein durchgestyltes Schlafzimmer wollen, während andere in einem kunterbunten »Chaosraum« glücklich sind. Sensiblere Kinder werden von zarten, lichten Farben angezogen; aktivere, extravertierte bevorzugen leuchtende Primärfarben. Achten Sie bei der Auswahl von Farben für ein heranwachsendes Kind auf diese individuellen Neigungen, damit die Farben seiner Persönlichkeit und seinen seelischen Bedürfnissen entsprechen.

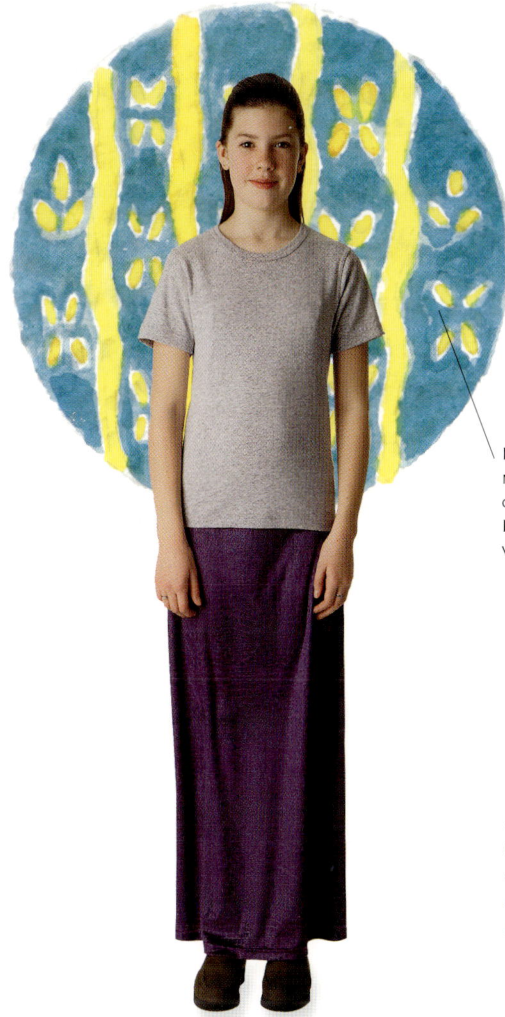

Die Schwingung markanter geometrischer Formen kann verwirren.

LINKS: ***Auffallende Muster können ablenken und verstärken den chaotischen Eindruck der tausend Sachen, die Kinder ansammeln.***

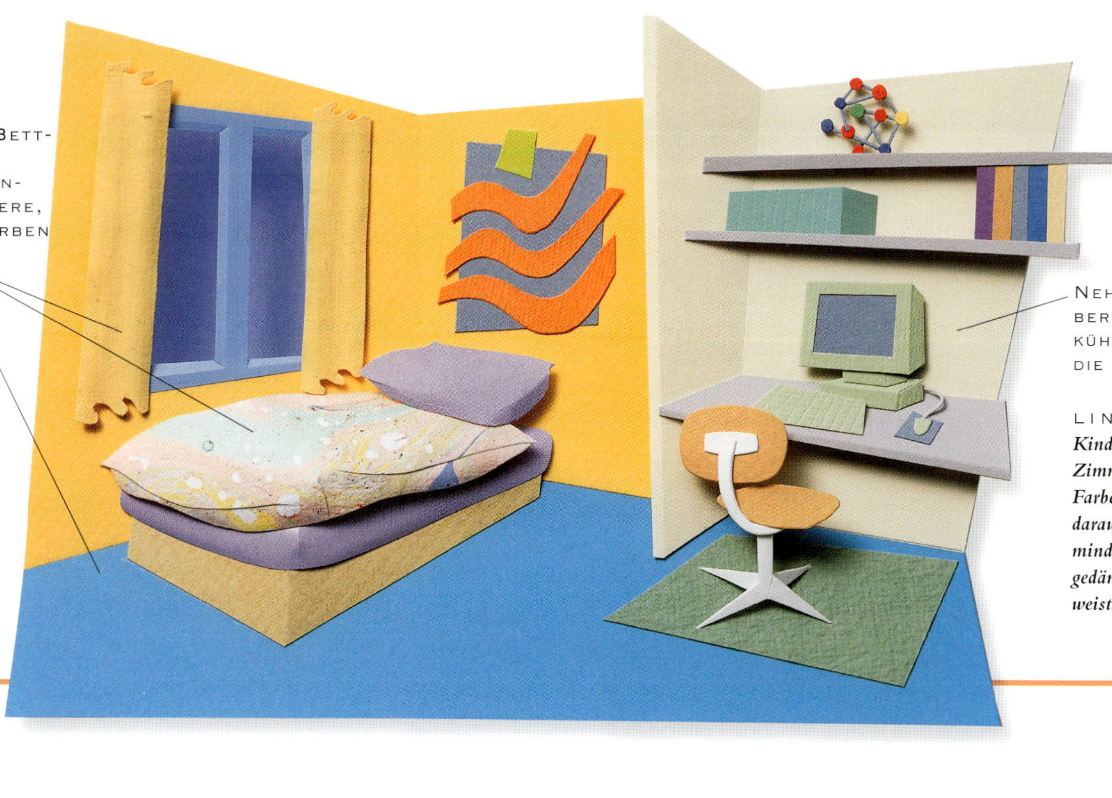

Vorhänge, Bettwäsche und Teppiche können kräftigere, wärmere Farben haben.

Nehmen Sie beruhigende, kühle Töne für die »Lernecke«.

LINKS: ***Wenn Ihr Kind unbedingt sein Zimmer in leuchtenden Farben will, sollten Sie darauf achten, daß zumindest die »Lernecke« gedämpftere Töne aufweist.***

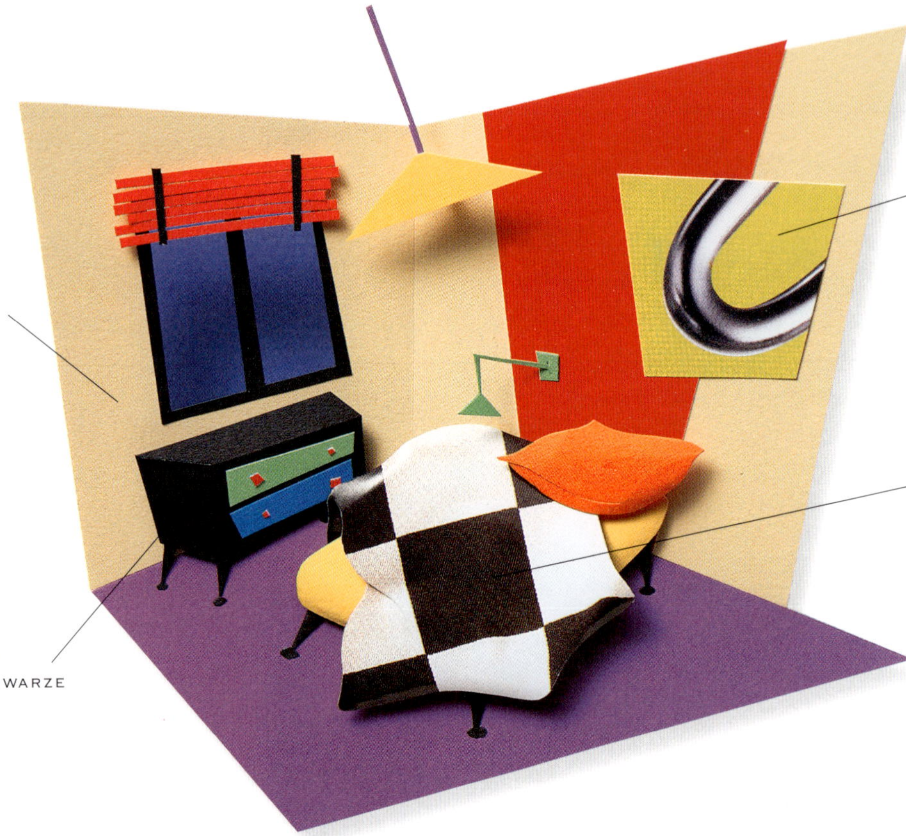
Neutrale Wände ermöglichen eine schnelle Änderung des Kolorationskonzepts.
Leuchtende Poster und moderne Accessoires zeigen einen unabhängigen Geist und können dominierendes Schwarz »knacken«.
Schwarz kann die Isolation fördern.
Nicht zu viele schwarze Möbel!

OBEN: ***Ein neutrales Farbkonzept gewinnt durch leuchtende Farben.***

ZIMMER FÜR TEENAGER

Wenn Kinder zu Teenagern werden, wollen sie ihre Individualität zum Ausdruck bringen; das können sie am besten, wenn man sie ermutigt, ihr Zimmer selbst zu gestalten. Da es Teil der Wohnung ist, hat der »Teen« immer noch die Unterstützung der Familie, der vertrauten Umgebung und der Farben im übrigen Haus.

Es überrascht nicht, daß oft Rot die Lieblingsfarbe von Kindern in diesem Alter ist. Rot steht für die sexuelle Entwicklung und starke Energie. Rosa zeigt ein großes Bedürfnis nach Liebe und Zuneigung. Blau paßt zu stilleren Charakteren und offenbart die Suche nach Ruhe, einer friedlichen, tröstlichen Atmosphäre, besonders wenn zu Hause oder in der Schule Spannungen bestehen. Grün zeigt das Bedürfnis nach individuellem Raum und Zeit, um nachzudenken und Ideen und Ideale zu entwickeln.

Die meisten Teenager durchleben auf der Suche nach ihrer Erwachsenenidentität eine emotionale Krise. Die Vorliebe für Schwarz zeigt oft die Schwierigkeit, die Verantwortung eines Erwachsenen zu übernehmen, und eine Ablehnung der neuen Rolle. Eltern sollten diese Farbvorliebe als natürliche Phase betrachten. Das Schwarz ist wie ein Kokon, in welchem der Teen sich sicher und vor der Welt geborgen fühlt. So hat er Zeit, seine wahre Identität zu finden, und kann nach innen schauen. Einem Menschen, der gerade seine »schwarze Phase« durchläuft, können Sie helfen, indem Sie ihn ermutigen, Schwarz mit anderen Farben zu kombinieren. Ein leuchtendes Kissen oder Poster heben sich von Schwarz gut ab, so daß die Wirkung der

FARBEN ALS SIGNALE

Die Farben, die Ihr Kind im Teenageralter wählt, verraten Ihnen sehr viel über das, was es wahrnimmt, denkt und fühlt. Achten Sie auf diese Farben, »lesen« Sie in Ihrem Kind, und versuchen Sie, ihm all die Liebe und Unterstützung zu geben, die es in dieser oft schwierigen Phase braucht.

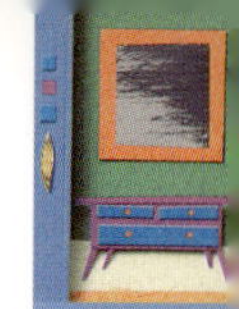

Farbe voll zur Geltung kommt. Dies hilft dem jungen Menschen, aus seiner Isolation herauszukommen.

RÄUME FÜR ÄLTERE MENSCHEN

Das Dekor im Zimmer eines älteren Verwandten hat einen wichtigen Anteil an der Harmonie im Haus und an der Lebensqualität dieses Menschen. Das Altwerden ist oft mit viel Einsamkeit und Angst verbunden, und freundliche, aufbauende Farben können da sehr tröstlich wirken. Die Gestaltung der direkten Umgebung in unterschiedlichen Farben kann das Interesse an der Welt wachhalten und den Lebensmut stärken. Eine dunkle, triste Umgebung fördert den Rückzug nach innen; diese Tendenz läßt sich durch die Anregung, die Farben bieten können, dramatisch verändern. Wenn der physische Körper schwächer wird, werden unsere Farbpräferenzen oft weicher und heller. Blassere Nuancen ziehen uns an; da wir auf Farbschwingungen nun generell empfindlicher reagieren, können kräftige, leuchtende Farben uns unruhig machen.

Um vital zu bleiben und ein starkes Immunsystem zu behalten, können wir die therapeutische Wirkung von Farben einsetzen. Rot und Orange sind die wärmenden, anregenden Farben des Spektrums; weichere Nuancen dieser Farben können den Kreislauf stimulieren und die Vitalität erhalten. Da ältere Menschen ohnehin nur selten kräftige Rot- und Orangetöne mögen, können wir weichere Versionen dieser Farben verwenden, zum Beispiel Pfirsich, Apricot, warmes Goldbraun, Terrakotta und Rosa.

Im Alter wenden die Gedanken sich oft spirituellen Themen zu, was sich in der Farbwahl widerspiegeln kann. Sanftes Blau, Lavendel, Mauve und Violett verbinden uns mit unserer spirituellen Seite; ältere Damen benutzen interessanterweise oft Lavendelwasser oder lassen sich eine bläuliche Haarspülung machen.

Studien in Altenheimen haben gezeigt, daß Bewohner und Personal gut auf weiche Rosabeigetöne ansprechen, die mit zarten Blau- und Grüntönen kontrastieren. Diese Farben »nähren« Körper und Seele und befrieden den Geist. Zarte florale Muster lassen außerdem den Frieden und die Ruhe des Landlebens anklingen.

UNTEN: ***Weiche Farben und hübsche florale Motive wirken leicht und duftig.***

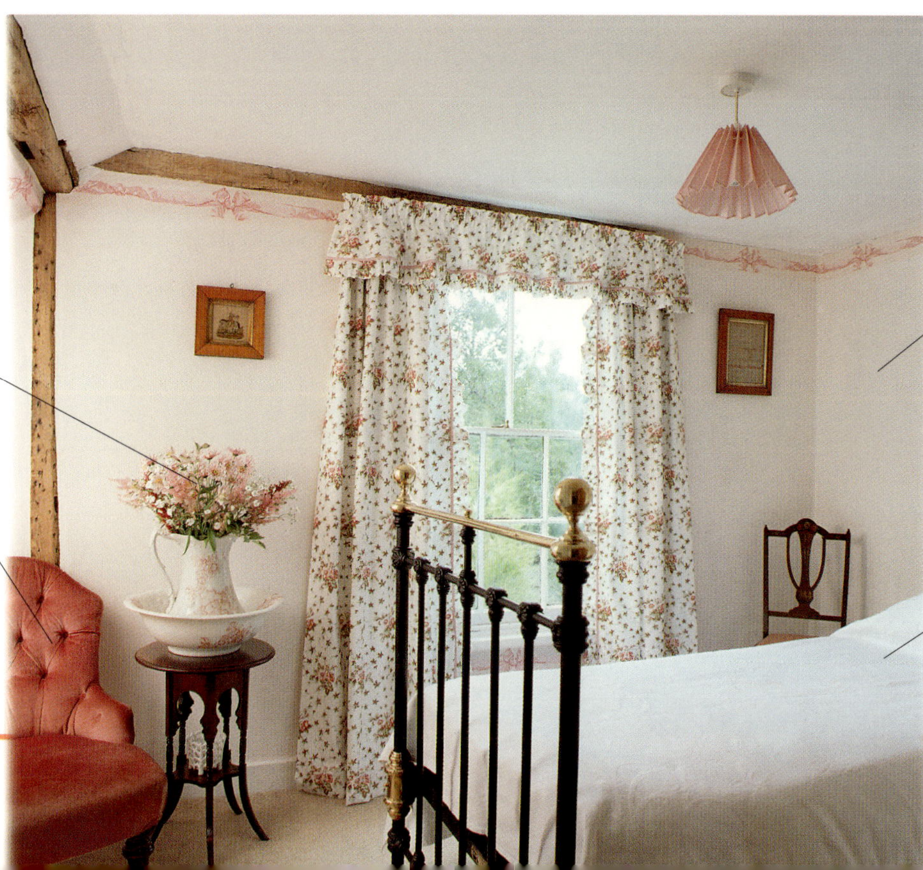
DIE BLUMEN HARMONIEREN MIT DEM DEKOR.
DIE FARBE DES SAMTSESSELS PASST ZUM ÜBRIGEN RAUM.
DIE WÄNDE HABEN ZARTE STREIFEN IN EINER NUANCE DER BASISFARBE.
RUHEPUNKT INMITTEN DER FARBEN UND TEXTUREN: DER WEISSE BETTÜBERWURF.

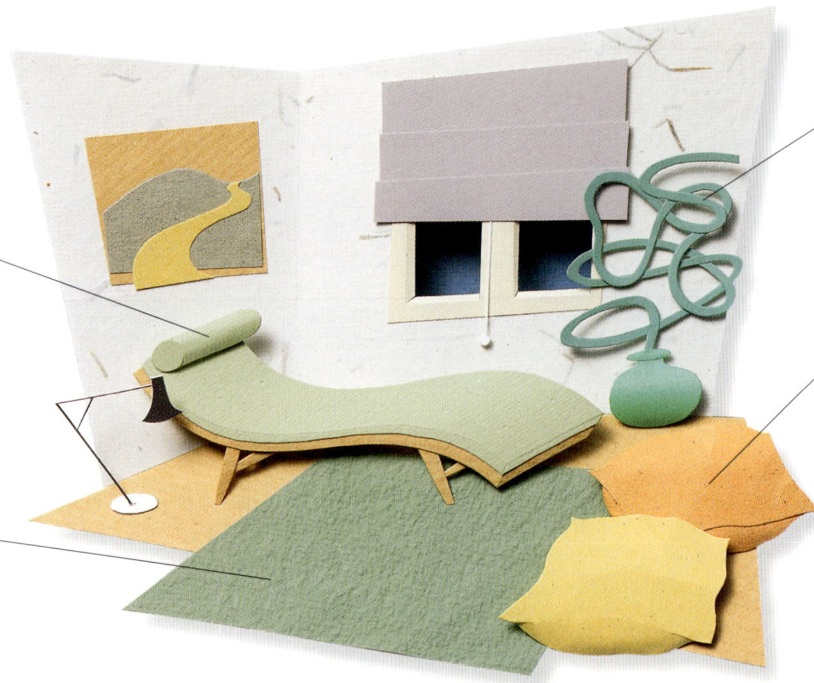
Sorgsam gewählte Objekte und Pflanzen erzeugen eine gesunde, aufbauende Umgebung.
Weiche Linien für die Möbel.
Unterschiedliche Texturen und Stoffe verhindern Langeweile.
Sanftes Grün fördert die Entspannung.

OBEN: *Therapieräume erhalten durch Grün- und Naturtöne eine friedliche Aura.*

HEIL- UND THERAPIERÄUME

Die Heilwirkung von Farben läßt sich natürlich auch in Therapieräumen und Entspannungsbereichen gezielt einsetzen. In diesen Bereichen sollten die Farben eine lockere, friedliche Stimmung fördern und die Selbstheilungskraft des Körpers unterstützen. Warme, aber sanfte Farben verbinden Sie mit der Heilenergie der Erde und geben Ihnen ein Gefühl von Schutz und Sicherheit.

Vor allem Grün wirkt wohltuend. Weiche Grüntöne führen zu einer sanften Entspannung und unterstützen die körpereigenen Heilmechanismen. Die Farben Grün und Blau wirken adstringierend, was zum Beispiel Blutungen reduziert. Wichtig ist allerdings die Nuance der Farbe. Grün allein kann kalt und langweilig wirken; kombinieren Sie es mit weichen »Verwöhnfarben«, etwa Rosa, Pfirsich, Honiggold oder Cremegelb, die einen Kontrast darstellen und aufbauen.

Obwohl viele Krankenhäuser immer noch weiß gestrichen sind – wohl weil man meint, Weiß würde die Patienten nicht ablenken oder stören –, haben neuere Studien ergeben, daß eine überwiegend weiße Umgebung Lern- und Heilprozesse nicht fördert. Die Kombination von weichem Grün, Blau, Pfirsich und Sonnengelb weckt den Lebensmut und macht Menschen körperlich und seelisch gesünder, weil zwar die geistigen Prozesse angeregt, die Gefühle aber beruhigt und Monotonie vermieden wird.

Pastelliges Hellblau und -grün eignen sich für Wartezimmer, falls der Raum nicht zu dunkel und kalt ist – dann sollten Sie Primel- oder Cremegelb, Apricot oder einen kräftigeren Pfirsichton verwenden. In Wartezimmern steigern die Ängste oft ins Unermeßliche; Blau kann dies reduzieren.

Menschen mit psychischen Problemen brauchen eine Umgebung, die sie aufmuntert, ihre Seele nährt und den Austausch mit anderen unterstützt. Die Umgebung sollte interessant und abwechslungsreich sein und die Interaktion mit lebenden Dingen, natürlichen Materialien, Texturen, Farben und Düften erlauben.

Hier einige allgemeine Empfehlungen für Farbkonzepte, die sich für Menschen mit spezifischen Problemen eignen:

⇚ Depressive oder autistische Menschen sprechen besonders gut auf leuchtendes Orange und Gelb an. Diese Farben wecken den Lebensmut und fördern Kommunikation und Wachheit.

⇚ Bei Schlaflosigkeit, Hyperaktivität, aggressivem Verhalten oder Wut empfiehlt sich die befriedende, ausgleichende Wirkung von Grün zusammen mit den liebevollen Schwingungen von Rosa.

⇚ Wer enttäuscht, ängstlich oder besorgt ist, braucht die ausgleichende und lindernde Wirkung der Violettöne wie Lavendel, Mauve oder Orchidee. Diese Farbenergien befreien den Geist von negativen Gedanken und bringen den Organismus über Zirbel- und Hirnanhangsdrüse ins Gleichgewicht.

ARBEITSBEREICHE

Menschen, die an Orten arbeiten, an denen über Farben, Belüftung und Beleuchtung wenig nachgedacht wurde, werden eher krank. Geistig anregende Kolorationen hingegen können die Motivation sowie die Gesundheit und damit die Produktivität verbessern, und richtig gestaltete Entspannungsbereiche sorgen dafür, daß wir während der Arbeitszeit optimal arbeiten. Viel zu viele Arbeitsplätze sind noch in dumpfem Braun oder Beige, in kaltem Grau und Weiß gestrichen. Diese Farben sind hart, unfreundlich und oft deprimierend. Sie machen ein monochromes Arbeitsumfeld nicht gerade hell und licht.

Vor allem Selbständige können mit Hilfe von Farben ohne großen Aufwand ihren Arbeitsplatz so gestalten, daß er nicht mehr langweilig und bedrückend, sondern motivierend und inspirierend ist. Wer erst seit kurzem selbständig ist, stellt oft fest, daß er länger arbeitet und mehr Streß hat als im früheren Arbeitsverhältnis. Er neigt auch dazu, den neuen Arbeitsplatz genauso zu gestalten wie den, den er gerade verlassen hat.

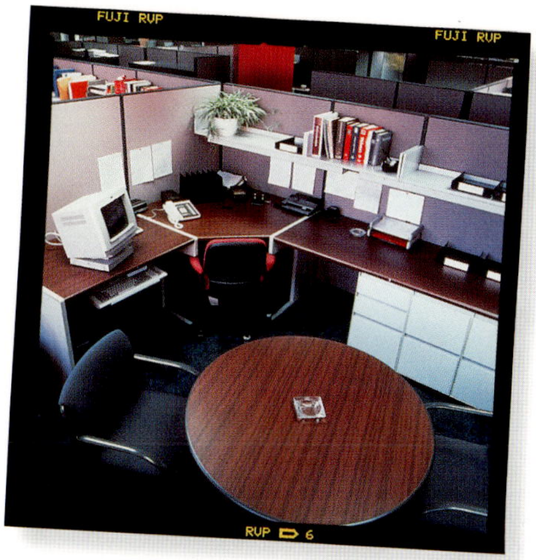

OBEN: **Rein funktionale »Arbeitsverschläge« können demoralisierend und deprimierend sein.**

FARBEN AM ARBEITSPLATZ

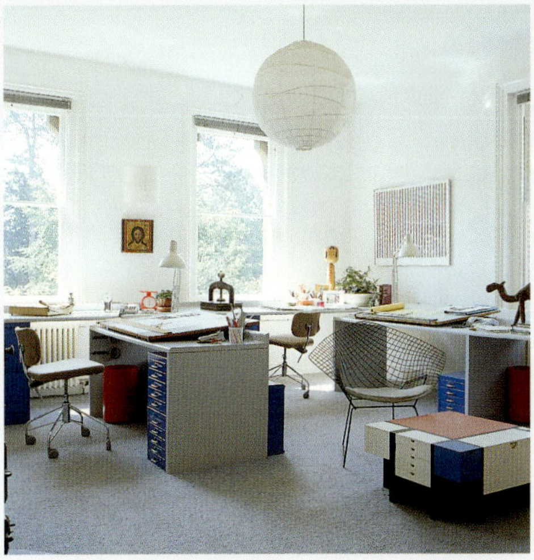

OBEN: ***Der von Mondrian inspirierte Ablagetisch ist der Schlüssel für die Farbakzente in diesem Raum.***

Stellen Sie sich bei der Auswahl von Farben für einen Arbeitsplatz die folgenden Fragen:

- *Haben Sie genug Platz und Licht?*
- *Fühlen Sie sich an dem Arbeitsplatz wohl?*
- *Sind Pflanzen da, die dem Raum ihre Heilenergie mitteilen?*
- *Hat Ihre Umgebung die Farben, die Sie mögen oder zu brauchen meinen?*
- *Ist die Luft frisch?*
- *Ist der Arbeitsplatz warm, kalt, feucht oder trocken?*
- *Haben Sie das Gefühl, bei der Arbeit Ihre Kapazität voll auszuschöpfen?*
- *Fühlen Sie sich müde, lethargisch, unmotiviert, depressiv, krank, frustriert oder eingesperrt?*

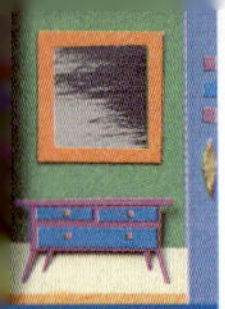

ÜBERSICHT: FARBEN IN DER RAUMGESTALTUNG

Die folgende Übersicht zeigt auf einen Blick, welche Farben sich für die verschiedenen Räume Ihrer Wohnung eignen.

FARBE	WIRKUNG	VERWENDEN IN	VERMEIDEN IN
Rot, *Burgunder-, Ziegel-, Weinrot*	*Warm, prachtvoll, belebend, macht Räume kleiner*	*Kleine Flächen, Küche, Flur, Treppenhaus, Spiel-, Sportzimmer*	*Schlafzimmer, Werkstatt, Therapieraum, Arbeitszimmer*
Rosa, *Pink, Lachs, Perlmutt*	*Aufbauend, sanft, entspannend, beruhigend, erholsam*	*Babyzimmer (blaß), Kleinkindzimmer, Schlafzimmer, Küche (Lachs), Therapieraum, Seniorenzimmer*	*Wohn-, Badezimmer, Diele, Treppenhaus, Arbeitsraum*
Orange, *Pfirsich, Rost, Terrakotta*	*Wärmend, fördert die Verdauung, entspannend, wirkt unterstützend und freundlich*	*Küche, Entspannungsbereich, Bad, Flur, Spiel-, Wohn-, Eß-, Arbeitszimmer, Schlafzimmer (Pfirsich)*	*Arbeits-, Schlafzimmer, Büro, Entspannungs-/Therapieraum*
Gelb, *Primel, Creme, Ocker, Gold*	*Macht hell, belebend, wärmend, sonnig, geistig anregend*	*Wohn, Eß-, Familienzim., Küche, Schlafzimmer (nur Creme), Arbeitszim. (Creme)*	*Bad, Schlafzimmer*
Grün, *Mint-, Meer-, Apfel-, Jadegrün*	*Kühlend, raumvergrößernd, für sich allein kalt und neutral; beruhigend; dunkleres Grün wirkt schwer, aber natürlich*	*Küche, Schlaf-, Frühstücks-, Eß-, Wohnzimmer, Patio, Wintergarten, Entspannungsbereich*	*Räume, in denen Sie viel Bewegung wollen, kalte oder dunkle Räume*
Türkis	*Kühlend, raumvergrößernd, frisch, aufmunternd; lenkt nicht ab, wenn Sie arbeiten müssen, läßt Sie klar denken und fördert die Kommunikation*	*Kleine Räume, Bad, Schlaf-, Arbeits-, Teenager-, Sportzimmer*	*Eß-, Spielzimmer*
Blau, *Grün-, Himmel-, Königs-, Taubenblau*	*Kühl, luftig, raumvergrößernd; ohne warme Farben als Akzent möglicherweise kalt und steril; entspannend und friedlich*	*Behandlungsraum, Entspannungsbereich, Schlafzimmer, Bad, Sauna, Babyzimmer (helle Töne), Arbeitszimmer (zusammen mit warmen Farben)*	*Eßbereich, kalte oder dunkle Räume, Vergnügungsbereich, Diele, Treppenhaus*

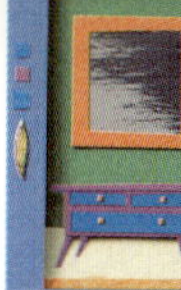

ÜBERSICHT: FARBEN IN DER RAUMGESTALTUNG

FARBE	WIRKUNG	VERWENDEN IN	VERMEIDEN IN
Violett, *Flieder, Lavendel, Orchidee*	*Vergewissern Sie sich, daß die Bewohner mit Violett zurechtkommen*	*Behandlungsraum, Schlaf-/Arbeitszimmer, Meditationsraum, »Heiligtum«*	*Wenn ein Bewohner geistig-seelische Probleme hat*
Purpur	*Wie Violett; prachtvoll, umschließend, warm und kraftvoll*	*Diele (sparsam verwenden), Wohn-, Eßzimmer (nur mit Kontrastfarbe), Meditationsraum*	*Küche, Eßzimmer, Büro*
Magenta, *Maulbeer, Lachsrosa, Mandelblüte*	*Wie Violett*	*Diele, Schlaf-, Arbeitszimmer, Seniorenzimmer (nur helle Nuancen)*	*Büro, Küche, Bad*
Weiß	*Kühl und duftig*	*Verwenden Sie reines Weiß zur Betonung anderer Farben; es gibt viele gebrochene Weißnuancen; alle Räume mit Kontrastfarben*	*Reines Weiß kann genauso beängstigend sein wie reines Schwarz; kalt, klinisch; verwenden Sie es mit anderen Farben oder weiche Weißnuancen*
Schwarz	*Raumverkleinernd; kann wie Grau kalt und ermüdend sein*	*Sparsam zur Betonung anderer Farben verwenden*	*Küche, Eßzimmer, Diele, Treppenhaus*
Braun	*Warm, wohnlich, erdend, vermittelt Geborgenheit*	*Verwenden Sie warme Neutraltöne in allen Bereichen auf dem Boden, damit andere Farben u. das Mobiliar z. Geltung kommen*	*Schlaf-, Wohn-, Eßzimmer, Küche, Entspannungsbereich*
Grau, *Taubengrau (warm), Stahlgrau (kalt)*	*Die neutralste aller Farben; lenkt nicht ab, aber für sich allein reizlos und nicht inspirierend*	*Sparsam zur Betonung anderer Farben verwenden*	*Wenn ein Bewohner unter chronischer Müdigkeit, Erschöpfung oder Depression leidet*
Gold	*Pracht, Reichtum, Inspiration*	*Zur Betonung anderer Farben verwenden*	*Große Flächen*
Silber	*Kühl, immer wieder anders, feminin*	*Zur Betonung anderer Farben verwenden*	*Große Flächen*

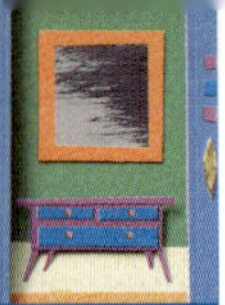

FARBEN IN ÖFFENTLICHEN GEBÄUDEN

Aus Liebe zum Heim entsteht die Liebe zum Land.

Charles Dickens, *The Old Curiosity Shop*

RECHTS: ***Diese Wohnblocks in Salvador/Brasilien mit ihrer geometrischen Zeichnung wird kein Besucher verfehlen!***

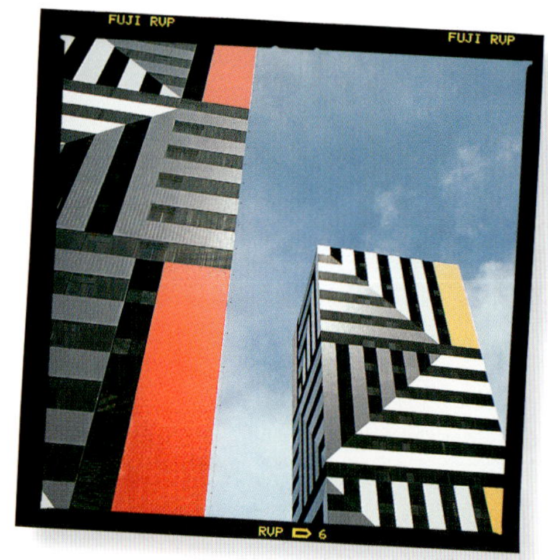

Vor unserer Wohnung beginnt die Außenwelt. Wenn wir sie achten und pflegen, kann dies ein erster Schritt zur Lösung der vielen Probleme sein, vor denen unsere Gesellschaft heute steht. Zu ihnen gehört nicht zuletzt die Fähigkeit, in Harmonie miteinander zu leben, und der Schutz unserer natürlichen Umwelt.

FARBWIRKUNGEN

Sehen Sie sich die Farben an, die Sie in Geschäften, Supermärkten, Bibliotheken und Schulen umgeben. Achten Sie beim nächsten Arztbesuch auf die Koloration des Wartezimmers. Trägt sie dazu bei, daß Sie sich ruhiger und besser fühlen – oder noch ängstlicher und kränker?

UNTEN: ***Die vielen bunten Bilder sind eine anregende Lernumgebung für kleine Kinder.***

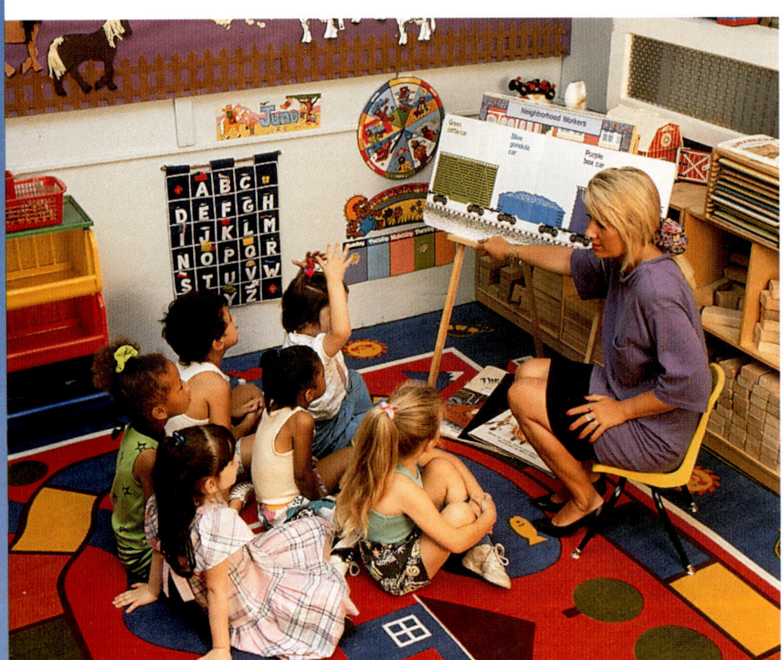

Gebäude können das Leben ersticken oder fördern. Sie können krank machen, was jährlich Tausende verlorener Arbeitsstunden verursacht. Wir brauchen umweltfreundliche Gebäude, deren Farben die Atmosphäre der Umgebung widerspiegeln. Der bewußte Umgang mit Farben in Büros und Fabriken kann dazu beitragen, die Arbeitswelt humaner zu machen.

Farblose öffentliche Räumlichkeiten – zum Beispiel auch Wartezimmer von Ärzten, das Innere von Krankenhäusern, Schulen und Bürobauten – sehen vielleicht frisch und hell aus, wenn sie neu gestrichen sind, aber schon nach kurzer Zeit sind sie schäbig und wenig einladend. Das übliche Weiß oder dunkle, schmutzige Farben wirken bedrückend. Farben können sehr zu einer entspannenden, aufbauenden Umgebung beitragen, was vor allem beim Arzt sehr wichtig ist. Studien in Großbritannien haben gezeigt, daß Menschen, die den Doktor aufsuchen, einen höheren Blutdruck als normal haben, weil das Warten einen besonderen »Streß« für sie bedeutet.

WOHNHÄUSER

Wohnblocks und öffentliche Plätze werden heutzutage vielfach durch Kriminalität, Schmutz und Graffiti geprägt. Die Gebäude sind oft schlecht gepflegt, und niemand übernimmt die Verantwortung für die Umgebung. Der Trend, die Verantwortung an die Bewohner zurückzugeben, hat sich interessanterweise als positiv erwiesen: Eingangstüren werden jetzt in vielen inspirierenden Farben gestrichen, Flure und Treppenhäuser beleuchtet, Gärten geschaffen. Wenn Gebäude mit Hilfe von Farben zum Leben erwachen, fördert dies offenbar den Gemeinschaftsgeist. Viele dunkle, triste Plätze, die regelmäßig verunstaltet wurden, sind nach einem Anstrich in frischen, leuchtenden Farben weniger oft das Ziel von Wandalen geworden. In vielen innerstädtischen Bereichen waren auch Gemeinschaftsgärten ein Erfolg. Der Garten stellt einen grünen Raum zur Verfügung, in dem die Bewohner sich erholen können.

SCHULEN

In New York City hat man Farben gegen Verhaltensstörungen eingesetzt. Die Hälfte der Schule wurde in therapeutischen Farben gestrichen – Rosétöne in den Fluren, warme Beige-, Creme-, Blau- und Grüntöne in den Klassenzimmern. Das gewalttätige Verhalten ging stark zurück, und die Schüler, die diese Hälfte der Schule nutzten, waren kooperativer und aufmerksamer und bekamen bessere Noten. In England und den USA sind einige dieser Ideen jetzt auch in Gefängnissen und Heimen umgesetzt worden.

EINGANGSBEREICHE

Viele führende Hotels lassen sich von einem Farbtherapeuten beraten. Satte, leuchtende Farben sollen die Entspannung fördern, eine Aura von Luxus und Komfort verbreiten und den Eingangsbereich weniger unpersönlich machen. Grün und Dunkelblau wirken entspannend, Dunkelrot, Pfirsich und Gelb einladend.

WALDORFSCHULEN

Der Pädagogikpionier Rudolf Steiner (1861–1925) glaubte, daß naturgemäße architektonische Formen und bestimmte Farben Menschen sittlich, spirituell, seelisch und körperlich positiv beeinflussen (s. S. 154). Auch Steiners Nachfolger wandten seine Farbphilosophie bei den Gebäuden der Anthroposophischen Gemeinschaft an, zum Beispiel Schulen. Die verwendeten Farben sollen die körperliche, seelische und geistige Entwicklung der Kinder fördern. Kleine Kinder, die in die Schule kommen, halten sich in abgerundeten Räumen in sanften Pastelltönen auf. Für die älteren Kinder gibt es Gruppenlernbereiche in kräftigen, leuchtenden Farben. Darauf folgten größere Gruppenarbeitsbereiche in weichen Blau- und Grüntönen; sie sollen die in diesem Alter erforderliche geistige Konzentration fördern.

RECHTS: ***Kleine Kinder an einer Waldorfschule arbeiten in Klassenzimmern in weichen Pastelltönen, die viel Geborgenheit vermitteln.***

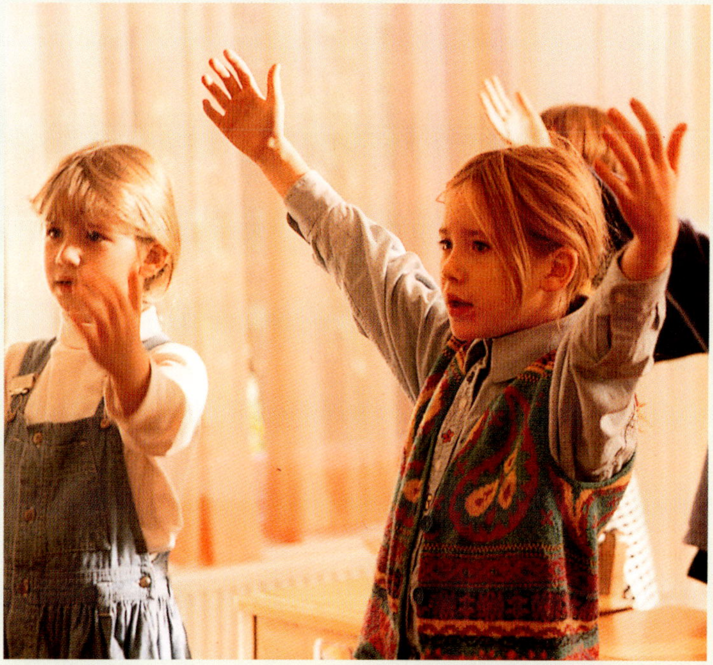

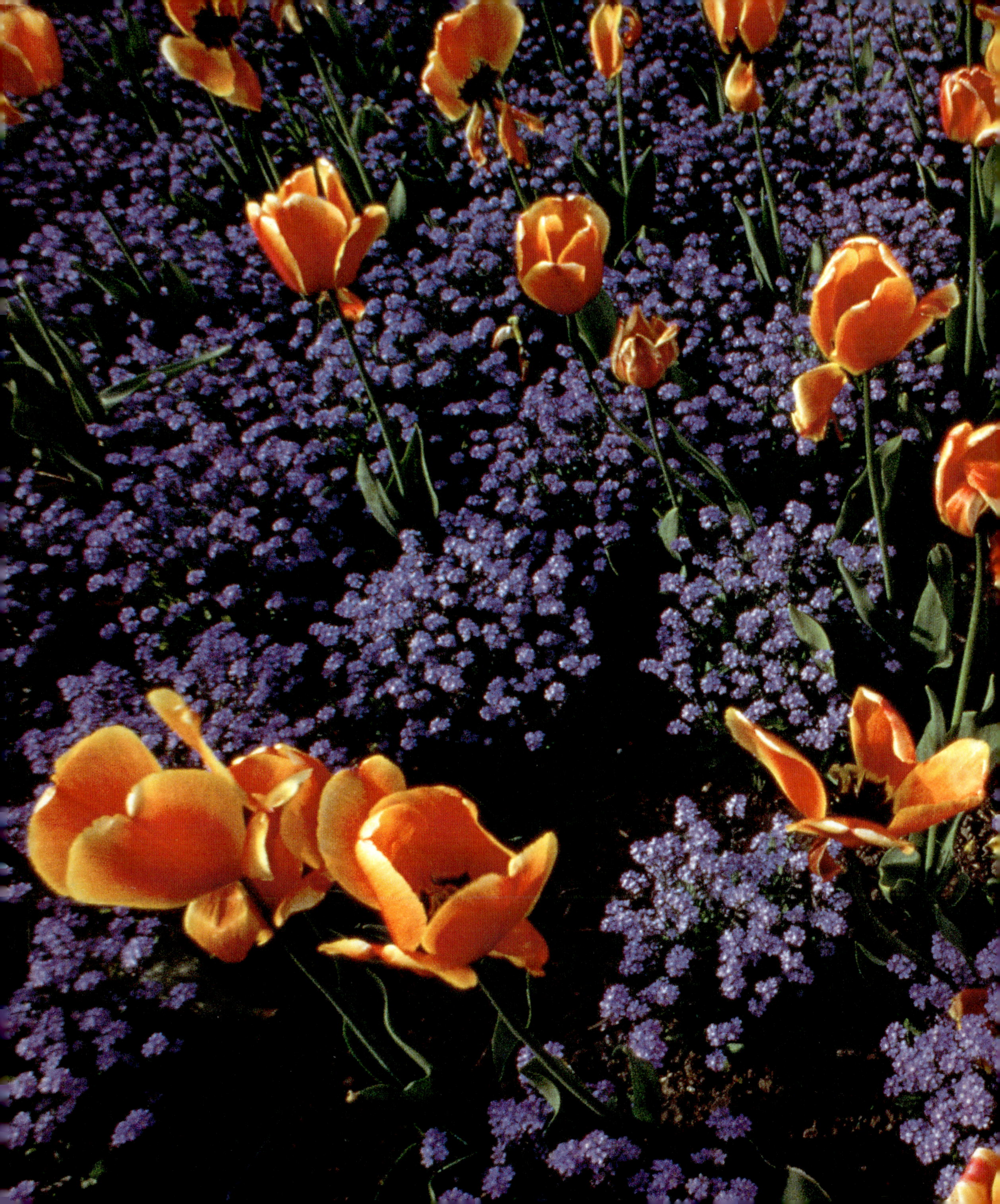

TEIL FÜNF

FARBEN IM GARTEN

Der Garten ist für uns genauso wichtig wie das Innere unseres Zuhauses, denn er erlaubt den direkten Austausch mit der Natur; die Liebe und Aufmerksamkeit, die wir ihm schenken, kommt auf vielerlei Weise zu uns zurück. Aus dem Pflanzenreich erhalten wir wertvolle Nahrung, und immer mehr Menschen finden Freude daran, Gemüse selbst anzubauen. Kräuter sind wunderschöne Beigaben zu Speisen, darüber hinaus aber auch Heilmittel.

In unserem technisierten Zeitalter ist der Garten für das geistig-seelische Wohlbefinden der Menschen noch wichtiger. Je mehr wir drinnen und ohne natürliches Sonnenlicht leben, desto anfälliger werden wir für Krankheiten. Pflanzen und Tiere können uns eine Form der Entspannung und der bedingungslosen Liebe vermitteln, die wir nirgendwo sonst finden. Gärten sind ein Labsal für die Seele; ihre Farben bieten unmittelbaren Genuß und dringen in unser Unterbewußtsein ein, so daß die Wirkung noch lange anhält.

Genauso wie die Wohnung spiegelt der Garten bestimmte Farbvorlieben und Bedürfnisse und damit die Persönlichkeit und Einstellung des Besitzers oder Gestalters wider. Deshalb sollten wir auf unsere Umwelt achten und auch die Kunst des Gärtnerns erlernen, um unser Dasein durch farbige lebendige Formen zu bereichern.

Wenn unser Leben körperlich, seelisch oder geistig aus dem Lot ist, können Gärten eine wichtige Rolle für den Heilungsprozeß spielen. Die therapeutische Kraft der Pflanzen läßt sich noch besser nutzen, wenn wir ihre Farben und Düfte im Garten bewußt einsetzen.

EINZELNE FARBEN GROSSFLÄCHIG EINSETZEN

Die Heilkraft der Farben ändert sich mit ihrer Schwingung. Einfarbige Bepflanzungen geben uns die Möglichkeit, körpereigene Heilungsprozesse gezielt anzuregen.

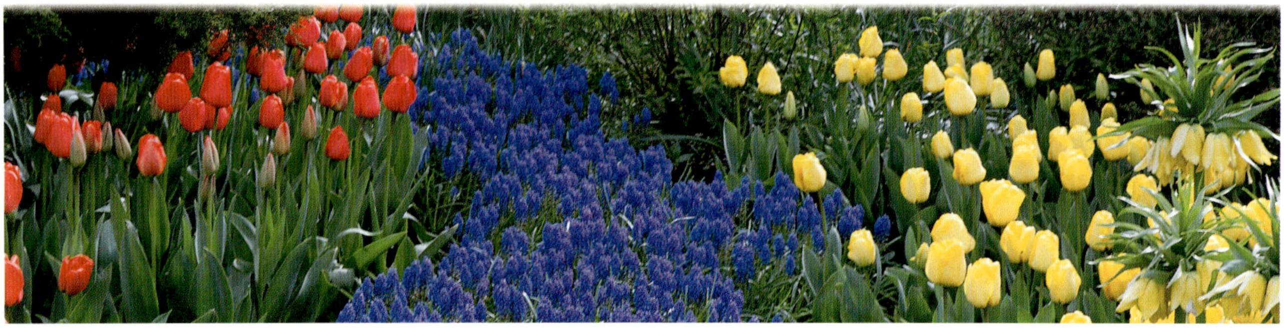

OBEN: ***Eine leuchtende Rabatte mit Frühlingsblühern: rote und gelbe Tulpen mit blauen Traubenhyazinthen und gelben Kaiserkronen.***

Manche Menschen mögen leuchtendes Gelb oder Orange nicht, aber oft brauchen sie genau diese Farbenergie. Rote, orangefarbene und gelbe Blüten muntern auf, und ein Beet mit Mohn, Ringelblumen oder Zinnien stimmt froh und glücklich. Lavendel und blaue Blüten dagegen beruhigen unsere Nerven.

ROT UND ROSA

Rot, die Farbe des Blutes, ist voller Lebenskraft, anregend und auffallend. Rot im Garten wirkt feurig, dynamisch und dramatisch. Bei den Japanern bedeuten rote und weiße Blumen zusammen Glück. Rot ist besonders in den kälteren Monaten willkommen, denn es hat etwas Fröhliches, Wärmendes.

Pflanzen Sie rosablühende Blumen, und imaginieren Sie diese Farbe, wenn Sie mehr Liebe in Ihr Leben bringen möchten. Die Düfte und Farben eines Rosengartens in diversen Weiß-, Rosa- und Rottönen senden die Botschaft bedingungsloser Liebe aus. Indem wir uns mit diesen Farben umgeben, nehmen wir die rosafarbenen Schwingungen auf und fangen an, selbst liebevolle Gedanken und Energien auszustrahlen. Ein Rosengarten wirkt immer stimmungsaufhellend, aber besonders heilsam ist er bei Kummer, Angst oder seelischen Traumata.

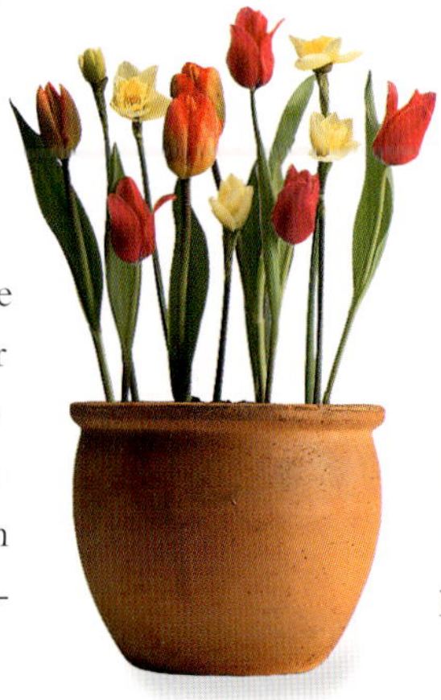

RECHTS: ***Blumen aus Zwiebeln und Knollen lassen sich zu aufregenden Effekten kombinieren und sind nach dem trüben Winter willkommene Farbtupfer.***

ORANGE UND GOLD

Wenn die Umgebung düster, naß und kalt ist, können Blumen in Gold und Orange die Balance wiederherstellen und sonnige, positive Schwingungen in Ihr Leben bringen. Wie die Flammen eines Feuers strahlen sie Wärme ab und geben Energie und Vitalität. Ein Blumenkasten mit leuchtenden orangeroten Tulpen und orangegelben Osterglocken wirkt im Frühling beflügelnd und wärmend.

Vor allem orangefarbene Blütenblätter haben etwas Schillerndes und sind seit langem als Mittel gegen Depressionen bekannt. Die orangefarbe-

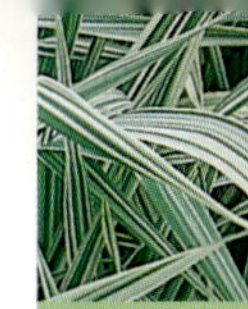

nen oder goldenen Blüten der Kapuzinerkresse können mit Salaten oder Eiscreme gegessen werden und sind bei Depression und Erschöpfung ein wunderbares Heilmittel.

GELB

Viele Frühlingsblüher zeigen sich in sanften Gelbtönen. Osterglocken, Narzissen und Primeln verkünden den Beginn des neuen Zyklus; nach dem Winter reinigt ihre Energie Boden und Luft. Gelbe Blütenblätter reflektieren ultraviolettes Licht sehr gut. Primeln, Schlüsselblumen, Osterglocken und gelber Stern von Bethlehem ziehen deshalb Insekten an. Wenn Ihr Schreibtisch am Fenster steht, sollten Sie draußen gelbe Blumen pflanzen, denn ihre heiteren Strahlen regen die Denkprozesse an.

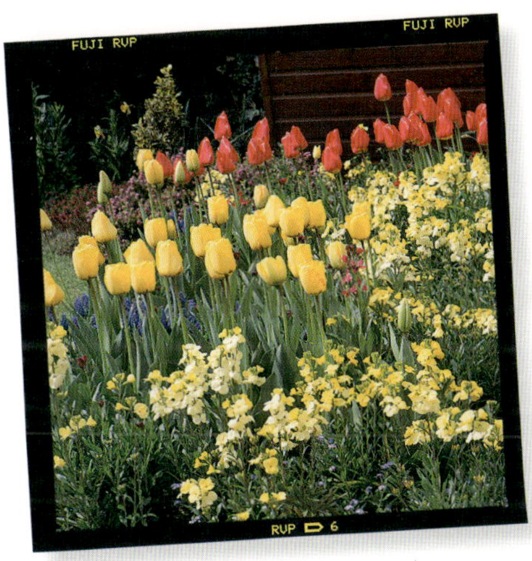

GRÜN

Grün ist in jedem Garten die wichtigste Heilfarbe; wohl jeder weiß, wie gut es tut, in einem Park, Garten oder Wald spazierenzugehen. Grün beeinflußt das parasympathische Nervensystem, das zur Entspannung des Herzens beiträgt. In einer grünen Umgebung atmen wir automatisch langsamer und tiefer. Ein grüner Blätterwald wirkt schon allein beruhigend, und vereinzelte farbige Blumen verstärken den Effekt.

Imaginieren Sie die Farbe Grün, wenn Ihre Seele Heilung braucht oder Sie sich aus einer einschränkenden Situation befreien wollen. Grün erzeugt ein Gefühl von Weite, so daß Sie in Ihrem Rhythmus wachsen können und ein streßbeladenes Leben wieder ins Gleichgewicht kommt. Die wohltuende, raumschaffende Wirkung von Grün können Sie mit grünen Pflanzen in die Wohnung holen.

Die zahllosen Grüntöne der Natur werden nie langweilig, die Farben und Formen der Blätter geben jedem Garten Struktur. Grün ist der beste Hintergrund für einfarbige Pflanzungen, weil die meisten Farben einen lebhaften Kontrast oder subtile Übergänge zu ihm bilden.

BLAU

Blau paßt gut zu allen anderen Farben im Garten. Neben Weiß wirken blaue Blumen frisch und kühl und lassen die Friedlichkeit von Himmel und Meer anklingen. Blaue Blumen geben einer Bordüre in Rosa, Flieder und Weiß Tiefe und einen zusätzlichen Heileffekt. Auch viele Sträucher haben wunderschöne blaue Blumen, und zahlreiche Nadelhölzer tragen blaugrüne oder blaugraue Nadeln. Diese Bäume reinigen die Luft. Auch manche Gräser sind bläulich und heilen durch Klang und Bewegung.

LINKS: ***Mit goldgelben Tulpen und buttergelbem Goldlack beginnt im Frühling das Gartenjahr.***

UNTEN: ***Eine blaue Bordüre ist erholsam und hebt sich von kontrastierenden Farben wie Gelb ab.***

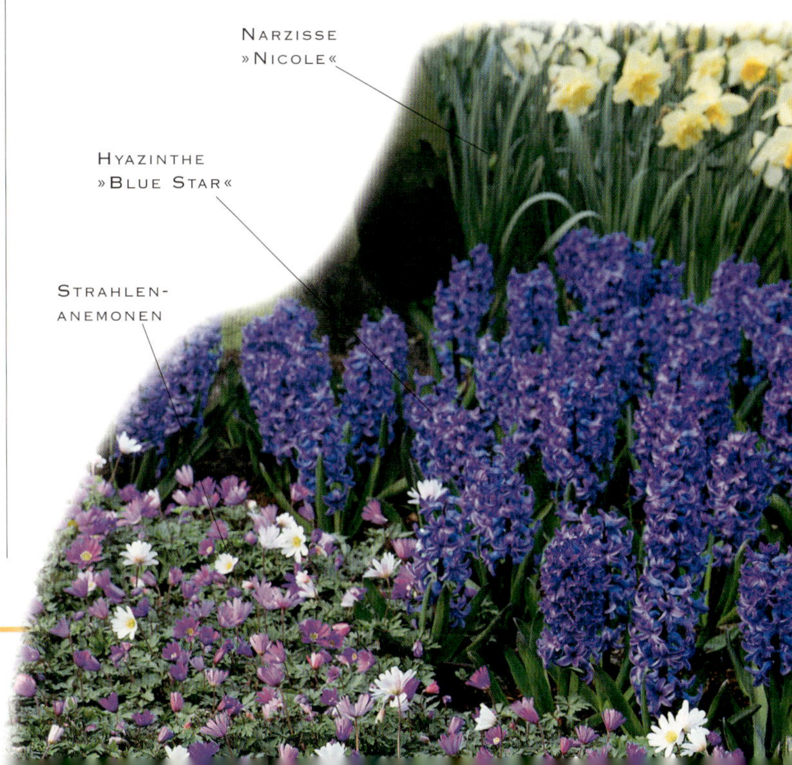

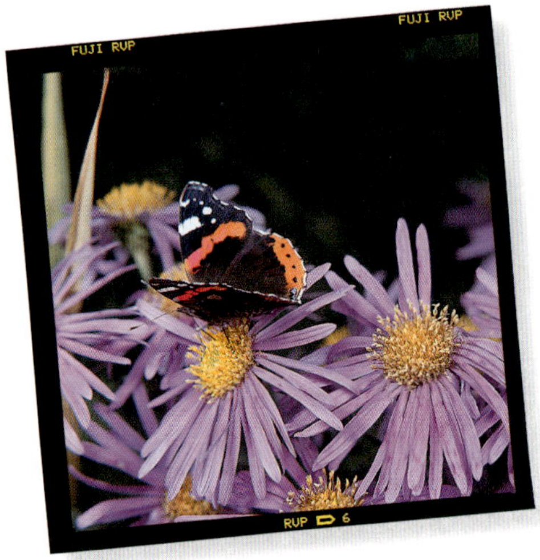

RECHTS: ***Die zarten Blütenblätter der Aster amellus »King George« schmücken den Herbstgarten mit violetten Sternen.***

INDIGO/VIOLETT

Wenn Sie angespannt, besorgt oder aufgedreht sind oder an nervösen oder psychischen Störungen leiden, tut ein Garten in Lila der Seele gut. Pflanzen Sie weiche Mauve- und Lavendeltöne für Zeiten, in denen Spannung, Wut und die Neigung zu Gewalt in der Familie herrschen. Die sanften, freundlichen Farben lösen starke Gefühle aus und verbreiten eine Atmosphäre von Liebe und Schutz. Vor allem Lavendelblüten senden schützende, reinigende Schwingungen aus. Im Mittelalter überlebten viele Lavendelverkäufer die Pest, weil die Pflanze – die sie ständig bei sich trugen – stark antiseptisch wirkt.

Das Meditieren in einem violetten und indigoblauen Garten nährt Ihre Spiritualität und ermutigt die Suche nach innerer Führung. Violette und insbesondere purpurne Blüten sorgen auch dafür, daß viele wunderschöne Schmetterlinge Ihren Garten besuchen und Ihre Stimmung beflügeln.

Violette Schnittblumen wie Stiefmütterchen oder Veilchen können Sie auch im Haus an Ihre edelsten Ziele erinnern.

WEISSE GÄRTEN

Gärten mit ausschließlich weißen Blüten besitzen eine ganz spezielle Heilqualität. Weiß symbolisiert Reinheit und Ehrfurcht und ist mit der femininen Energie des Mondes verbunden. Viele Nachtblüher haben weiße Blüten, deren süßer Duft allgegenwärtig ist. Dieser Duft hat eine sehr hohe Schwingung und eine läuternde Wirkung auf die Psyche. Wer in der Stadt lebt und in einer umweltverschmutzten, ungesunden Atmosphäre arbeitet, empfindet weiße Blüten oft als besonders reinigend und erfrischend.

Ein lauschiges Plätzchen, an dem weiße Blüten Sie umgeben, ist an Sommerabenden ein ganz besonderer Ort. Die Blüten fangen dann nämlich an zu schillern und heben sich deutlich vom dunklen Laub ab. Eine weiße Bank und eine weiße Pergola in einem umschlossenen weißen Garten wirken elegant und friedlich.

Weiß sieht in jedem Garten gut aus; also packen Sie ihn voll mit Lilien, Rosen, Baldrian, Schmucklilien, Fingerhut, Steinkraut, Schleifenblumen, Hyazinthen, Iris, Nelken und Glockenblumen. Weißblühende Sträucher und Kletterpflanzen sind unter anderem Clematis, Gardenie, Hortensie, Jasmin, Magnolie und Azalee. Bäume mit kontrastierendem Blattwerk sind beispielsweise Halesia caroliniana *oder, für einen kleinen Garten,* Styrax japonica. *Weißes Licht enthält alle anderen Farben, und wenn wir weiße Blumen ansehen, bekommen wir eine Ahnung von den allen Dingen innewohnenden Möglichkeiten. Mit Rosen, Nelken, Primeln und Gänseblümchen in Weiß entsteht ein Garten voller Frische, Reinheit und Spiritualität. Das Meditieren in einem weißen Garten kann eine wundervolle Erfahrung sein.*

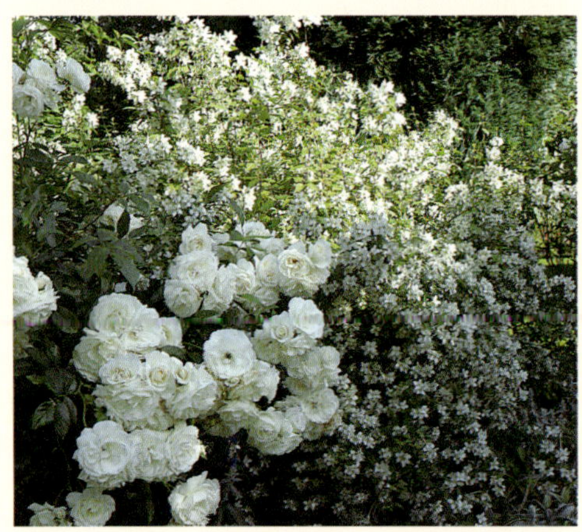

OBEN: ***Die üppigen Blüten der Schneewittchen-Rose vor duftendem Philadelphus machen Sommerabende hell.***

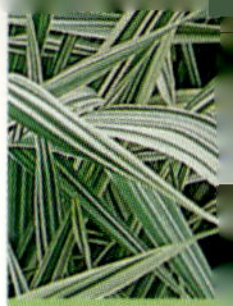

DIE FARBEN DER BLUMEN

Es ist unmöglich, hier alle Blumen bestimmten Farbgruppen zuzuordnen; die folgende Übersicht führt Pflanzen auf, die weithin erhältlich sind, und kann Ihnen helfen, »Ihre« Farben zu finden.

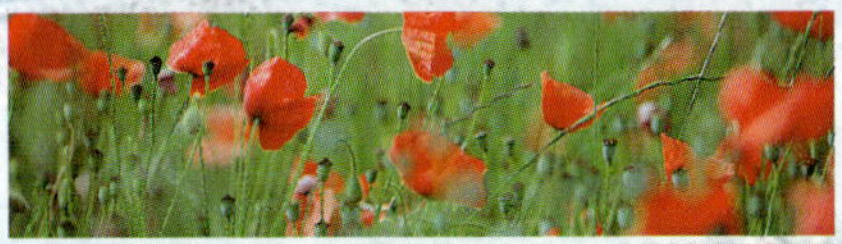

MOHN

ROTORANGE BIS KORALLE

- *Rose* - *Mohn* - *Nelke* - *Lichtnelke* - *Pfingstrose* - *Kapuzinerkresse* - *Dahlie* - *Fackellilie* - *Zinnie* - *Pelargonie* - *Tulpe* - *Begonie* - *Gladiole*

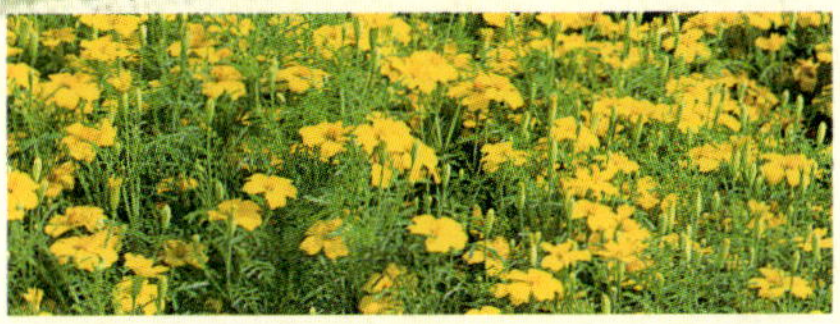

RINGELBLUME

GELB BIS CREME

- *Rose* - *Geißblatt* - *Gladiole* - *Tulpe* - *Mimose* - *Sonnenblume* - *Schlüsselblume* - *Primel* - *Orchidee* - *Dahlie* - *Krokus* - *Chrysantheme* - *Freesie*

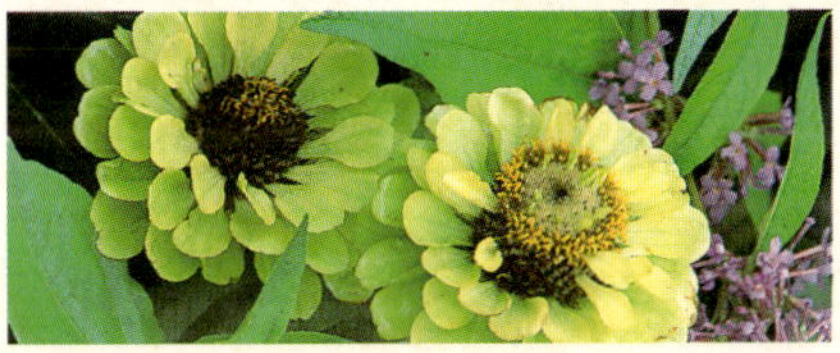

ZINNIE

GRÜN

- *Frauenmantel* - *Molucella (Muschelblume)* - *Bupleurum* - *Wolfsmilch* - *Nieswurz* - *Ziertabak »Lime«* - *Wolfsmilch* - *Amaranthus (»Viridis«)*

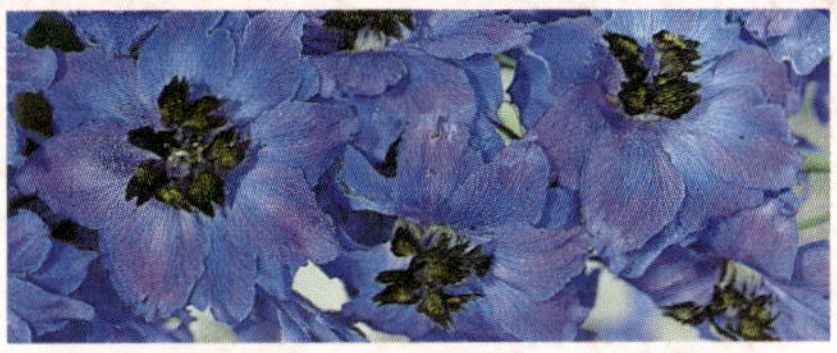

RITTERSPORN

BLAU BIS INDIGO

- *Rittersporn* - *Iris* - *Stiefmütterchen* - *Anemone* - *Traubenhyazinthe* - *Hyazinthe* - *Lobelie* - *Ehrenpreis* - *Leberbalsam* - *Eisenhut* - *Kornblume* - *Scheinmohn*

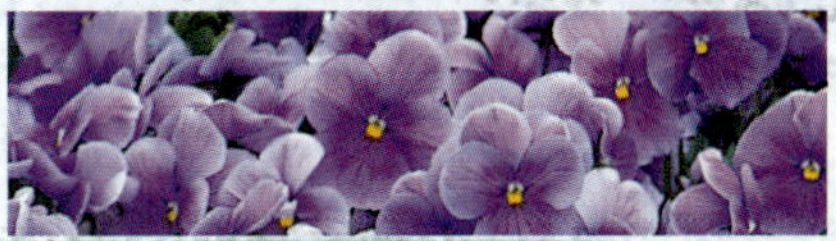

STIEFMÜT-TERCHEN

LAVENDEL BIS PURPUR

- *Flieder* - *Veilchen* - *Glattblattaster* - *Gartenwicke* - *Iris* - *Orchidee* - *Stiefmütterchen* - *Freesie* - *Clematis* - *Eisenhut* - *Lavendel* - *Krokus* - *Anemone*

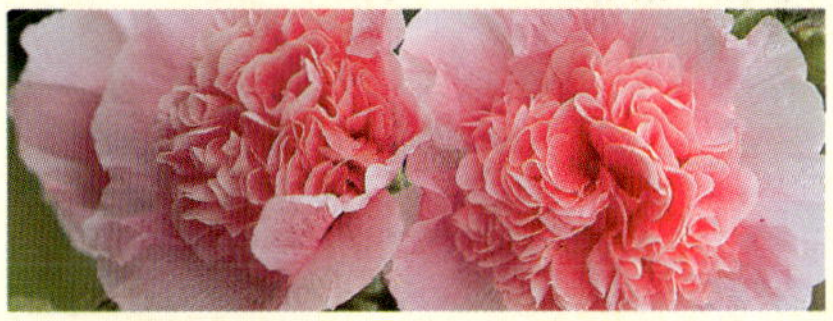

STOCKROSE

MAUVE BIS PINK

- *Rose* - *Nelke* - *Bartnelke* - *Gartenwicke* - *Hyazinthe* - *Aster* - *Pfingstrose* - *Rittersporn* - *Hortensie* - *Storchschnabel* - *Pelargonie* - *Stockrose*

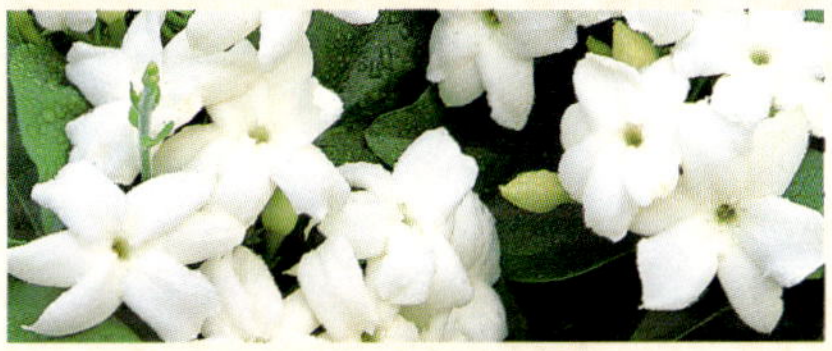

JASMIN

ELFENBEIN BIS WEISS

- *Rose* - *Nelke* - *Schleierkraut* - *Kamelie* - *Magnolie* - *Pfingstrose* - *Gladiole* - *Tulpe* - *Gänseblümchen* - *Hyazinthe* - *Flieder* - *Maiglöckchen* - *Gardenie* - *Jasmin*

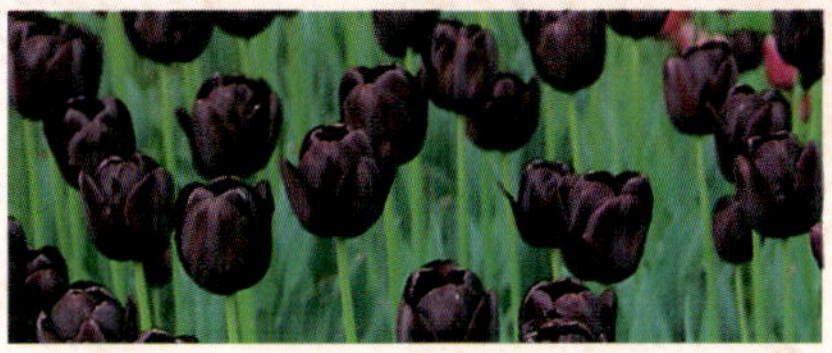

SCHWARZE TULPEN

SCHWARZ

- *schwarze Narzisse* - *Stockrose (»Nigra«)* - *Iris (»Black Night«)* - *Tulpe* - *Stiefmütterchen*

FARBEN IM GARTEN KOMBINIEREN

Jede Farbe wird durch ihre Nachbarfarbe beeinflußt. Farblich harmonierende Pflanzen wirken wie die sanft ansteigenden Noten einer Tonleiter. Solche Kombinationen sind erholsam und angenehm fürs Auge.

RECHTS: ***Die harmonierenden Nuancen der Blüten von Schafgarbe, Buntschopfsalbei, Schlafmohn und Nelke gehen wunderbar ineinander über.***

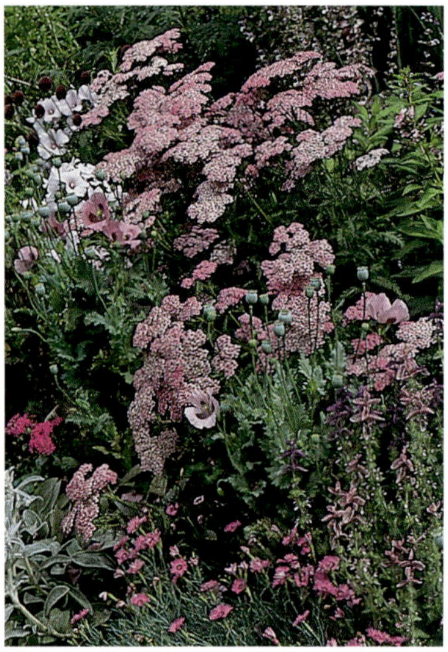

Die Farben im Garten lassen sich nie vollkommen steuern. Auch wenn wir eine genaue Vorstellung von der Koloration haben und bei der Zusammenstellung größte Sorgfalt walten lassen, beeinflussen die Farben des Himmels, der Gebäude, der Erde, der Menschen und Tiere das gewählte Kolorit. Denken Sie aber daran, daß Farben in der Natur sich nie beißen; die Koloration vieler heimischer Pflanzen sind sehr zart und ergeben zusammen wunderschöne und überraschende Effekte. Mit Hilfe der Farbgesetze können Sie Kombinationen zusammenstellen, die ganz verschieden wirken und die Farben von Blüten, Beeren und Blättern zu einem einheitlichen Pflanzenteppich verweben.

HARMONIE DER FARBEN

Harmonisch wirken Farben, die auf dem Farbkreis nebeneinanderliegen, oder unterschiedliche Nuancen desselben Tons. In eine Ecke des Gartens etwa können Sie Weiß, Rosa und Pink zusammenpflanzen, in eine andere verschiedene Blau- und Lilatöne.

Harmonierende Farben wirken im allgemeinen stärker heilend als kontrastierende. Verwandte Farben sind entspannender, denn ihre Wirkung ist generell sanfter; in einem solchen Garten kann man gut einfach nur still dasitzen. So kommen Sie zur Ruhe und können sich für die weicheren Farbschwingungen öffnen.

UNTEN: ***Der Farbkreis als Vorbild: Komplementärfarben einander gegenüber, nichtkomplementäre Farben nebeneinander.***

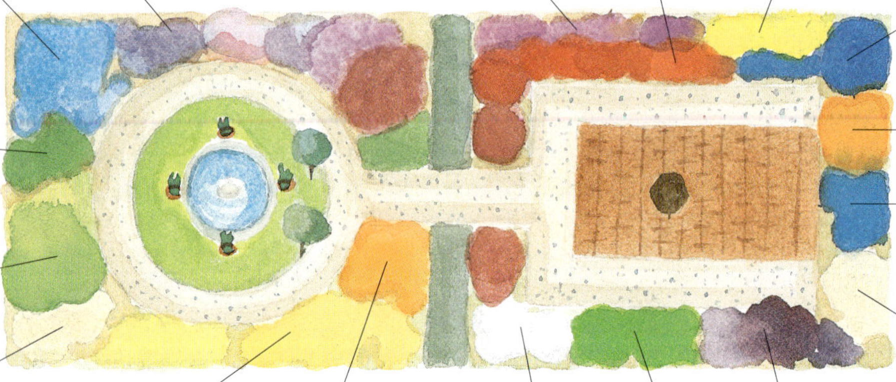

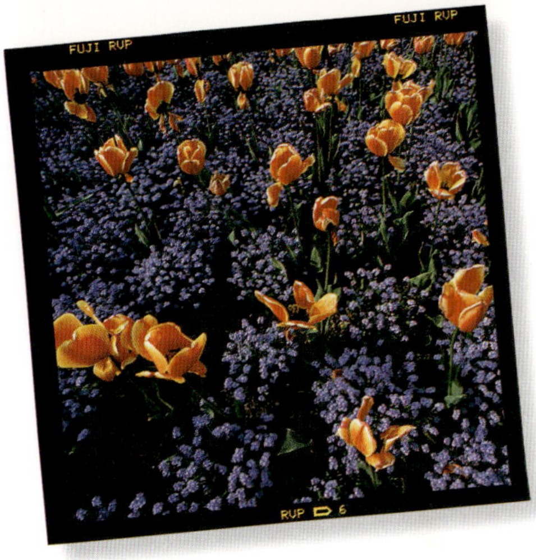

FARBKONTRASTE

Ein dramatischerer Eindruck entsteht, wenn Sie Komplementärfarben nebeneinanderpflanzen. Die Farben steigern sich dann gegenseitig und erscheinen intensiver. Gärten mit auffallenden Farbkontrasten senden kraftvolle Schwingungen aus. Sie wirken schon von weitem, und ihre Heileigenschaften machen sich beim Näherkommen bemerkbar.

Sie können diese Methode bei jeder Beetform anwenden. Sprenkeln Sie zum Beispiel eine Einfassung in Blau und Rosa mit ein paar Tupfern Orange, der Komplementärfarbe von Blau. Violette Blumen werden am besten zusammen mit gelben gepflanzt, der komplementären und harmonierenden Energie. Gelb ist die Farbe des Verstands, dieser Mix fördert daher die Kommunikation mit der inneren Weisheit. Violett und Gelb stehen auch für Kreativität; ein Spaziergang durch einen solchen Zweifarbengarten kann Ihnen deswegen schöpferische Impulse geben. Eine besondere Wirkung hat eine Einfassung in Purpur und Gelb mit einem Tupfer Rot als Akzent. Auch Grün und Rot sind komplementäre Kontraste.

UNÜBLICHE FARBKOMBINATIONEN

Ein besonders lebhafter, dramatischer Effekt in einem Teil des Gartens läßt sich erzielen, wenn Sie nichtkomplementäre Farben nebeneinanderpflanzen.

Gelbe Blumen sehen vor einem blauen Hintergrund viel intensiver aus. Dunkelrosa wirkt vor Blaßblau sehr lebendig. Disharmonische Farben (s. S. 120) eignen sich für Gärten, in denen Sie die Heilwirkung einer bestimmten Farbe betonen möchten. Leuchtendes Rot oder Magenta neben Dunkelviolett heilen durch körperliche Regeneration und Transformation. Orange mit Rosa und Flieder regt emotionale und spirituelle Heilungsprozesse an.

Einige der besten und kraftvollsten Farbkombinationen zeigen sich im Spätsommer: Dahlien, Gladiolen, Chrysanthemen, Fackellilien, Sonnenblumen und viele, viele andere.

REGENBOGENEFFEKTE

Um auch wirklich alle Regenbogenfarben im Garten zu haben, können Sie einen Farbkreis anpflanzen. Diese Idee wurde im 19. Jahrhundert von der britischen Künstlerin und Gärtnerin Gertrude Jekyll populär gemacht. Ziehen Sie einen Kreis, und unterteilen Sie ihn in zwölf Segmente. Pflanzen Sie die Farben wie auf dem Farbkreis, so daß Blau sanft in Flieder und Purpur, Rot in Orange, Orange in Gelb usw. übergeht.

LINKS: ***Eine Rabatte mit gelungenen Farbkontrasten.***

UNTEN: ***Dieses Beet in leuchtenden Regenbogenfarben fällt auf.***

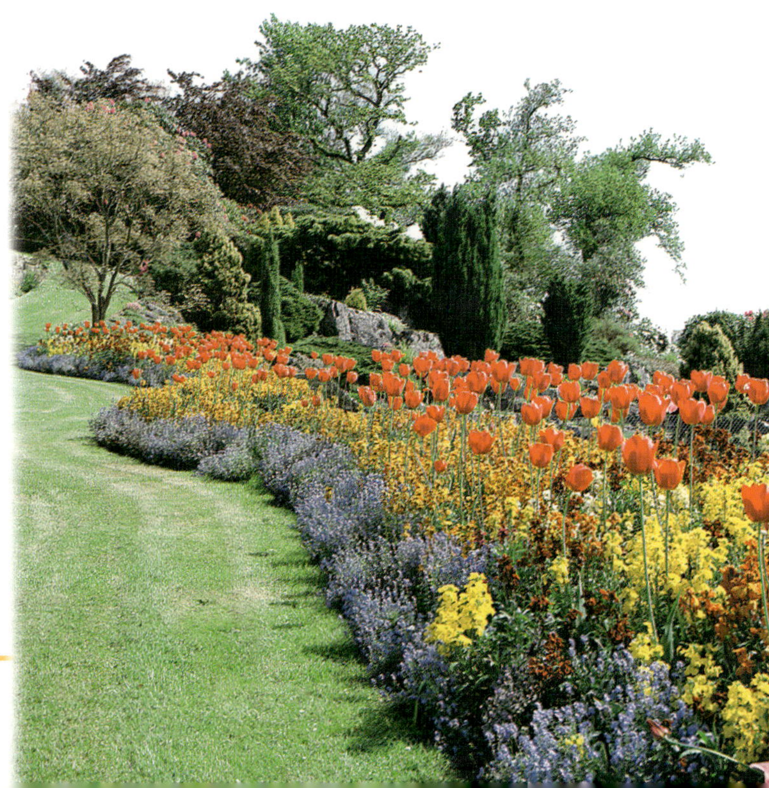

»WARME« UND »KÜHLE« KOMBINATIONEN

Mit Farbthemen lassen sich Effekte wie Wärme und Kälte sowie optisch zunehmende Tiefe erzeugen (s. S. 116). Durch Gelb- und Apricottöne zusammen mit Grün entsteht Wärme; Rot ist die wärmste Farbe überhaupt. Der Grad der Wärme hängt von der Nuance ab; ein kräftiges Pink ist sehr viel wärmer als ein blasses Hellrosa.

Warme Gärten geben Energie und passen gut in Städte, in denen die endlos graue Umgebung uns Energie abzieht. Bei trübem Regenwetter muntern die leuchtenden Farben eines warmen Gartens uns auf und sorgen dafür, daß wir optimistisch bleiben. Pflanzen in Orangerot oder Gold eignen sich besonders für dunkle Bereiche des Gartens oder Pflanzenschalen nahe am Haus.

Grün ist die harmonisierende Kraft der Natur und an sich kühl und entspannend. Es ist der perfekte Hintergrund für fast jede Farbe. Ebenfalls kühl sind Blau-, Flieder-, Lavendel- und Weißtöne. Die Blüten vieler Kräuter sind blaß und kühl und haben oft ein sehr feines Aroma. Wenn Sie Heil- und Küchenkräuter anpflanzen, können Sie die Heilwirkung der zar-

BLATTFÄRBUNGEN

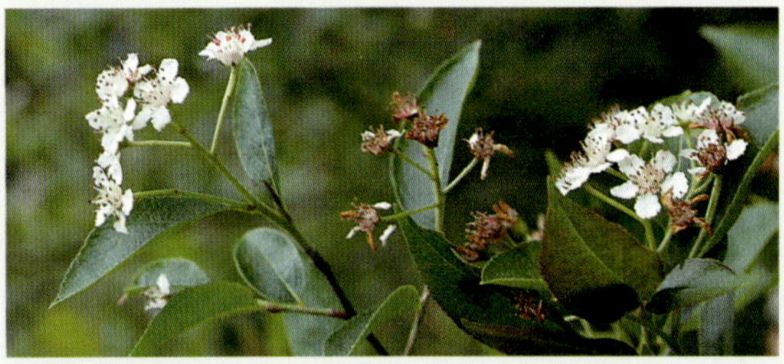

ARONICA

ROT

Hartriegel · *Eisenholzbaum* · *Perückenstrauch* · *Federbuschstrauch* · *Weinrebe* · *Wilder Wein* · *Rose »Virginiana«* · *Zierahorn* · *Amberbaum* · *Katsurabaum* · *Roteiche* · *Scharlacheiche* · *Hirschkolbensumach* · *Aronica* · Euonymus alatus

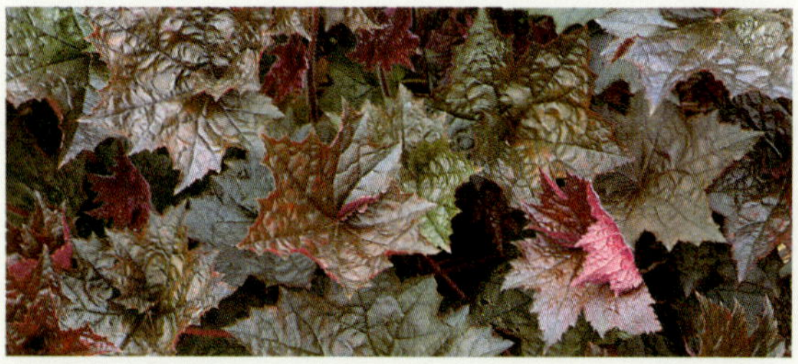

PURPURGLÖCKCHEN

PURPUR/BRONZE

Rizinus · *Purpurglöckchen (»Purple Palace«)* · *Wolfsmilch (»Fireglow«)* · *Günsel (»Atropurpurea«)* · *Mauerpfeffer (»Atropurpureum«)* · *Neuseeländischer Flachs (»Purpureum«)* · *Berberitze (»Atropurpurea«)* · Rosa glauca · *Prunus (»Pissardii«)* · *Japanischer Fächerahorn*

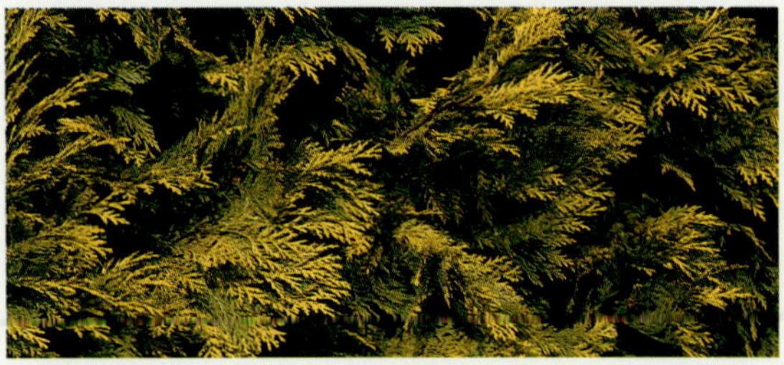

GOLDENE ZYPRESSEN

GOLD

Goldenes Heidekraut · *Berberitze (»Aurea«)* · *Traubenholunder* (Plumosa aurea) · *Hopfen (»Aureus«)* · *Efeu (»Buttercup«)* · *Falscher Jasmin (»Aureus«)* · *Funkie (»Golden Prayers«)* · *Geißblatt (»Baggessen's Gold«)* · *Stechpalme (»Flavescens«)* · *Haselnuß (»Aurea«)*

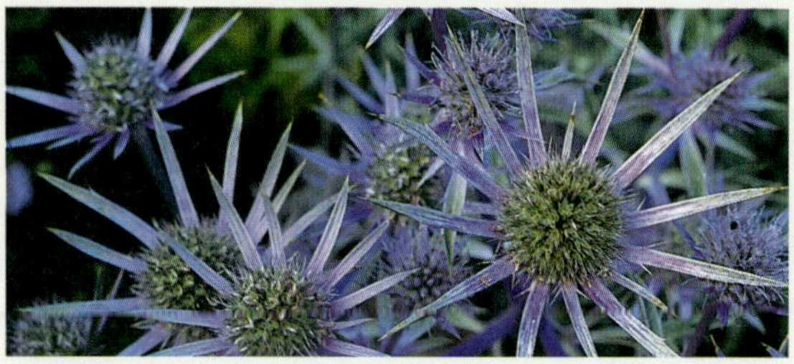

STRANDDISTEL

SILBER-GRAU

Stranddiesel · *Wollziest* · *Wermut (»Lambrook Silver«)* · *Kreuzkraut* · *Heiligenkraut* · *Nelken* · *Buddleja (»Argentia«)* · *Strohblume* · *blaugraue Zypresse* (Cupressus glauba)

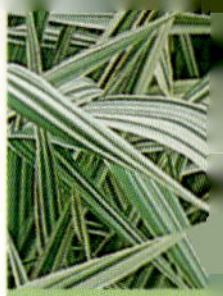

ten Farben und Düfte schon bei der Gartenarbeit genießen (s. S. 181).

Wenn Sie helle vor dunklen Farbtönen pflanzen, entsteht der Eindruck von Tiefe.

BLATTFARBEN UND -FORMEN

Ein Garten kann eine sehr bereichernde Erfahrung sein, wenn wir uns die subtilen Farbänderungen des Laubs ansehen. Golden oder silbern schimmernde Blätter sind besondere Glanzpunkte. Goldene Blätter glänzen oft und reflektieren an trüben Regentagen mehr Licht. Viele silbergraue Blätter sind weich oder mit feinen Härchen bedeckt. Sie heben sich gut von dunklerem Grün ab und geben dem Garten etwas Mystisches, Luxuriöses. Graue Blätter sind ein ausgezeichneter Hintergrund für Rosa, und Weiß wirkt vor ihnen besonders frisch. Viele graublättrige Pflanzen brauchen nicht viel Wasser, eignen sich also gut für sonnige, trockene Stellen.

Die Formen und Strukturen der Pflanzen schaffen Licht- und Schattenbereiche; auch dies kann eine wichtige Rolle bei der Farbgestaltung spielen. Große Blätter bieten kleineren, schattenliebenden Pflanzen kühlenden Schutz. Farbe und Form der Blätter können auch wegen ihres Kontrasts gewählt werden, etwa zu Gartendekor oder Gebäuden.

Bambus und Gräser

Gräser gibt es in vielen auffallenden Farben: Grün, Grüngrau, Bronze, Silber und Gelb. Sie bringen Bewegung und auch »Musik« in den Garten, denn jedes Gras erzeugt einen charakteristischen Klang: Der Riesenbambus *(Bambus multiplex,* wird bis 15 Meter hoch) knarrt und ächzt, das kleine Fuchsschwanzgras (bis 60 Zentimeter hoch) flüstert leise im Wind.

Gräser können mit anderen Pflanzen in ein Beet integriert werden; einige Gräser, etwa das Schwadengras, wuchern jedoch stark und sollten für sich bleiben. Vor allem ein trockener, sonniger Platz im Garten läßt sich gut für Gräser reservieren. Das dekorative Pampasgras zum Beispiel wirkt besonders gut in Einzelstellung. Pflanzen Sie es in der Mitte des Rasens, einer Kiesfläche oder eines Patios.

Gräser können Gärten im japanischen Stil Form und Struktur geben und passen besonders gut zu modernen Gebäuden. Pflanzen Sie für Wintergarten oder Dachterrasse Gräser und Bambus in Kübel; legen Sie Steine rundum, oder stellen Sie sie auf eine Kiesfläche.

DIE FARBEN DER GRÄSER

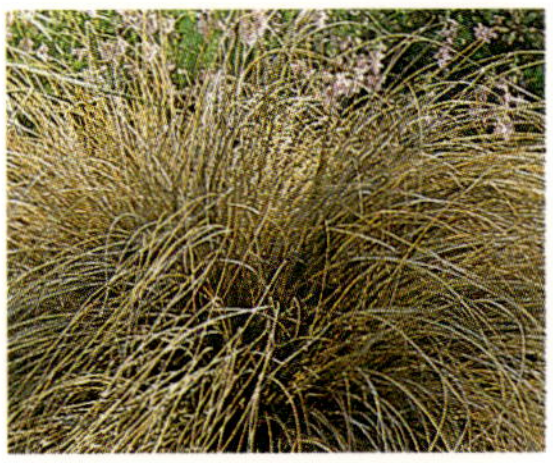

SEGGE

ROT

- *Fuchsrote Segge*
- *Alang-Alang-Gras (»Rubra«)*
- *Stipa arundinacea (»Autumn Tints«)*
- *Rutenhirse (»Rubrum«)*

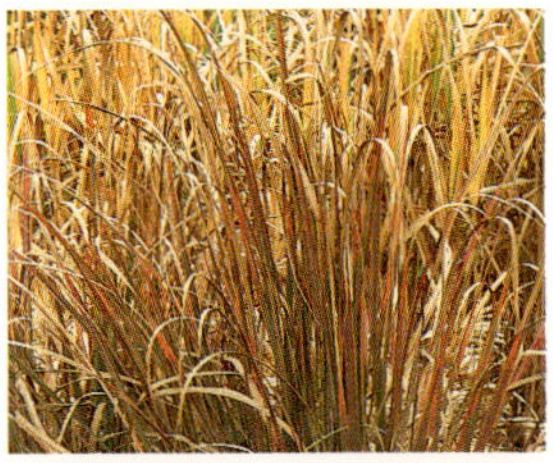

STACHELSCHWEINGRAS

GELB

- *Hakonechloa macra (»Aureola«)*
- *Stachelschweingras (»Zebrinus«)*
- *Goldleistengras (»Aureomarginata«)*

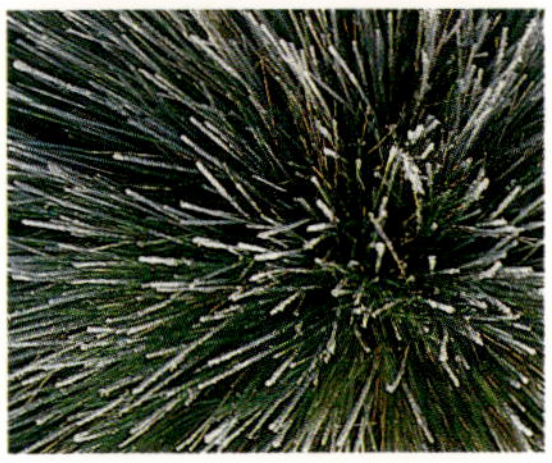

BLAUSCHWINGEL

BLAU

- *Blauschwingel*
- *Blaustrahlhafer*
- *Schillergras*
- *Blaues Kopfgras*

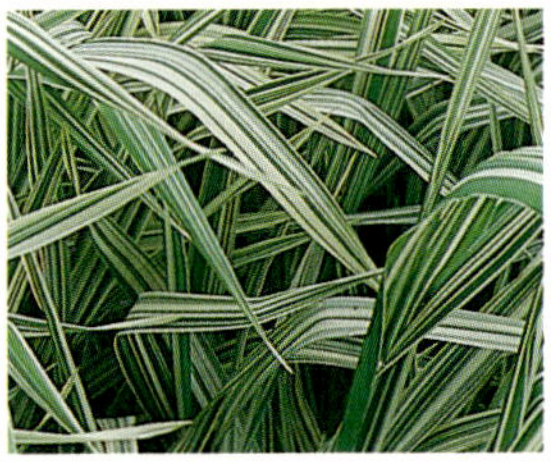

SÜSSGRAS

WEISS

- *Süßgras (»Variegata«)*
- *Silberfahnengras (»Variegatus«)*
- *Rohrglanzgras (»Picta«)*

DIE SICH ÄNDERNDEN FARBEN IM GARTEN

Ein Garten ist mehr als die Anordnung von Pflanzen. Seine Atmosphäre entsteht durch das Leben in seinen vielen Formen. Dieses ändert sich ständig, wobei das Wetter, das Material der Wege und Aufbauten sowie die Gartenbesucher – Vögel, Insekten, Säugetiere – eine Rolle spielen.

Die Farben der Pflanzen ändern sich mit ihrem Wachstum, aber auch mit dem Wetter und der Tageszeit. Jede Jahreszeit hat ihre eigenen Kolorationen, Stimmungen und Energien. Die sich ändernden Farben der Natur wirken auf immer wieder neue Weise harmonisch und schön.

FARBÄNDERUNGEN IM TAGESLAUF

Je nach Tageszeit tritt eine bestimmte Farbe stärker in den Vordergrund; dies hängt mit der sich ständig ändernden Qualität des Lichts zusammen, die auch unsere Körperuhr und unsere seelischen Rhythmen reguliert. Durch die Drehung der Erde um sich selbst und die Sonne werden die Strahlen länger oder kürzer, und der Anteil der einzelnen Spektralfarben verändert sich. So durchläuft jeder Tag auch in puncto Farben einen Zyklus: vom blassen Morgenlicht über die strahlende Helligkeit des Tages zu den prächtigen Farben des Sonnenuntergangs.

Kurz vor Sonnenaufgang hat das Licht einen Stich ins Hellgrüne; mit der höhersteigenden Sonne verschiebt sich dies zum Gelblichen hin. Frühmorgens sind die Farben im Garten stiller und weicher, vor allem wenn es früh hell wird. Später werden die Strahlen dann wärmer, und das Licht verändert sich zu einem kräftigen Goldgelb, das wir mit der Mittagssonne assoziieren. Die Farben leuchten heller und bilden einen starken Kontrast zu dunklen Schattenzonen.

UNTEN LINKS: *Ein Gartenjahr: Im Frühling zeigt dieser Garten eine Palette von Rosa-, Blau- und Mauvetönen.*

UNTEN RECHTS: *Derselbe Garten im Sommer. Zum jetzt breiteren Farbspektrum zählen Highlights in Gelb und Weiß.*

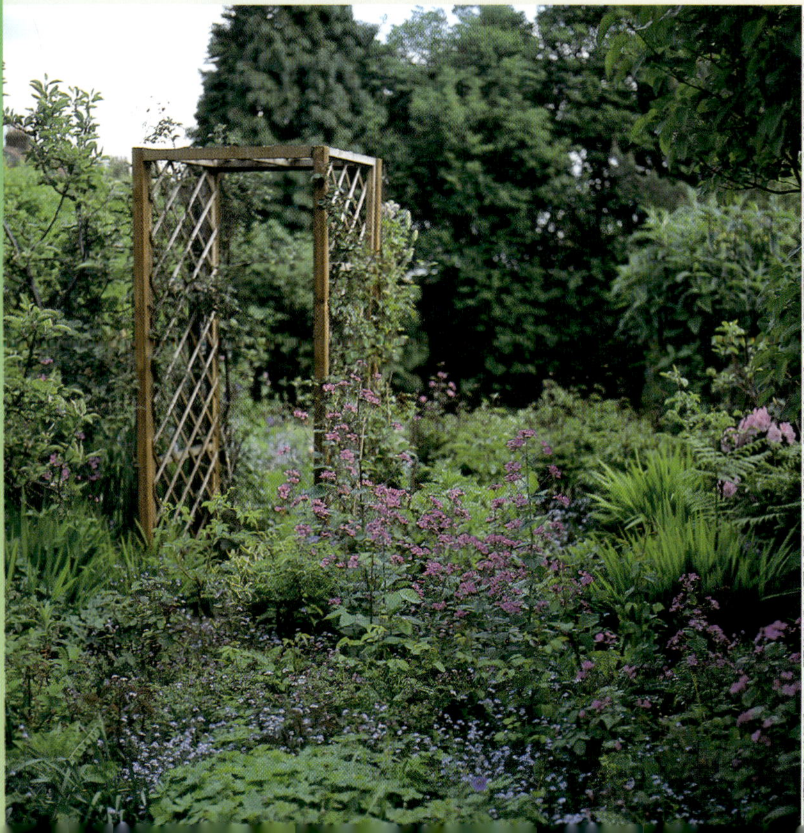

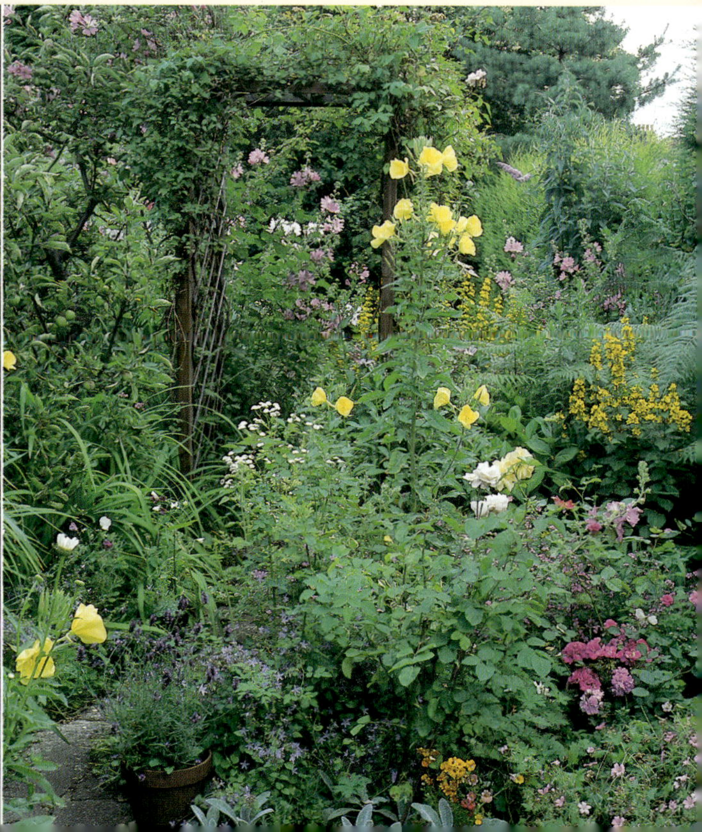

Nachmittags wird der goldorangefarbene Strahl kräftiger und überzieht alles mit einem pfirsichfarbenen Schimmer. Am späten Nachmittag werden die Farben sehr klar und schillernd. Im Sommer überhaucht die Sonne dann alles mit goldenem Glanz. Wegen dieser Klarheit der Farben machen Fotografen ihre Aufnahmen am liebsten am späten Nachmittag.

Wenn die Sonne flach über dem Horizont steht, wird die Farbe des Himmels kräftiger und verändert sich von Violett über Indigoblau zu einem dunklen Nachtblau. Aber auch in der dunkelsten Nacht ist es immer noch ein bißchen hell, weil der Mond das Sonnenlicht reflektiert. Das dunkle Blau wird in den frühen Morgenstunden dann wieder zu Grün, und der tägliche Farbenkreislauf beginnt von neuem.

FARBÄNDERUNGEN IM LAUF DES JAHRES

Der jährliche Zyklus der Farbenergien in der Natur beeinflußt unser Leben sehr stark. Ohne ihn kämen unsere inneren Rhythmen durcheinander, und der Kontakt zum eigenen Wesenskern und zu anderen ginge verloren. Wenn unser Leben dem Rhythmus der Jahreszeiten folgt, fühlen wir uns im Einklang mit der Natur. Im Frühling, wenn in der Pflanzenwelt der Saft nach oben steigt, fühlen wir uns leicht und beschwingt. Wenn dann der Sommer kommt, sind wir aktiv, geschäftig und besonders empfänglich für die leuchtenden, satten Farben, die Aktivität und Vitalität symbolisieren. Im Herbst werden die Farben der fallenden Blätter und der Erde wichtig; sie ziehen unsere Energie nach unten und innen. Zu keiner anderen Zeit ist die Qualität des Lichts für die Gesamtwirkung so bedeutsam. Im Winter gehen wir sparsam mit unserer körperlichen Energie um; wir erweitern unser Wissen und beschäftigen uns mit unserer inneren Entwicklung.

Das Frühjahr beginnt mit zarten Farben, die dann zu immer kräftigeren Gelb-, Blau- und Mauvetönen werden. Lassen Sie im Sommer feuriges Rot, Orange und Gelb durch den Garten leuchten. Darauf folgen im Spätsommer und Herbst Blumen und Blätter in Gold- und Orangetönen. Im Winter machen sich rotstämmige Bäume und Sträucher mit indigoblauen und scharlachroten Beeren gut.

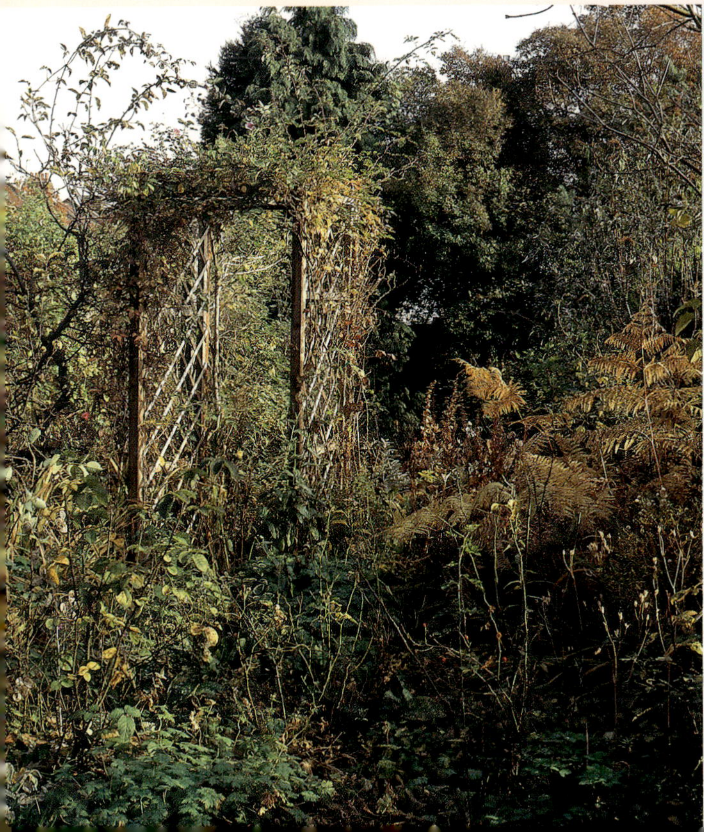

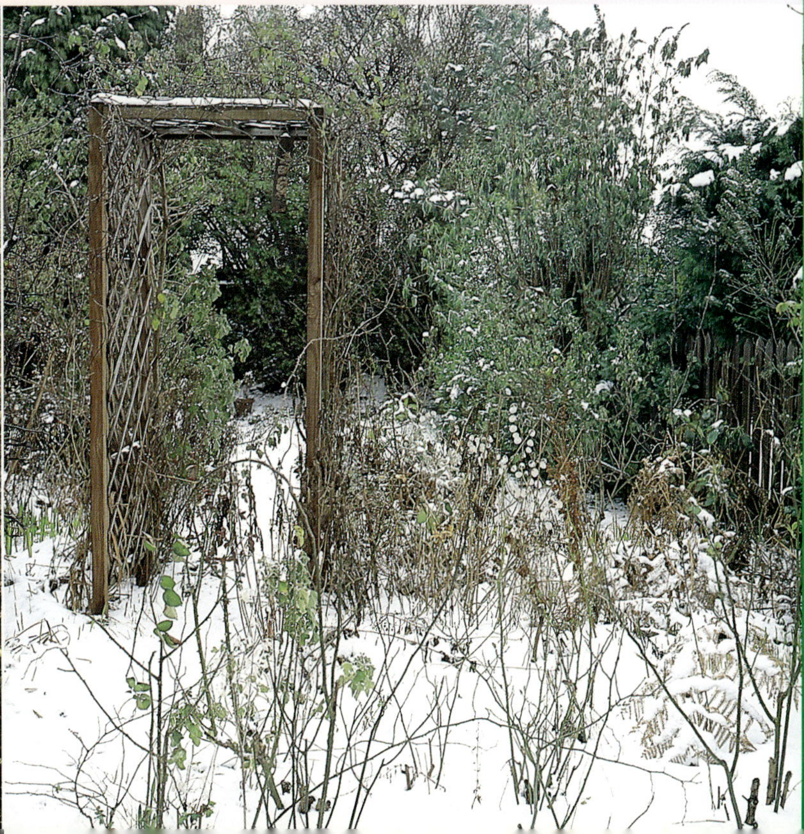

UNTEN LINKS: *Im Herbst herrschen Orange-, Zimt- und Rosttöne vor: warme, erdige Farben.*

UNTEN RECHTS: *Im Winter erwachen die mit Schnee oder Reif bedeckten Pflanzen zu bizarrer Schönheit.*

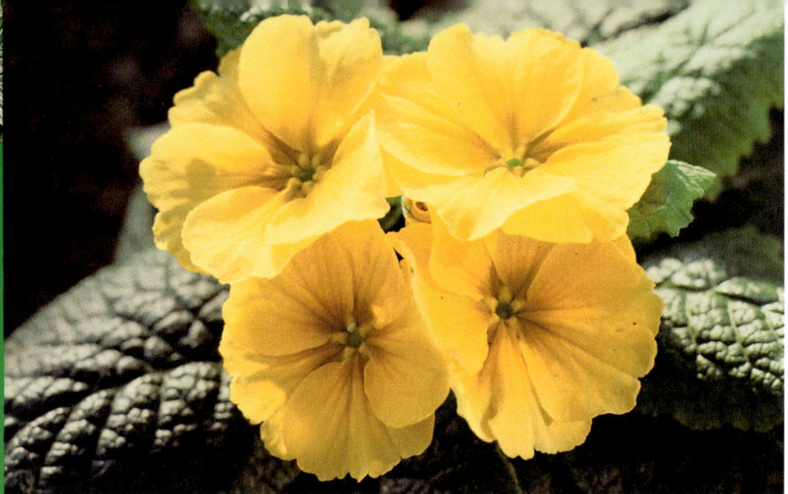

PRIMULA VULGARIS
(PRIMEL)

PFLANZEN FÜR DIE VERSCHIEDENEN JAHRESZEITEN

Frühling

Kleine weiße Schneeglöckchen läuten nach Monaten des Niedergangs den Reinigungsprozeß ein. Dann muntern die leuchtenden, klaren Farben der Frühlingszwiebelblumen uns auf; sie sind meist gelb (was optimistisch stimmt, die Lebensgeister weckt und wärmend wirkt) oder purpurn (was Körper und Geist reinigt).

PFLANZEN FÜR FRÜHLINGSFARBEN

- *Frühblühende Zwiebelblumen in Weiß und Rosa lassen uns nach dem dunklen Winter sanft erwachen: Schneeglöckchen, Anemonen, Eisenhut, Krokusse, etwas später dann Tulpen und Iris.*
- *Eine Magnolie (*Magnolia stellata*) ist immer ein Schmuckstück. Die aparten, sternförmigen weißen Blüten dieses Strauchs senden funkelnde Heilstrahlen weißen Lichts aus. Pflanzen Sie rosa Primeln darunter.*
- *Pflanzen Sie blaue Traubenhyazinthen zusammen mit Osterglocken, Tulpen und Narzissen an eine sonnige Stelle, damit Sie sich besser konzentrieren und klarer denken können.*
- *Pflanzen Sie im Schatten einen leuchtenden Teppich aus gelben Schlüsselblumen mit Tupfern von Glockenblumen.*
- *Mit Magnolien, Forsythien und Azaleen holen Sie Wald und Heide in den Garten.*

Sommer

Rote, orangefarbene und gelbe Blüten versorgen uns mit den anregenden Schwingungen, die wir in der aktiven Jahreszeit, dem Sommer, brauchen. Die leuchtenden, warmen Töne stimmen heiter und fröhlich. Ein Bauerngarten in voller Blüte zeigt eine Palette wunderschöner Farben, die sich leuchtend und märchenhaft von einer sattgrünen Kulisse abheben.

PFLANZEN FÜR SOMMERFARBEN

- *Orangefarbene und gelbe Blumen gewinnen durch die Nähe zu Sträuchern mit kupfer- und bronzefarbenem Laub.* Prunus x cistena *eignet sich gut als Hintergrundhecke. Pflanzen Sie Ringelblumen zusammen mit Lilien und Wolfsmilch.*
- *Pflanzen Sie Komplementärfarben, etwa Katzenminze (Blauviolett) als Saum vor gelbe Rosen und Lavendel zwischen rosafarbene und rote Rosen.*
- *Stockrosen in Dunkelrosa, Weiß und Scharlach ergeben eine heitere Umrandung.*
- *Pflanzen Sie an eine Laube oder einen Bogen Kletterpflanzen in Cremegelb und Violett: Clematis, Geißblatt, Jasmin, Passionsblume. Der süße Duft und die Farben sind der perfekte Rahmen, um zu lesen oder einfach nur still dazusitzen.*

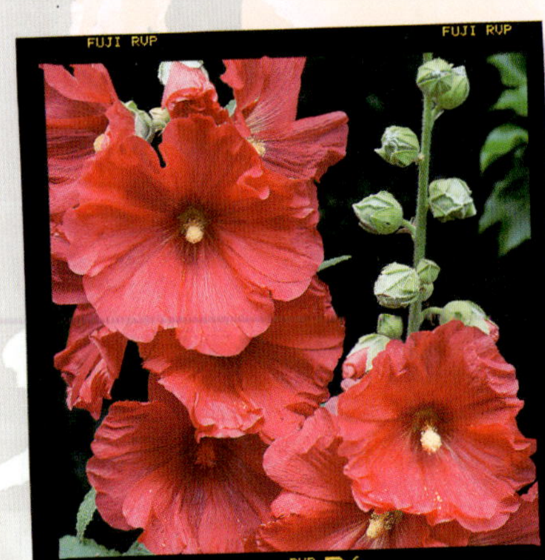

ALCEA ROSEA (STOCKROSE)

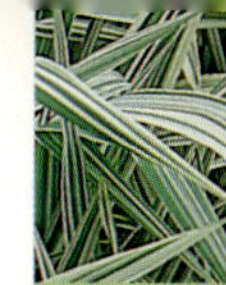

Herbst

Im Herbst zeigen sich die Blüten und Blätter, die reifen Ähren von Weizen und Gerste, Zierwein, Obst und Beeren in Orange und Rostbraun. Gelb wird zu Gold, Orange zu Rotgelb und Rot zu Rost. Blaue und violette Beeren erscheinen und erinnern daran, daß es an der Zeit ist, in Anbetracht der kommenden kalten, kurzen Tage mit unserer Energie hauszuhalten.

PFLANZEN FÜR HERBSTFARBEN

- *Mit Zierwein, japanischem Ahorn, Mauerpfeffer und Knöterich entstehen perfekte Farbharmonien.*
- *Pflanzen Sie Sträucher mit kräftigfarbigen Früchten: Feuerdorn, Holunder, Felsenmispel oder Berberitze.*
- *Ein goldener Garten entsteht mit Sonnenblumen, Glattblattastern, Dahlien, Kanadischer Gelbwurz und Zierkohl.*

HELIANTHUS (SONNENBLUME)

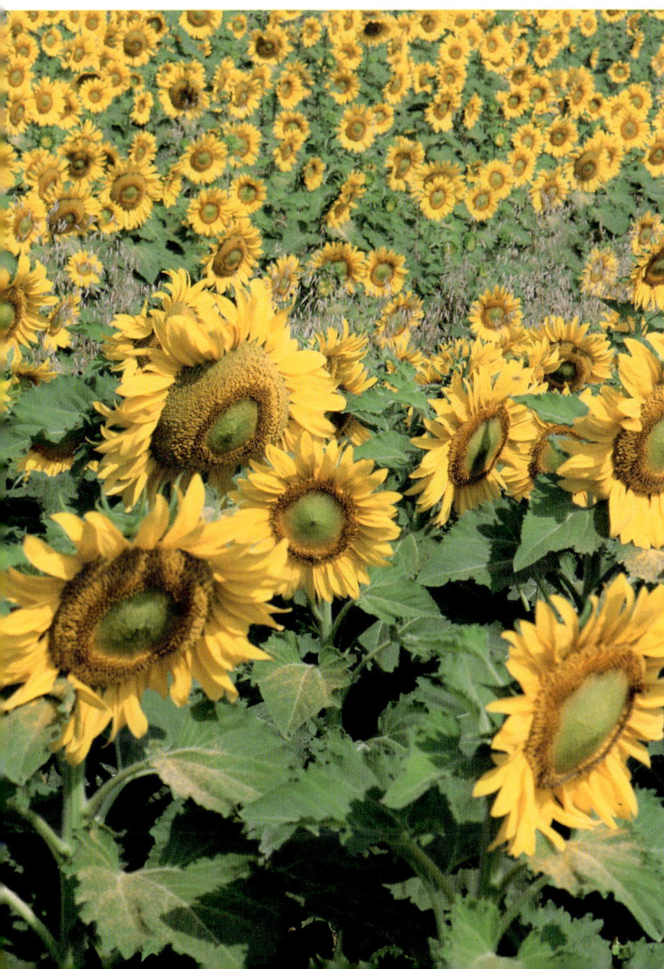

PFLANZEN FÜR WINTERFARBEN

- *Die leuchtendrote oder -gelbe Rinde einiger Hartriegelgewächse glüht im Winterlicht.*
- *Bepflanzen Sie einen Blumenkasten in den Komplementärfarben Gold und Violett. Nehmen Sie verschiedene Kräuter, Efeu und Schneeheide. Das inspiriert im Winter!*
- *Ein Feuerdorn-Trio mit goldenen, orangefarbenen und roten Beeren ist ein leuchtender Farbklecks im Garten und zieht viele bunte Vögel an.*
- *Christrosen haben Blüten in exquisiten Farben – Grün gerändert mit Purpur, Weiß überhaucht von Purpur oder Dunkelkastanienrot.*
- *Pflanzen Sie Gruppen frühblühender Schneeglöckchen – auch in einem kleinen Garten! Freuen Sie sich darauf, sie jedes Jahr wiederzuentdecken.*

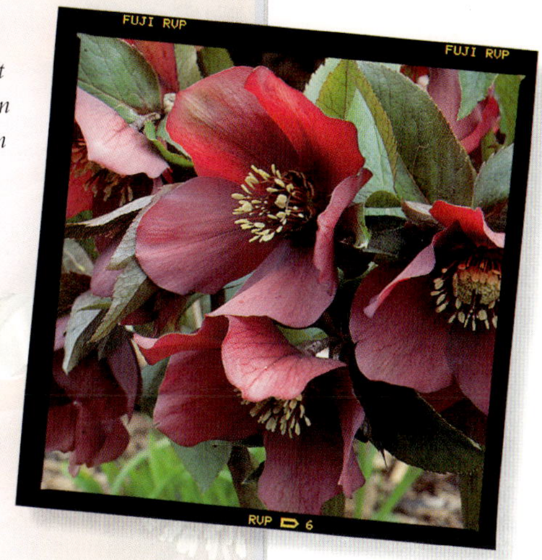

HELEBORUS ORIENTALIS (CHRISTROSE)

Winter

Im Winter herrschen starke Kontraste. Leuchtendrote Beeren heben sich vom Dunkelgrün immergrüner Gewächse ab, und kleine weiße Blütchen leuchten vor der dunklen Silhouette der Bäume. Majestätische Rot- und Purpurtöne, inspirieren und wirken festlich. Immergrüne und fruchttragende Sträucher und Bäume verleihen Gärten im Winter eine ganz eigene Schönheit. Ein Holzapfelbaum mit seinen roten Früchten kann spektakulärer Blickfang vor einer reifüberzogenen Hecke sein. Rotstämmige Buchsbaumgewächse leuchten im Licht der Wintersonne, und silberblaue Zypressen erinnern daran, daß es auch in den stillen Wintermonaten noch Leben gibt.

WILDE GÄRTEN

Wenn wir die heimische Pflanzen- und Tierwelt erhalten wollen, brauchen wir naturnahe Gärten. Meist erlaubt die Grundstücksgröße keinen richtigen Wald, aber einige naturgemäße Elemente kann man sicher immer integrieren.

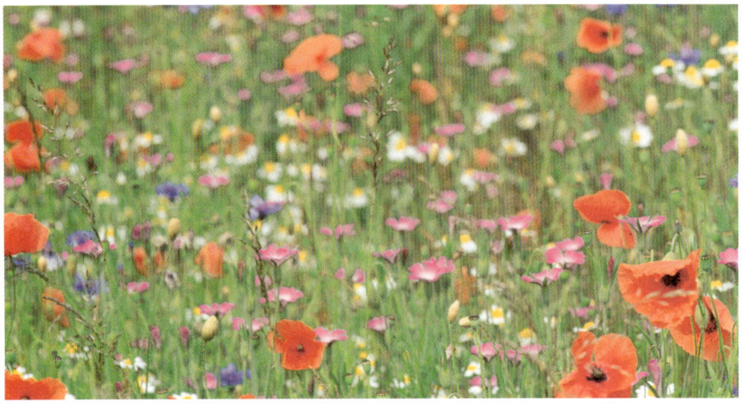

OBEN: ***Wildblumen in freier Natur – diese wunderschöne Palette kann Sie auch im Garten inspirieren.***

Pflanzen Sie in eine Ecke des Gartens kleine Bäume, die lichten Schatten spenden. Im Schatten gedeihen viele hübsche Wildpflanzen, im Frühling beispielsweise ein Teppich aus Glokkenblumen und gelbgrüner Wolfsmilch, aber auch zierliche Waldanemonen, Veilchen, Schneeglöckchen und Primeln. Ein Wildgarten kann auch wildlebende Tiere beherbergen; denken Sie daher an Nistkästen für Vögel und Futterstellen für andere Tiere. Legen Sie Wege und Pfade so natürlich wie möglich an.

Ein anderer »wilder« Teil des Gartens muß nicht im Schatten liegen. An sonnigen Stellen können auch heimische Wildrosen und Kräuter wie Majoran, Wegwarte, Thymian und Salbei wachsen, außerdem Wildglockenblumen, cremefarbene Wiesenkönigin und blasse Waldhyazinthen.

Viele Pflanzen haben Farben, die wir nicht, Tiere aber sehr wohl sehen (s. S. 22). Überlassen Sie daher in einem Teil des Gartens der Natur das Arrangement der Farben.

Wenn Sie keinen Platz für einen Wildgarten haben, kommen Sie der Natur auch näher, wenn Sie den Garten durch einen Teich, Bäume oder Steine auflockern; sie tragen zum Gefühl natürlicher Schönheit bei und erfüllen den Garten mit heilenden Schwingungen.

FARBEN VON WILDBLUMEN

ROT/ROSA

Mohn · Ackergauchheil · Kornrade · Malve · Fingerhut · Nieswurz · Echter Gamander · Lichtnelke · Heckenrose · Weinrose · Sonnenhut · Seifenkraut

GELB/ORANGE

Ringelblume · Primel · Schlüsselblume · Johanniskraut · Gänsefingerkraut · Gelbe Schwertlilie · Besenginster · Königskerze · Echter Alant · Arnika · Goldlack · Mohn · Fingerhut

BLAU

Glockenblume · Vergißmeinnicht · Skabiose · Enzian · Traubenhyazinthe · Waldhyazinthe · Kornblume

INDIGO/VIOLETT

Kaiserkrone · Mariendistel · Veilchen · Immergrün · Küchenschelle · Wildstiefmütterchen

WEISS

Christrose · Gänseblümchen · Wiesenkönigin · Clematis (Wildformen) · Glockenblume · Lichtnelke · Madonnenlilie · Waldmeister · Myrte · Fingerhut

KRÄUTERGÄRTEN

Kräuter sind wunderbar, auch wenn wenig Platz zur Verfügung steht. Ihr Anblick bringt Ruhe und Gleichgewicht in den Tag. Pflanzen Sie sie in die Nähe von Küche, Bad und überall dort, wo Sie entspannen wollen.

- Ein Topf mit leuchtenden Kapuzinerkresseblüten und Ringelblumen ist so fröhlich und energiegeladen wie der Sommer.
- Auch die Blüten vieler Kräuter sind eßbar: Borretsch, Kamille, Kerbel, Schnittlauch, wilden Knoblauch, Lavendel, wilden Majoran, Minze, Salbei, Thymian und Melisse.
- Ein feierlich wirkender Kräutergarten entsteht mit Heiligenblume, Purpursalbei, goldenem Thymian, Majoran, Gartensalbei, Iris und Rosmarin in einem goldenen Pflanzengefäß.
- Bepflanzen Sie einen Kübel mit verschiedenen aromatischen Minzarten.

DIE FARBEN DER KRÄUTER

ROT/ROSA

Bergamotte · Thymian · Koriander · Kümmel · Ysop · Lavendel · Lungenkraut · Apothekerrose (Rosa gallica »officinalis«) · Rosmarin

ORANGE

Ringelblume · Kapuzinerkresse

GELB/GOLD

Gartenraute · Fenchel · Dill · Kamille · Majoran · Mutterkraut · Zitronenmelisse · Thymian · goldener Salbei

GRÜN

Liebstöckel · Ingwer · Hopfen

BLAU

Borretsch · Ysop · Rosmarin · Lungenkraut · Wegwarte · Gartenraute · Echter Lein (Blätter)

INDIGO/VIOLETT

Schnittlauch · Lavendel · Minze · Salbei · Bohnenkraut · Thymian · Basilikum · Oregano · Majoran · Eisenkraut · Beinwell

PURPUR/BRONZE

Purpursalbei (Blätter) · purpurnes Basilikum · Rizinus · Fenchel (»Purpurascens«)

WEISS

Lavendel · weißer Rosmarin · Anis · Angelika · Kümmel · Thymian · süßer Majoran · Eisenkraut · Zitronenmelisse

SILBER/GRAU

Lavendel · Curryblattstrauch · Eberraute · Heiligenblume

MEHRFARBIG

silbriger Thymian (Blätter) · Salbei »Tricolor« · goldener Rosmarin · Lungenkraut · Ingwerminze

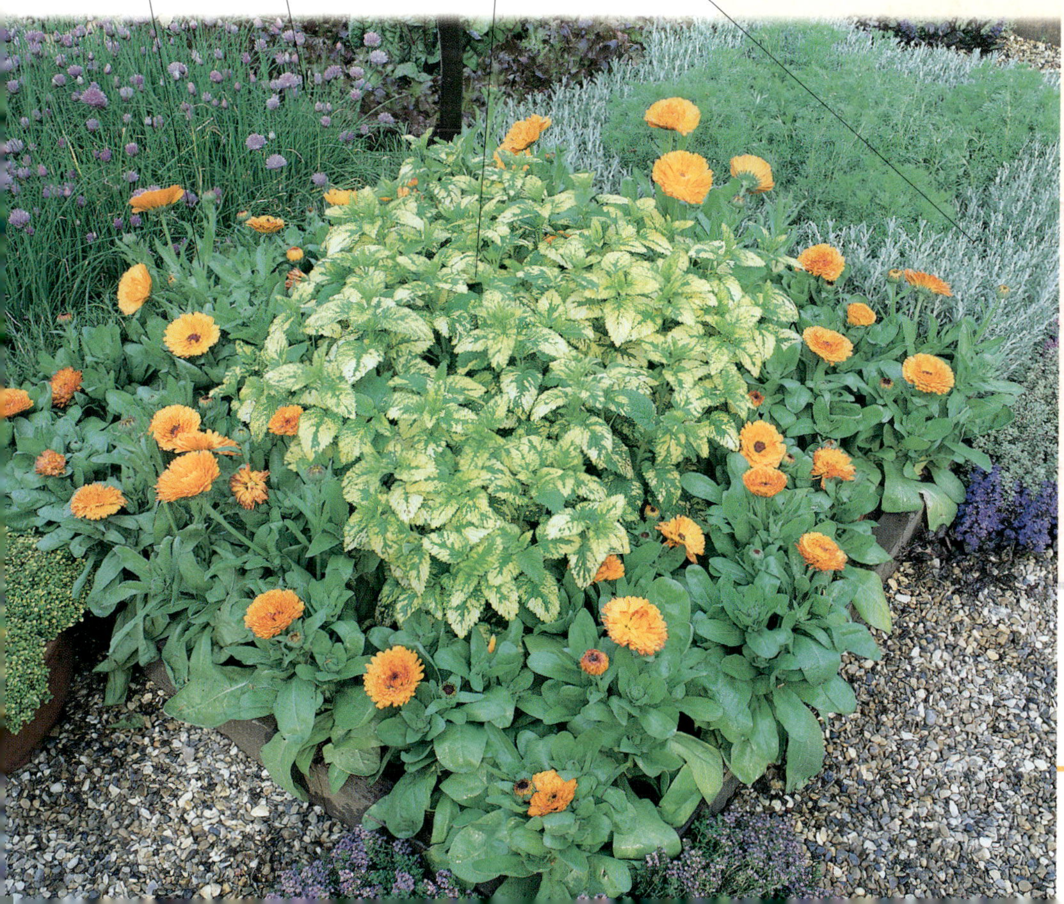

LINKS: ***Legen Sie einen duftenden, farbenfrohen Kräutergarten mit Heil- und Küchenkräutern an.***

BLUMEN INS HEIM BRINGEN

Wenn wir nicht nach draußen in die freie Natur kommen, können wir Pflanzen ins Heim bringen und uns so auf natürliche Farbzyklen einstimmen.

Schnitt-, Trocken- und Topfblumen in der Wohnung, im Büro, in Schulen und Krankenhäusern bringen einen Klecks Farbe in unser Leben und muntern Körper, Geist und Seele auf. Ein Topf mit roten und gelben Tulpen hellt jeden dunklen Raum auf.

Schnittblumen in der Wohnung sind eine der besten Möglichkeiten, sich mit den wechselnden Farben der Natur in Übereinstimmung zu bringen. Dies ist besonders wichtig, wenn wir in der Stadt leben, da die natürliche Parade der Farben dort fehlt. Aber nicht nur ein Blumenstrauß in einer bestimmten Farbe verbessert die Laune; auch Trockenblumensträuße bereichern Wohnung und Büro für lange Zeit. Eine Vase mit Blumen verwandelt selbst das bescheidenste Zuhause. Ein kleiner Strauß auf einem Tischchen in der Nähe der Eingangstür entbietet Ihnen bei der Rückkehr nach Hause einen farbenfrohen, duftenden Willkommensgruß.

Statt mit bunten Blüten können Sie auch nur mit grünem Blattwerk dekorieren. Kräuter zum Beispiel können ein unkonventioneller, duftender Mittelpunkt am Eßtisch sein und bleiben sicher nicht unbemerkt.

Auch Beeren und getrocknete Zweige mit Moos oder Flechten lassen sich zu wunderschönen Arrangements zusammenstellen.

FARBENERGIEN

Eine Vase mit blauen Hortensien sendet beruhigende Schwingungen aus und ist ein Blickfang, der die Gedanken zentriert. Der berauschende Duft ist ein Fest für die Sinne. Eine Vase mit Tulpen in leuchtenden Farben scheint die Energie explosionsartig in alle Richtungen zu senden.

WÄHLEN SIE LEUCHTENDE FARBEN.

RUNDEN SIE DAS FARBKONZEPT DES RAUMS DURCH DIE »RICHTIGEN« BLUMENFARBEN AB.

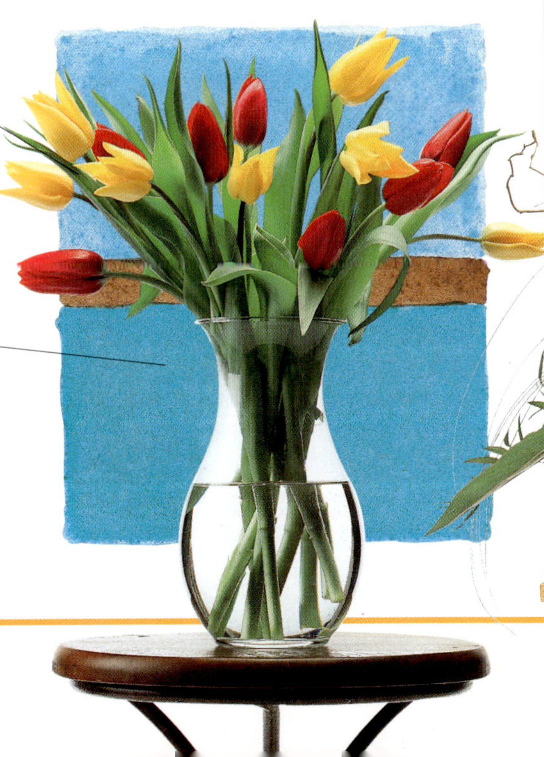

RECHTS: ***Einladender Farbklecks: ein Blumenstrauß in leuchtenden Farben im Eingangsbereich.***

BREITE BLÄTTER ALS KONTRAST.

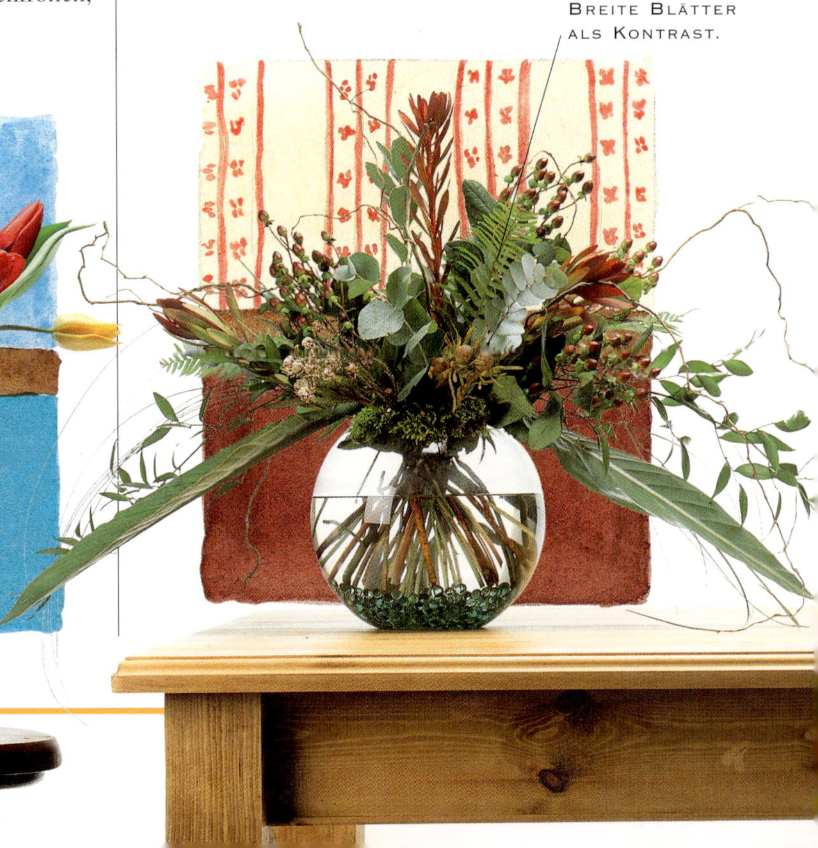

BLUMEN AUF DEM ESSTISCH

Blumenarrangements machen sich nicht nur auf dem Eßtisch gut. Ein paar Blumen auf dem Frühstückstablett oder der Picknickdecke werden sicher angenehm auffallen und machen jede Gelegenheit zu etwas Besonderem. Verwenden Sie Blumen auch zum Kochen und Baden, das hat etwas Luxuriöses – und heilt.

Die meisten von uns sitzen nicht mehr regelmäßig mit anderen Menschen zum Essen zusammen, obwohl das Körper und Seele sehr guttut. Die Mahlzeiten bieten uns jeden Tag die Gelegenheit, qualitativ hochwertige Zeit mit unserer Familie zu verbringen; wenn Sie allein leben, kann eine Mahlzeit mit einem lieben Menschen der natürliche Rahmen für die so wichtige soziale Interaktion sein.

Wenn wir beim Essen entspannt sind, beeinflußt dies die Verdauung günstig, denn die Nährstoffe werden besser assimiliert.

Niedrige, breite Vasen eignen sich für Eßtischdekorationen am besten; sie stehen fest, und Sie können Ihr Gegenüber sehen. Ein prachtvoller Mittelpunkt entsteht, wenn Sie in eine große runde Vase Steckschaum oder verbogenen Draht legen und dann viele Blumen und grüne Zweige so einstecken, daß ein kuppelartiger Effekt entsteht.

Blütenblätter und interessant geformte Blätter können Sie auch in einer flachen Schüssel schwimmen lassen. Dieser einfache, aber spektakuläre Blickfang gewinnt noch durch Schwimmkerzen in harmonierenden Farben.

Für ein romantisches Abendessen ist ein berauschend duftender Rosenstrauß das Tüpfelchen auf dem i. Nehmen Sie diverse Nuancen derselben Farbe. Wer allein ißt, sollte sich unbedingt selbst verwöhnen und den Tisch ansprechend decken – einschließlich einer Vase mit Blumen. Beim Essen können Sie dann die positiven Schwingungen genießen.

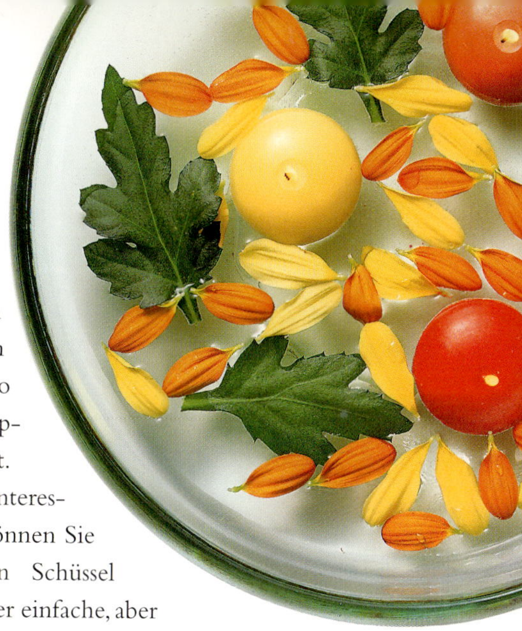

OBEN: ***Mit ein bißchen Phantasie entsteht ein origineller Blickfang am Tisch.***

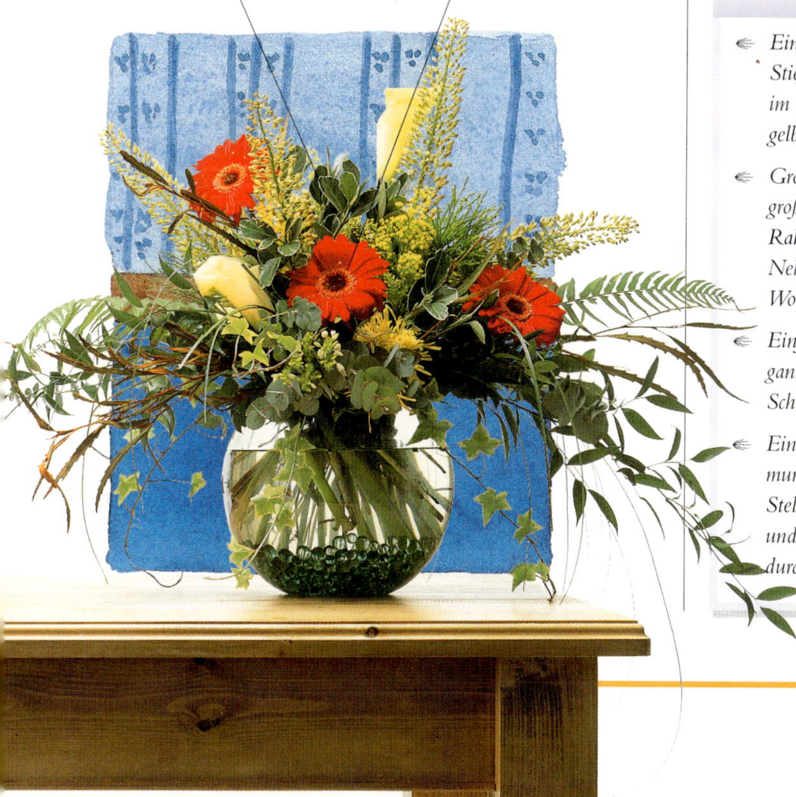
DIE BLÄTTER STELLEN DIE BALANCE HER.
EIN MIX KRÄFTIGER FARBEN.

BLUMENFARBEN UND EINRICHTUNGSSTIL

- *Ein Sträußchen mit leuchtenden Veilchen oder Stiefmütterchen paßt zu einem Schlafzimmer im Landhausstil oder einem kleinen, gelbgehaltenen Raum.*
- *Große Blätter oder trockene Zweige passen in große Räume und sind dort ein schöner Rahmen für Pflanzen mit großen Blütenköpfen: Nehmen Sie Hortensien, Lilien, Gladiolen oder Wolfsmilch mit Funkie-Blättern.*
- *Einfachheit und Heiterkeit verströmen ein paar ganz weiße Zimmercalla-Blüten oder weiße Schwertlilien in einer durchsichtigen Glasvase.*
- *Ein dunkler Raum oder eine depressive Stimmung vertragen einen wahren Farbenrausch: Stellen Sie Mohn in eine blaue oder grüne Vase, und beobachten Sie, wie die zarten Blüten sich durch jeden neuen Tag hindurchtanzen.*

LINKS UND MITTE: ***Arrangements mit frischen oder getrockneten Blumen sind immer eine Bereicherung.***

POTPOURRIS

Potpourris sind eine wunderbare Möglichkeit, das ganze Jahr über Farben und Düfte zu genießen. Sofern Sie einen Garten haben, können Sie Ihr eigenes Potpourri zusammenstellen. Aber auch wenn Sie eins kaufen, sollten Sie überlegen, welche Farben, Düfte und Texturen Sie zur jeweiligen Zeit brauchen.

Viele handelsübliche Potpourris sind mit künstlichen Sprays und Farbstoffen behandelt; die Farben sehen unnatürlich grell aus.

Potpourris lassen sich in allen möglichen Behältnissen und in fast jedem Raum der Wohnung plazieren. Die Kombination von Farbenergie und Duft erfüllt den Raum mit zarten Heilschwingungen. Das Behältnis sollte dieselbe Farbe wie die Blüten oder eine Kontrast- bzw. Komplementärfarbe haben.

Die folgenden Rezepte stellen Potpourris mit verschiedenen Farben und Düften vor (Blumen für jede Farbgruppe: s. S. 171). Die Farben verstärken den Duft und lassen Ihr Zuhause lange Zeit Frische und Harmonie ausstrahlen.

- Geben Sie zur Herstellung der folgenden Potpourris Gewürze, Fixative und Öle in ein luftdicht verschließbares Plastikbehältnis. Gut mischen.
- Die Blüten, die in einer Schüssel liegen, werden mit dieser Fixiermischung übergossen. Wieder alles gut vermischen.
- Geben Sie das Potpourri in ein luftdicht verschlossenes Gefäß, und lassen Sie es sechs Wochen an einem dunklen Ort stehen. Schütteln Sie das Gefäß in der ersten Woche täglich.
- Nach sechs Wochen kann das Potpourri in einem offenen Behältnis präsentiert werden. Rühren Sie gelegentlich um, und füllen Sie gegebenenfalls Öle dazu.

UNTEN: ***Mit einem aromatischen Potpourri können Sie das ganze Jahr den Duft und die Farben Ihrer Lieblingsblumen genießen.***

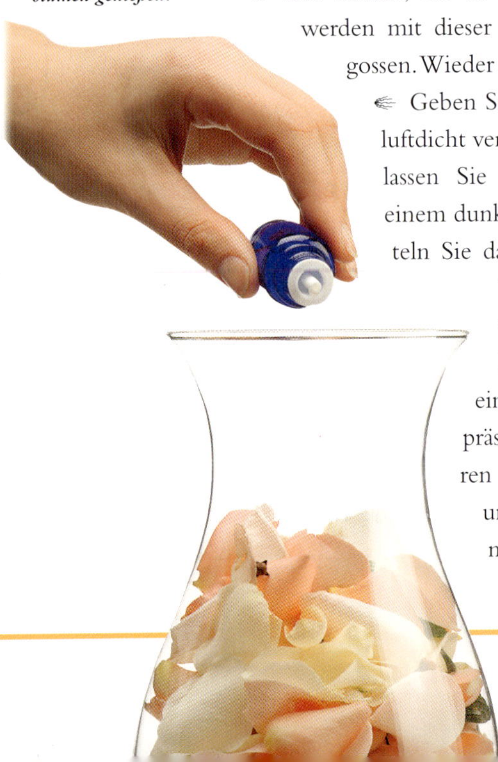

Rosa-Weiß-Mischung

Die zarten Farben und die Duftschwingungen dieses süßen, blumigen Potpourris verströmen Liebe und seelische Heilung. Sie bringen unseren weiblichen Aspekt ins Gleichgewicht, so daß wir mit uns und anderen liebevoller und fürsorglicher umgehen.

ZUTATEN

- *4 Tassen frische Blütenblätter in Rosa und Weiß*
- *50 g frische Minze, Majoran und Rosmarin, gemischt*
- *50 g Lavendelblüten*
- *4 Lorbeerblätter*
- *15 g Zimtpuder*
- *2,5 ml gemahlene Gewürznelken*
- *12 g feingemahlenes Benzoeharz*
- *½ TL Muskatnuß*

ZUBEREITUNG

Rosa und weiße Blütenblätter getrennt mit je der Hälfte der übrigen Zutaten mischen und die Farben abwechselnd in eine Glasvase schichten.

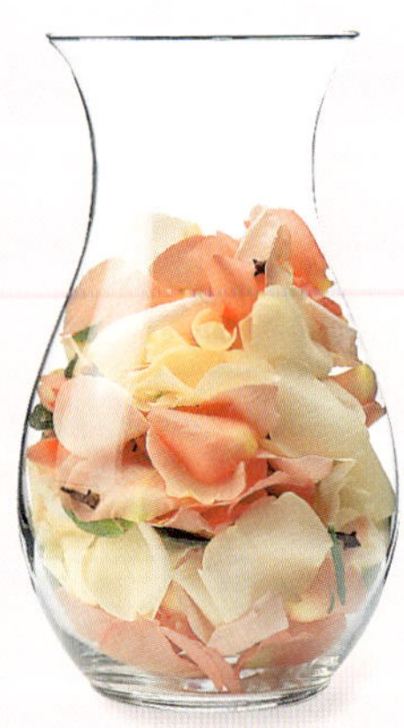

LINKS: ***Die zarten Farben und der köstliche Duft dieses rosa-weißen Potpourris senden liebevolle Schwingungen aus.***

Gelb-Orange-Mischung

Dieses zitronige Potpourri besteht aus süßduftenden gelben und orangefarbenen Blüten. Die lebhafte Mischung eignet sich für Arbeits-, Wohn- und Eßzimmer. Geben Sie sie in eine grüne Schale.

ZUTATEN

- *4 Tassen Blüten und Blütenblätter in Gelb und Orange*
- *30 g gemischte süße Kräuter*
- *15 g Veilchenwurzelpulver*
- *15 g Lavendel*
- *10 g Zimtpulver*
- *½ TL geriebene Muskatnuß*
- *½ TL ganze Gewürznelken*
- *einige Stückchen Zitronen- und Orangenschale*
- *3 Tropfen Zitronenöl*
- *3 Tropfen Geranienöl*

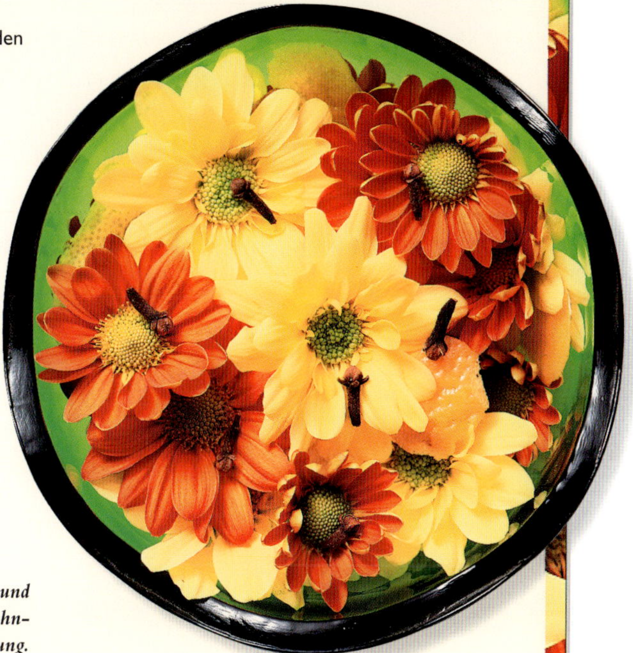

RECHTS: ***Dieser Mix aus Gelb und Orange ist für jedes Arbeits-, Wohn- oder Eßzimmer eine Bereicherung.***

Blau-Violett-Mischung

Ein blau-violettes Potpourri wirkt in jedem Raum angenehm beruhigend. Präsentieren Sie es bei einem traditionellen Ambiente in einer blau-weißen Porzellanschale oder bei einem modernen Interieur in einer blauen Glasschale.

ZUTATEN

- *4 Tassen Blütenblätter und Blüten in Blau, Lavendel und Violett*
- *30 g gemischte grünblättrige süße Kräuter*
- *15 g Lavendel*
- *15 g Veilchenwurzelpulver*
- *2,5 g ganze Gewürznelken*
- *½ TL/2,5g Piment*
- *3 Blätter geriebene Muskatblüte*
- *3 Tropfen Lavendelöl*
- *2 Tropfen Bergamottöl*

Holzige Mischung

Diese traditionelle maskuline Mischung hat einen prägnanten, durchdringenden Duft und satte, warme Farben. Füllen Sie sie in ein Duftsäckchen, das Sie in den Schrank legen, oder in ein dekoratives Weidenkörbchen auf den (Schreib-)Tisch.

ZUTATEN

- *4 Tassen Sandelholzspäne*
- *12 kleine Tannenzapfen*
- *15 g Bergamottblätter*
- *15 g Veilchenwurzelpulver*
- *4 Tropfen Sandelholzöl*
- *4 Bergamottöl*
- *½ EL ganze Gewürznelken*

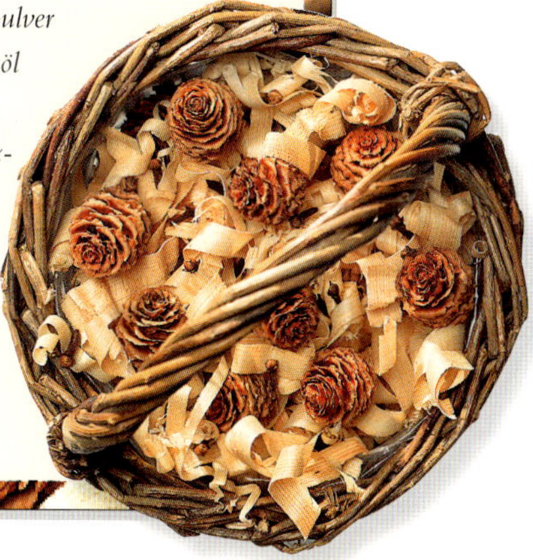

RECHTS:
Diese würzige, holzige Mischung ist wärmend und erdend, sie paßt in jeden Raum.

BLUMEN SCHENKEN

Bei vielen Gelegenheiten schenken wir Blumen, um unsere Gefühle zu zeigen, aber die zahlreichen unterschiedlichen Botschaften der Blumen kennen wir leider viel zu selten. Wir schicken Blumen zu Geburtstagen, Hochzeiten, bei Todesfällen, Krankheiten und um Dank und Liebe zum Ausdruck zu bringen, aber wir könnten noch sehr viel mehr sagen, wenn wir Blumen umsichtig auswählten.

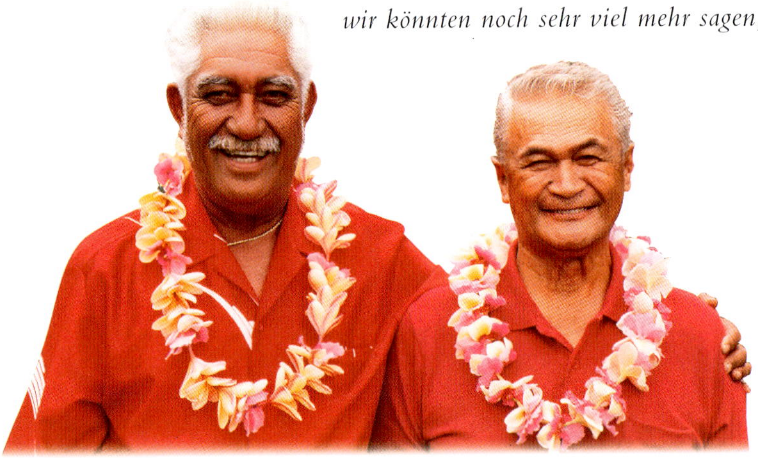

OBEN: ***In Hawaii hatten die Blumengirlanden ursprünglich eine religiöse Bedeutung. Heute werden sie zur Begrüßung überreicht oder bei besonderen Gelegenheiten getragen.***

Seit dem Altertum übermitteln Menschen mit Blumen und Kräutern die unterschiedlichsten Botschaften; dieses Wissen geht heute leider verloren. Ob wir für eine bestimmte Gelegenheit die richtigen Blumen ausgesucht haben, hängt nicht nur von ihrem Symbolwert, sondern auch von ihrer Farbe und ihrem Duft ab. Einem Kranken etwa sollten wir Blumen schicken, deren Farbe bei seinem speziellen Leiden nützlich ist (s. S. 200ff.). Wählen Sie eher weiche Pastelltöne statt leuchtender Farben, bis der Betreffende auf dem Weg der Genesung schon etwas fortgeschritten ist.

DIE FARBEN DER BLUMEN

- *Rote Blumen symbolisieren traditionell (sexuelle, leidenschaftliche) Liebe.*
- *Rosa Blumen werden mit einer feineren Form der Liebe und Zuneigung assoziiert; Weiß steht für reine, spirituelle Liebe. Schenken Sie Trauernden Blumen in Dunkelrosa; sie senden die Botschaft universeller Liebe und Zärtlichkeit aus.*
- *Frischgebackene Hausbesitzer werden sich über eine Topfpflanze oder einen Strauß in leuchtendem Orange, Rosa und Rot freuen. (Nehmen Sie Pfefferminze [symbolisiert Warmherzigkeit] und Ringelblumen [stehen für Glück] mit dazu.)*
- *Gelbe Blumen eignen sich für einen Studenten, der ins Examen geht, denn Gelb regt die Klarheit des Denkens an.*
- *Schicken Sie einer Mutter mit einem neugeborenen Baby ein Sträußchen in Blau/Lila.*
- *Violett und Magenta strahlen das Streben nach Höherem sowie Inspiration aus und werden am besten bei Zeremonien oder an spirituellen Orten verwendet. Eine kleine Vase mit Veilchen bringt Leuchtkraft und Duft in jede Ecke.*

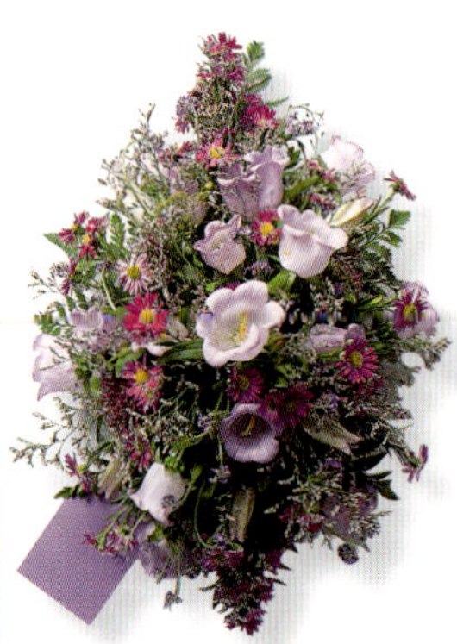

OBEN: ***Ein passendes Bouquet für eine Mutter und ihr neugeborenes Baby.***

TRADITIONELLE ÜBERZEUGUNGEN

- *Hyazinthen waren im alten Griechenland und Rom eine beliebte Blume für Brautkränze.*
- *Vor den Orangenblüten war die Myrte mit ihren weißen, süßduftenden Blüten und ihren glänzenden grünen Blättern für Brautsträuße beliebt.*
- *Aus Lorbeerzweigen wurden im alten Rom und Griechenland Siegeskränze geflochten. Ihr dunkles Grün verwies auf die Harmonie von Körper und Geist.*
- *Viele Inselvölker bieten Fremden als Willkommensgruß eine Blumengirlande an.*
- *Weiße Blüten mit süßem Duft, zum Beispiel Jasmin und roter Frangipani, drücken Respekt und Freundschaft aus.*

Wir lassen uns gern Blumen schenken; warten Sie also nicht auf eine besondere Gelegenheit, um sich selbst oder einen lieben Menschen zu verwöhnen. Wenn Sie ein Kärtchen mit der Bedeutung der gewählten Blumen dazugeben, kann der Beschenkte sich auf die Botschaft konzentrieren – und sich über sie freuen.

DIE VERLORENE SPRACHE DER BLUMEN UND KRÄUTER

- *Rote Rosen stehen für Liebe.*
- *Rote Tulpen stehen für eine Liebeserklärung.*
- *Rote Kapuzinerkresse steht für Patriotismus.*
- *Scharlachroter Mohn steht für Trost.*
- *Rosa Nelken stehen für innige Liebe.*

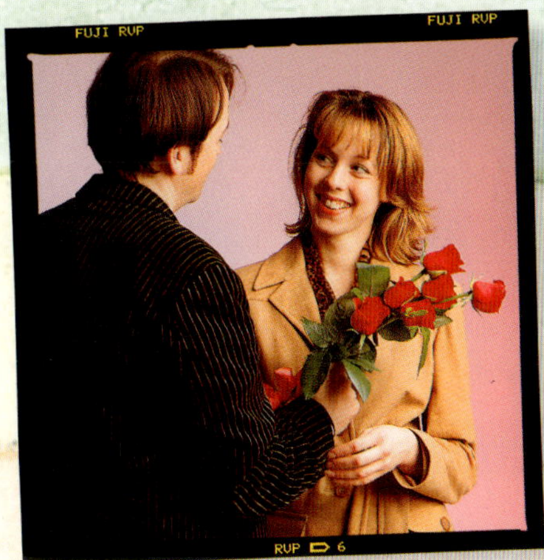

OBEN: ***Ein Strauß roter Rosen symbolisiert Liebe und wird traditionell am Valentinstag überreicht. Auch rosa Nelken oder rote Tulpen stehen für Liebe.***

- *Orangenblüten stehen für Fruchtbarkeit und Glück.*
- *Gelber Hahnenfuß steht für Erinnerungen an die Kindheit oder Reichtümer.*
- *Die Färber-Hundskamille steht für Weisheit oder Gelassenheit.*
- *Blaue Kornblumen stehen für Hoffnung und Einheit.*
- *Blaue Vergißmeinnicht stehen für Treue.*
- *Blaue Veilchen stehen für Loyalität.*
- *Flieder steht für die erste Liebe.*
- *Weiße Lilien stehen für Reinheit.*
- *Weiße Veilchen stehen für Unschuld.*
- *Weiße Chrysanthemen stehen für Wahrheit.*
- *Weißes Geißblatt steht für Treue.*
- *Geißblatt steht für geheime Zuneigung.*
- *Stiefmütterchen stehen für Liebe.*
- *Hyazinthen stehen für Beständigkeit, Sport oder Spiel.*
- *Gänseblümchen stehen für Ehrlichkeit.*
- *Farn steht für Faszination.*
- *Jasmin steht für Freude.*
- *Lavendel steht für Stille.*
- *Rosmarin steht für Erinnerung.*
- *Basilikum steht für Liebe.*
- *Petersilie steht für Festlichkeit.*
- *Minze steht für Tugend oder für Weisheit.*
- *Koriander steht für Ehrenhaftigkeit.*
- *Majoran steht für Freude und Fruchtbarkeit.*
- *Pfefferminze steht für Warmherzigkeit.*
- *Salbei steht für Wertschätzung.*
- *Purpurner Salbei steht für Reichtum oder Gesundheit.*

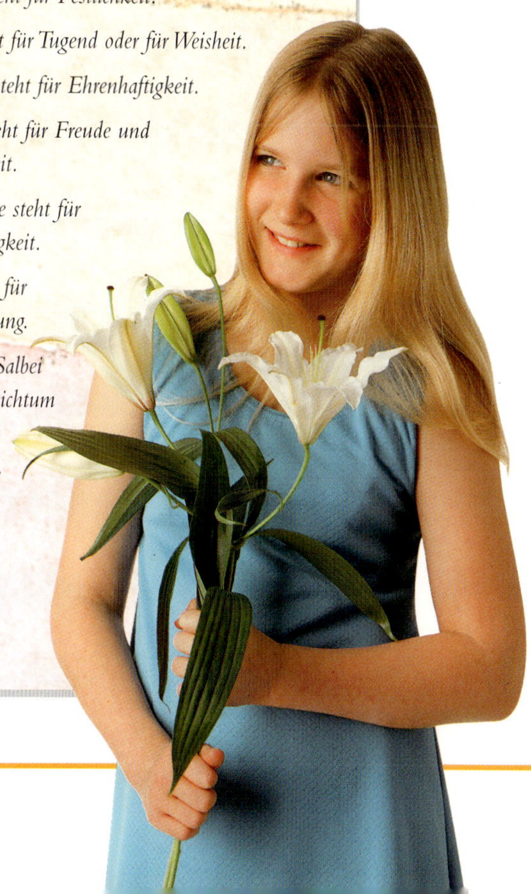

RECHTS: ***Weiße Lilien symbolisieren Reinheit.***

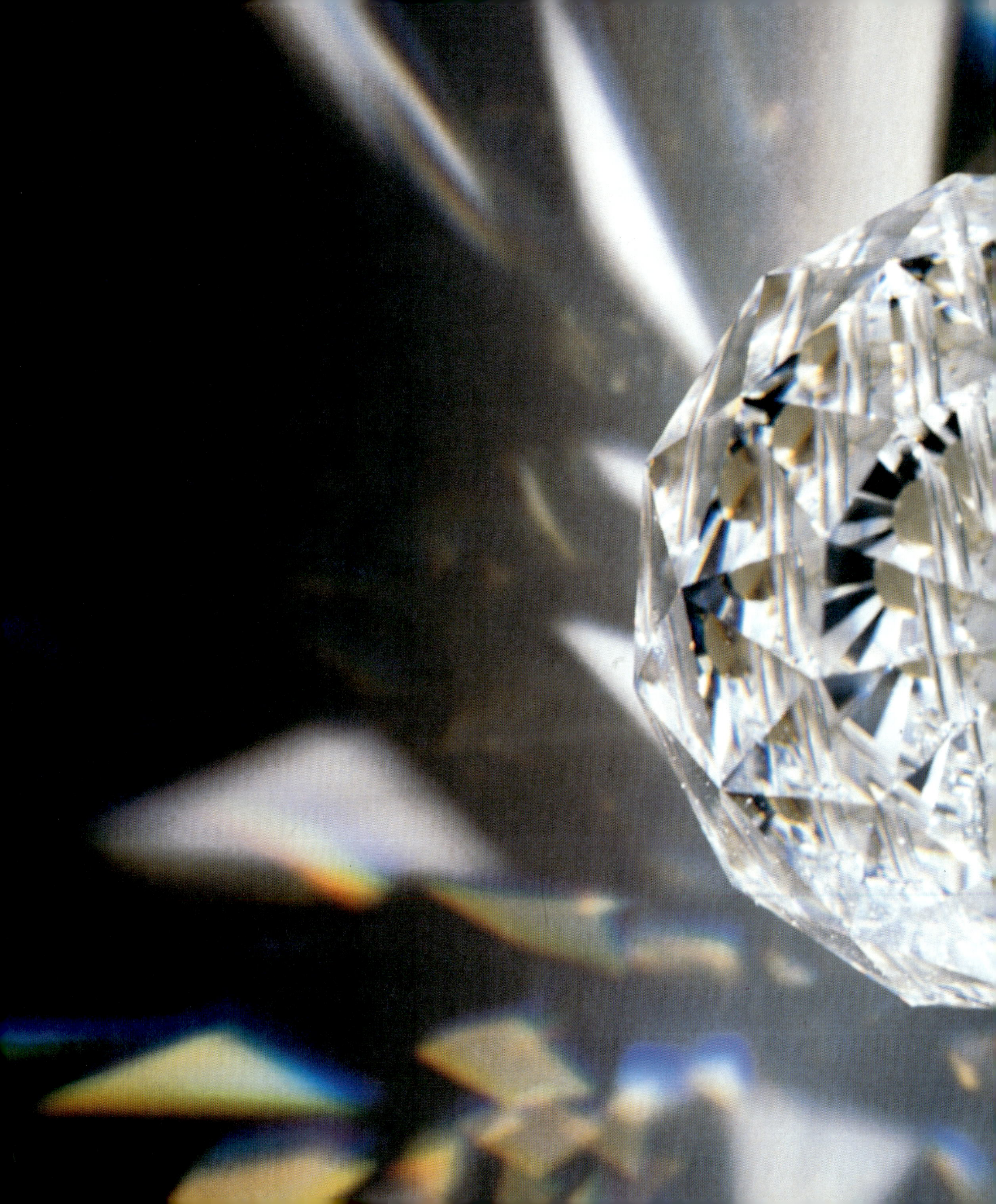

TEIL SECHS

MIT FARBEN HEILEN

EINE KÖRPERLICHE KRANKHEIT,
DIE WIR FÜR EIGENSTÄNDIG HALTEN,
IST VIELLEICHT NICHTS ANDERES ALS EIN SYMPTOM
FÜR EIN SPIRITUELLES LEIDEN.

NATHANIEL HAWTHORNE,
Der scharlachrote Buchstabe, 1850

Die Idee, mit Farben zu heilen, ist nicht neu; im Lauf der Geschichte gab es viele entsprechende Heilsysteme. Die heutige Farbtherapie kombiniert die Weisheit dieser alten medizinischen Verfahren mit der modernen Lichttechnologie und kommt so zu einer ganzheitlichen Form der Gesundheitspflege, die unseren gegenwärtigen Bedürfnissen entspricht.

Wie wichtig Farben bei der Behandlung von Krankheiten sind, wird jetzt zunehmend auch wissenschaftlich belegt. Immer häufiger wird die Farbtherapie eingesetzt zur ergänzenden Behandlung chronischer Beschwerden wie Asthma, Arthritis, Nerven- und Geisteskrankheiten, Depressionen, Eß- und Verdauungsstörungen, Haut- und Bluterkrankungen, Kreislaufproblemen, aber auch bei Fieber und Schock sowie bei schweren Krankheiten wie Lähmungen, multipler Sklerose oder myalgischer Enzephalomyelitis. Mit Farbakupunktur und Laserlicht werden Schmerzen gelindert und die Genesung unterstützt, so daß Vitalität und Gesundheit zurückkehren.

Farbbehandlungen sind angenehm, ungefährlich und effizient. Sie können gut begleitend zu anderen Heilmethoden angewandt werden; sie stärken das Immunsystem und fördern die Heilung von innen.

FARBEN UND HEILUNG

In den dreißiger Jahren wurde die Heilwirkung von Farben in Italien und den USA wiederentdeckt; damals setzte man die Farbtherapie zum ersten Mal erfolgreich in Krankenhäusern ein, um psychisch gestörten Menschen zu helfen.

Farben lindern körperliche Beschwerden, aber den wichtigsten Beitrag leisten sie im Bereich der geistig-seelischen und chronischen Störungen. Unsere körperliche Verfassung hängt sehr stark von unserer Reaktion auf die Menschen ab, mit denen wir zu tun haben, und von unserer häuslichen und beruflichen Umgebung. Wenn wir unsere Stimmung mit Hilfe von Farben verändern, nehmen wir die Welt anders wahr und gehen anders auf sie zu. Sobald wir unsere Psyche mit positiven Schwingungen »füttern«, haben negative Denkgewohnheiten, die unserer Gesundheit schaden, keinen Platz mehr. Die Farbtherapie behandelt daher eher die Ursache einer Krankheit als deren Symptome und arbeitet auf ein Gleichgewicht hin, durch das unser Körper Krankheiten besser abwehren kann. Da Farben direkt das Unterbewußtsein ansprechen, können wir mit ihrer Hilfe die Ursache eines Problems erkennen und es von Grund auf behandeln.

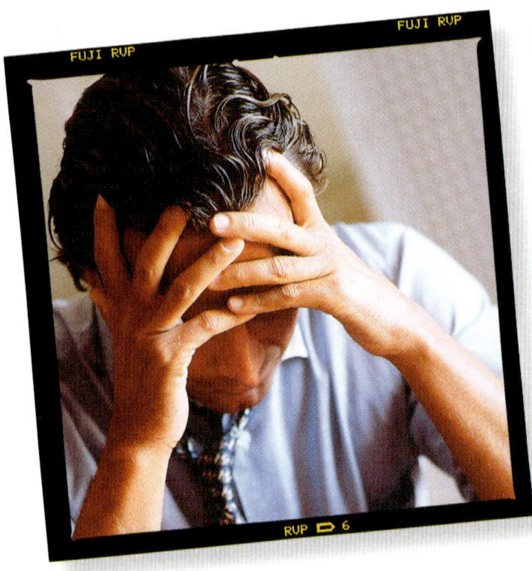

OBEN: *Streßgeschädigte profitieren von einer Farbtherapie, die den Druck abbaut und die Symptome lindert.*

Unser ganzes Leben hindurch blockieren wir bestimmte Gefühle, Ängste und Sorgen, die sich im Körper festsetzen und sich schließlich als körperliche Krankheiten zeigen; die Ursache der Symptome liegt also in der Psyche. Die Freisetzung der Gefühle öffnet die Energiekanäle wieder, so daß Anspannung und Schmerzen vergehen. Nur durch die Beseitigung der tiefsitzenden Blockaden in Zellen und Muskeln können wir hoffen, uns selbst zu heilen.

Wir sind jederzeit allen möglichen Krankheitserregern ausgesetzt, aber ob wir eine bestimmte Krankheit tatsächlich bekommen, hängt davon ab, wie wir das, was wir erleben, verarbeiten. Viele Faktoren können Krankheiten auslösen, aber ihr Ursprung liegt immer tief in uns selbst. Äußere Faktoren, etwa der Lebensstil, die Ernährung und unsere Weltsicht, können zu tiefverwurzelten Störungen beitragen. Krank werden wir auch, wenn unser Energiesystem mit einzelnen Farben über- oder unterversorgt ist. Menschen mit zuviel roter Energie etwa sind hyperaktiv, leiden unter Hitzewallungen und sind oft schlecht gelaunt; man kann sie an einem

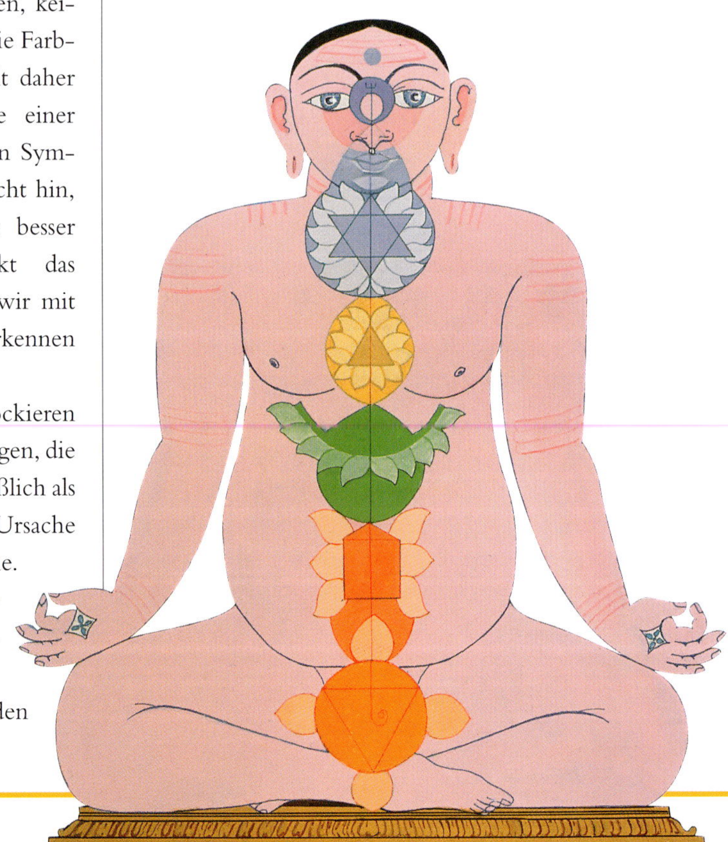

RECHTS: *Die Farbtherapie arbeitet mit den Chakren: Energiezentren im Körper, die Farbschwingungen aufnehmen.*

geröteten Gesicht erkennen und an ihrer Unfähigkeit, sich zu entspannen. Bei zuviel blauer Energie dagegen arbeiten die Körpersysteme eher träge, und wir haben kalte Hände und Füße. Wenn das Ungleichgewicht nicht behoben wird, kommt es sehr wahrscheinlich zu einer Anämie, niedrigem Blutdruck und Depressionen. Bringen wir die Farbenergien im Körper bewußt ins Gleichgewicht, kann alles wieder harmonisch funktionieren, und wir fühlen uns wohl. Wenn dies geschieht, vergehen körperliche Beschwerden oft von selbst. Durch derart elementare Farbbehandlungen unterstützen wir andere medizinische Verfahren auf ganzheitliche Weise.

Colortherapeuten meinen, daß wir Farbenergie nicht nur mit den Augen, sondern auch mit der Haut, dem Essen und der Luft aufnehmen. Mit der Vorstellung oder den Händen kann sie dann in heilbedürftige Körperbereiche gelenkt werden. Wir können Wasser mit Sonnenenergie aufladen, das heißt, es mit der Kraft einer bestimmten Farbwellenlänge erfüllen, eine Solarstrahlentherapie machen oder in Kräutern, Blumen und Duftölen baden, die den einzelnen Heilfarben entsprechen. Nicht zuletzt nehmen wir Farbschwingungen über unser feinstoffliches Energiesystem auf, die Aura.

Farben sind wie Klänge eine Form der Schwingung und können energetische Strukturen im Körper verändern und so Ordnung und Gleichgewicht wiederherstellen. Für manche Physiker besteht Materie aus »kristallisiertem Licht«, das heißt hochenergetischen Lichtphotonen. Da die Zellen unseres Körpers aus Licht bestehen, ist es nur logisch, daß sie auch auf farbiges Licht reagieren; Colortherapeuten meinen übrigens, daß Farbschwingungen nicht nur die Zellen und Organe unseres Körpers und die Aktivität von Verstand und Nerven beeinflussen, sondern auch unser spirituelles Wohlbefinden.

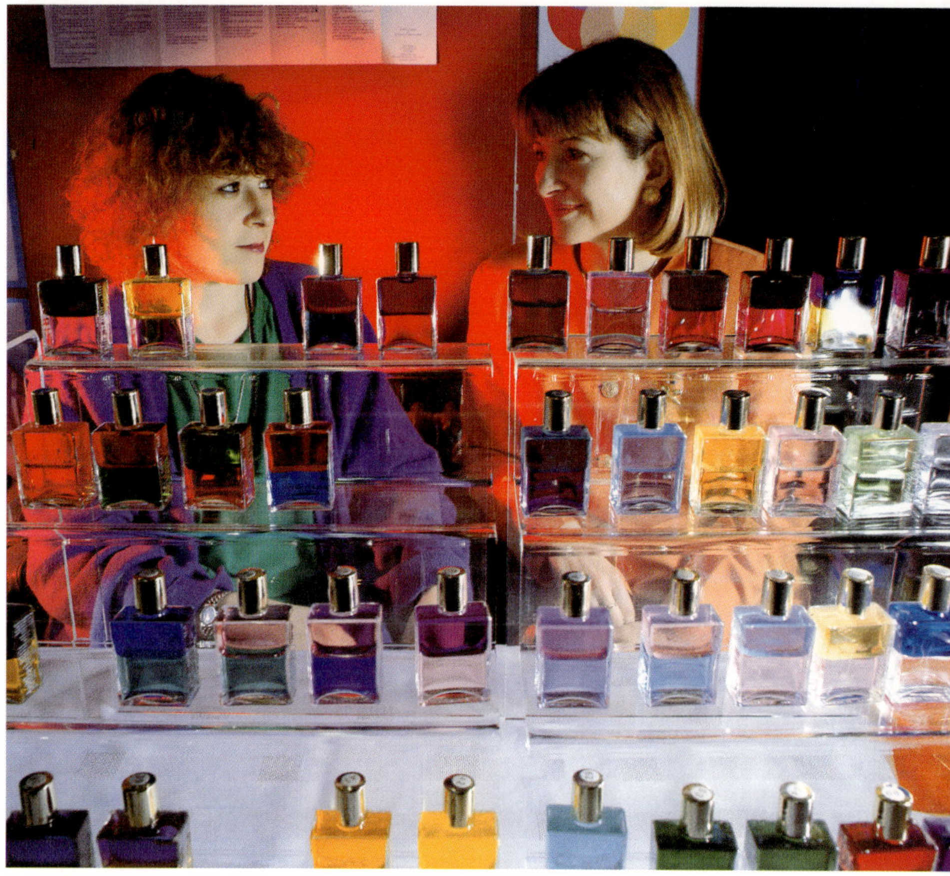

OBEN: ***Diese Aura-Soma-Flaschen stellen ein vollständiges Farbsystem dar, das Körper, Seele und Geist positiv beeinflußt.***

ALTERNATIVE MEDIZIN

Während die Schulmediziner bestrebt sind, schwere Krankheitssymptome restlos zu beseitigen, konzentrieren sich alternative Methoden eher darauf, die Beschwerden zu lindern und dem Kranken Wohlbefinden, Trost und Frieden zu vermitteln. Bei unheilbaren Krankheiten kann das Einatmen und Visualisieren von Farben einem Menschen helfen, sich mit seiner Krankheit abzufinden. Manchmal kommt es auch zu spontanen Remissionen.

FARBEN UND DAS ORGANSYSTEM

Wenn wir für Kleidung und Wohnung bestimmte Farben wählen, verstärken wir die Wirkung dieser Farbe in unserem Organismus. Beschwerden in den einzelnen Körperbereichen können wir so mit verschiedenen Selbsthilfe-Farbbehandlungen gezielt zu Leibe rücken.

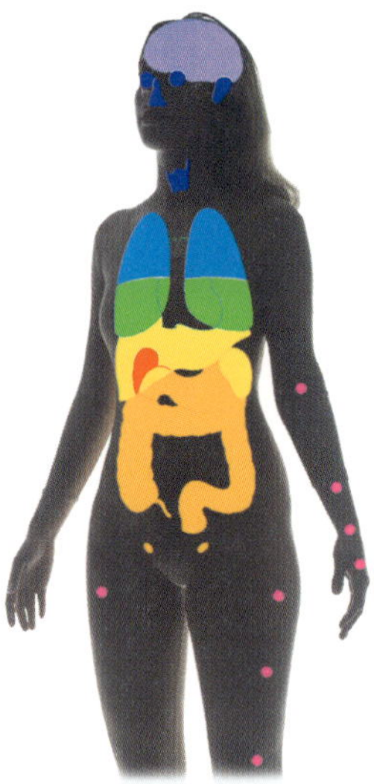

- NEBENNIEREN
- FORTPFLANZUNGSORGANE
- BAUCHSPEICHELDRÜSE
- THYMUSDRÜSE
- (NEBEN)-SCHILDDRÜSE
- HYPOPHYSE
- ZIRBELDRÜSE
- DRÜSEN

OBEN: ***Die verschiedenen Körperbereiche, Organe und Drüsen arbeiten mit einer charakteristischen Geschwindigkeit, die der Schwingung der einzelnen Farben entspricht.***

Alle Körpersysteme, Organe und Drüsen bestehen aus einer Unzahl sich zusammenballender Zellen. Jeder dieser Zellverbände schwingt mit einer Frequenz, die derjenigen einer bestimmten Farbe und eines bestimmten Klangs entspricht. Die Leber zum Beispiel hat eine sympathetische Resonanz zur Farbe Gelb, das Herz zur Farbe Grün.

VOLKSWEISHEITEN ÜBER FARBEN

Die Entsprechung von Farben und Körperorganen hat ihren Niederschlag in vielen Sprichwörtern gefunden:

- *Wenn wir »rotsehen«, sind wir wütend; die Wut steigt von der Basis der Wirbelsäule auf, erhöht die Körpertemperatur und den Pulsschlag, so daß die Haut sich rötet.*
- *»Gelb vor Neid« werden wir, wenn dieses negative Gefühl Leber und Galle beeinträchtigt und die Haut sich schließlich gelb färbt.*
- *Wenn wir etwas durch die »rosarote Brille« sehen, sind wir verliebt – Rosa ist zusammen mit Grün die Farbe des Herz-Chakras.*

Wenn Organe oder Drüsen nicht richtig funktionieren, verlieren sie – in gewisser Weise vergleichbar einem Radioapparat – ihre korrekte Wellenlänge. Durch die Stärkung der sympathetischen Farbe findet das Organ zur richtigen Wellenlänge zurück, und der klare Empfang wird wiederhergestellt. Das Organ bekommt wieder Energie, und die Balance im Körper kehrt zurück. Bei Magenbeschwerden sollten wir deshalb gelbe Kleidungsstücke tragen, die Farbe Gelb visualisieren, ein linderndes gelbes Kräutergetränk zu uns nehmen, weiche gelbe und orangefarbene Nahrungsmittel essen (Kürbis, Bananen) und ein Bad mit einem gelben ätherischen Öl (Kamille, Lavendel) genießen.

Die wichtigsten Farben in der Colortherapie sind Rot, Blau/Violett und Grün sowie die sekundären Farben Magenta, Türkis und Gelb. Blassere Nuancen dieser sieben Farben sind nützlich, wenn jemand sehr schwach oder krank ist.

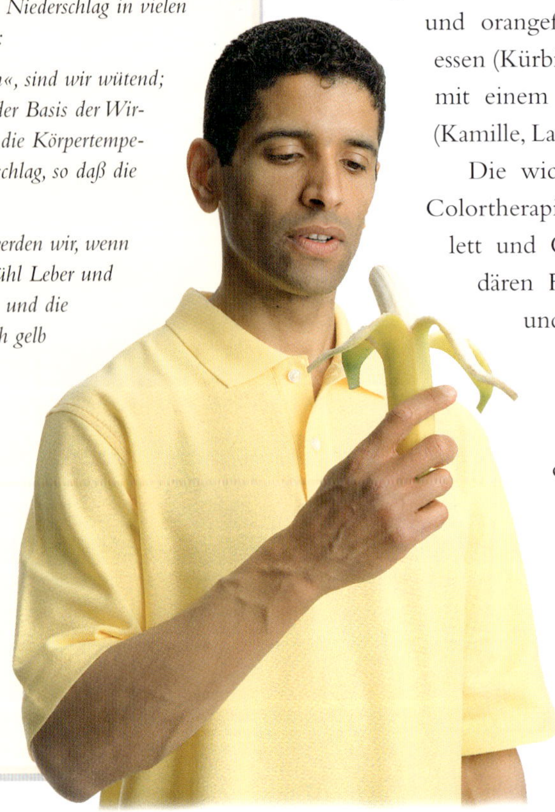

LINKS: ***Eine schlechte Verdauung kann einen Mangel an gelber Energie anzeigen. Essen und tragen Sie Gelb, und baden Sie in gelben Ölen, um diese Farbe im Organismus zu stärken.***

GESUNDHEITLICHE SCHWÄCHEN

Unsere Lieblingsfarben runden nicht nur unser individuelles Kolorit ab, sondern helfen auch bei körperlichen und seelischen Beschwerden, für die wir anfällig sind.

TRADITIONELLE MEDIZIN

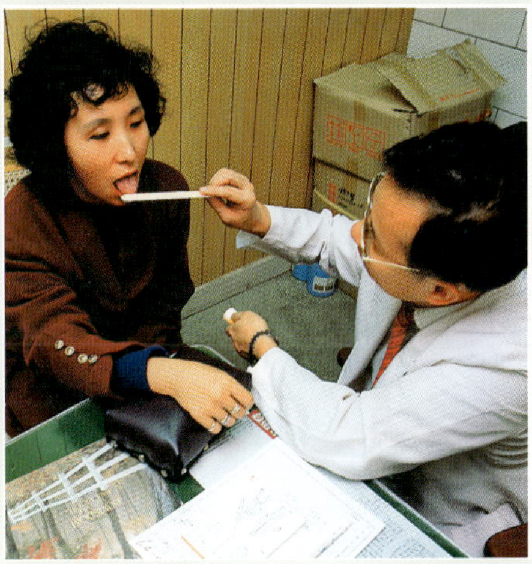

OBEN: ***Manche Heilkundigen können Ihren Gesundheitszustand an der Farbe Ihrer Zunge ablesen.***

Die alte und die neue Medizin greifen bei der Diagnose von Krankheiten auf die Erkenntnis zurück, daß die Färbung bestimmter Körperteile (Haut, Haare, Nägel, Augen, Zunge) den Gesundheitszustand anzeigt.

Eine weiße Zunge zum Beispiel signalisiert, daß der Patient alkalische Stoffe braucht, eine rote Zunge, daß Säuren benötigt werden. Eine dunkelrote Zunge ist oft ein Zeichen für eine Infektion, eine bräunliche für Typhus.

Auch die Pigmentierung der Haut gibt Hinweise. Eine gelbe Haut und gelbe Augen zeigen eine Fehlfunktion von Leber oder Gallenblase. Dunkle Ringe unter den Augen lassen darauf schließen, daß die Nierenenergie erschöpft ist. Gerötete Haut kann hohen Blutdruck oder Blutkrankheiten anzeigen; ein gräulicher Teint signalisiert Probleme mit dem Immunsystem und allgemeine Müdigkeit oder Depressivität.

Unser Körpertyp, unser persönliches Kolorit, unser herrschender Planet und unsere Seelenfarbe (s. S. 30 u. S. 199) prädisponieren uns für bestimmte gesundheitliche Probleme. Wer zuviel blaue Energie hat (kühle Menschen), leidet oft an Durchblutungsstörungen, Asthma oder niedrigem Blutdruck. »Kühle« Menschen haben meist einen blassen oder dunklen Teint oder blaue oder grüne Augen; sie brauchen die Anregung und Wärme des roten Farbstrahls. Rot ist oft die Lieblingsfarbe von Menschen mit schwarzen Haaren und blassem Teint.

Menschen mit rötlichem Teint oder rotem Haar haben sehr viel Rot in ihrem Organismus und neigen zu Bluthochdruck und Herzbeschwerden. Sie werden von Blau- und Grüntönen angezogen.

Blonde Menschen mit wasserblauen oder grünen Augen sind oft unentschlossen und pessimistisch; sie brauchen die wohltuende Schwingung von Gelb, das das Selbstvertrauen aufbaut und für einen klaren Kopf sorgt.

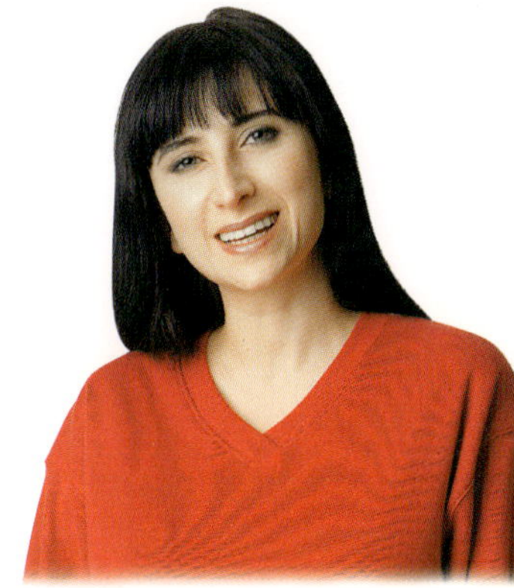

OBEN: ***Wer dunkle Haare und Augen hat, bekommt durch Rot die nötige Energie.***

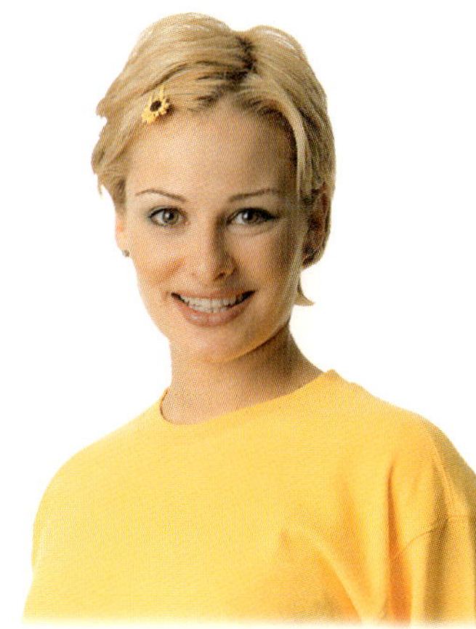

OBEN: ***Wer blondes Haar und helle Haut hat, profitiert von der optimistischen Wirkung von Gelb.***

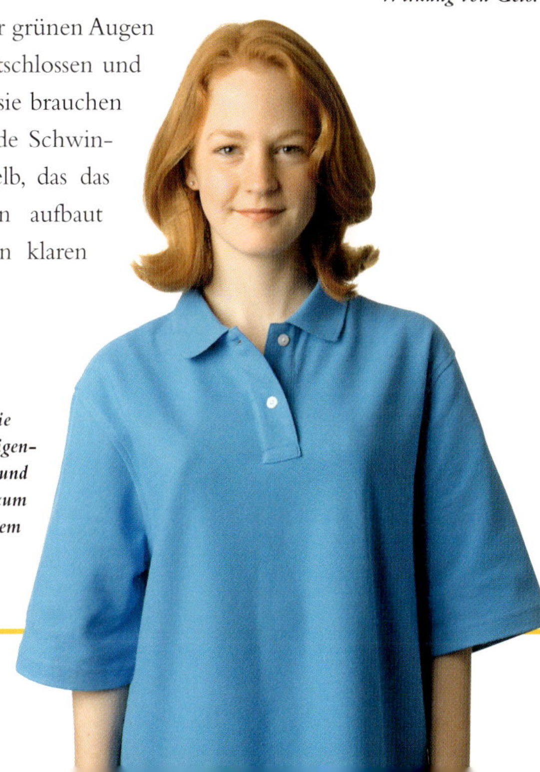

RECHTS: ***Die kühlenden, beruhigenden Farben Blau und Grün sind ideal zum Ausgleich von rotem Haar.***

MIT FARBEN ENERGIEUNGLEICH-GEWICHTE FESTSTELLEN

Seit über hundert Jahren verwenden Psychologen Farbtests, um die Persönlichkeit, die Grundstimmung und die Wünsche ihrer Patienten zu verstehen.

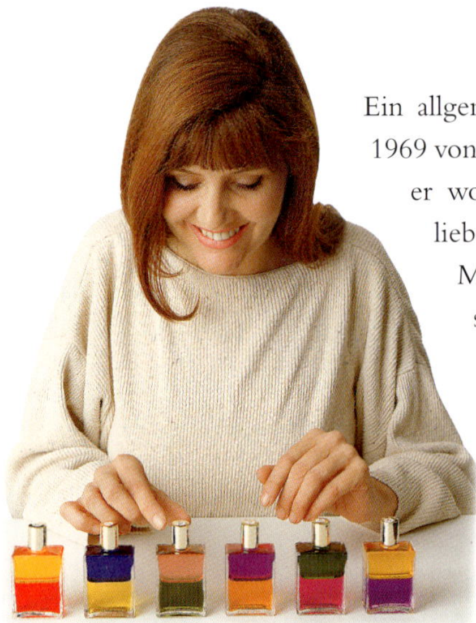

OBEN: ***Die intuitiv gewählten Farben zeigen Ihre inneren Farbschwingungen.***

Ein allgemein geschätzter Test wurde 1969 von Dr. Max Lüscher entwickelt; er wollte mit Hilfe der Farbvorlieben und -abneigungen eines Menschen genaue psychologische Informationen erhalten. Neuere Tests arbeiten auch mit Formen. Bei Blumenfarbkarten zum Beispiel werden nicht nur anhand des Farbtons, sondern auch über die Form der gewählten Blüte und die Assoziationen, die sie auslöst, Rückschlüsse gezogen. Ein solcher Test beleuchtet die aktuelle geistig-seelische Verfassung der Probanden sehr genau.

In Teil zwei habe ich den Begriff der »Seelenfarben« eingeführt, die Ihnen über lange Zeit gefallen und Ihre Persönlichkeit widerspiegeln. Ihre Vorlieben und alle diesbezüglichen Veränderungen sind in puncto Gesundheit auch so etwas wie ein Warnsystem, denn Belastungen zeigen sich in den Farbtests lange vor dem Auftreten körperlicher Symptome. Unsere Vorlieben für bestimmte Farben werden oft von der Vergangenheit oder erlernten Assoziationen diktiert. Unbewußt verbinden wir sie mit Menschen und Orten, so daß Farben an vergangene negative Erfahrungen erinnern können. Aufgrund dieser subtilen Verbindung suchen wir manchmal Kolorationen aus, die nicht gut für uns sind, oder wir lehnen Farben ab, die wir eigentlich brauchen.

Farben sind weder gut noch schlecht, denn wie alles im Universum haben sie gute und schlechte Eigenschaften zugleich. Wenn allerdings eine Farbenergie im Übermaß vertreten ist, haben wir von einer anderen wahrscheinlich zuwenig. Dadurch wird der negative Aspekt eines Farbtons natürlich dominanter. Klare, leuchtende Nuancen spiegeln die positiven Qualitäten einer Farbe wider, während dunkle,

FARBUNGLEICHGEWICHTE

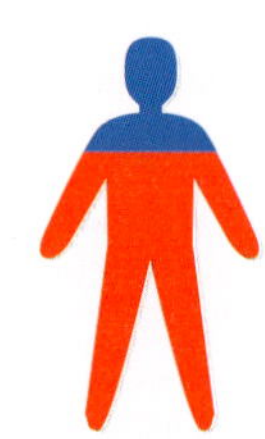

OBEN: ***Zuviel Rot kann überstimulieren.***

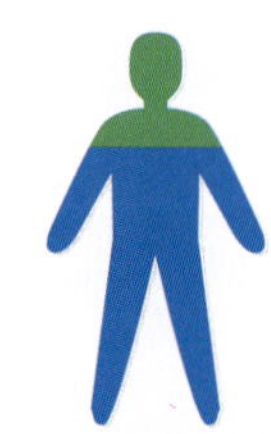

OBEN: ***Zuviel blaue Energie führt zu Depression und Lethargie.***

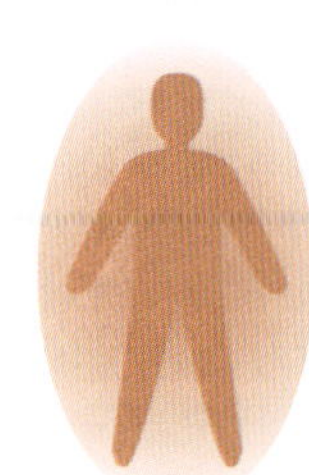

OBEN: ***Stumpfe Nuancen spiegeln die negative Seite der Farbe.***

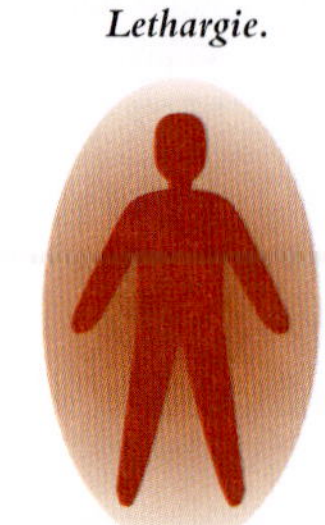

OBEN: ***Klare, kräftige Nuancen spiegeln die positiven Aspekte.***

schmutzige Nuancen ihre negativen Aspekte hervorheben. Pastelltöne wirken in dieselbe Richtung wie die Grundfarbe, aber sanfter; dunklere Versionen wirken stärker.

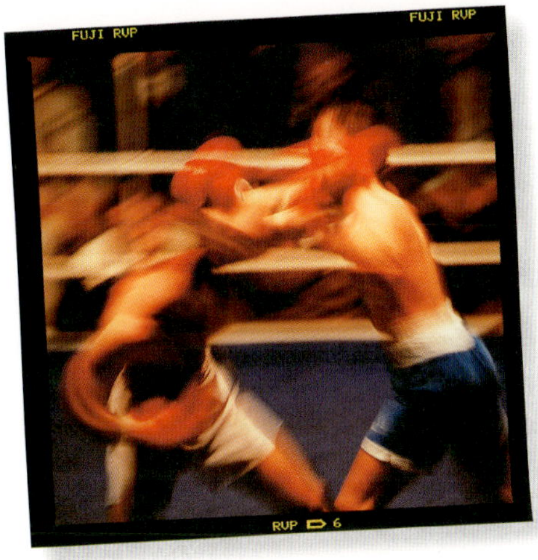

OBEN: ***Rot steht für Energie, körperliche Aktion und Adrenalin.***

ROT

Rot ist ein Symbol für die körperliche Liebe, und die Liebe ist eine große Heilerin. Sie gibt Kraft und sorgt für die Ausschüttung von Epinephrin (Adrenalin), das Nerven und Blut aktiviert. Eine Vorliebe für Rot zeigt das Bestreben, seine Sache gut zu machen und Erfolg zu haben. Es signalisiert Mut, Bewegung und den Wunsch nach Reisen und Veränderung. Rot hilft Ihnen, negative Gedanken zu überwinden, drängt aber dazu, zu handeln, ohne die Dinge zu durchdenken. Rot vermag Sie aber auch mit Ihrem Daseinszweck zu verbinden und Ihnen auf Ihrer Lebensreise zu helfen. Zuviel Rot kann allerdings wütend und ungeduldig machen.

ROSA

Rosarot muntert auf und regt sanft an. Es entspannt die Muskeln, wirkt aufbauend und tröstet. Rosa ist die Farbe der bedingungslosen Liebe und eines mitfühlenden, fürsorglichen Menschen. »Babyrosa« zeigt emotionale Unreife und verbindet das Herz mit der Seele.

ORANGE

Orange wirkt antidepressiv, aufmunternd, wärmend und stimulierend und sorgt für ein neues Interesse am Leben. Es stärkt Immunsystem, Milz, Lunge und Bauchspeicheldrüse, fördert die Verdauung und bringt die Körperflüssigkeiten in Bewegung. Die Vorliebe für Orange zeigt einen Menschen, der mit seinem Körper in Kontakt ist, sowie das Bedürfnis, über eine ihm wichtige Beziehung zu reden, und den Wunsch, die Vergangenheit loszulassen. Man sollte auch den »Energiepegel« im Auge behalten.

GELB/GOLD

Gelb stärkt Nervensystem und Gehirn. Es erzeugt Energie in den Muskeln, weil es die motorischen Nerven aktiviert. Es bringt auch das Lymphsystem in Schwung und reinigt den Verdauungstrakt. Gelb ist eine leuchtende, anregende Farbe. Wenn Sie Entscheidungen treffen müssen, verbindet es Sie mit Ihrer inneren Weisheit. Es kann auch für eine Angst stehen, die sich an Eifersucht, Groll oder Neid zeigt. Gelb regt den Intellekt an und unterstützt das Gedächtnis sowie ein klares Denken. Es begünstigt die Expansion, so daß wir mit neuen Ideen unseren Weg fortsetzen können. Gold ist die Farbe höherer Ideale.

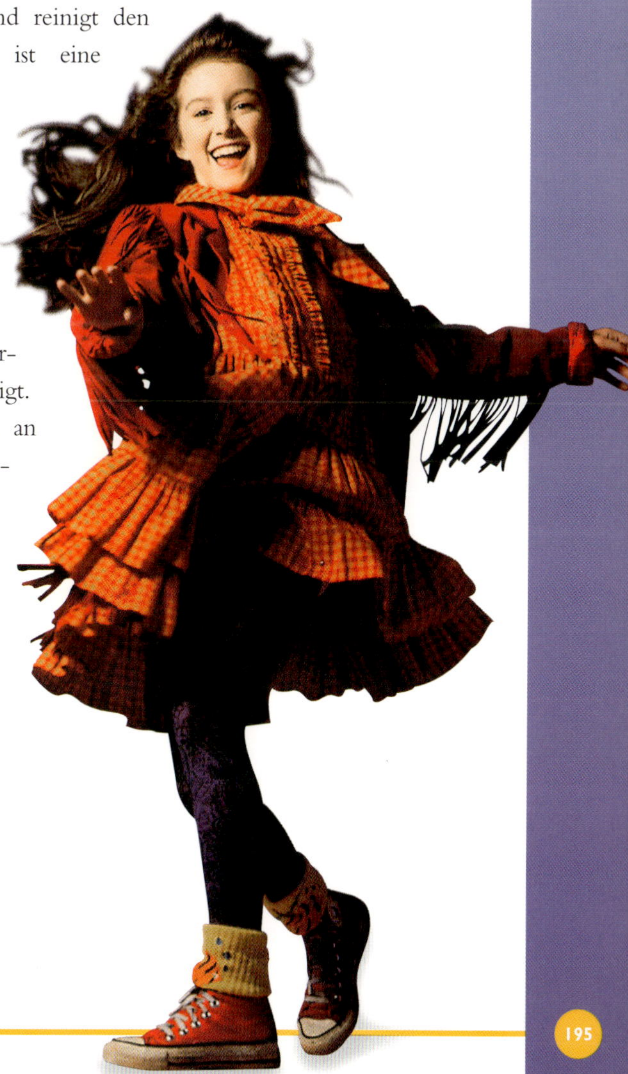

RECHTS: ***Orange, eine vitale, fröhliche Farbe, wirkt körperlich anregend und wird oft von Menschen getragen, die sich in ihrem Körper wohl fühlen.***

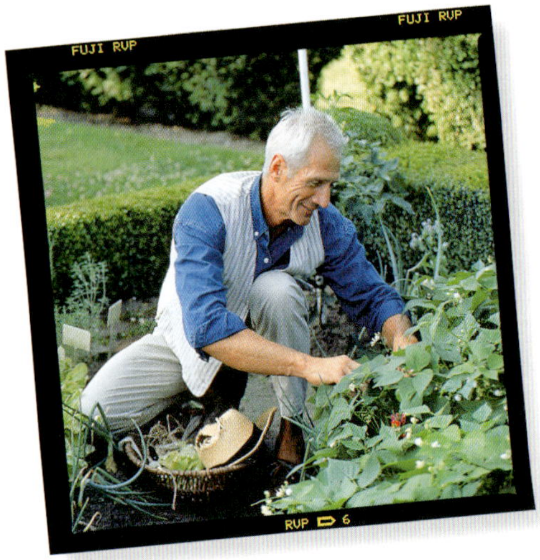

RECHTS: *Eine grüne Umgebung entspannt und beruhigt Körper, Seele und Geist. Grün ist die Farbe der Natur und verbindet uns mit der Erde.*

GRÜN

Grün bringt dem Körper Gleichgewicht und Entspannung. Es stimuliert die Hypophyse und trägt dazu bei, daß die Gefühle ins Lot kommen. Die Farbe hat eine starke Affinität zur Natur. Sie kann auch den Wunsch nach Harmonie und Gleichgewicht und das Bedürfnis nach Raum für die eigene Person zeigen. Grün entspannt den Geist und ist gut bei Streß. Es fördert die Harmonie zwischen Körper, Seele und Geist und die einfühlsame Verbindung mit anderen.

TÜRKIS

Türkis stärkt das Immunsystem, denn es stimuliert Thymus- und Schilddrüse sowie die Lunge. Wenn Sie erschöpft sind, gibt es Ihnen neue Vitalität; es zeigt die Notwendigkeit, die »Batterien« wieder aufzuladen, sowie das Bedürfnis nach Schutz, Kommunikation mit dem inneren Wesen und neuen Ideen.

BLAU

Das kühlende, beruhigende Blau unterstützt Heilungsprozesse und kann Schmerzen lindern. Es beruhigt den Verstand und zeigt, daß Sie Ihre Intuition einsetzen sollten. Zuviel Dunkelblau kann jedoch depressiv machen. Blau spiegelt den Wunsch nach Frieden und Harmonie sowie das Bedürfnis, die wahren Gedanken und Gefühle in einer nicht bedrohlichen Umgebung zum Ausdruck bringen zu können.

VIOLETT

Violett bringt den Körperstoffwechsel ins Gleichgewicht und trägt dazu bei, daß der Kaliumhaushalt im Lot bleibt. Es unterdrückt Hunger und wirkt reinigend. Auch im geistig-seelischen Bereich stellt es die Balance wieder her und hilft uns, mit Obsessionen und Ängsten fertig zu werden. Violett wirkt transformierend und ermuntert uns, unser Leben zu verändern. Es bringt Frieden und fördert die Verbindung zu Kreativität und Spiritualität, so daß wir uns weiterentwickeln können. Die Vorliebe für Violett zeigt die Notwendigkeit, die Vergangenheit loszulassen und nach vorn zu schauen.

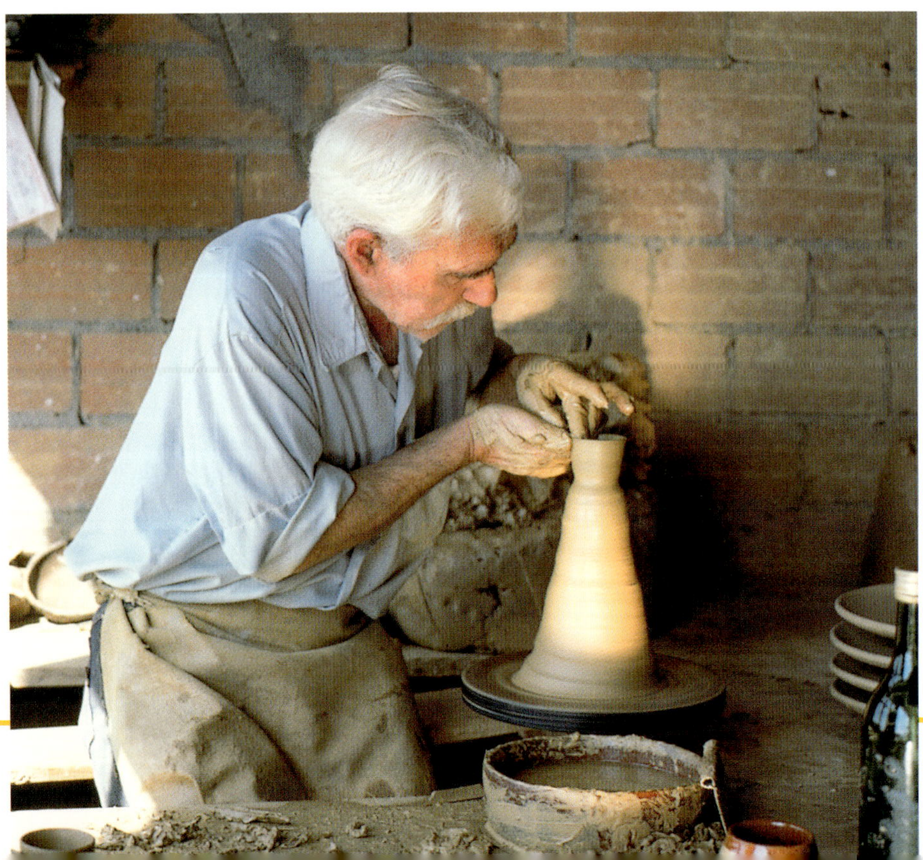

LINKS: *Blautöne zeigen das Bedürfnis nach Selbstausdruck in einer ruhigen Umgebung.*

FARBEN AUSPENDELN

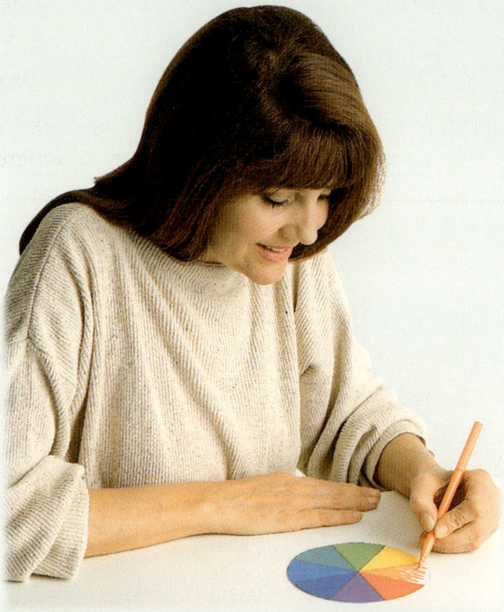

OBEN: ***Zum Auspendeln Ihrer »Farbvorlieben« brauchen Sie einen Kreis mit acht Farbsegmenten.***

Wenn Sie Ihre Farbvorlieben, -ungleichgewichte und -bedürfnisse intuitiv herausfinden wollen, können Sie sie auspendeln. So umgehen Sie den bewußten Verstand, der aus dem Unterbewußtsein stammende Impulse ständig zensiert.

- *Als Pendel eignet sich ein Knopf oder ein anderer kleiner Gegenstand mit geringem Gewicht, etwa ein Quarzkristall, den Sie an einer zirka 15 Zentimeter langen Kette oder einem dünnen Faden aufhängen.*
- *Zeichnen Sie einen Kreis, und unterteilen Sie ihn in acht gleich große Segmente. Malen Sie jedes Segment mit einer der folgenden Farben aus: Rot, Orange, Gelb, Grün, Türkis, Blau, Indigo, Violett. Fangen Sie oben an, und gehen Sie im Uhrzeigersinn vor.*
- *Halten Sie das Pendel vor sich, und versuchen Sie, ruhig zu werden und an nichts Bestimmtes zu denken.*
- *Halten Sie das Pendel direkt über das Zentrum des Farbkreises.*
- *Zuerst müssen Sie festlegen, was die verschiedenen Richtungen des Pendelschwungs bei Ihnen bedeuten. »Fragen« Sie deshalb das Pendel (laut oder leise), in welche Richtung es bei einer »Ja«-Antwort schwingen wird. Schreiben Sie die Richtung auf. Stellen Sie dann die Richtung für eine »Nein«-Antwort und für »Unsicher, noch einmal fragen« fest. (Wenn das Pendel sich nicht von allein bewegt, können Sie es in Bewegung setzen; es wird sich selbst korrigieren, wenn die Richtung falsch war.)*
- *Halten Sie das Pendel über eine Farbe. Bestimmen Sie, welche Farbe Sie zuerst finden wollen (zum Beispiel die Farbe zum Entspannen).*
- *Stellen Sie Ihre Frage. Sie müssen präzise sein und Ihre Frage so formulieren, daß eine »Ja«- oder »Nein«-Antwort möglich ist, beispielsweise: »Ist das für mich die beste Farbe zum Entspannen?« Schreiben Sie die Richtung des Pendelschwungs auf. Wiederholen Sie den Vorgang über allen Kreissegmenten, bis das Pendel in die »Ja«-Richtung schwingt.*
- *Sie können das Pendel auch »fragen«, ob Sie eine helle oder dunkle Version der Farbe oder die reine Regenbogenfarbe brauchen.*

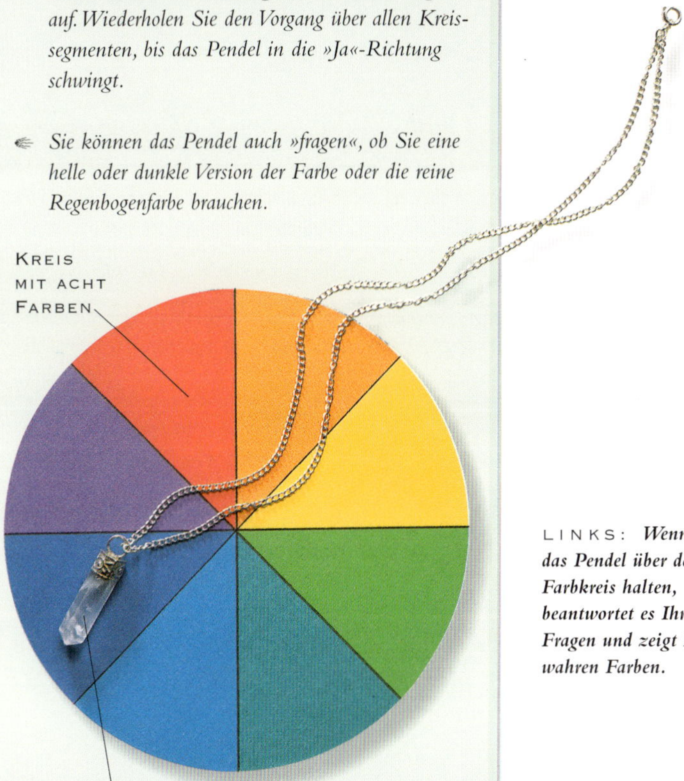

LINKS: ***Wenn Sie das Pendel über den Farbkreis halten, beantwortet es Ihre Fragen und zeigt Ihre wahren Farben.***

KÖRPER- UND PERSÖNLICHKEITSTYP UND DIE ELEMENTE

Plato (427–347 v. Chr.) ordnete Menschen und ihre charakteristischen Farbmerkmale vier Gruppen zu, die den Elementen Erde, Luft, Feuer und Wasser entsprachen.

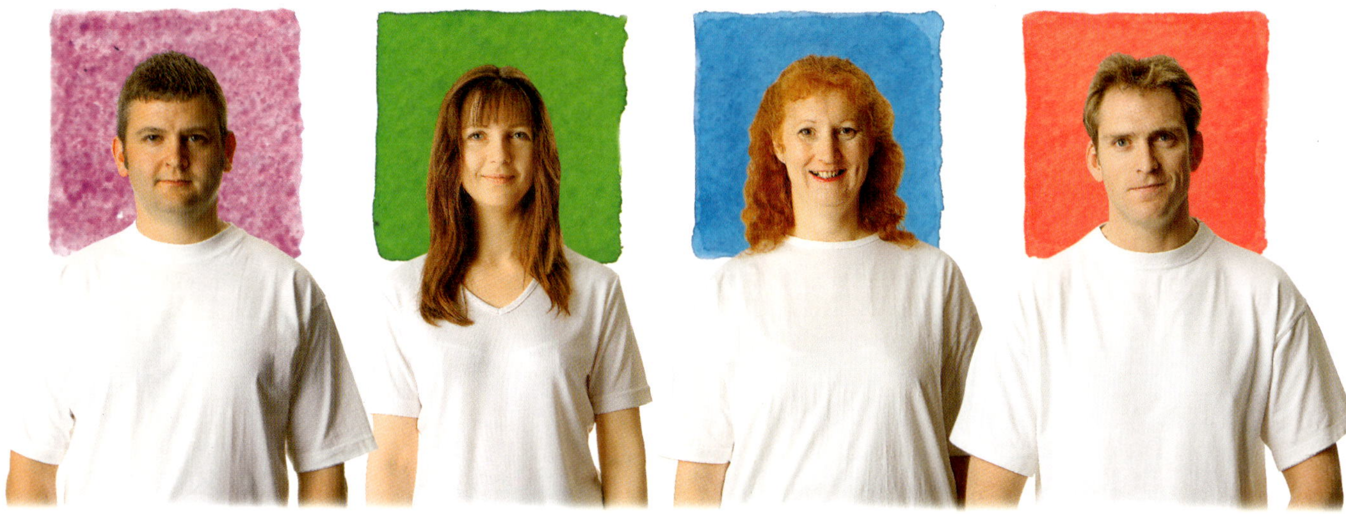

OBEN LINKS: ***Das Element Luft dominiert beim Sanguiniker, der Violett zum Ausgleich braucht.***

OBEN MITTE LINKS: ***Bei Phlegmatikern dominiert Wasser; Grün besänftigt die Emotionen.***

OBEN MITTE RECHTS: ***Die heißblütigen Feuerzeichen profitieren von kühlen Farben.***

OBEN RECHTS: ***Den erdigen Melancholikern geben Rot oder Orange Energie.***

DIE VIER ELEMENTE

Diese Einteilung in vier Elemente galt bis vor relativ kurzer Zeit in ganz Europa sowie im Nahen Osten und beherrschte das medizinische Denken jahrhundertelang. (Das chinesische Elementesystem ist anders; s. S. 37.) Alle Menschen werden von unterschiedlichen Kombinationen dieser Elemente repräsentiert, wobei meist eines dominiert.

Dieses Element läßt sich an Ihren körperlichen Merkmalen und Ihrem individuellen Kolorit ablesen. Wenn Sie zarte, glatte Haut und Rehaugen haben, dominiert bei Ihnen wahrscheinlich das Element Wasser; Feuer dominiert, sofern Sie ein hitziges Temperament und ein rötliches Kolorit aufweisen. Haben Sie trokkene Haut und glanzloses Haar, regiert wahrscheinlich das Element Luft, und das Element Erde, wenn Sie kräftig gebaut und eher langsam sind. Diese Typen werden traditionell als »Phlegmatiker«, »Choleriker«, »Sanguiniker« und »Melancholiker« bezeichnet, was sich auf jeweils charakteristische Gesundheitsprobleme bezieht. Bei Cholerikern, bei denen das Element Feuer dominiert, sind vor allem Kopf, Hals und Brustkorb anfällig für Beschwerden; sie sind oft überaktiv, schlecht gelaunt und nervös. Sanguiniker werden vom Element Luft regiert und haben häufig Probleme mit der Hüfte, den Oberarmen und den Beinen von den Knien abwärts. Phlegmatiker werden von Wasser regiert und neigen zu Beschwerden im Bereich von Brustkorb und Sexualorganen; da das Element Wasser die Gefühle steuert, sind diese Menschen sehr emotional. Die erdigen Melancholiker neigen zu Schulter-, Oberschenkel- und Kniebeschwerden.

Bei jedem dieser Typen liegt bei einer Farbe ein Ungleichgewicht vor. Choleriker weisen oft eine gerötete Haut auf, sie benötigen mehr Grün und Blau. Sanguiniker brauchen mehr Violett, das die Trockenheit von Haut und Haaren ausgleicht. Phlegmatiker sollten sich auf das stimmungsausgleichende Grün konzentrieren. Melancholiker, die zu Depressionen und Lethargie neigen, brauchen Rot, Orange oder Gelb.

Mit jedem Element gehen also bestimmte Merkmale einher, die bei der Behandlung körperlicher und seelischer Beschwerden als Anhaltspunkte dienen können. Körpertyp und persönliches Kolorit geben Hinweise auf die Bereiche, die für psychische und somatische Probleme anfällig sind. (Die Prädisposition für bestimmte Beschwerden bedeutet jedoch nicht, daß Sie sie auch tatsächlich bekommen. Wenn Sie Ihre Schwachpunkte kennen, können Sie diese Bereiche stärken und frühe Warnsignale erkennen.)

GESUNDHEIT UND TIERKREIS

Jeder Mensch wird außerdem von einem herrschenden Planeten und einem dominanten Tierkreiszeichen symbolisiert, die mit den Elementen assoziiert werden und weitere Hinweise auf unsere Wesensmerkmale geben. Tierkreiszeichen und Planeten stehen auch in Zusammenhang mit bestimmten Farben.

ELEMENTE UND WESEN

ELEMENT	ZEICHEN	WESENSMERKMALE
Luft	*Wassermann, Zwillinge, Waage*	*Intellektuell, kommunikativ*
Feuer	*Widder, Löwe, Schütze*	*Handlungsorientiert Führungsqualitäten*
Wasser	*Krebs, Fische, Skorpion*	*Emotional und sensibel*
Erde	*Stier, Jungfrau, Steinbock*	*Praktisch und ruhig*

TIERKREISZEICHEN UND GESUNDHEIT

FARBE	ZEICHEN	PLANET	KÖRPERTEIL/BESCHWERDEN	ZUGEORDNETE EMOTIONEN
Rot	*Widder*	*Mars*	*Kopfschmerzen*	*Ungeduld, Reizbarkeit*
Grün	*Stier*	*Venus*	*Nacken, Hals, Schilddrüse*	*Trägheit, Sichgehenlassen*
Orange	*Zwillinge*	*Merkur*	*Lunge, Atmung, Brustkorb, Oberarme*	*Flatterhaft, unentschlossen*
Orange	*Krebs*	*Mond*	*Brustbereich*	*Emot. Probleme, Unsicherheit*
Gelb/Gold	*Löwe*	*Sonne*	*Rücken, Wirbelsäule, Rheuma, Arthritis*	*Selbstbezogen, grollend*
Gelbgrün	*Jungfrau*	*Merkur*	*Magen, Verdauung, Uterus*	*Inflexibel, kritisch*
Grün	*Waage*	*Venus*	*Nieren, Lendenbereich, Harntrakt*	*Unentschlossen, flatterhaft*
Grünblau	*Skorpion*	*Mars/Pluto*	*Sexualorgane, Verstopfung, Vergiftungen*	*Nachtragend, unterdrückte Gefühle*
Blau	*Schütze*	*Jupiter*	*Hüfte, Oberschenkel, Leber, Knochen*	*Erschöpfung, Streß, Neid*
Indigo	*Steinbock*	*Saturn*	*Skelett, Nerven, Zähne, Haut, Sehnen im Knie*	*Pflichtbewußt, unsicher*
Violett	*Wassermann*	*Saturn/Uranus*	*Haut, Heuschnupfen, Ekzeme, Knöchel, Kreislauf*	*Übersensibel, träumerisch*
Rotviolett	*Fische*	*Jupiter/Neptun*	*Nieren, Füße, Frösteln, Rheuma, Blase*	*Besorgnis, schwaches Selbstwertgefühl*

SOLARSTRAHLENTHERAPIE

Die Solarstrahlentherapie ist ein altes, aus Indien stammendes Verfahren, bei dem der Patient im Freien in einer Wanne sitzt, die mit einer farbigen Glasscheibe oder farbiger Seide bzw. Baumwolle abgedeckt ist. Das Glas bzw. der Stoff filtern das Licht und wirken wunderbar vitalisierend.

Naturfasern lassen Licht und Luft bis auf die Haut. Wenn das Sonnenlicht durch unsere Kleidung dringt, wird eine bestimmte Farbe reflektiert, deren Energie von unserem Körper aufgenommen wird.

Mit Kleidungsstücken (s. S. 44), Vorhängen oder Bettwäsche in bestimmten Farben geben wir uns selbst eine Solarstrahlentherapie. Deren Wirkung kann durch Visualisationen, zum Beispiel das »Farbatmen« (s. S. 226), noch verstärkt werden.

FARBBEHANDLUNGEN MIT SEIDENSCHALS

Seide hat von allen Stoffen die höchste Schwingung; die reflektierenden, feinen Fäden absorbieren Naturfarben, so daß die Oberfläche schillert. Dieser Glanz verstärkt die Reinheit der Farbschwingungen, die den Stoff passieren. Wenn Sie keinen Seidenstoff bekommen, eignet sich auch ein feiner Baumwollstoff.

Die folgenden Seidenschalbehandlungen eignen sich bei zahlreichen Alltagsbeschwerden.

BEI ERSCHÖPFUNG, ENERGIEMANGEL, FRÖSTELN

Der Traditionellen Chinesischen Medizin (TCM) zufolge hängt die Vitalität mit den Nieren zusammen; bei Dauerstreß sind Nieren und Nebennieren oft überlastet, so daß es zu Fehlfunktionen kommt. Rot regt die Leber zur Blutbildung an und stärkt so den ganzen Körper. Seine wärmende Wirkung ist hilfreich, wenn Sie erschöpft sind oder Ihnen kalt ist.

- *Legen Sie eine rote Decke oder einen roten Schal über Becken oder Rücken. Die Energie des roten Farbstrahls stärkt die Energie in Nieren und Nebennieren, so daß Ihre »Batterien« sich wieder aufladen und Ihr Immunsystem gestärkt wird.*
- *Ziehen Sie rote Socken an, wenn Sie kalte Füße oder Frostbeulen haben; sie regen die Durchblutung an.*

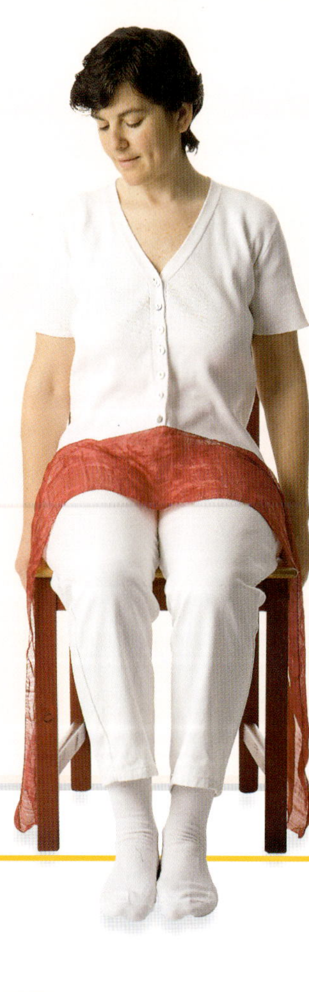

RECHTS: ***Die wärmenden Schwingungen einer roten Decke oder eines roten Schals über dem Beckenbereich geben Nieren und Nebennieren neue Energie.***

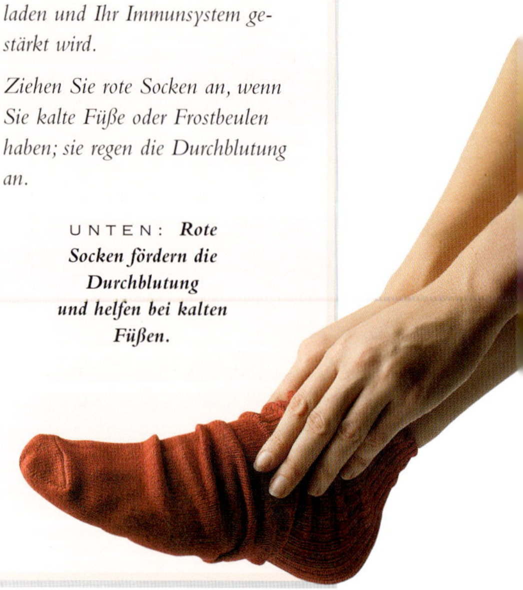

UNTEN: ***Rote Socken fördern die Durchblutung und helfen bei kalten Füßen.***

KUMMER UND HERZELEID

Legen Sie einen rosa Schal über den Brustkorb, und schließen Sie die Augen. Stellen Sie sich vor, wie Sie einem lieben Menschen in Not Strahlen der Liebe schicken.

- Auch ein rosa Hemd oder ein rosa Edelstein (etwa Rosenquarz), der an einer Kette um den Hals getragen wird und über dem Herzen liegt, hilft. Bald werden Sie in der Lage sein, bedingungslose Liebe zu geben und zu nehmen.

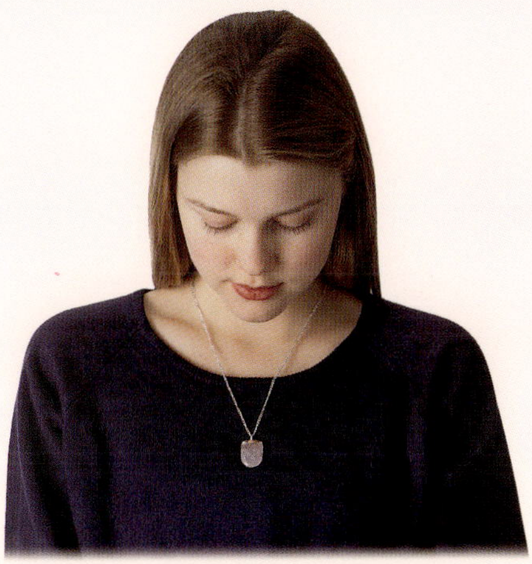

OBEN: ***Ein rosa Edelstein über dem Herzen weckt die Liebe.***

SELBSTZWEIFEL UND BEZIEHUNGSPROBLEME

Die Energie des Orangefarbstrahls vitalisiert und bringt die Körperflüssigkeiten und die Gefühle in Bewegung.

- Legen Sie einen Schal in Orange, Pfirsich oder Apricot um Hüften und Becken.
- »Atmen« Sie in der Vorstellung die Farbe Orange ein. Spüren Sie, wie sie Ihren Beckenbereich mit Wärme und Energie erfüllt, Blockaden beseitigt, erlittene Verletzungen fortträgt und Freude bringt. Weinen Sie, wenn Ihnen danach zumute ist.

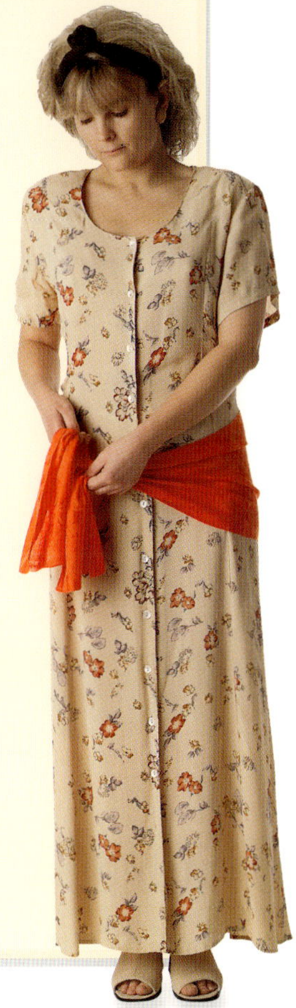

RECHTS: ***Ein orangefarbener Schal um die Hüfte wirkt aufmunternd und vitalisierend.***

BEI ANGST UND ZUM SCHUTZ

Legen Sie einen gelben Schal über die Körpermitte, denn dort, im Solarplexus, halten wir Ängste fest.

- In beängstigenden oder beunruhigenden Situationen sollten Sie etwas Gelbes um die Taille tragen, zum Beispiel ein Top oder einen Gürtel. Dies schützt den Solarplexus vor verletzenden Schwingungen.
- Stellen Sie sich außerdem vor, Sie würden die Farbe Gelb tief »ein-« und Ihre Angst »ausatmen«. Mit der Aufnahme der gelben Energie kehrt Ihre Kraft zurück, bis Sie schließlich das Gefühl haben, gelbe Energie auszustrahlen.

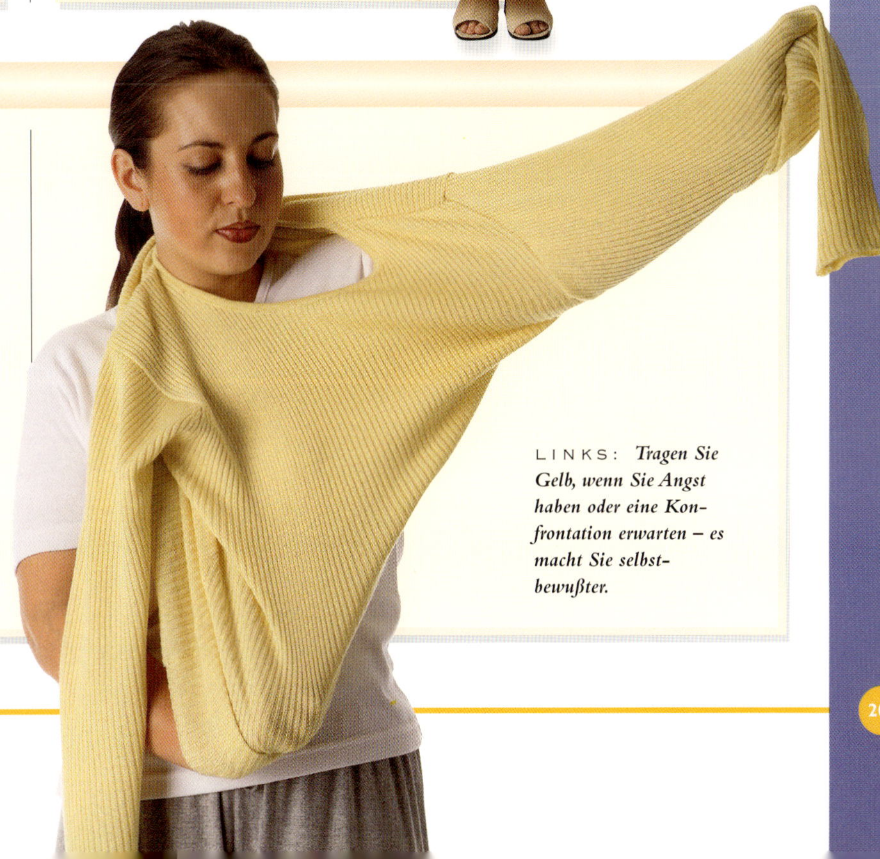

LINKS: ***Tragen Sie Gelb, wenn Sie Angst haben oder eine Konfrontation erwarten – es macht Sie selbstbewußter.***

BEI TRÄGHEIT, VERDAUUNGSBESCHWERDEN UND HAUTUNREINHEITEN

Gelb wirkt abführend und reinigend – denken Sie an Zitrusfrüchte und Apfelessig, die Säuren sehr wirksam neutralisieren. Gelb regt an, ohne den Herzschlag zu beschleunigen; das heißt, der Stoffwechsel wird stimuliert, ohne daß das Herz belastet wird. Gelb hat eine Verbindung zur Milz und zur Bauchspeicheldrüse, die es zur Produktion von Insulin anregt.

- *Legen Sie etwa eine halbe Stunde einen gelben Schal über den Bauchbereich. Die Wirkung wird verstärkt, wenn Sie morgens ein Glas mit Gelb aufgeladenem Wasser trinken (s. S. 209).*

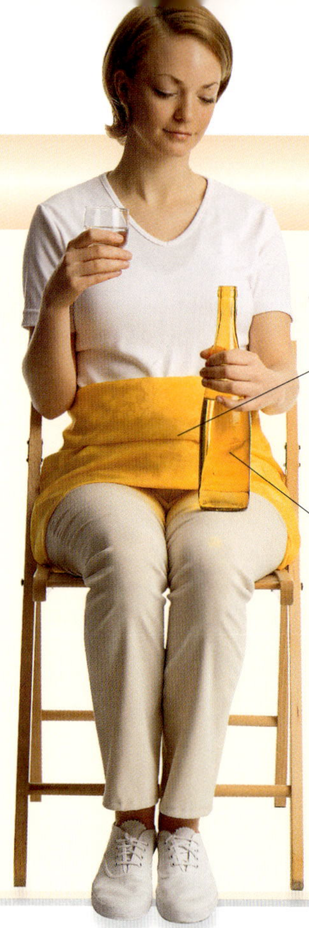

RECHTS: ***Gelb wirkt anregend und stark reinigend. Legen Sie einen gelben Schal über den Bauch, und trinken Sie ein Glas mit Gelb aufgeladenem Wasser.***

BEI STRESS UND BLUTHOCHDRUCK

Drapieren Sie einen grünen Schal über den Brustkorb, und legen Sie sich hin. Oder legen Sie sich auf ein grünes Handtuch, ein Laken oder einen großen Schal.

- *Sie können auch Türkis verwenden. Die erfrischende Farbe entspannt den Verstand und wirkt gleichzeitig sanft kräftigend, so daß Sie sich wach und vital fühlen.*

BEI NACKEN- UND SCHULTERVERSPANNUNG

Legen Sie einen grünen Schal über die Rückenlehne eines Stuhls oder ein Kissen. Lehnen Sie sich dagegen, schließen Sie die Augen, und visualisieren Sie die Farbe Grün.

UNTEN: ***Grün baut Streß ab, Türkis wirkt verjüngend.***

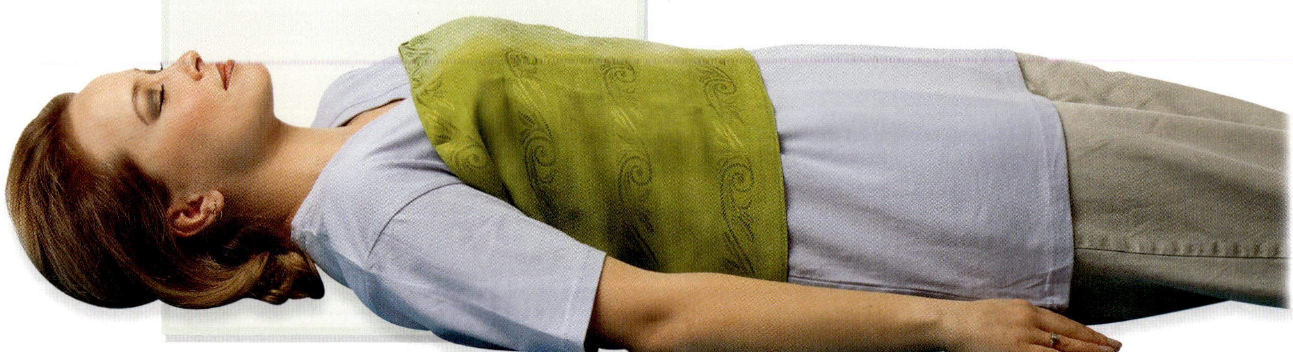

BEI KOPFSCHMERZEN, MÜDEN AUGEN, FIEBER UND HITZSCHLAG

Legen Sie, während Sie liegen oder bequem sitzen, einen dunkelblauen Schal über die Augen. Bei geistiger Erschöpfung können Sie den Schal auch über den Kopf legen. Entspannen Sie die Augen, indem Sie sie eine Minute zu- und dann ein oder zwei Minuten aufmachen, so daß sie das blaue Licht aufnehmen. Wiederholen Sie dies ein paarmal, bis Sie sich erholt fühlen.

- *Über geschwollene Lider können Sie den blauen Schal oder zwei Wattepads legen, die Sie in mit Blau aufgeladenes Wasser getaucht haben (s. S. 208). Dies wirkt kühlend und lindernd, so daß die Schwellung abklingt.*
- *Ein über den Kopf gelegter blauer Schal wirkt wohltuend bei Fieber oder Hitzschlag und generell allen Hitzezuständen im Kopf.*

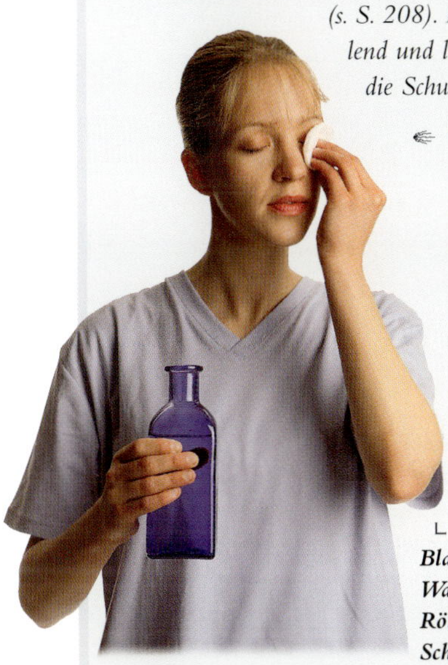

LINKS: ***Mit Blau aufgeladenes Wasser bei Rötungen und Schwellungen.***

GEGEN SCHMERZEN (VERBRENNUNGEN, INSEKTENSTICHE)

Verbinden Sie eine Wunde mit einem blauen Verband. Dunkelblau ist bei Schmerzen sehr hilfreich. Es wirkt antiseptisch und kühlend. Das Visualisieren und »Einatmen« der Farbe Blau (s. S. 226) verstärkt den Effekt.

- *Geben Sie auf Insektenstiche einen Tropfen reines Lavendelöl, und legen Sie bei Bedarf einen blauen Verband darüber.*

»FERNHEILUNGEN« MIT SEIDE

Farbenergie, die wir anderen schicken, kann tröstend und lindernd wirken. Da das Heilen mit Farben auf einem Schwingungsgleichklang beruht, sind die Ergebnisse um so besser, je sensibler der Empfänger für diese Art der Behandlung ist.

- Senden Sie dem anderen in der Vorstellung Farbwellen, die ihn mehr und mehr erfüllen und dann umgeben.
- Für die zweite Methode brauchen Sie ein Foto oder einen Gegenstand, der von dem Empfänger der Heilschwingungen stammt. Legen Sie eine Farbfolie oder ein Stück farbige Seide über das Foto bzw. den Gegenstand, und plazieren Sie ihn in natürlichem Licht. Bei mir hängen Fotos von Freunden und Familienmitgliedern in Fensternähe; wenn ich das Gefühl habe, daß jemand eine bestimmte Farbenergie braucht, hängte ich die passende Farbfolie darüber.
- Farbenergie läßt sich auch in materieller Form verschicken, indem Sie ein farblich geeignetes Stückchen Seide in das dieser Farbfrequenz entsprechende ätherische Öl tauchen. Legen Sie die Seide dann auf Ihre linke Handfläche, und halten Sie die rechte Handfläche darüber. Laden Sie die Seide energetisch auf, indem Sie in der Vorstellung Heilenergie in sie hineinschicken und darum bitten, daß der Adressat die Energie aufnimmt. Legen Sie die Seide in ein Stückchen Papier, das Sie falten und dem dem Empfänger schicken.

UNTEN: ***Ein Stück farbige Seide über dem Foto eines Abwesenden schickt ihm die Heilenergie dieser Farbe.***

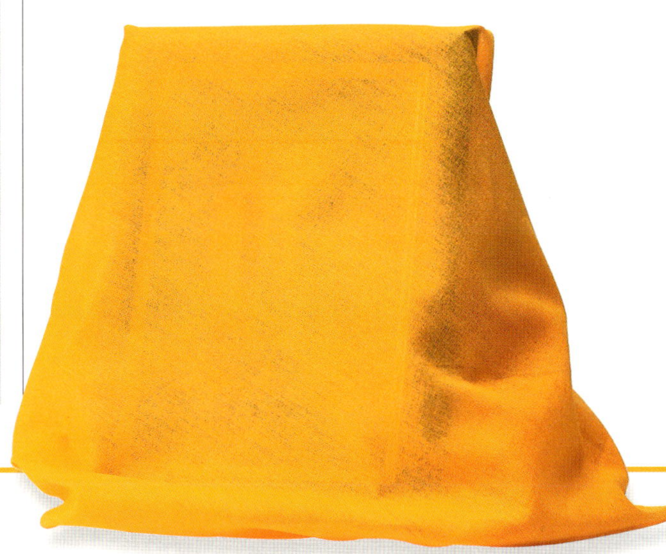

FARBBÄDER

Genießen Sie ein Farbenergiebad: Steigen Sie in warmes Wasser, dem eine bestimmte Badefarbe beigegeben wurde, deren Energie Ihnen neue Kraft gibt, ohne die Haut zu färben.

Im Handel sind jetzt einige Badesalze und Essenzen erhältlich, die das Badewasser färben. Ich verwende besonders gern Türkis. Ein Bad in Orange (nehmen Sie dazu einige Tropfen Lebensmittelfarbstoffe) tut zum Beispiel gut, wenn Sie emotional ausgepowert sind. Farbbäder können beruhigen, heilen oder stärken. Industriell gefertigte Farbstoffe fürs Badewasser sind immer noch schwer zu finden; aber aus Natur und nicht aus färbenden Lebensmittelfarben lassen sich ebenfalls Badezusätze herstellen .

Kombinieren Sie Farbe und Duft, und geben Sie auch ein paar Tropfen ätherisches Öl in die Wanne. Das Wasser sollte nicht zu heiß sein, weil dies das Herz belastet, die Farbenergie verzerrt und das Öl verdunsten läßt. Im Idealfall ist das Wasser nur etwas wärmer als der Körper, so daß Sie sich angenehm entspannen können, ohne zu frösteln.

Kühleres Wasser unterstützt beruhigende Farben, zum Beispiel Blau, Grün und Violett; bei anregendem Gelb, Orange und Rot kann das Wasser etwas wärmer sein .

FARB- UND DUFTKRÄUTERBÄDER

Statt künstlicher Farben können Sie auch Blumen, Kräuter oder ätherische Öle ins Badewasser geben, die der gewünschten Farbfrequenz entsprechen. Die Kombination von Farbbädern und ätherischen Ölen wirkt sehr gut bei Anspannung, Streß und Erschöpfung. Nach einem Farbbad fühlt die Haut sich weicher an, und der Duft hält länger.

Das Wasser kann warm sein, aber lassen Sie es einlaufen, bevor Sie die Öle dazugeben; so sind sie nicht schon verflogen, wenn Sie in die Wanne steigen. Trockene Haut sollten Sie nach dem Baden mit einem duftenden Öl einreiben.

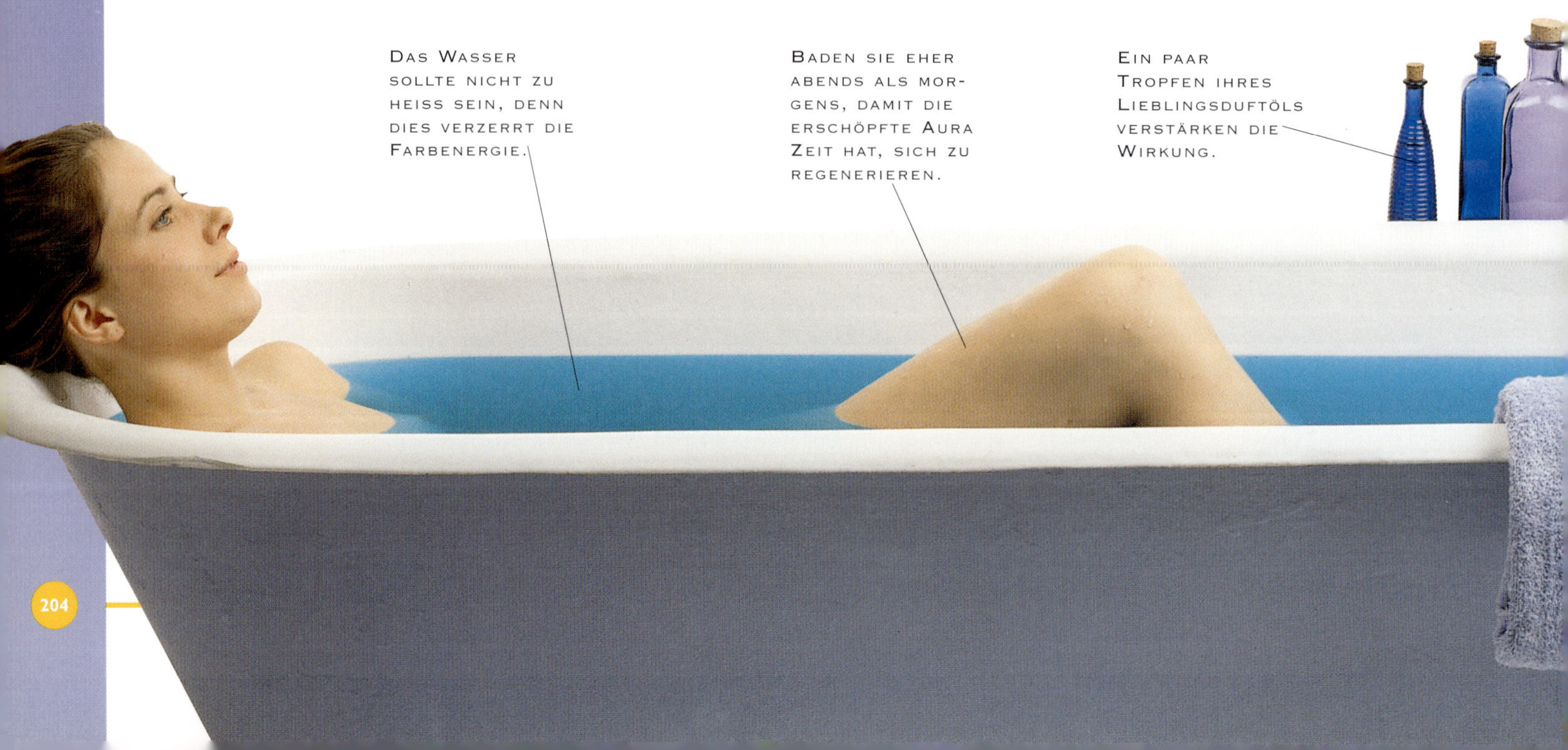
Das Wasser sollte nicht zu heiss sein, denn dies verzerrt die Farbenergie.
Baden Sie eher abends als morgens, damit die erschöpfte Aura Zeit hat, sich zu regenerieren.
Ein paar Tropfen Ihres Lieblingsduftöls verstärken die Wirkung.

UNTEN: ***Das Baden in türkisfarbenem Wasser regeneriert, denn es reinigt und belebt die Aura und befreit sie von schädlichen negativen Schwingungen.***

DIE HEILWIRKUNG VON FARBBÄDERN

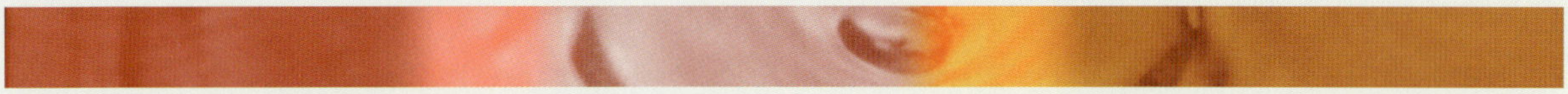

ROT

Vitalität, Kraft, Mut; hilft Ihnen, einen schwierigen Tag zu bewältigen, gibt einen Extraschub Energie.

ROSA

Liebe, Freundlichkeit, Umsicht, Selbstlosigkeit; ein rosa Bad befreit von Reizbarkeit und Aggression – seine einfühlsame, aufbauende Energie umgibt Sie mit Liebe und Schutz.

ORANGE

Fröhlichkeit, Unabhängigkeit, Findigkeit; hilft, praktische Lösungen zu finden, muntert auf, bringt Lachen und Freude.

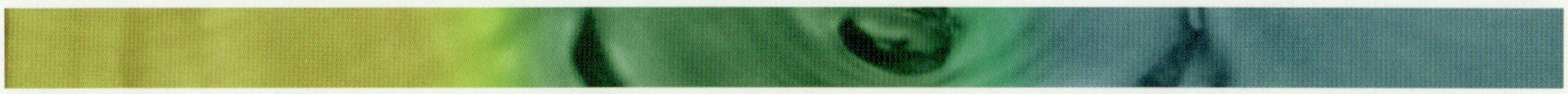

GELB

Optimismus, klares Denken, Wissen; belebt, erinnert daran, daß Sie sich erst selbst lieben müssen, bevor Sie andere lieben können.

GRÜN

Gleichgewicht, Harmonie, Natur, Selbstbeherrschung, Großzügigkeit; entspannt Verstand, Nerven und Muskeln, gibt Frieden und Harmonie.

TÜRKIS

Kommunikation, Selbstvertrauen, verbale Ausdrucksfähigkeit; verbessert die Konzentration und Ihre Kontrolle über das, was Sie sagen; symbolisiert Wahrheit.

BLAU

Kühlend und reinigend, Frieden, Stille und Weisheit; weit wie Himmel und Meer; Blau steht für Heilung an sich.

INDIGO

Verständnis, Intuition, Meditation, Mystik; Sie sind nicht allein, sondern Teil des Universums; lassen Sie sich von Ihrer Intuition und Ihrer Weisheit leiten.

VIOLETT

Inspiration, Schönheit, Kunst, Spiritualität; läutert die Gedanken; die Farbschwingung eines Künstlers; Violett umgibt Sie mit Schönheit und hohen Idealen.

Die verwendeten ätherischen Öle sind entweder anregend oder entspannend. Die anregenden entsprechen dem energetisierenden roten/orangefarbenen und gelben Farbstrahl, die entspannenden dem blauen und grünen am anderen Ende des Spektrums.

Alle Aromaöle sind eine Kombination von Yin und Yang (s. S. 80), wobei jeweils eine dieser Urkräfte dominiert. Für die Pflanzenwelt ist Grün charakteristisch, für die Tierwelt Rot. Das physiologische Spektrum des Menschen reicht von Rot bis Gelb. Bei Rot empfinden wir Anregung, Beschränkung, Wärme und Bewegung; deshalb nennen wir es »Yang«. Violett auf der anderen Seite vermittelt uns ein Gefühl von Raum, Ruhe und dem Weiblichen (Yin). Wenn wir ätherische Öle verwenden, führen wir uns die Eigenschaften der Farbstrahlen zu.

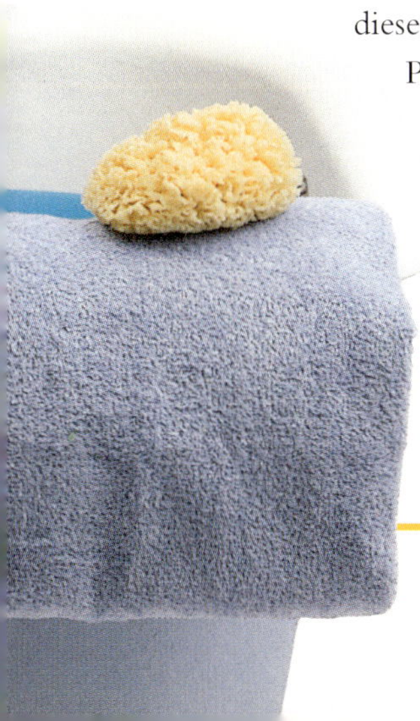

YIN UND YANG IM FARBSPEKTRUM

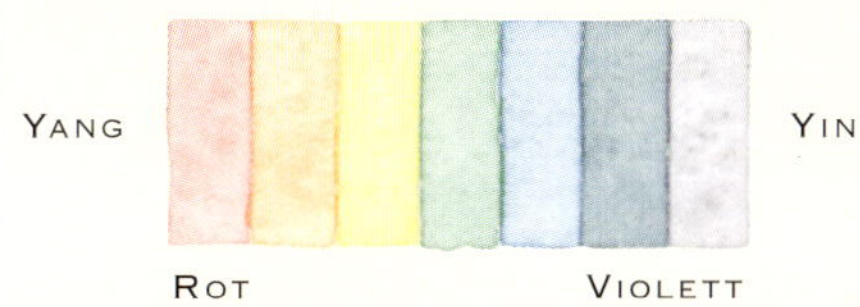

OBEN: ***Das Spektrum reicht von aufmunternden Rot-/Orange- zu beruhigenden Grün- und Blautönen.***

FARB- UND DUFTKRÄUTERBÄDER

Die folgenden Rezepte können Sie zu Hause ausprobieren und als Anregung für eigene Zusammenstellungen verwenden.

Rosa Rosenblütenbad

Rosen sind seit alters für ihre heilenden Schwingungen bekannt.

- *Nehmen Sie zwei Handvoll weiße, rosafarbene oder rote Rosenblütenblätter. Lassen Sie sich ein nicht zu heißes Bad einlaufen, und geben Sie einige Tropfen Rosenwasser oder Rosenöl dazu. Streuen Sie die Blütenblätter hinein.*
- *Genießen Sie den köstlichen Duft, und spüren Sie die Wärme und Liebe, die dieses Bad Ihnen gibt.*

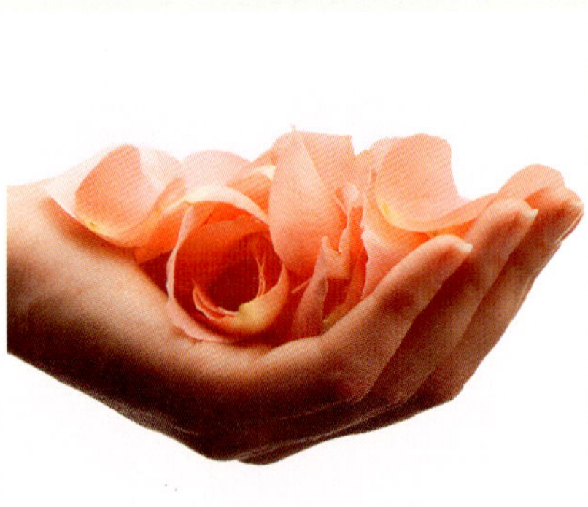

LINKS: ***Verwenden Sie möglichst frisch gepflückte Blütenblätter, die noch prall und glänzend sind. Angewelkte Blätter sind weniger wirksam.***

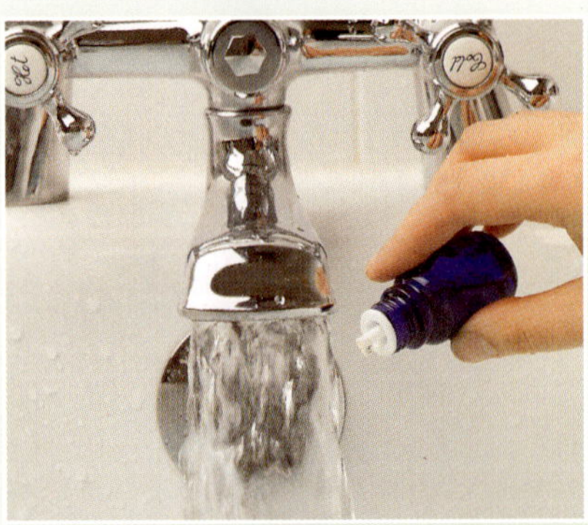

LINKS: ***Lassen Sie das Wasser einlaufen, und geben Sie dann einige Tropfen Rosenöl dazu. So verhindern Sie, daß das Öl sich zu schnell verflüchtigt.***

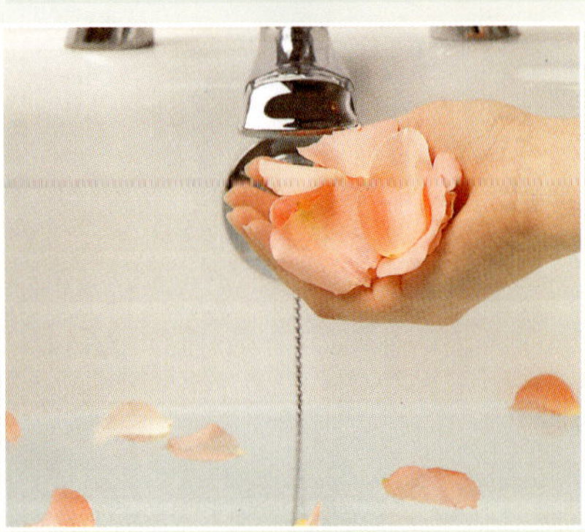

LINKS: ***Streuen Sie zwei Handvoll Rosenblütenblätter ins Badewasser, bevor Sie für etwa 20 Minuten in die Wanne steigen.***

Winterbad (rot/orange)

Dieses Bad wehrt Erkältungen ab, regt die Durchblutung an und gibt Geist und Körper Energie.

- *Geben Sie die folgenden Aromaöle ins Badewasser: 1 Tropfen schwarzer Pfeffer, 2 Tropfen Wacholder, 3 Tropfen Lavendelöl.*

Erotisierendes Bad (rot/orange)

Der anregende rote Farbstrahl sowie Orange und Braun energetisieren das Basis- und Sakralchakra (s. S. 215).

- *Vermischen Sie 1 Tropfen Ylang-Ylang-, 4 Tropfen Sandelholz- und 1 Tropfen Jasminöl. Ins warme Badewasser geben.*

Wärmendes gelbes Senf-Fussbad

Das anregende, wärmende Gelb verbessert die Durchblutung, ohne den Herzschlag zu beschleunigen.

- *Geben Sie 2 EL/30 ml Senf in eine Schüssel mit heißem Wasser.*
- *Stellen Sie die Füße 10 Minuten hinein, damit Ihr Kreislauf in Schwung kommt und Ihre Beine sich aufwärmen.*

Morgenbad (gold/gelb)

Dieses belebende, antidepressive Bad nutzt die wärmende, anregende Wirkung des orangefarbenen und des gelben Farbstrahls.

- *Vermischen Sie 2 Tropfen Sandelholz-, 3 Tropfen Rosmarin- und 2 Tropfen Wacholderöl, und geben Sie sie ins warme, nicht zu heiße Badewasser.*

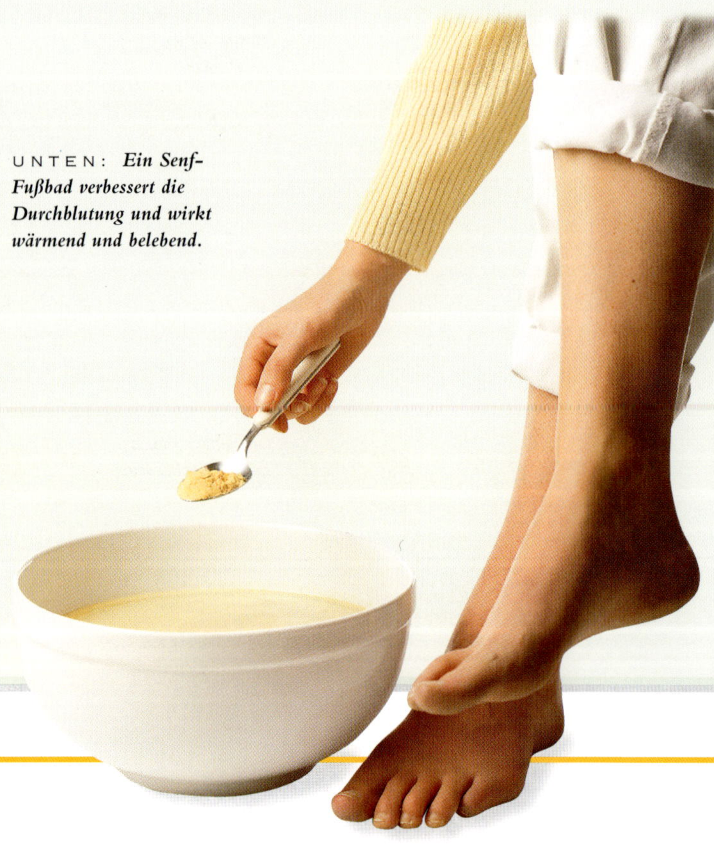

UNTEN: ***Ein Senf-Fußbad verbessert die Durchblutung und wirkt wärmend und belebend.***

ZITRONENBAD (GELB)

Ein Zitronenbad erfrischt, entspannt und reinigt. Es nutzt die saure Qualität des gelbgrünen Farbstrahls.

- *Geben Sie den Saft einer halben Zitrone, 4 Tropfen Zitronen- und 1 Tropfen Geranienöl in ein kühles Bad.*

SOMMERBAD (GRÜN/GELB)

Dieses kühlende, erfrischende und belebende Bad arbeitet mit den Farben Grün, Blau, Türkis und Lavendel; es hilft bei Wasseransammlungen, regt das Lymphsystem an und klärt die Haut.

- *Geben Sie 2 Tropfen Neroli-, 2 Tropfen Fenchel-, 3 Tropfen Grapefruit- und 1 Tropfen Pfefferminzöl ins etwa 40 Grad warme Badewasser.*

ABENDBAD (GRÜN/BLAU/VIOLETT)

Dieses sedierende und entspannende Abendbad ist gut gegen Schlafschwierigkeiten. Lavendel und der violette Farbstrahl sind vertreten.

- *Geben Sie zwei Handvoll frische Kräuter in ein Mullsäckchen. Hängen Sie es unter den Wasserhahn, während das Wasser einläuft.*
- *Geben Sie 3 Tropfen Majoran (bei Muskelschmerzen), 1 Tropfen Kamille (beruhigend) und 4 Tropfen Lavendel (geistig entspannend) ins warme Badewasser.*

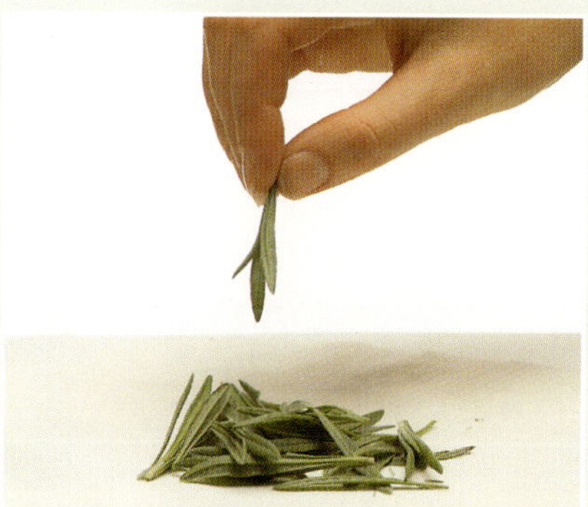

1. Statt ätherischer Öle können Sie für ein entspannendes Abendbad auch frische Zweige verwenden.

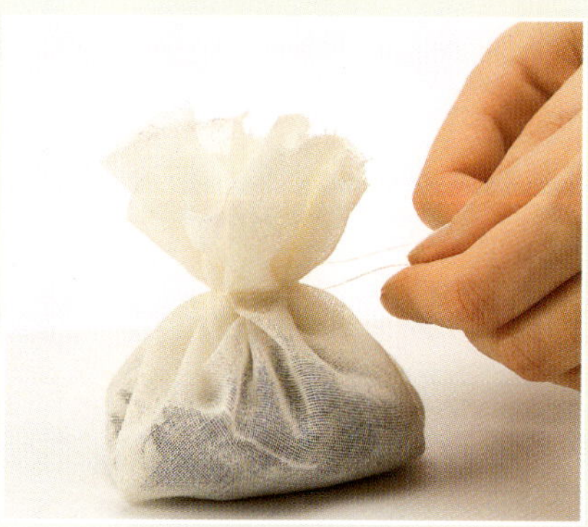

2. Geben Sie Ihre Kräuter in ein rundes Stückchen Mull, das Sie zusammenlegen und mit einem Faden zusammenbinden.

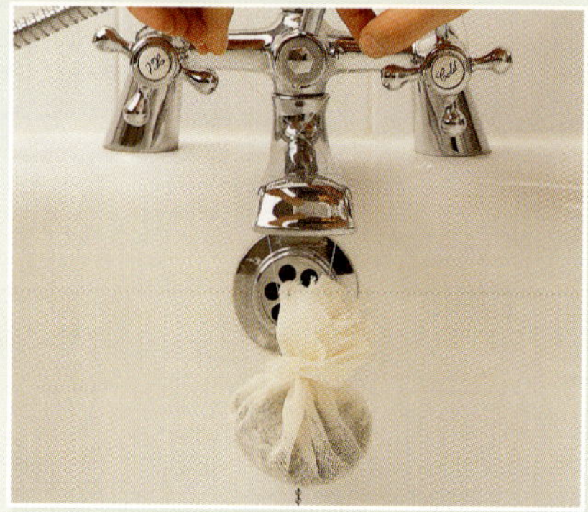

1. Hängen Sie das Kräutersäckchen unter den Hahn mit dem fließenden warmen Wasser.

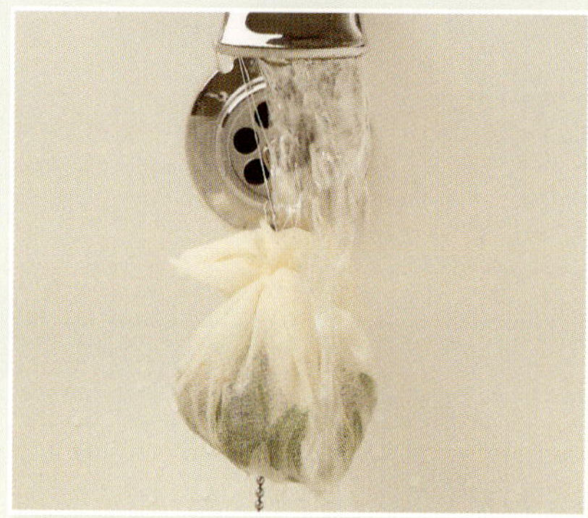

2. Das einlaufende Wasser fließt durch das Säckchen hindurch, so daß die Kräuteressenzen ins Badewasser gelangen.

BAD ZUR REINIGUNG DER AURA (TÜRKIS)

Wenn wir die negativen Schwingungen anderer Menschen und Orte aufgenommen haben (s. S. 212), können wir unsere Aura reinigen. Steigen Sie 20 Minuten in ein warmes Bad, in das Sie 1 Tasse/250 ml Meersalz und 1 Tasse/250 ml Natriumbikarbonat gegeben haben. Da das Bad viel Energie abzieht, fühlen Sie sich danach unter Umständen sehr schwach. Ruhen Sie sich aus, damit Ihre »Batterien« sich wieder aufladen können.

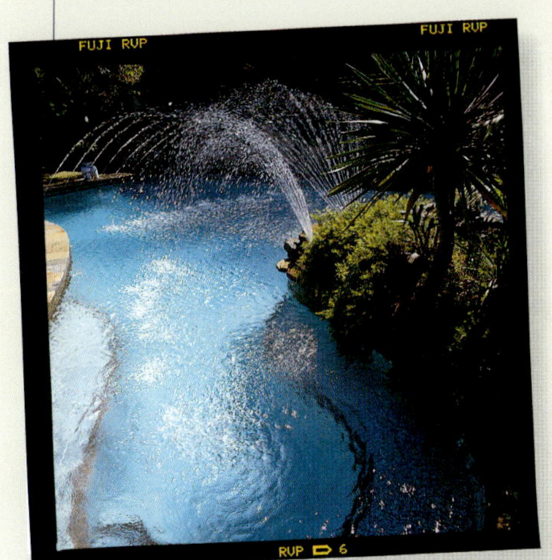

LINKS: ***Türkis ist eine sehr reinigende Farbe. Ein Bad in Türkis regeneriert eine verschmutzte Aura.***

BEHANDLUNGEN MIT FARBENERGETISCH AUFGELADENEM WASSER

Wasser oder Milch mit Farben energetisch aufzuladen und dann zu trinken ist völlig ungefährlich und eine schnelle, preiswerte Heilmethode.

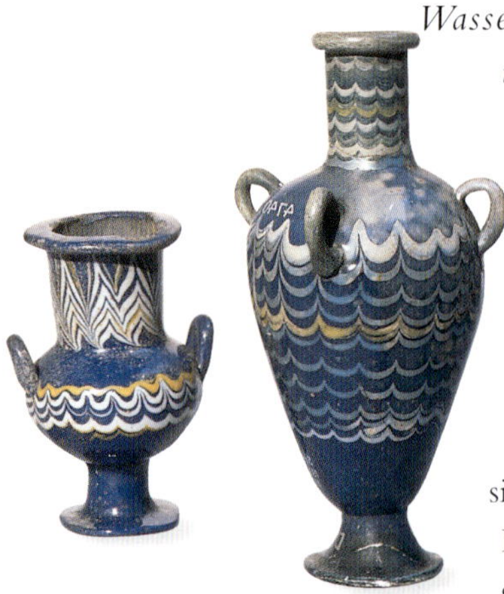

OBEN: ***Die Farbenergetisierung ist eine uralte Praxis. Der Inhalt dieser altägyptischen Glasgefäße sollte wahrscheinlich energetisch aufgeladen werden.***

Die Ägypter kannten die Wirkung farbiger Strahlen und stellten erlesene Schalen mit inkrustierten Edelsteinen sowie Flaschen, Krüge und Teller aus farbigem Glas her, in die sie Speisen und Heilmittel gaben. Die Gefäße wurden in die Sonne gestellt, damit ihr Licht durch das farbige Glas oder die Edelsteine gefiltert und der Inhalt mit einer bestimmten Farbenergie aufgeladen wurde. In Indien ist derart energetisierte Milch ein ayurvedisches Heilmittel.

Einige dieser alten Methoden werden wieder modern. Wasserfilter zum Beispiel gibt es in blauem, türkisfarbenem und grünem Glas oder Kunststoff. Aus ihnen schmeckt das Wasser sehr viel frischer und kühler als aus klarem Glas. Flaschen und Aufbewahrungsgefäße sind heute in vielen leuchtenden Farben erhältlich und können mit Ölen, Kräuteressig, Obst und anderen Lebensmitteln gefüllt werden. Gießen Sie einmal einen Hustensaft oder andere pflanzliche Präparate in eine Flasche, deren Farbe zu den Beschwerden in Beziehung steht.

Man hat herausgefunden, daß mit Rot oder Orange bestrahltes Trinkwasser ähnlich wie Zitronen- oder Grapefruitsaft belebend wirkt, mit Gelb bestrahltes Wasser reinigend. Blau verlangsamt das Fauligwerden von Wasser. Die »magnetischen« Farben Rot, Orange, Gelb und Magenta regen an und werden am besten morgens getrunken (jeweils ein Glas voll). Von den »elektrischen« Farben Grün, Blau, Indigo und Violett sollten Sie maximal ein halbes Weinglas auf einmal zu sich nehmen, und zwar schlückchenweise. Diese Farben wirken beruhigend und werden daher am besten spät getrunken.

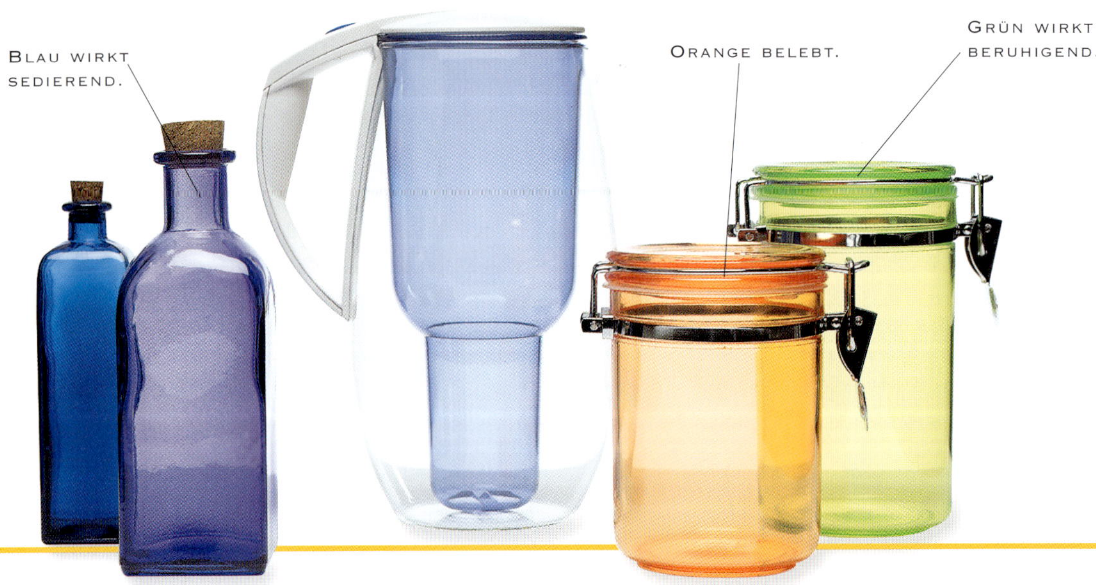

RECHTS: ***Die Farbe eines dem Licht ausgesetzten Glas- oder Kunststoffbehälters beeinflußt das darin enthaltene Wasser.***

FARBENERGETISCH AUFGELADENES WASSER HERSTELLEN

Farbenergetisch aufgeladenes Wasser können Sie selbst leicht herstellen, indem Sie ein Glasgefäß mit einem farbigen Filter umgeben. Handelsübliche Farbfilter für Fotografen bestehen aus lichtdurchlässigem Kunststoff und haben auf das Wasser dieselbe Wirkung wie farbiges Glas. Solche Filter gibt es in verschiedenen Farben. Sie lassen nur die Schwingung der jeweiligen Farbe durch.

Zur Energetisierung am besten geeignet sind Regen-, reines gefiltertes oder Quellwasser. Füllen Sie ein Glas damit, wickeln Sie den Filter darum, und halten Sie ihn mit einem Klebestreifen zusammen. Stellen Sie das Ganze eine halbe Stunde ans Tageslicht. (Die Sonne braucht nicht zu scheinen, damit die Lichtstrahlen wirken.) Sie können auch eine farbige Glasflasche nehmen.

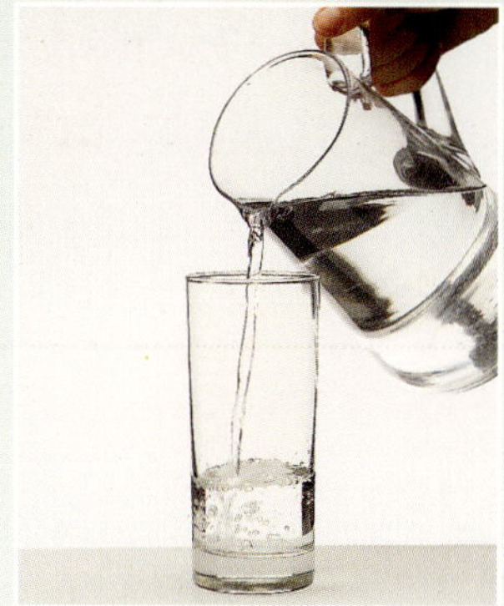

1. Gießen Sie möglichst reines Wasser – Regen-, gefiltertes oder Quellwasser – in ein Glas.

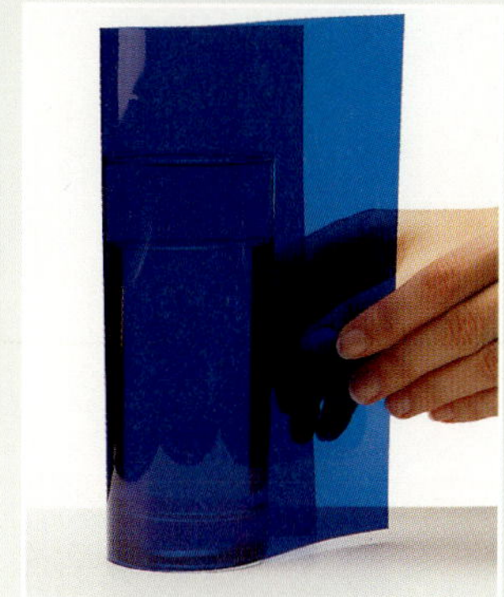

2. Wickeln Sie den Filter um das Glas, und halten Sie ihn mit einem Klebestreifen zusammen.

WELCHE FARBE FÜR WELCHE BESCHWERDEN?

Rot

Bei Ischias und zur Aktivierung von Nerven und Blut. Bei Lethargie, anomaler Müdigkeit oder kalten Händen und Füßen. Ein Glas zwischen den Mahlzeiten bei Anämie. Erhöht den Blutdruck. Nicht anwenden bei Gereiztheit, Wut oder Aggressivität, Herzleiden, Krampfadern oder Hautausschlägen.

Orange

Zur Lymphdränage und Schleimlösung. Gut bei Krämpfen, Asthma, Husten mit Auswurf, Fieber, Verdauungs- und Menstruationsbeschwerden, Nierenleiden und Kolitis; Furunkeln und Abszessen.

Gelb

Beseitigt Trägheit und Verstopfung. Aktiviert die motorischen Nerven und erzeugt Energie in den Muskeln. Bringt die Flüssigkeiten im Körper in Bewegung. Regt Milz, Leber, Bauchspeicheldrüse und Nieren an. Schlückchenweise eine kleine Menge vor den Mahlzeiten trinken.

Grün

Beruhigt und kräftigt die Nerven. Lindert Erkältungen, Heuschnupfen, Neuralgien, Sonnenbrand und Hautreizungen. Bei Schock oder als Erste Hilfe.

Blau

Bei Schilddrüsenüberaktivität, Nierenbeschwerden und Durchfall. Vor der Mahlzeit schlückchenweise trinken. Bei Halsschmerzen und Mundgeschwüren mit Wasser gurgeln. Bei Kolitis und Gallenbeschwerden täglich ein halbes Weinglas schlückchenweise trinken. Bei Hitzewallungen dreimal täglich vor den Mahlzeiten nehmen.

Indigo

Bei Migräne und Kopfschmerzen. Kühlt bei Hitzebläschen oder Sonnenbrand den Körper. Zum Gurgeln und für Augenbäder.

Violett

Bei Asthma, nervlicher Anspannung und psychischen Störungen. Zur Reinigung und Regeneration.

Magenta

Zur Verbesserung der Durchblutung und des Hautbildes, bei Energiemangel.

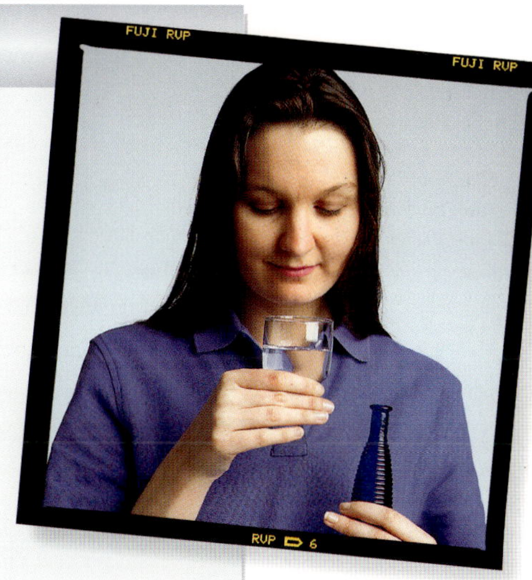

OBEN: **Mit der Farbe Blau energetisiertes Wasser wirkt antiseptisch, kühlend und nimmt Symptomen die Hitze. Trinken Sie es langsam und schlückchenweise.**

BACHBLÜTEN UND BLÜTENESSENZEN

Blüten enthalten die Energie der Sonne, denn sie absorbieren und speichern deren Licht. Farbe, Duft und Form einer Blüte senden subtile, aber wirkungsvolle Heilschwingungen aus. Diese wiederum lassen sich in Wasser »konservieren«, das die energetischen Ströme sehr gut aufnimmt.

BACHBLÜTEN

Die energetische Heilkraft der Blüten wurde zu Beginn unseres Jahrhunderts weithin bekannt, und zwar hauptsächlich durch die Entdeckungen von Dr. Edward Bach, einem Londoner Arzt, Bakteriologen und Homöopathen. Er hielt Krankheiten für eine Manifestation negativer Gedanken. Damit der Körper wieder gesund wird, glaubte er, müsse daher zunächst das negative Denken überwunden werden.

Bach teilte die negativen Seelenzustände, denen er positive seelisch-geistige Kräfte gegenüberstellte, in sieben Hauptgruppen ein:

(1) Angst, (2) Unsicherheit und Unentschlossenheit, (3) mangelndes Interesse an der Gegenwart, (4) Einsamkeit, (5) Überempfindlichkeit, (6) Mutlosigkeit bzw. Verzweiflung und (7) übertriebene Sorge um das Wohlergehen anderer. Er fand 37 Heilsubstanzen (Blüten), die er homöopathisch potenzierte (»verdünnte«) und Rock Water (Quellwasser). Mit diesen rein energetischen Mitteln behandelte er die verschiedenen Seelenzustände. Wenige Tropfen der Bachblütenessenzen werden in frischem Quell- oder sauberem Regenwasser genommen.

Die Farbtherapie gleicht der Homöopathie, weil bei beiden die Qualität der Schwingung, nicht die Menge des Heilmittels wichtig ist.

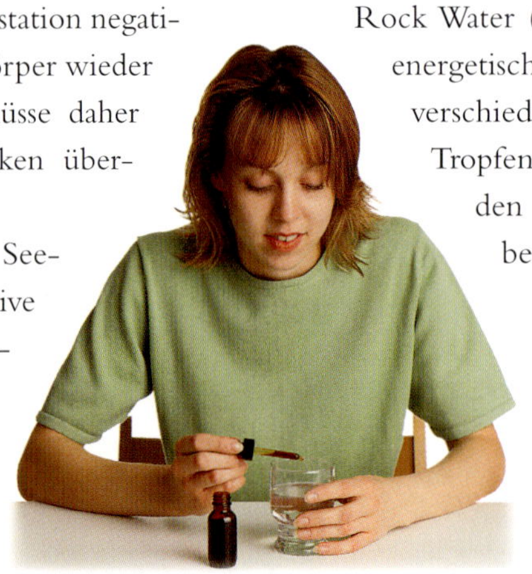

RECHTS: ***Blütenessenzen sind ausgezeichnet zur Behandlung von seelischen Problemen, die zu körperlichen Krankheiten führen können.***

FARBEN UND BACHBLÜTEN

FARBE	SEELENZUSTAND	BACHBLÜTEN
Rot/Grün	*Unsicherheit (2)*	*Cerato, Scleranthus, Gentian, Gorse, Hornbeam, Wild Oat*
Rosa/Grün	*Einsamkeit (4)*	*Water Violet, Impatiens, Heather*
Orange/Blau	*Überempfindlichkeit für den Einfluß anderer (5); Verzagtheit und Verzweiflung (6)*	*Agrimony, Centaury, Walnut, Holly, Larch, Pine, Elm, Sweet Chestnut, Star of Bethlehem, Willow, Oak, Crab Apple*
Gold/Gelb, Türkis	*Mangelndes Interesse an der Gegenwart (3)*	*Clematis, Honeysuckle, Wild Rose, Olive, White Chestnut, Mustard, Chestnut Bud*
Gelb/Violett	*Angst (1)*	*Rock Rose, Mimulus, Cherry Plum, Aspen, Red Chestnut*
Magenta/Grün	*Übertriebene Besorgnis um andere (7)*	*Chicory, Vervain, Vine, Beech, Rock Water (Rescue Remedy)*

BLÜTENESSENZEN SELBST HERSTELLEN

Ingrid von Rohr, Heilpraktikerin, Homöopathin und Farbtherapeutin, empfiehlt die folgenden Methoden zur Zubereitung eigener Essenzen.

DIE SONNENMETHODE

- Füllen Sie eine dünne Glasschale mit dem reinsten Wasser, das Sie bekommen können.
- Streuen Sie die Blüten über die Wasseroberfläche, so daß sie bedeckt ist.
- Lassen Sie die Schale 3 oder 4 Stunden in der Sonne stehen; entfernen Sie vorsichtig die Blüten, und füllen Sie mit dem Wasser eine saubere Flasche bis zur Hälfte.
- Mit Weinbrand oder Cognac auffüllen.
- Aus dieser Vorratsflasche träufeln Sie ein paar Tropfen in eine 20- bis 30-ml-Flasche mit Quellwasser; dies ist Ihr Heilmittel, das Sie bei Bedarf tropfenweise pur oder in einem Glas Wasser einnehmen.

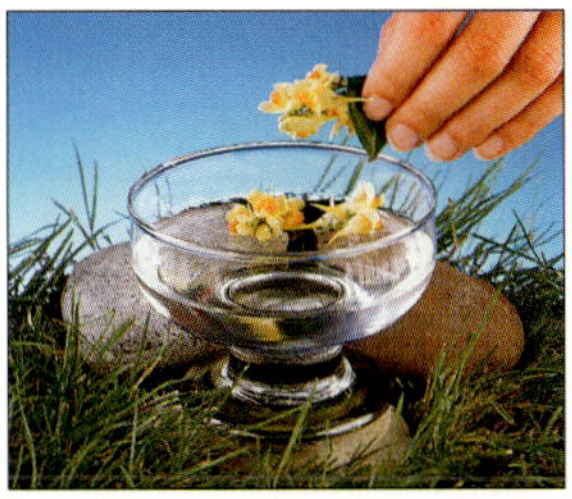

1. Füllen Sie eine dünne Glasschale mit reinem Wasser, und streuen Sie die Blüten darauf.

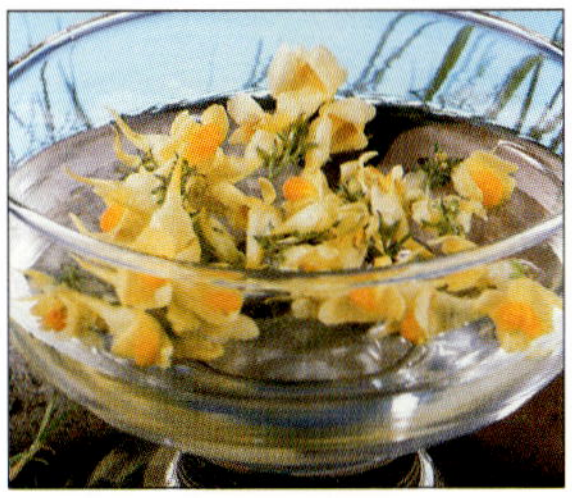

2. Lassen Sie die Schale 3 oder 4 Stunden in der Sonne stehen.

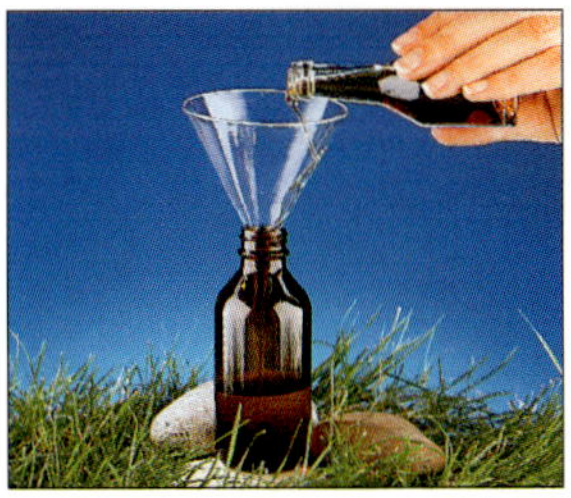

3. Entfernen Sie die Blüten, und gießen Sie das Wasser in eine saubere Flasche, bis diese halb voll ist; mit Weinbrand oder Cognac auffüllen.

Bei einer alternativen Zubereitungsmethode werden die Blüten gekocht.

DIE KOCHMETHODE

- Kochen Sie die Blüten etwa eine halbe Stunde in reinem Wasser.
- Gießen Sie die Flüssigkeit durch ein Mulltuch in eine Flasche, bis diese halb voll ist; mit Weinbrand auffüllen.

FARBENERGETISIERUNG

- *Umgeben Sie das Glas mit der verdünnten Blütenessenz mit einem Farbfilter, und stellen Sie es ein paar Minuten in die Sonne.*
- *Nehmen Sie mal den einen, mal den anderen Farbfilter, wenn Sie zwei komplementäre Farben verwenden wollen. Achten Sie darauf, jede Farbe gleich oft zu nehmen.*
- *Mit einem Kristallquarzpegel können Sie testen, ob eine Blütenessenz schon voll energetisiert ist.*

Die Blüten und Blätter von Heilpflanzen können auch direkt um Flaschen von Blütenessenzen oder aromatherapeutischen Trägerölen gewickelt werden. Verwenden Sie goldgelbe Ringelblumen oder grüne Beinwellblätter bei Hautcremes und Lotionen. Rosenblütenblätter teilen einer Badeessenz ihre seelische Heilkraft mit, während violette Blüten die Gesundung generall fördern.

BLÜTENESSENZEN FARBENERGETISCH AUFLADEN

Zur Verstärkung der Wirkung können die Essenzen zusätzlich mit der entsprechenden Farbenergie von Blüten aufgeladen werden.

Dazu stelle ich die Einnahmeflasche mit den Blütenessenzen auch gern unter eine farbige Glaspyramide, die dieselben Proportionen wie die große Pyramide von Gizeh hat. Sie braucht nicht groß zu sein – eine Basis von etwa 9 Quadratzentimetern reicht.

ÜBER DIE AURA HEILEN

Zum richtigen Verständnis der Farbtherapie müssen wir wissen, was die Aura ist. Der Begriff entstammt einer Weltsicht, der zufolge wir außer dem materiellen mehrere feinstoffliche Körper haben, die dem seelischen, geistigen und spirituellen Aspekt unseres Selbst entsprechen.

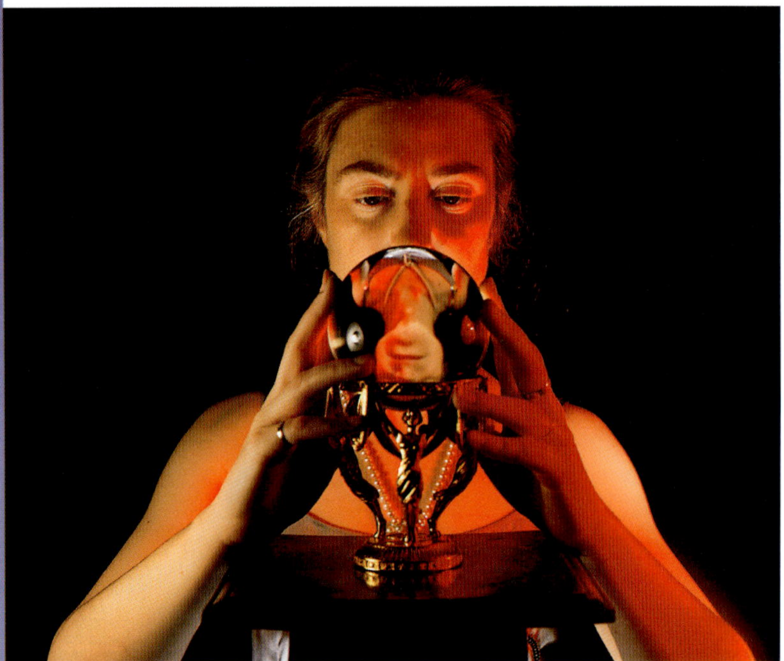

OBEN: ***Hellsichtige wissen schon seit langem, daß die Aura existiert.***

Die feinstofflichen Körper schwingen so schnell, daß das menschliche Auge sie nicht sehen kann, und strahlen Farbenergien aus, die sich wie Lichtbänder um uns herumlegen und die Aura bilden. Diese besteht aus drei Schichten, die vom physischen Körper nach außen abstrahlen. Der physische Körper ist der dichteste und der einzige, den wir sehen können; Menschen mit medialen Fähigkeiten nehmen auch die feinstofflichen wahr. Obwohl die westliche Schulmedizin die Existenz der Aura und der feinstofflichen Körper konsequent leugnet, behaupten Heiler und Hellsichtige schon seit Tausenden von Jahren, daß es sie gibt.

RECHTS: ***Die Schwingungsenergie eines Körpers läßt sich fotografisch festhalten.***

DIE SCHICHTEN DER AURA

- *Die erste Schwingungsschicht der Aura ist der sogenannte Ätherkörper; diese recht dünne Schicht folgt exakt dem physischen Körper, aber weil sie schneller schwingt, können wir sie mit bloßem Auge nicht sehen. Der Ätherkörper ist so etwas wie ein Filter; er läßt Schwingungen von den anderen feinstofflichen Körpern in den physischen Körper hinein und von diesem nach außen fließen.*
- *Die zweite Energieschicht ist der Astral- bzw. Emotionalkörper. Er reicht knapp einen Meter über unseren physischen Körper hinaus und besteht aus wechselnden Farben, die unsere jeweiligen Gefühle widerspiegeln.*
- *Der Mentalkörper, der mit der Energie unserer Gedankenwellen erfüllt ist, reicht noch weiter nach außen. Diese geistige Energie interagiert mit dem Astral- und dem Ätherkörper und beeinflußt deren Energiehaushalt. Negative Gedanken durchdringen die anderen feinstofflichen Körper und beeinträchtigen unser seelisches und körperliches Wohlbefinden unmittelbar.*

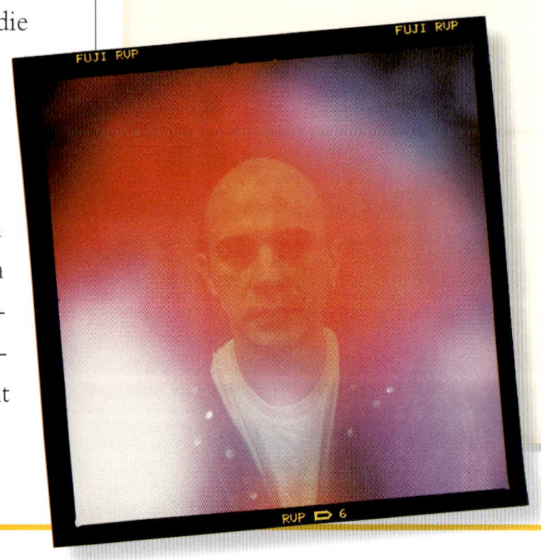

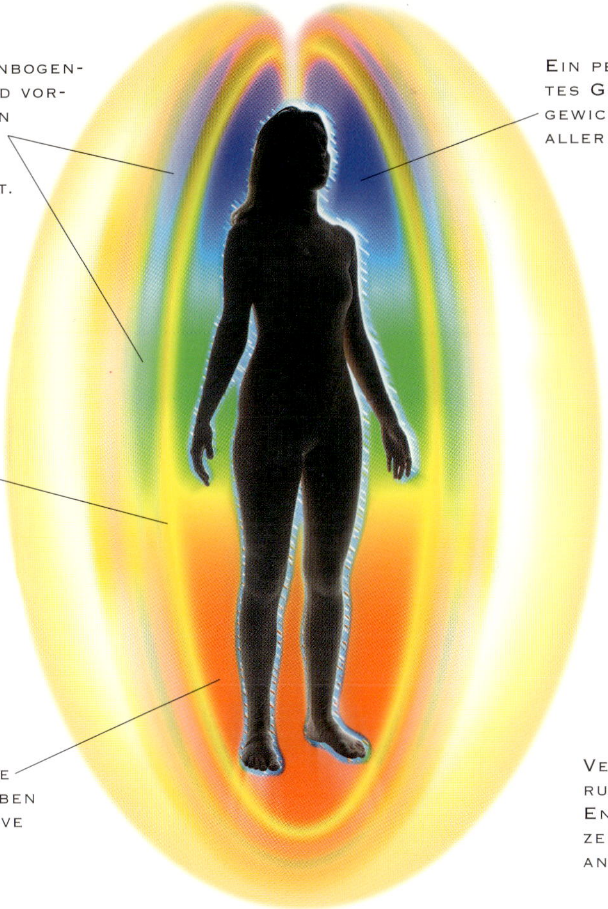

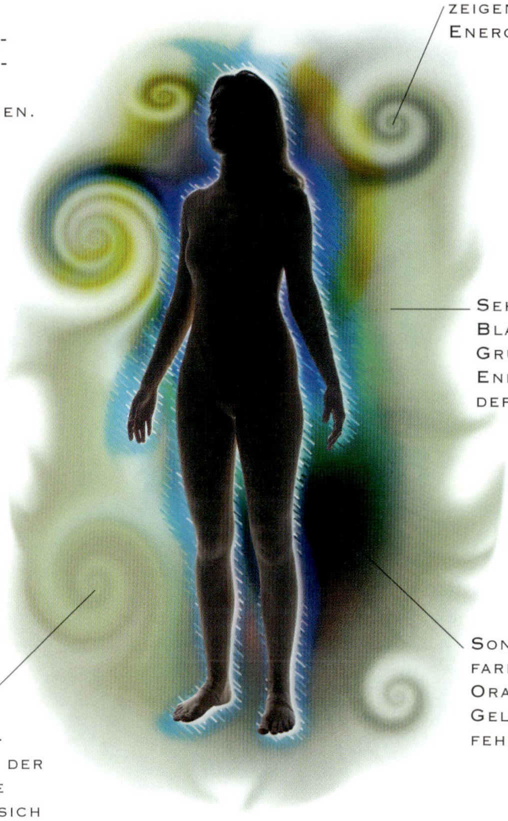
Schmutzige, trübe Farben zeigen negative Energie.
Sehr viel Blau und Grün zeigen Energiedefizite.
Sonnenfarben – Orange, Gelb, Rot – fehlen.
Verzerrungen der Energie zeigen sich an Mustern.

Unsere Aura besteht aus vielen wunderschönen Farben, die unseren physischen Körper in der Form eines Eies umgeben. Die Farben der Aura spiegeln unsere körperliche, seelische, geistige und spirituelle Verfassung wider.

Die vitalisierende Energie des Lichts mit den sieben Einzelfarben versorgt uns mit allem, was wir brauchen, um vollkommen gesund zu bleiben. Wenn die durch die sieben Heilstrahlen verkörperte Vitalkraft jedoch blockiert ist, kommt es zu Energieungleichgewichten: In einigen Energiezentren des Körpers (den sogenannten Chakras, s. S. 214) sammelt Farbenergie sich an, während andere keine Energie mehr bekommen. Solche Probleme zeigen sich an Zusammenballungen bzw. Mustern in der Aura. Die Energieverzerrungen machen schließlich auch den physischen Körper krank und manifestieren sich als körperliche Symptome.

Die verschiedenen Aspekte unserer Psyche befinden sich in einem ständigen Austausch. Viele körperliche Empfindungen werden durch unsere Gedanken und Erwartungen verändert. Die Entwicklung geistiger Kraft und die Einstimmung auf die Intuition beeinflussen die Farben unserer Aura und verändern negative Erwartungen in positive.

DIE FARBEN DER AURA

Wenn wir vollkommen ausgeglichen und gesund sind, weist die Aura alle Regenbogenfarben auf, denn alle kosmischen Strahlen können ungehindert durch uns hindurchfließen. Aber wir geben nicht nur Farbschwingungen ab, sondern nehmen auch Lichtenergie auf. Dabei wirkt die Aura wie ein Prisma und zerlegt das Licht in seine einzelnen Farbkomponenten.

OBEN LINKS: ***Wenn wir mit uns und der Welt im Einklang sind, kann Licht in unseren Körper eindringen und eine Aura in allen Regenbogenfarben erzeugen.***

OBEN RECHTS: ***Blockaden in einem Energiezentrum verzerren die Aura, weil die Farben nicht im Gleichgewicht sind.***

DIE CHAKRAS

Die einzelnen Farbschwingungen werden von feinstofflichen Energiezentren im Körper aufgenommen, den sogenannten Chakras. Die sieben Hauptchakras liegen entlang der Wirbelsäule.

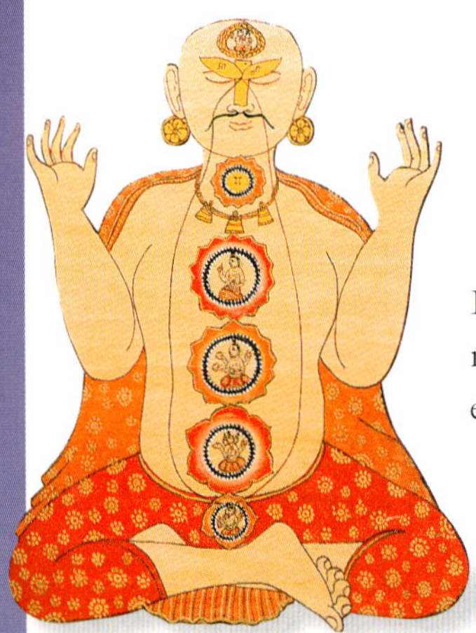

OBEN: ***Jedes der sieben Chakras korrespondiert mit einer Farbschwingung. Wenn ein Chakra gestört ist, werden auch die anderen in Mitleidenschaft gezogen.***

Jedes Chakra nimmt eine bestimmte Lichtschwingung, also eine Farbe, auf und verteilt sie im Körper; denn diese feinstofflichen Energiezentren korrespondieren unmittelbar mit bestimmten Nervenzentren. Wenn auf einer Ebene die Energie blockiert ist, staut sie sich und verursacht Verzerrungen, die auch andere Bereiche unseres Wesens beeinträchtigen. Ein Chakra und die ihm entsprechenden Körpersysteme, Organe und Drüsen können durch die Farbschwingung, für die ein Chakra empfänglich ist, gezielt energetisiert und ins Gleichgewicht gebracht werden.

Die Farbstrahlen werden von folgenden Energiezentren angezogen:

- **Rot:** unterstes Zentrum an der Basis der Wirbelsäule
- **Orange:** Milzzentrum am Kreuzbein
- **Gelb:** Rückenmitte, Solarplexus
- **Grün:** Herzzentrum zwischen den Schulterblättern
- **Blau:** Kehlkopf bzw. Schilddrüse
- **Indigo:** Drittes Auge, Zirbeldrüse
- **Violett:** höchster Punkt des Kopfes, Hypophyse

Jede Farbe beeinflußt außerdem das darüber und das darunter gelegene Chakra, und manche Energiezentren erfahren Unterstützung durch andere. Die Verdauung etwa wird durch Gelb, aber auch Grün und Orange beeinflußt.

Die Farbenergie läßt sich wie folgt in den Ätherkörper lenken:

- Erstens durch die Öffnung der Chakras, so daß die Farbenergie uns ungehindert durchströmen kann; die Energie wird dann mit der Vorstellung oder den Händen geleitet. So können wir uns und andere heilen.
- Zweitens durch Bestrahlung der ganzen Aura mit Licht.
- Drittens durch Chromatherapie, das heißt die gezielte Bestrahlung eines Chakras oder Körperbereichs mit Licht. Die Bündelung der Farbenergie in einen schmalen Lichtstrahl wirkt wie ein Laser, dessen Schwingung einen Akupressur- oder Fußreflexzonenpunkt stimulieren kann. Oder Sie drücken mit den Fingern die Akupunkturpunkte auf Körper, Gesicht, Händen, Füßen und schicken die Farbenergie in Ihrer Vorstellung durch die entsprechenden Meridiane.

Die Abbildungen auf der nächsten Seite zeigen die Korrespondenzen von Farben, Organen, Drüsen, Körpersystemen und Chakras.

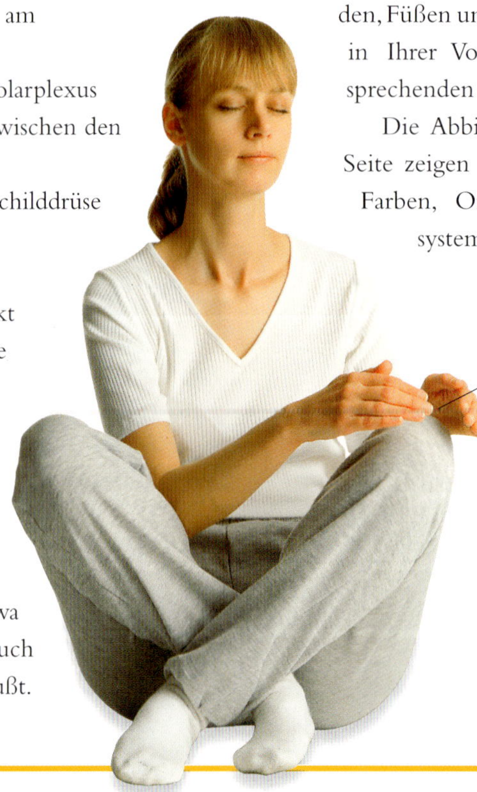

WIR KÖNNEN DIE ENERGIE MIT DEN HÄNDEN DIRIGIEREN UND SO IHRE BEWEGUNG DURCH DEN KÖRPER UNTERSTÜTZEN.

LINKS: ***Konzentrieren Sie sich auf eine bestimmte Farbenergie; lenken Sie sie zu dem Chakra oder Körperbereich, der Heilung braucht.***

KRAFTZENTREN IM KÖRPER UND FARBEN

FARBE	ENERGIEZENTRUM	DRÜSEN	ORGANE	KÖRPERSYSTEME
Rot	*Basis*	*Nebennieren*	*Nieren*	*Muskeln, arterielles Blut*
Orange	*Kreuzbein*	*Fortpflanzungsorgane*	*Eierstöcke, Hoden, Magen, Dickdarm*	*Fortpflanzungssystem*
Gelb	*Solarplexus*	*Bauchspeicheldrüse*	*Leber, Gallenblase, Milz*	*Verdauung, Nerven*
Grün	*Herz*	*Thymusdrüse*	*Herz, unterer Lungenbereich*	*Kreislauf, parasympathisches Nervensystem*
Blau	*Kehle*	*Schilddrüse, Nebenschilddrüse*	*Kehle, oberer Lungenbereich*	*Atemwege*
Indigo	*Drittes Auge*	*Hypophyse*	*Augen, Nase, Ohren*	*Skelett, venöses Blut*
Violett	*Scheitel*	*Zirbeldrüse*	*Gehirn*	*Zentrales Nervensystem*
Magenta	*Äther/Geist*	*Mit den Meridianen zusammenhängende Drüsen*	*Akupunkturpunkte, Fußreflexzonen*	*Meridiansystem*

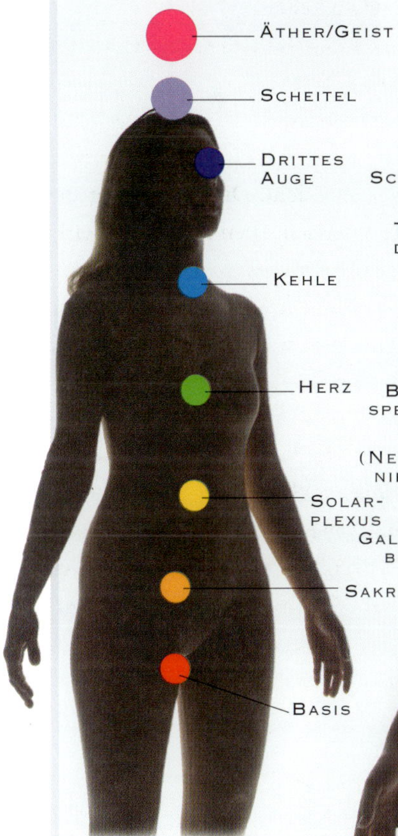

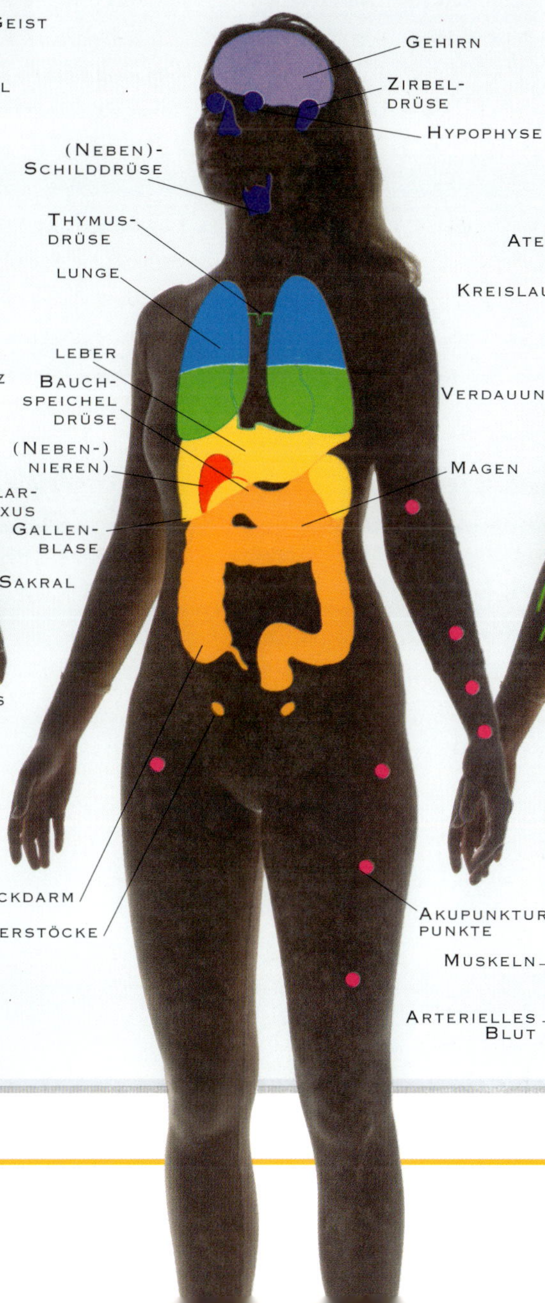

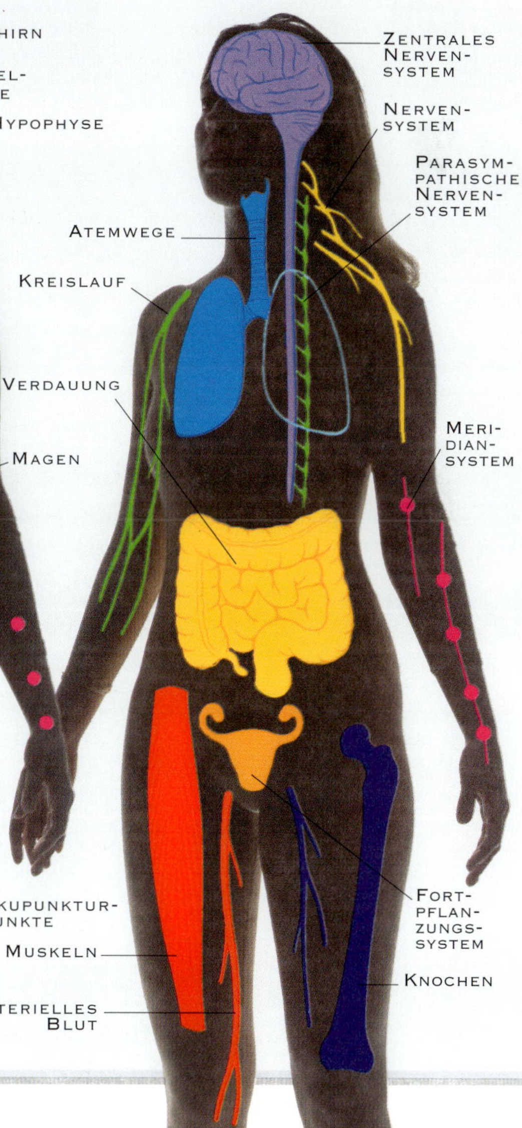

OBEN UND RECHTS: ***Die sieben Hauptchakras korrespondieren mit bestimmten Farbschwingungen und diese wiederum mit Organen, Drüsen und Körpersystemen.***

RECHTS: ***Das Kreisen des Beckens öffnet das Sakralchakra, das mit den Fortpflanzungsorganen und der Farbe Orange verbunden ist.***

TÄGLICHE ÜBUNGEN ZUR ÖFFNUNG DER CHAKRAS

Hatha-Yoga, der Yoga der körperlichen Bewegung, massiert und energetisiert die Körpersysteme. Die folgenden Übungen öffnen auch die Chakras. Versuchen Sie, sich beim Üben die Farbe vorzustellen, die den einzelnen Energiezentren entspricht. Die Massagen lassen sich bei Duft- oder Farbbehandlungen anwenden.

ÜBUNGSTIPS

- *Tragen Sie bequeme, locker sitzende Kleidung.*
- *Die Kleidung sollte möglichst aus Baumwolle oder anderen Naturfasern sein, die die Haut atmen lassen, und ruhige oder neutrale Farben haben.*
- *Legen Sie Schmuck und Ihre Uhr ab.*
- *Essen Sie mindestens zwei Stunden vor den Übungen nicht.*

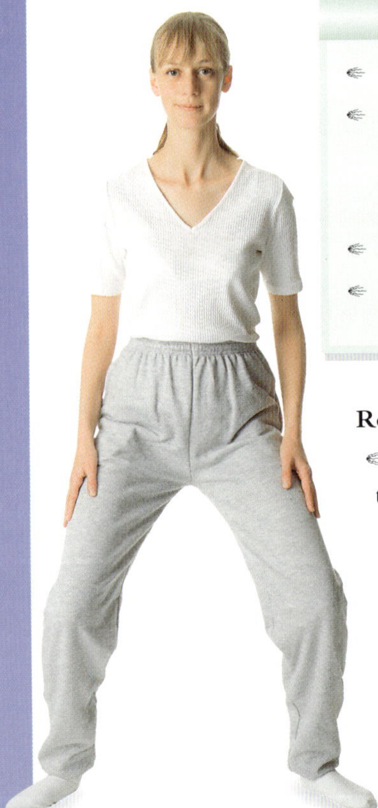

OBEN: ***Diese Übung stimuliert das Basischakra, das mit Nieren und Nebennieren sowie dem roten Farbstrahl verbunden ist.***

Rotes Chakra – Basis der Wirbelsäule

- Die Füße stehen etwas mehr als schulterbreit auseinander. Füße und Knie zeigen in einem angenehmen Winkel nach außen, so daß Sie die Knie so tief wie möglich beugen können, ohne daß es weh tut oder Sie sich verspannen.
- Beugen Sie ein paarmal die Knie. Schieben Sie dann Ihr Becken weit nach vorn und hinten.
- Pendeln Sie mit gebeugten Knien auf diese Weise ein paarmal nach vorn und hinten. Kehren Sie dann langsam in die Ausgangsposition zurück.
- Dreimal wiederholen.

MASSAGE

Beklopfen Sie mit der Handfläche sanft die Basis der Wirbelsäule, bis Sie spüren, daß der Bereich warm wird und die Energie nach oben steigt.

Orangefarbenes Chakra – Fortpflanzungsorgane

- Die Füße stehen etwa schulterbreit auseinander, die Knie sind leicht gebeugt. Wiegen Sie das Becken wie in der vorigen Übung vor- und rückwärts.
- Lassen Sie Ihr Becken jetzt mehrmals in beide Richtungen kreisen.

MASSAGE

Beschreiben Sie mit den Handflächen vom unteren Rücken zum vorderen Beckenbereich und zurück Achten. Dies wirkt sanft wärmend.

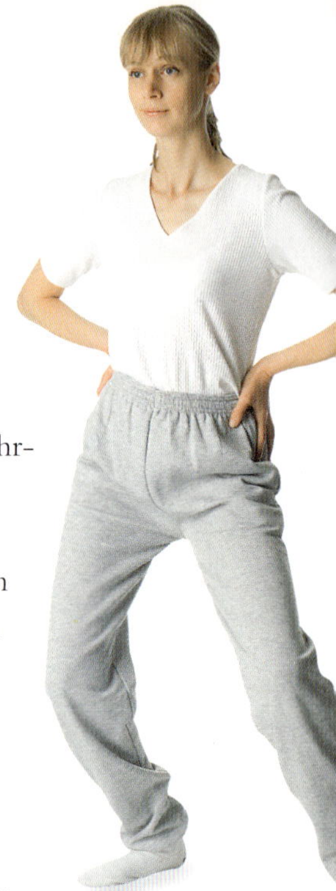

Gelbes Chakra – Solarplexus (Magen)

- Hüpfen – dazu brauchen Sie einen Partner, der Ihre Hände hält, während Sie auf und ab hüpfen. Wenn Sie diese Übung regelmäßig machen wollen, lohnt sich die Anschaffung eines kleinen Trampolins.
- Das Hüpfen fördert die Lymphdränage und löst Spannungen im Solarplexus; außerdem wird die Atmung tiefer und gleichmäßiger.

MASSAGE

Streichen Sie mit der Handfläche kreisförmig über den Magen. Dies wirkt sehr beruhigend.

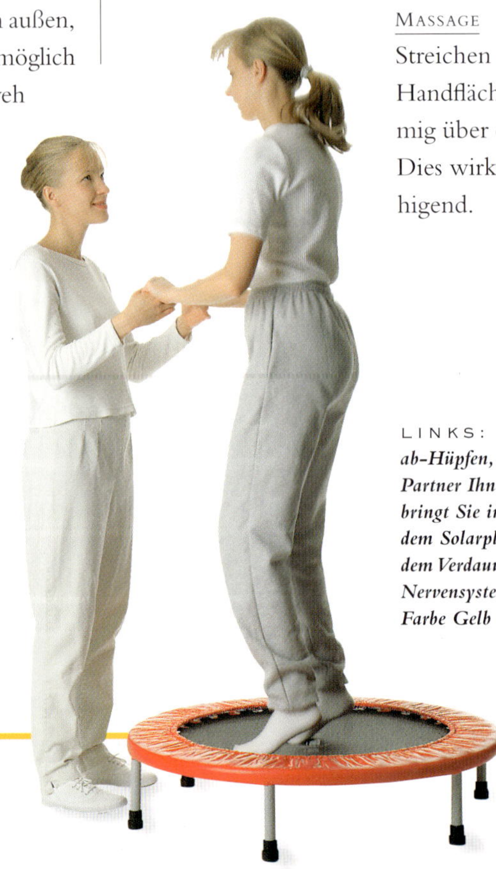

LINKS: ***Das Auf-und-ab-Hüpfen, bei dem ein Partner Ihnen Halt gibt, bringt Sie in Kontakt mit dem Solarplexus, der mit dem Verdauungs- und Nervensystem und der Farbe Gelb verbunden ist.***

Grünes Chakra – Herz

- Strecken Sie die Arme über dem Kopf aus, atmen Sie dann tief und langsam ein und aus. Strecken Sie nun die Arme zur Seite, und entspannen Sie sich in dieser Position.
- Um die Vorderseite des Herzchakras zu öffnen, legen Sie sich mit den Schulterblättern auf ein sehr dickes Kissen.
- Zur Öffnung der Rückseite knien Sie sich hin und schieben die Arme auf dem Boden nach vorn. Gleiten Sie dann zurück, bis Ihr Becken auf den Zehen ruht. Machen Sie sich ein paar Minuten ganz lang, schieben Sie die Arme dann vorwärts, bis Ihr Becken sich über den Knien befindet. Viermal wiederholen.
- Entspannen Sie sich. Die Arme liegen seitlich am Körper, die Schultern auf dem Boden.

MASSAGE

Machen Sie mit der linken Hand eine lockere Faust, und klopfen Sie siebenmal leicht auf die Thymusdrüse direkt über dem Herzen. Diese Übung machen Sie am besten morgens. Sie können auch den Brustkorb sanft massieren. Legen Sie den linken Zeigefinger auf die Thymusdrüse, und beschreiben Sie fünfmal mit der rechten Hand auf dem Körper Achten, wobei der Kreuzungspunkt jedesmal die Thymusdrüse ist.

Blaues Chakra – Schilddrüse

- Bewegen Sie den Kopf nach vorn und nach hinten, nach rechts und links; wiederholen Sie die Bewegung. Lassen Sie dann den Kopf in beide Richtungen kreisen.
- Ziehen Sie die Schultern hoch und dann nach unten, lassen Sie sie nach hinten und vorn kreisen, um sie zu lockern. Das Kehlkopfchakra spricht auch gut auf Klänge an, also summen oder singen Sie.

MASSAGE

Klopfen Sie sanft beidseits vom Nacken über die Schultern bis zu den Händen und zurück.

Violettes Chakra – Drittes Auge

- Bewegen Sie die (offenen) Augen nach oben und unten, dann nach links und rechts. Beschreiben Sie dann große Kreise in beide Richtungen.
- Sehen Sie nach oben und nach links, nach unten und nach rechts; wechseln Sie dann die Richtungen: Sehen Sie erst nach oben und nach rechts.
- Reiben Sie die Handflächen aneinander, bis sie warm sind, und legen Sie sie über die Augen; die Wärme beruhigt und entspannt.

MASSAGE

Drücken Sie mit Zeige- und Mittelfinger sanft den Bereich des Dritten Auges zwischen den Augenbrauen.

Weißes Chakra – Scheitel

- Reiben Sie mit der rechten Hand den höchsten Punkt Ihres Kopfes im Uhrzeigersinn.
- Geben Sie sich eine Kopfmassage, indem Sie so tun, als würden Sie sich die Haare waschen. Dies lindert Kopfschmerzen und macht den Kopf frei. Eine solche Massage wirkt wunderbar bei Haarausfall, Wut oder allgemeiner Erhitztheit; Energieblockaden werden oft im Kopf festgehalten.

MASSAGE

Beschreiben Sie mit der Hand kleine Kreise über dem Scheitel.

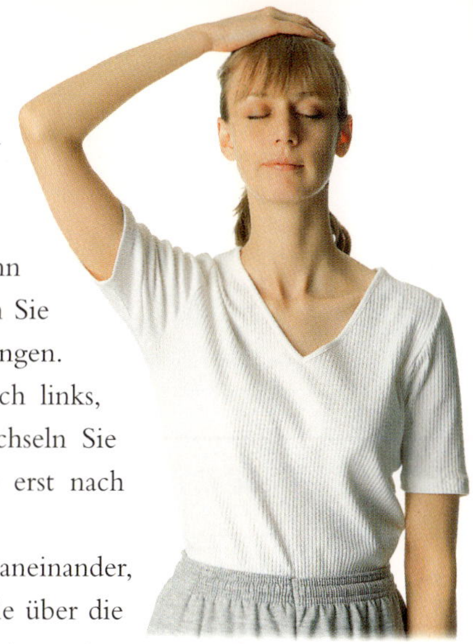

OBEN: *Eine Massage des Scheitels im Uhrzeigersinn regt das Chakra an, wodurch das Gehirn und das zentrale Nervensystem beeinflußt werden.*

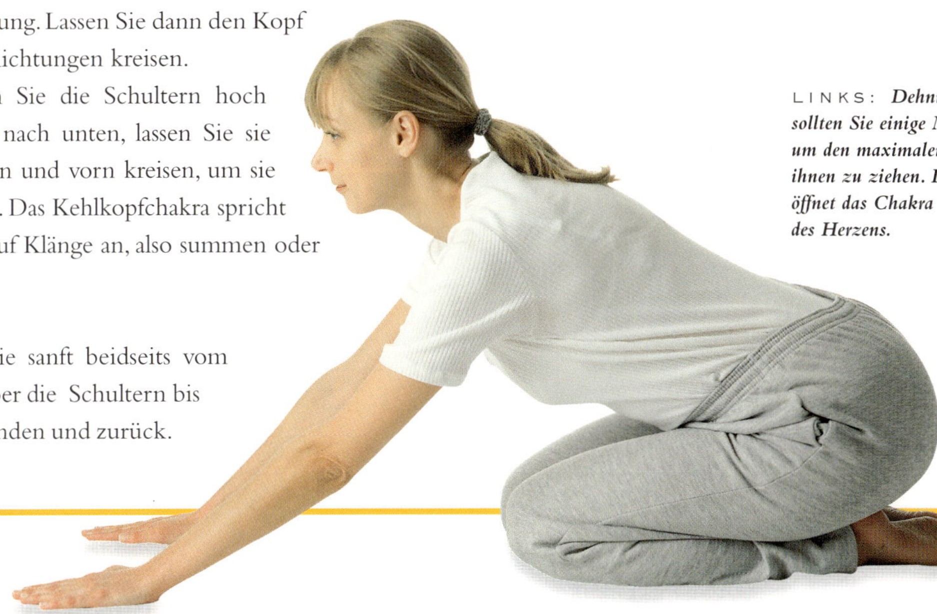

LINKS: *Dehnungsübungen sollten Sie einige Minuten halten, um den maximalen Nutzen aus ihnen zu ziehen. Diese Übung öffnet das Chakra an der Rückseite des Herzens.*

FARBENERGIEN IN DEN KÖRPER LENKEN

Farben sind wie gesagt eine Form der Schwingung. Da auch Gedanken Schwingungen sind, können intensive positive Gedanken unser körperliches Wohlbefinden beeinflussen.

FARBENERGIEN MIT DER VORSTELLUNG LENKEN

Wenn wir unsere Gedankenwellen mit einer Farbe verbinden, werden sie wirksamer. Die Konzentration auf eine Farbe gibt den Gedankenwellen mehr Kraft; es ist, als würden Sie Lichtstrahlen mit einer Lupe bündeln: Obwohl Sie die Lichtstrahlen nicht sehen, beweist das brennende Papier ihre Kraft.

Visualisierungstechniken (s. S. 226) werden zur Förderung von Entspannung und Schlaf und zur begleitenden Behandlung von Krebs und anderen Krankheiten eingesetzt, bei denen übliche Methoden nicht ausreichen. Krebspatienten werden gelehrt, sich geistig auf die Zellen im betroffenen Bereich zu konzentrieren und sich vorzustellen, sie wären vollkommen gesund. Die Farbe Violett wird verwendet, um Zellen im befallenen Bereich zu heilen. Die purpurviolette Schwingung hat einen merklichen Einfluß auf alle Arten von Schmerz. Viele Menschen haben mit Hilfe dieser Methoden schwere Krankheiten besiegt.

Das Visualisieren funktioniert, weil der Geist den Körper beeinflussen kann. Der Ätherkörper entspricht dem physischen Körper, hat aber eine sehr viel höhere Frequenz. Deshalb kann man ihn mit bloßem Auge nicht sehen. Einige Forscher haben jedoch mit hochenergetischen Fotos gezeigt, daß Krankheiten im Ätherkörper schon sichtbar sind, wenn sie sich im physischen Körper noch gar nicht manifestiert haben.

POSITIV VISUALISIEREN

Durch intensive, konzentrierte Gedanken – das heißt Schwingungen – können wir über den Ätherkörper den physischen Körper beeinflussen. Ein verändertes Schwingungsverhalten des Ätherkörpers wird vom physischen Körper übernommen. Das Visualisieren vermittelt dem Ätherkörper ein Bild – deshalb sollten wir uns das vorstellen, was wir wollen, und nicht das, was wir nicht wollen: Wir müssen positiv, nicht negativ visualisieren. Wir sollten uns vorstellen, wir wären vollkommen gesund und all unsere Körper würden perfekt funktionieren.

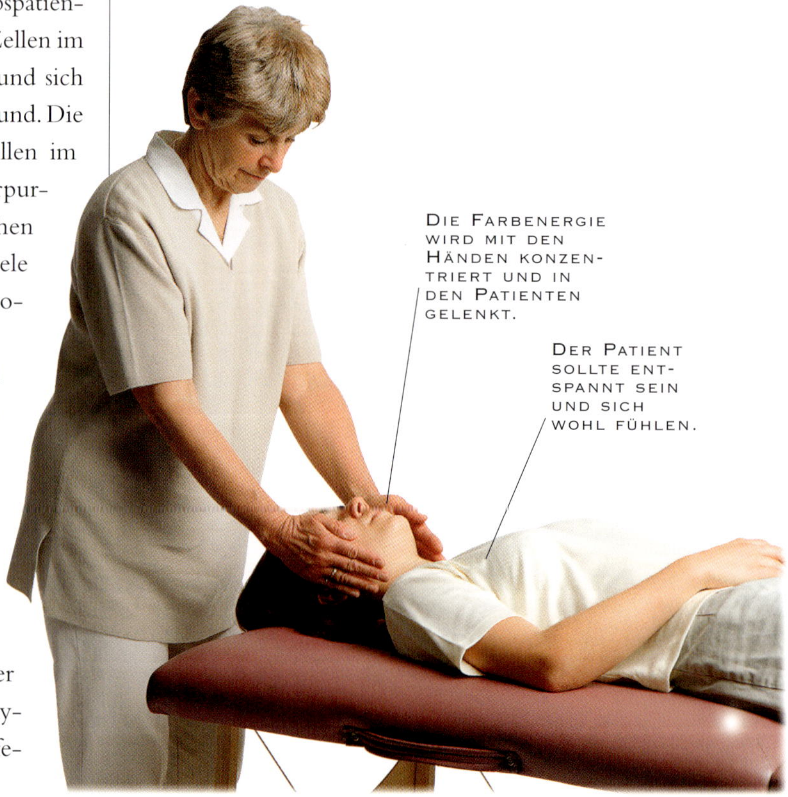

DIE FARBENERGIE WIRD MIT DEN HÄNDEN KONZENTRIERT UND IN DEN PATIENTEN GELENKT.

DER PATIENT SOLLTE ENTSPANNT SEIN UND SICH WOHL FÜHLEN.

RECHTS: ***Ein Heiler kann Patienten helfen, sich auf eine Heilfarbe zu konzentrieren, damit Krankheiten oder Schmerzen vergehen.***

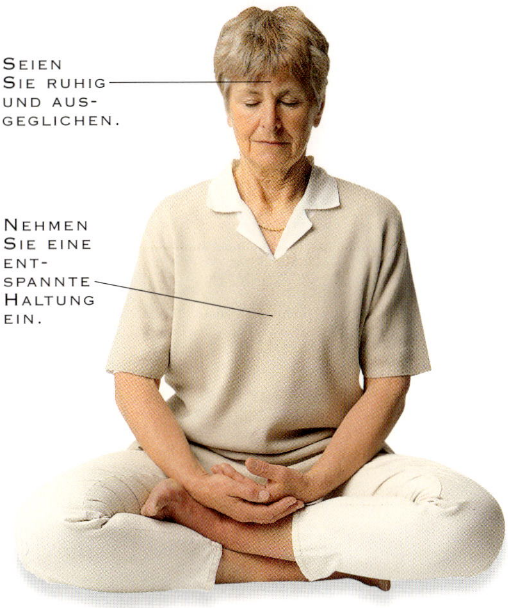
SEIEN SIE RUHIG UND AUS-GEGLICHEN.
NEHMEN SIE EINE ENT-SPANNTE HALTUNG EIN.

FARBENERGIE MIT DEN HÄNDEN LENKEN

Man kann Farbenergien mit den Händen lenken, um sich selbst oder andere zu heilen. Vor einer Farbheilbehandlung sollte der/die Therapeut(in) unbedingt dafür sorgen, daß er/sie selbst ausgeglichen ist. Jedes Ungleichgewicht verzerrt die Farbschwingungen, so daß man verseuchte Energie weitergibt. Deshalb sollten Heiler zunächst den eigenen Organismus soweit wie möglich reinigen und Farbbehandlungen nur vornehmen, wenn sie selbst gesund und friedvoll sind. Die hier genannten Methoden helfen Therapeuten, vor einer Heilbehandlung Körper, Seele und Geist ins Gleichgewicht zu bringen:

Führen Sie Farbheilungen an einem luftigen, ruhigen Ort aus, an dem Sie nicht gestört werden. Im Idealfall haben Sie vor der Behandlung gebadet und tragen saubere Kleidung in neutralen Farben (schützendes Dunkelblau ist günstig), denn Haut und Kleidung können negative Energie aufnehmen und festhalten. Ihr Energiesystem wird auch von der Qualität und Leichtigkeit des Essens beeinflußt.

AURAVERUNREINIGUNG

Alkohol, (Alltags-)Drogen und Nikotin verunreinigen die Aura; verzichten Sie möglichst generell darauf, auf jeden Fall aber, wenn Sie eine Farbheilbehandlung geben wollen.

Bevor Sie Farbenergie lenken können, müssen Sie Ihren Geist zur Ruhe bringen und sich mit Ihren intuitiven und spirituellen Kräften verbinden. Setzen Sie sich dazu 5 Minuten ruhig hin, und praktizieren Sie die Reinigungsatmung (s. S. 228). Verwenden Sie weißes Licht, und öffnen Sie in der Vorstellung jedes Chakra, bis Sie oben beim Dritten Auge angekommen sind. Sehen Sie sich umgeben von schützendem weißen oder goldenen Licht.

LINKS: ***Bereiten Sie sich vor dem Kanalisieren von Farbschwingungen 5 Minuten vor, um ruhig zu werden und mit Ihrem höheren Selbst in Kontakt zu kommen.***

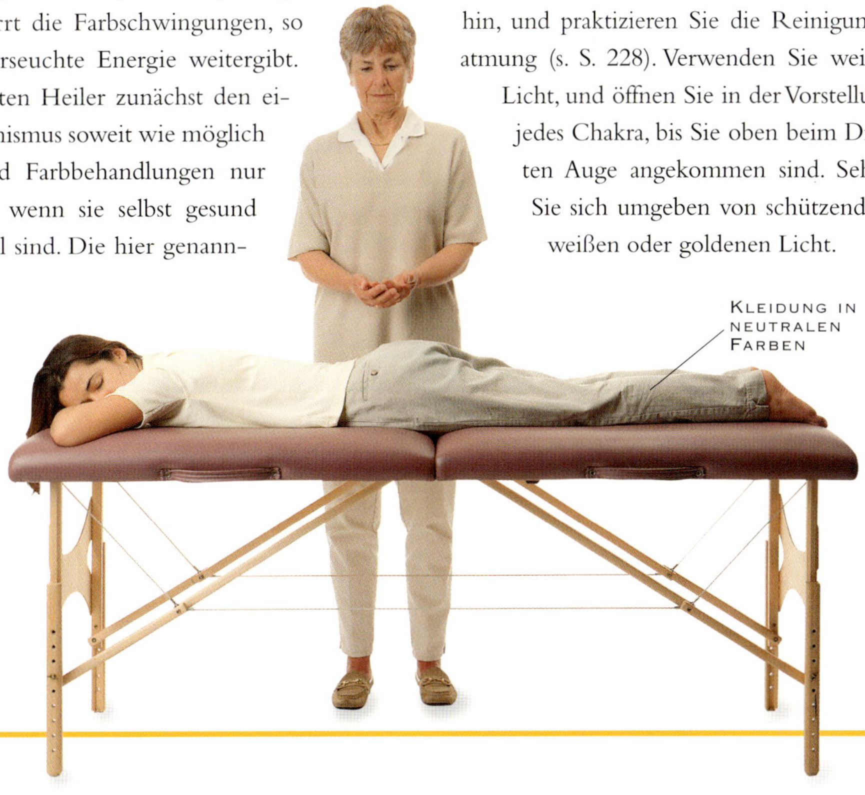

LINKS: ***Sobald Sie in einer friedvollen, ausgewogenen Verfassung sind, kann die Farbheilung geschehen. Auch die Umgebung sollte Frieden und Weite atmen.***

RECHTS: ***Die Farben, die Heiler(innen) mit ihren Händen kanalisieren, geben dem Körper seine natürliche Energie zurück.***

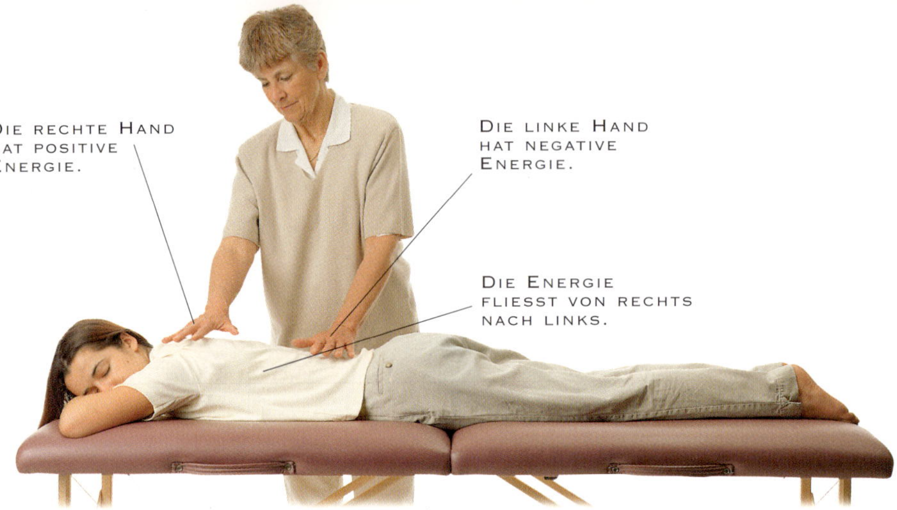

DIE POLE EINBEZIEHEN

Diese Methode bringt blockierte Energie in den Chakras in Fluß. Wie alle lebenden Dinge enthält der menschliche Körper elektrische Energie, positive und negative Ladungen. Diese Polarität beeinflußt die elektrischen Ströme und kann Geist, Seele und Körper durcheinanderbringen. Auch unsere beiden Hände sind unterschiedlich gepolt. Die linke Hand entspricht dem Nordpol und ist negativ; die rechte Hand entspricht dem Südpol und ist positiv.

Beim Heilen mit Farben ist die linke Hand des Heilers der »Empfänger«, das heißt der negative Pol, und die rechte Hand der »Sender«, also der positive Pol. Legen Sie die linke Hand auf den Solarplexus und die rechte auf zu behandelnde Chakras oder Meridianpunkte, um den Kreis zu schließen. Nehmen Sie die Hände fort, wenn Sie das Gefühl haben, daß die Energie in Ihrem Körper und zwischen Ihren Händen kreisförmig bzw. von rechts nach links fließt.

BELEBENDE HEILBEHANDLUNG

Dies ist eine gute Behandlung für morgens, weil sie Energie gibt und das Immunsystem stärkt. Lenken Sie dazu orangefarbenes Licht in die Basis der Wirbelsäule und das Sakralchakra, indem Sie Ihre Hände über dem Beckenbereich bewegen, bis der Behandelte ein warmes Glühen im Kreuzbereich spürt. Sie können auch orangefarbenes Licht in die Füße schicken, was den Solarplexus stärkt, der die anregende Wirkung im ganzen Körper verteilt. In den tieferen Gewebeschichten entsteht Wärme, was Blockaden beseitigt. Die Blutgefäße erweitern sich, was die Durchblutung verbessert. Wenn jemand extrem erschöpft, unterkühlt oder anämisch ist, können Sie magentafarbenes Licht zur Basis der Wirbelsäule, in den Nierenbereich und in die Fußsohlen schicken.

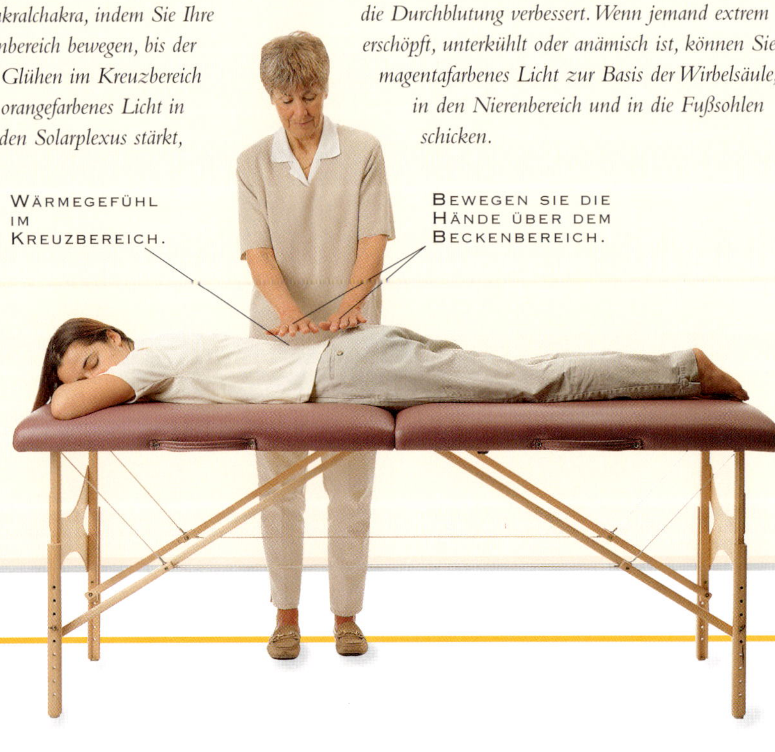

RECHTS: ***Diese Behandlung stimuliert die orangefarbene Energie des Sakralchakras und erfüllt den ganzen Körper mit belebendem, wärmendem Licht.***

Schmerzlinderung

Durch Schmerzen teilt uns der Körper mit, daß mit ihm etwas nicht in Ordnung ist. Der Schmerz zwingt uns, Veränderungen in unserem Leben vorzunehmen, besonders wenn wir Anzeichen eines Ungleichgewichts zu lange ignoriert haben. Die körperliche oder seelische Ursache des Schmerzes muß festgestellt und behandelt werden. Dies kann Zeit und Mühe kosten, aber sobald die Harmonie wiederhergestellt ist, verschwindet auch der Schmerz. Behandeln Sie daher immer die zugrundeliegende Ursache einer Krankheit und nicht nur das »äußerlich« erkennbare Symptom. In der Zwischenzeit können die Schmerzen unter anderem mit farbtherapeutischen Maßnahmen gelindert werden.

SEELISCHE SCHMERZEN

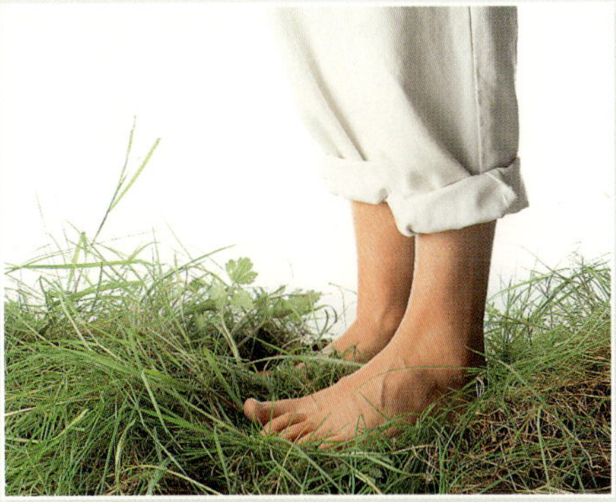

OBEN: ***Visualisieren Sie sich barfuß auf üppigem Sommergras, wenn Sie mit grüner Energie heilen.***

Nach einer herben Zurückweisung oder dem Verlust eines geliebten Menschen empfinden die meisten Menschen großen Kummer, der sie oft auch körperlich krank macht: Sie haben dann Kopf-, Rücken- oder Gelenkschmerzen oder dieselben Symptome wie bei übermäßiger Belastung.

Diese seelischen Schmerzen brauchen therapiebegleitend die Energie der Farbe Grün. Sie zeugt von der Fülle der Natur, der großen Heilerin, und lehrt uns, daß vor Erneuerung und Wachstum eine Zeit des Niedergangs und der Ruhe kommt.

Kanalisieren Sie die grüne Energie, indem Sie die Hände über das Herz legen. Atmen Sie langsam und tief, bis sich die Spannung im Brustkorb löst. Stellen Sie sich dabei vor, Sie würden barfuß über weiches grünes Gras gehen und sich vollkommen frei fühlen.

KÖRPERLICHE SCHMERZEN

Dunkelblau lindert Schmerzen sehr gut. Es wirkt außerdem antiseptisch und kühlend und unterstützt die körpereigenen Heilprozesse. Stellen Sie sich zunächst einen nachtblauen Lichtball über Ihrem Kopf vor. Nehmen Sie dieses Blau in sich auf, und spüren Sie, wie es sich in Ihre Hände bewegt und von dort zu dem Teil des Körpers, der der Heilung bedarf. Wenn Sie als Therapeut jemand anderen heilen möchten, legen Sie Ihre Hände über den schmerzenden Bereich und stellen sich dabei vor, wie das blaue Licht in die Gewebe und Zellen wandert und sie reinigt und kühlt. Sagen Sie dem Patienten, er solle in Gedanken versuchen, durch den Schmerz hindurch an einen Ort zu gehen, an dem Harmonie und Gleichgewicht herrschen. Wenn der Schmerz abklingt, sollte er an einen tiefblauen See denken.

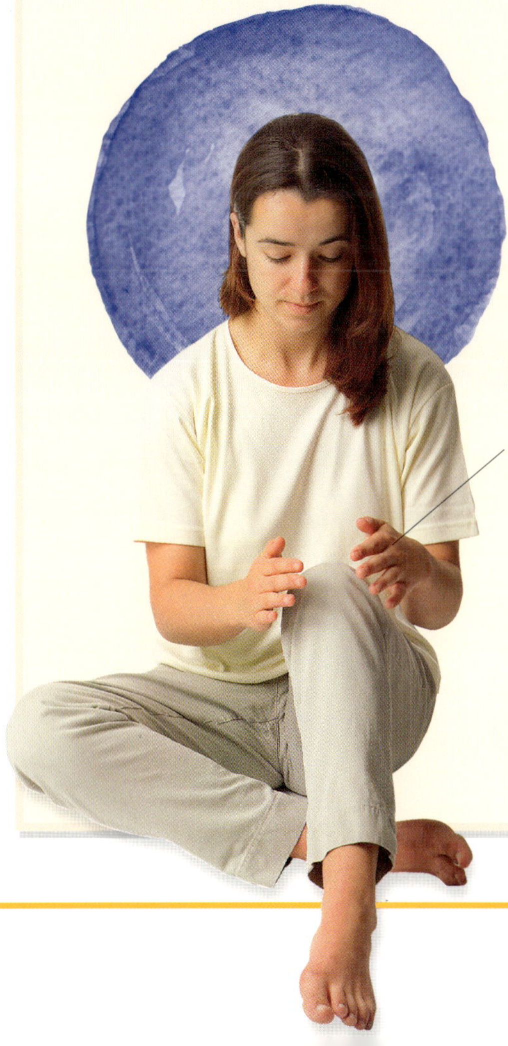

SCHICKEN SIE DIE BLAUE SCHWINGUNG VON IHREN HÄNDEN IN DIE SCHMERZENDE STELLE.

LINKS: ***Stellen Sie sich einen tiefblauen Lichtball über Ihrem Kopf vor, dessen Heilenergie Sie aufnehmen.***

CHROMOTHERAPIE UND FARBAKUPUNKTUR

Viele Beschwerden können direkt mit farbigem Licht behandelt werden. Wenn es Ihnen schwerfällt, die Farbenergie mit der Vorstellung zu dirigieren, können Sie den Körper auch mit speziellen Instrumenten oder Lampen bestrahlen.

RECHTS: ***Farbtherapeuten behandeln Beschwerden mit farbigen Lichtstrahlen, die sie auf Energiepunkte im Körper richten.***

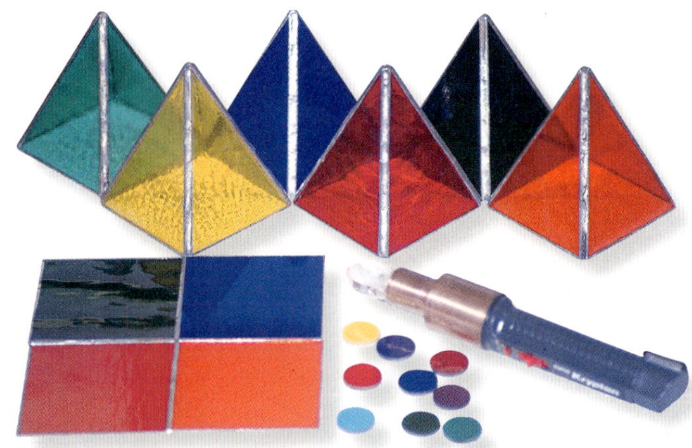

Sie haben den Vorteil, daß sie den Farbstrahl sichtbar machen, was schon allein heilend und wohltuend wirkt. Zwei Techniken, die Chromotherapie (griech. *chrōma* = Farbe) und die Farbakupunktur, arbeiten auf diese Weise.

FARBBESTRAHLUNG UND CHROMOTHERAPIE

Die Ägypter der Antike waren, soweit wir wissen, die ersten, die Farbbestrahlungen durchführten; davon zeugen ihre Tempel und ihre Schriften. Um die Höfe einer Tempelanlage herum gab es kleine Räume, bei denen das einfallende Licht durch bunte Glasscheiben und Edelsteine im Dach gefiltert wurde. Jeder Raum war einer bestimmten Farbe vorbehalten.

In neuerer Zeit hat man in psychiatrischen Kliniken und Krankenhäusern Farbbehandlungen durchgeführt; die Wände und die Lichtquellen eines Raums hatten eine bestimmte Farbe. Viele Theater verfügen bis heute über einen »grünen Raum«, in dem sich die Schauspieler vor ihrem Auftritt entspannen können.

Erfahrene Farbtherapeuten arbeiten mit verschiedenen Methoden. So kann ein Körperteil mit Licht bestrahlt werden, das durch eine Farbfolie oder einen Kristall gefiltert wurde. Der Lichtstrahl kann auch auf Energiepunkte auf dem Körper – diese Methode bezeichnet man als Farbakupunktur (s. S. 224) – oder die Chakras gelenkt werden.

RECHTS: ***Die Farbtherapie ist Tausende von Jahren alt. Altägyptische Schriften erwähnen sie, und manche Tempel hatten spezielle Räume für Farbbehandlungen.***

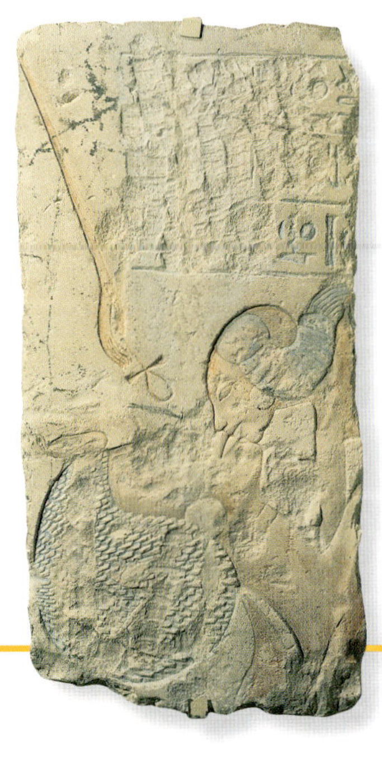

CHROMOTHERAPIE ZU HAUSE

Farbtherapeuten verwenden auch künstliche Lichtquellen, zum Beispiel Farb(hand)lampen. Obwohl es ohne Übung schwierig ist, sich selbst zu Hause eine vollständige Farbheilbehandlung zu geben, können wir mit farbigen Glühbirnen, Folien und Kristallen, mit Farbakupressur und Techniken der Fußreflexzonenmassage einiges erreichen.

FARBIGE LICHTQUELLEN

Farbige Lichtquellen lassen sich auf verschiedene Weise zur Lenkung der Farbenergie einsetzen.

Erstens kann der ganze Körper mit farbigem Licht bestrahlt

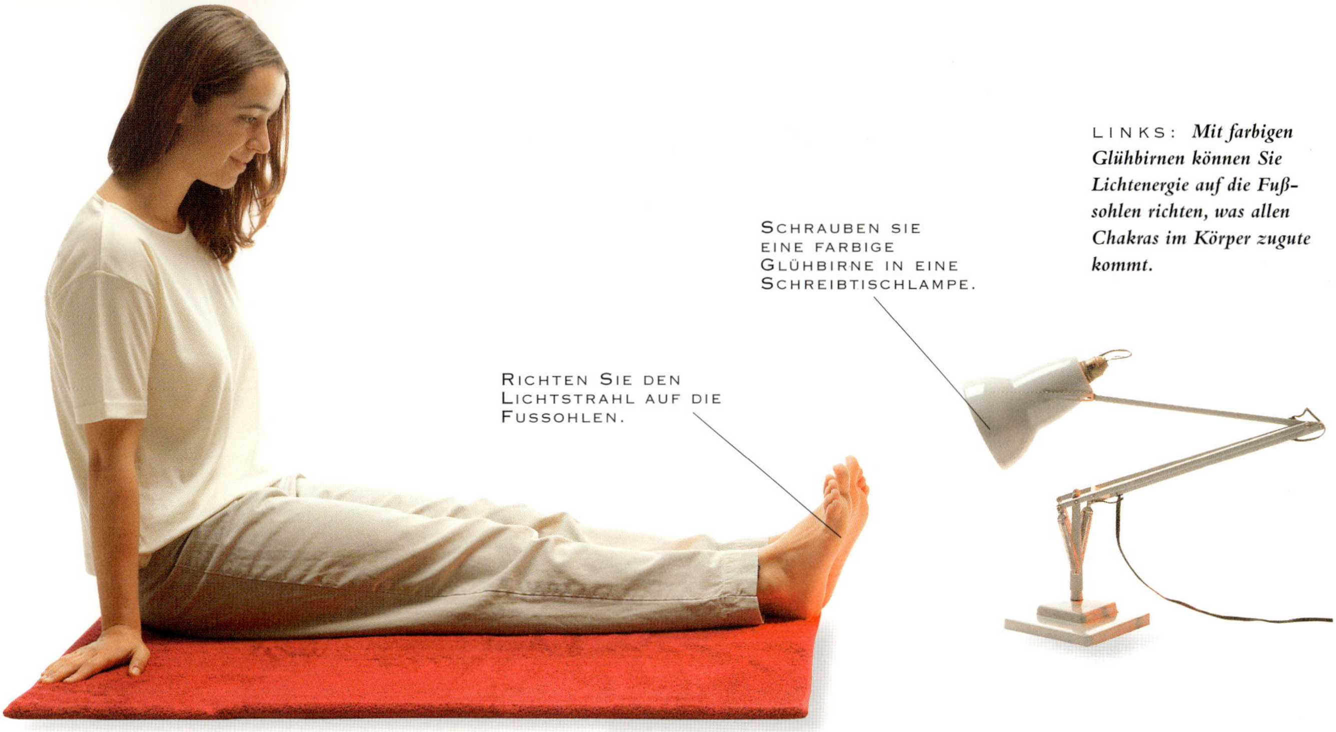

LINKS: *Mit farbigen Glühbirnen können Sie Lichtenergie auf die Fußsohlen richten, was allen Chakras im Körper zugute kommt.*

werden, indem Sie farblich geeignete Glühbirnen als Allgemeinlicht verwenden oder in eine Schreibtischlampe schrauben (zur Wirkung der verschiedenen Farben s. S. 137).

Sie können den Lichtstrahl auch ausschließlich auf die Füße richten. Über den Fußreflexzonenpunkt mitten auf der Fußsohle, der dem Solarplexus entspricht, erreicht die Lichtenergie alle Energiezentren des Körpers. Besonders die wärmenden »magnetischen« Farben Rot, Magenta, Orange und Gelb wirken gut über die Füße, weil dies der natürliche Weg ist, über den sie in den Körper gelangen. Stellen Sie die Lichtquelle in geringer Entfernung von den Füßen auf. Damit die Energie im Gleichgewicht bleibt, müssen beide Füße behandelt werden.

FOLIEN

Preiswerte Farbheilbehandlungen ohne teure Spezialinstrumente lassen sich mit denselben Farbfolien durchführen, die Sie für farbenergetisch aufgeladenes Wasser verwenden. Durch Bestrahlung mit einer Lichtquelle wird die Farbschwingung in heilbedürftige Körperbereiche oder entsprechende Chakras gelenkt. Wenn Sie keine Speziallampe mit Filtervorsatz haben, kann die Selbstbehandlung schwierig sein. Die Methode wird daher besser von einem Therapeuten vorgenommen bzw. von einem Menschen, dem sie vertrauen.

UNTEN: *Mit Hilfe einer Folie können Sie Farbe in einen heilbedürftigen Körperbereich oder ein erschöpftes Chakra schicken. Das kühlende blaue Licht lindert Schmerzen.*

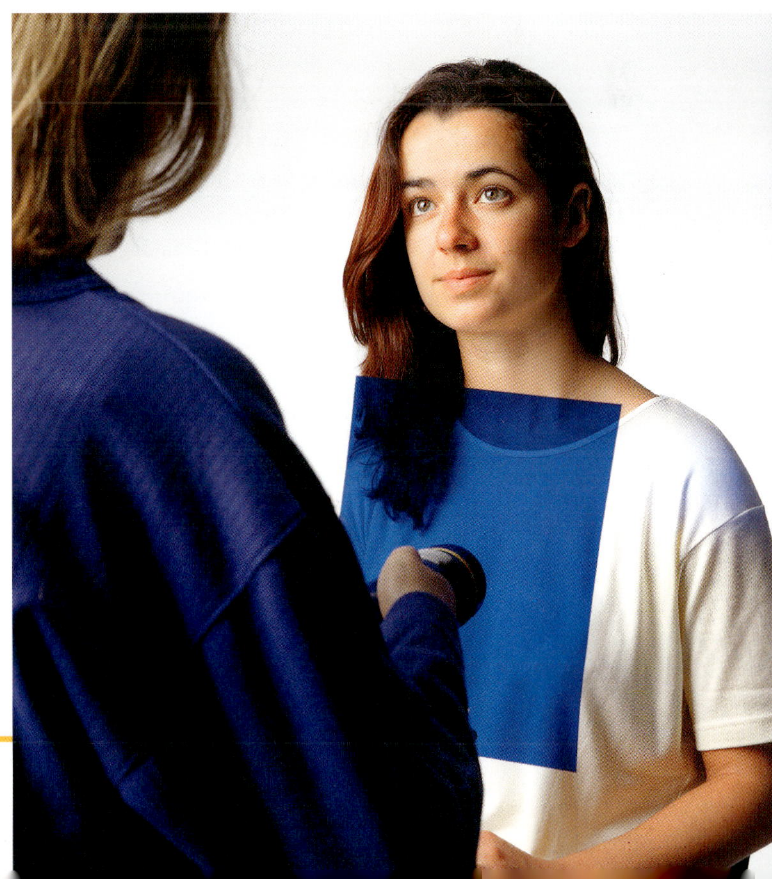

DIE GRUNDSÄTZE DER CHROMOTHERAPIE

Die wichtigsten in der Chromotherapie verwendeten Farben sind Rot, Grün und Blau/Violett, das heißt die primären Lichtfarben, die übereinanderprojiziert weißes Licht ergeben; denn die Chromotherapie basiert auf physikalischen Gesetzen (s. S. 13; auf S. 215 finden Sie die Wirkung dieser Farben auf den Körper).

Farbschwingungen wirken paarweise, also zusammen mit der komplementären Farbenergie. Jede Farbe zieht von Natur aus ihre Komplementärenergie an, in ähnlicher Weise, wie zwei Magnete sich anziehen. Wenn wir uns eine Farbe etwa eine Minute konzentriert anschauen und dann wegsehen, erscheint als Nachbild ganz kurz die Komplementärfarbe vor unseren Augen.

Komplementärfarben verstärken und ergänzen sich gegenseitig – die eine belebt, die andere beruhigt. Der durch den Wechsel der Farben entstehende Rhythmus erzeugt eine Resonanz, die die Energie in Geweben und Zellen ins Gleichgewicht bringt. Deshalb werden die Farben in der Chromotherapie konsequenterweise immer paarweise verwendet – erst kommt die belebende zum Einsatz (die Yang-Farbe, s. S. 80), dann die ausgleichende bzw. beruhigende (Yin-)Farbe.

Im Krankheitsfall sollten Chromotherapie-Behandlungen vor allem regelmäßig stattfinden, und zwar jeweils drei – so oft wie nötig. Akute Beschwerden behandelt man am besten drei Tage lang, chronische Leiden einmal wöchentlich über einen längeren Zeitraum hinweg. Die Heilwirkung der entsprechenden Farben ist auf S. 209 und S. 230 f. aufgeführt; entscheiden Sie, welche Beschwerden vordringlich sind und welche geistig-seelischen Symptome Sie behandeln wollen.

Gehen Sie dann möglichst exakt nach dem folgenden Schema vor:

BEHANDLUNGSSCHEMA

BEHANDLUNG	YIN-FARBE	YANG-FARBE	YIN-FARBE
1		*7 Minuten*	*2 Minuten*
2		*5 Minuten*	*4 Minuten*
3	*3 Minuten*	*3 Minuten*	*3 Minuten*

KOMPLEMENTÄRE FARBPAARE IN DER CHROMOTHERAPIE

YANG (ANREGENG)	YIN (BERUHIGEND)
Rot/Rosa	*Grün*
Orange	*Blau*
Gelb	*Violett*

FARBAKUPUNKTUR UND -AKUPRESSUR

Die Farbtherapie beeinflußt die elektrischen Impulse, die die Aktivität des Körpers regeln und Botschaften zwischen den Sinneszellen und den Kontrollzentren in Gehirn und Wirbelsäule sowie den Muskelzellen weiterleiten. Der Tradi-

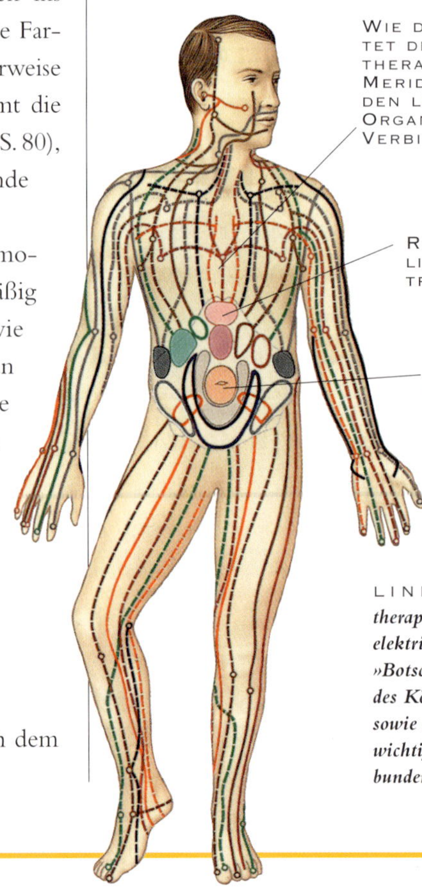

LINKS: ***Die Chromotherapie beeinflußt die elektrischen Impulse, die »Botschaften« in alle Teile des Körpers transportieren, sowie die mit lebenswichtigen Organen verbundenen Meridiane.***

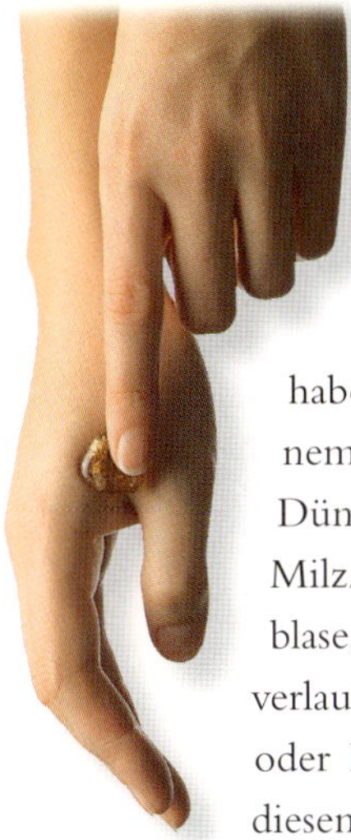

tionellen Chinesischen Medizin (TCM) zufolge gibt es außerdem weitere energetische Kreisläufe, die sogenannten Meridiane; meist haben sie eine Verbindung zu einem Körperorgan – Leber, Nieren, Dünndarm, Dickdarm, Magen, Milz/Bauchspeicheldrüse, Gallenblase, Blase, Lunge, Herz etc. – und verlaufen vom Kopf zu den Händen oder Füßen. Bestimmte Punkte auf diesen Meridianen, die sogenannten Akupunkturpunkte, werden benutzt, um die Energie des betreffenden Organsystems ins Gleichgewicht zu bringen. Die Punkte können mit Nadeln (Akupunktur), Druck (Akupressur) oder farbigem Licht (Farbakupunktur) beeinflußt werden.

Die Verfahren müssen umsichtig angewandt werden, vorzugsweise von qualifizierten Farbtherapeuten, damit die Meridiane durch die falschen Farben nicht noch mehr gestört werden. Eine Farbakupressur jedoch können Sie ohne Risiko auch selbst durchführen; dazu werden zum Beispiel farbige Halbedelsteine auf die Akupunkturpunkte gedrückt. Druck auf die Vertiefung direkt hinter dem Fußballen stimuliert den ersten Punkt des Nierenmeridians; dieser wichtige Punkt wirkt beruhigend und stärkt die Lebensenergie. Drücken Sie den Punkt mit dem Mittelfinger, und legen Sie den Daumen auf den Fußrücken.

LINKS: ***Legen Sie farbige Halbedelsteine auf die Akupunkturpunkte, und drücken Sie sie.***

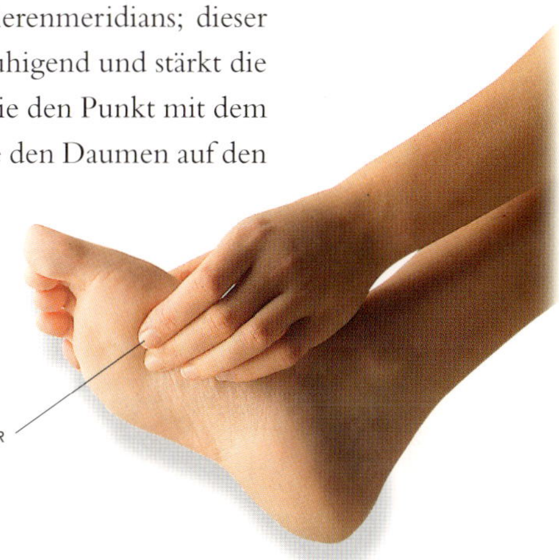

OBEN: ***Eine Farbakupressur läßt sich risikolos zu Hause durchführen.***

FARBBESTRAHLUNG UND DRUCKPUNKTE

FARBE	METHODE	ANWENDUNG
Rot	*Fußdruck*	*Erschöpfung, kalte Füße, Anämie, chronische Arthritis, Lethargie, niedriger Blutdruck.*
Rosa	*Lichtbestrahlung oder Fußdruck*	*Lindernd, befriedend, emotional aufbauend, fördert die Selbstliebe, hilfreich bei Einsamkeit und Kummer.*
Orange	*Lichtbestrahlung oder Fußdruck*	*Schwache Libido, chronisches Asthma, Wintermüdigkeit, Verschleimung, steife Gelenke, aktiviert das Lymphsystem.*
Pfirsich	*Lichtbestrahlung des ganzen Körpers*	*Wärmend und aufbauend, fördert die Verdauung, gut für Kinder (hilft beim Einschlafen, tröstet).*
Gelb	*Fußdruck*	*Nervosität, Angst, klärt die Haut, Verstopfung, löst Kalkablagerungen; gut gegen Fettleibigkeit und Diabetes, weil es die Bauchspeicheldrüse zur Produktion von Insulin anregt; anregend.*
Grün	*Lichtbestrahlung auf Chakra, Organ oder Drüse*	*Schock, Streß, Blutdruck, Heuschnupfen, Verdauungsbeschwerden, seelische Traumata, normalisiert das Zellwachstum.*
Blau	*Lichtbestrahlung des ganzen Körpers*	*Akute Schmerzen, Fieber, Verbrennungen, Sonnenstich, verlangsamt den Herzschlag, beruhigend, ak. Bronchitis, ak. Asthma.*
Violett	*Lichtbestrahlung des ganzen Körpers*	*Psychische und nervliche Störungen, stärkt Blase und Nieren, reguliert den Kaliumhaushalt, stoppt Hunger, reinigt das Blut, bei Krampfadern. Gut zum Meditieren, weil es das Bewußtsein auf eine andere Ebene hebt und die Alpha-Wellen aktiviert.*
Magenta	*Fußdruck*	*Polarisiert das Magnetfeld des Körpers; anregend, ohne den Herzschlag zu beschleunigen; wärmend, aber sanfter als Rot.*

FARBEN VISUALISIEREN UND »EINATMEN«

Die Wirksamkeit des positiven Denkens wird durch farblich unterlegte Visualisationen verstärkt, die die spirituelle Entwicklung unterstützen, Geist und Seele befrieden und seit Jahrhunderten auch als Meditationshilfe dienen.

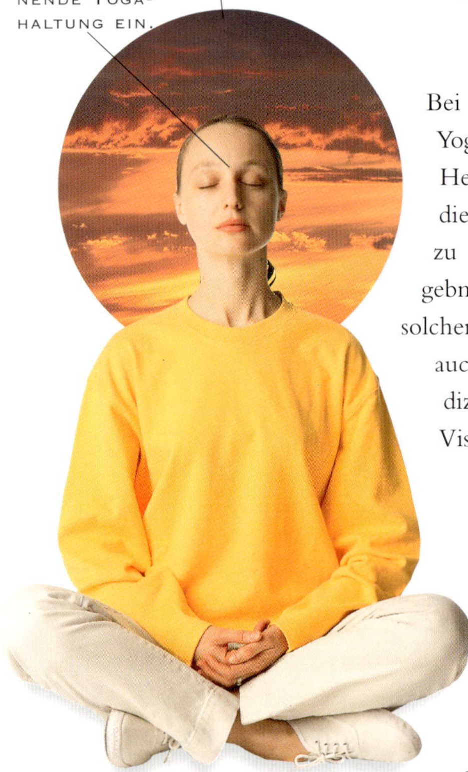
DAS BILD VON EINEM GOLDENEN SONNENUNTERGANG HILFT BEIM ABSCHALTEN.
NEHMEN SIE EINE ENTSPANNENDE YOGAHALTUNG EIN.

Bei Menschen, die bestimmte Yoga-Arten oder spirituelle Heilweisen praktizieren, hat die Methode des »Farbatmens« zu guten therapeutischen Ergebnissen geführt. Die Heilkraft solcher Bilder wird zunehmend auch von der westlichen Medizin anerkannt und genutzt. Visualisationen werden auch hier immer öfter gegen Schmerzen, Schock, Streß und Kummer sowie bei der Behandlung schwerer Krankheiten verwendet. Tiefsitzende seelische Blockaden, die die Gesundheit beeinträchtigen, können mit vielen psychotherapeutischen Methoden erkannt und abgebaut werden; das Einatmen und Visualisieren von Farben beseitigt solche Blockaden durch die Konzentration auf den Atem und eine Farbe. Zur Erzielung guter Ergebnisse sollten wir die Gesetze der Farbenlehre verstehen und beim Visualisieren anwenden. So lassen Farben – und die im Atem enthaltene Lebensenergie – sich in alle Bereiche des Körpers (Drüsen, Organe, Gesicht, Augen) oder leblose Objekte (Haus und Habe) lenken, um sie zu schützen.

Umsichtiges, einsichtsvolles Farbatmen kann zu dramatischen Veränderungen der körperlichen und geistig-seelischen Gesundheit führen.

OBEN: ***Das Visualisieren von Farben zusammen mit Yoga ist sehr heilsam.***

RECHTS: ***Beim Farbatmen stellen wir uns vor, daß Lichtstrahlen in die Chakras einströmen.***

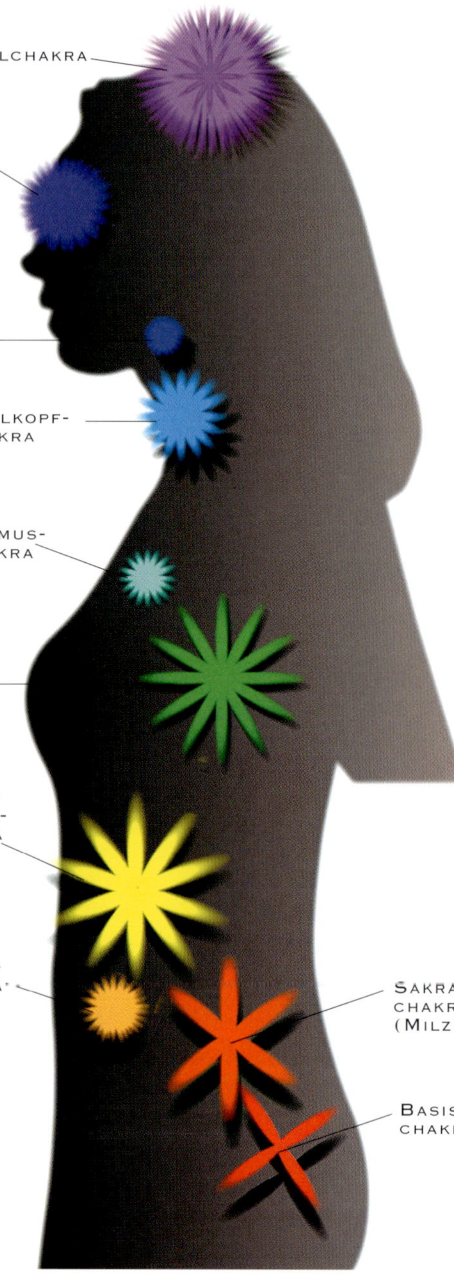

Die Kraft positiver Gedanken und die erhebende Wirkung von Farbstrahlen ergänzen sich offenbar sehr gut.

Der Atem an sich ist farbig, weil der Äther farbig ist und wir ständig die Farben der Menschen, Orte und Gegenstände um uns herum einatmen. Depressive Menschen oder Raucher atmen Grau oder Braun aus, und diese trüben Farben legen sich beim Einatmen über unsere Chakras. Das gleiche passiert, wenn wir selbst negativ denken oder handeln. Deshalb sollten wir versuchen, die belebenden Farben einzuatmen, die wir brauchen, und die dunklen, schmutzigen Farben, die unser Inneres verseuchen, ausatmen.

Sobald wir uns im Geist auf eine bestimmte Farbe konzentrieren, überträgt sie sich auf den Ätherkörper. Wenn dieser täglich derart umprogrammiert wird, erreicht die Botschaft schließlich auch den bewußten Verstand und führt zu greifbaren Ergebnissen. Wie beim Auto- oder Fahrradfahren müssen wir am Anfang konsequent üben, bis wir den Vorgang verinnerlicht haben und ihn automatisch ausführen. Vor dem Einatmen und Visualisieren von Farben sollten wir auch lernen, richtig zu atmen. Meist atmen wir so flach, daß wir völlig energielos sind.

Linda Clark und Yvonne Martin (s. S. 250) schreiben, daß wir an Glück denken müssen, wenn wir ein glückliches Leben haben wollen. Möchten wir ein Leben voller Liebe, müssen wir liebevolle Gedanken denken. Alles, was wir durch Gedanken oder Worte aussenden, fällt auf uns zurück.

Mit Selbstdisziplin kommen wir am weitesten. Auch die folgenden Empfehlungen sind wichtig, damit Sie beim »Farbatmen« zu guten Ergebnissen kommen.

- Stellen Sie sich nur das vor, was Ihrem höchsten Wohl dient. Auch negative Gedanken prägen sich ein. Wenn Sie ständig das Schlimmste erwarten, blocken Sie gute Schwingungen ab.

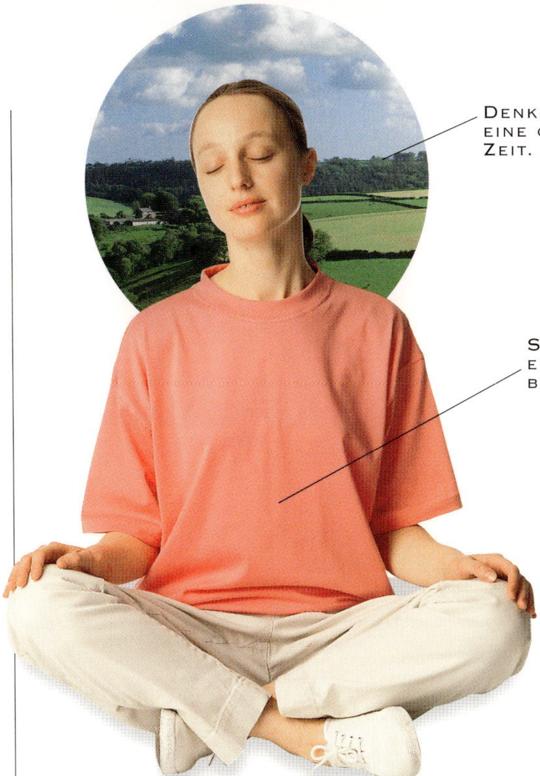
Denken Sie an eine glückliche Zeit.
Sitzen Sie entspannt und bequem.

OBEN:
Die Erinnerung an ein schönes Erlebnis fördert positive Gedanken.

- Überlegen Sie sich eine farbgebundene Affirmation, und wiederholen Sie sie immer wieder. Sie ist so etwas wie Ihre geistige »Software«, die negative Gedankenstrukturen in positive verwandelt. Wenn Sie oft Sätze sagen wie »Immer bin ich die/der Dumme« oder »Ich bin wertlos/häßlich/dumm/unglücklich …«, verstärken Sie diese Gedanken innerlich.
- Denken Sie ganz intensiv an das, was Sie wollen. Gedanken sind Schwingungen, und starke Schwingungen wirken besser als schwache. Der Verstand muß konzentriert sein, um reine, resonanzerzeugende Gedankenwellen aussenden zu können. Diese starken Schwingungen setzen sich gegen die vielen wirren, angstvollen Gedanken durch, die im Kopf herumflattern.
- Wenn Sie Ihren Visualisationen und Affirmationen eine Farbe geben, verstärken Sie sie. Jugendlichkeit, Schönheit, Gesundheit – alles ist in Ihrer Vorstellung möglich. Konzentrieren Sie sich auf die Eigenschaften, die Sie verstärken wollen.

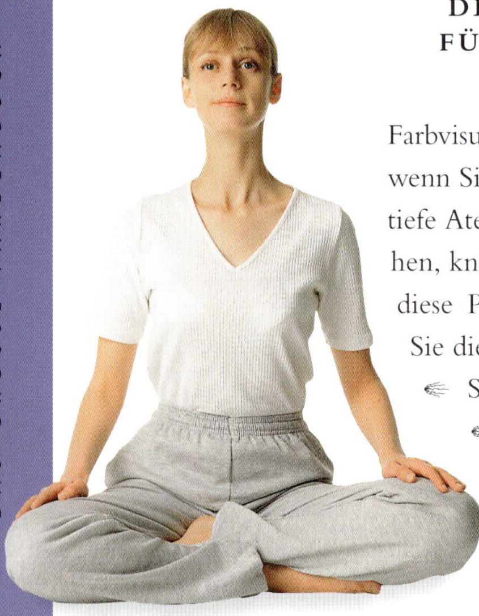

OBEN: *Strecken Sie sich von der Taille aus nach oben.*

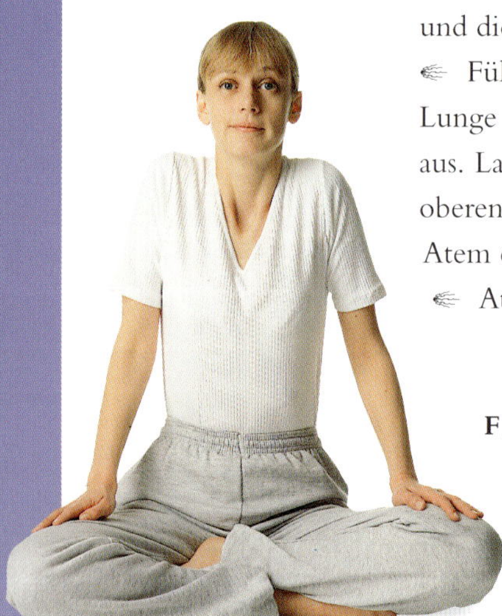

OBEN: *Entspannen Sie sich, heben und senken Sie die Schultern, und atmen Sie dann ein.*

DEN ATEM REINIGEN, UM FÜR FARBSCHWINGUNGEN OFFEN ZU SEIN

Farbvisualisationen wirken sehr viel besser, wenn Sie den Körper zunächst durch langsame, tiefe Atemzüge reinigen. Sie können dabei stehen, knien oder im Schneidersitz sitzen, wenn diese Position Ihnen angenehm ist. (Machen Sie diese Übung nie mit vollem Magen.)

- Strecken Sie sich von der Taille aus hoch.
- Stellen Sie sich vor, oben an Ihrem Kopf wäre ein Faden, der Sie hochzieht. Dies weitet Brustkorb und Lunge. Setzen Sie sich an eine Wand, um zu prüfen, ob Sie gerade sitzen.
- Heben und senken Sie beide Schultern ein paarmal, um sie zu lockern.
- Atmen Sie langsam durch die Nase ein; füllen Sie erst den unteren Bereich der Lunge, so daß das Zwerchfell nach unten gedrückt wird und die inneren Organe massiert werden.
- Füllen Sie dann den mittleren Bereich der Lunge mit Luft, und dehnen Sie den Brustkorb aus. Lassen Sie anschließend den Atem in den oberen Lungenbereich fließen. Halten Sie den Atem eine Sekunde an, langsam ausatmen.
- Atmen Sie rhythmisch und gleichmäßig.

RHYTHMISCHES FARBATMEN – PRANAYAMA

Farbvisualisationen sind besonders effizient, wenn Sie sie mit einer Yoga-Atmung verbinden. Pranayama ist die indische »Wissenschaft vom Atmen«, bei der rhythmisch und gleichmäßig geatmet wird. Nehmen Sie zur Ausführung von Pranayama eine bequeme Sitzhaltung ein, bei der Ihr Rücken aufrecht und gerade ist und beide Füße auf dem Boden stehen.

- Verschließen Sie das rechte Nasenloch mit dem Daumen, und atmen Sie langsam durch das linke Nasenloch aus.
- Atmen Sie durch das linke Nasenloch ein, und verschließen Sie es dann mit Zeige- und Mittelfinger.
- Atmen Sie durch das rechte Nasenloch aus.
- Atmen Sie wieder durch das rechte Nasenloch ein, während das linke verschlossen ist, usw.
- Atmen Sie leicht und rhythmisch.
- Kombinieren Sie jetzt Ihre Atmung mit einer Farbvorstellung. Beachten Sie dabei, daß die Nasenlöcher für unterschiedliche Farben sensibel sind. Das rechte ist so etwas wie der Pluspol und mit der Sonne und den wärmenden Rot-/Orangetönen verbunden; das linke ist der Minuspol und mit dem Mond sowie den Blau-/Grüntönen verbunden. Stellen Sie sich diese Farben beim Atmen vor.

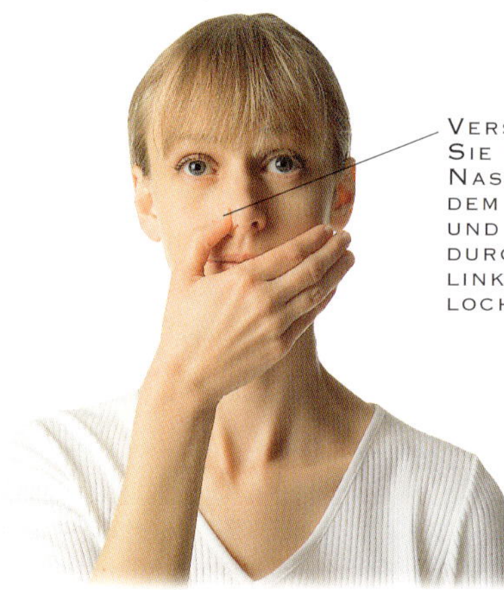

OBEN: *Durch jedes Nasenloch werden andere Farben ausgeatmet; das rechte Nasenloch ist der Plus-, das linke der Minuspol.*

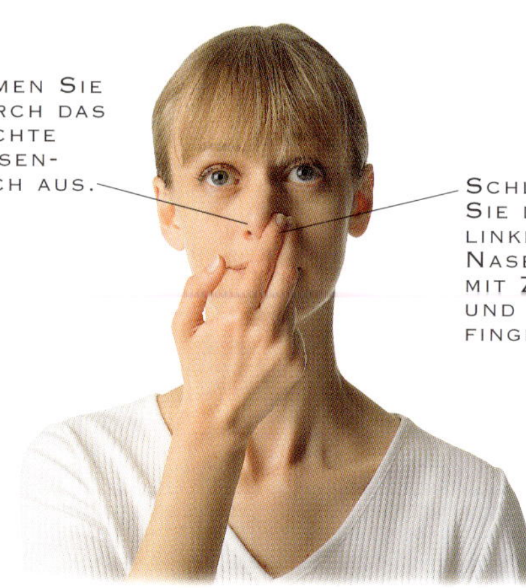

OBEN: *Farbvisualisationen wirken besser, wenn Sie gleichzeitig eine Yoga-Atmung praktizieren.*

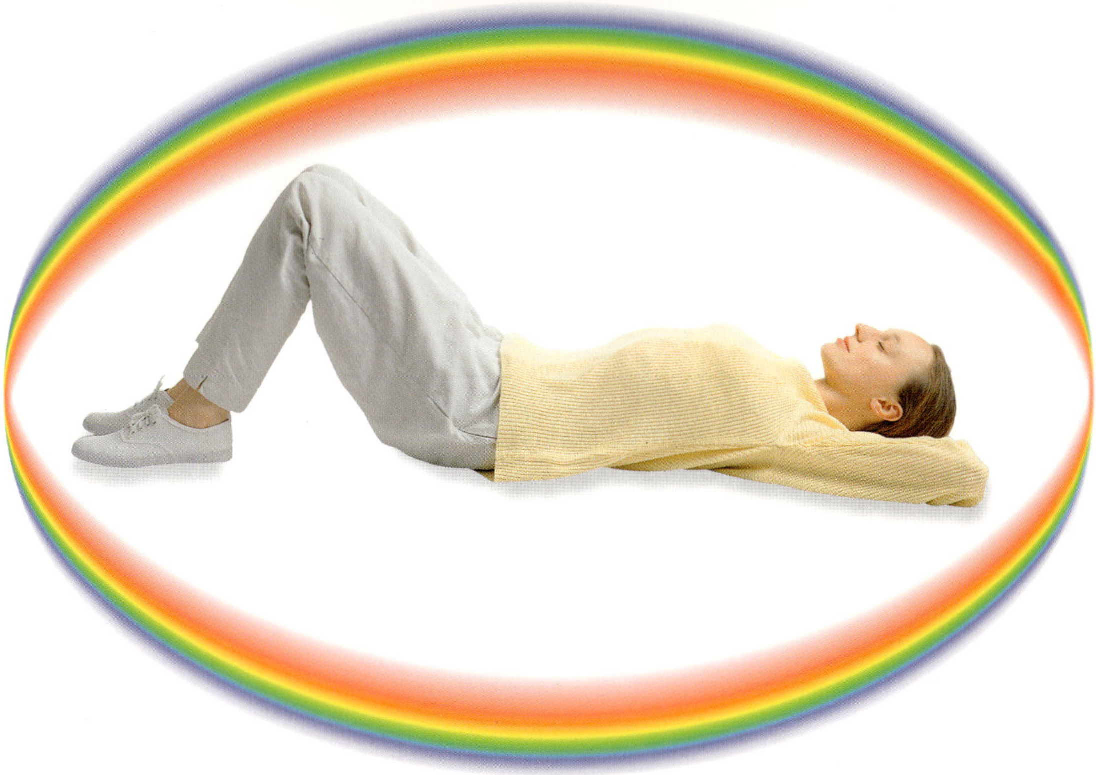

OBEN: ***Stellen Sie sich vor, Sie wären von einem Regenbogen umgeben. Auch entspannende Musik verstärkt die Farbvorstellung.***

FARBATMUNG UND MUSIK

Farbvisualisationen wirken besser, wenn Sie dabei entspannende Musik hören.

- Legen Sie sich bequem auf den Boden. Spannen Sie nacheinander jeden Teil des Körpers an, und entspannen Sie ihn dann wieder.
- Fangen Sie mit den Zehen an, und arbeiten Sie sich langsam nach oben.
- Lassen Sie den Kopf sacht ein paarmal von einer Seite auf die andere rollen, öffnen und schließen Sie die Augen, entspannen Sie die Ohren und schließlich den ganzen Kopf.
- Atmen Sie dann langsam und tief ein und aus, und umgeben Sie sich in Ihrer Vorstellung mit der heilenden Farbe.
- Stellen Sie sich diese Farbe einige Minuten lang vor. Umgeben Sie sich mit einem Band in den Regenbogenfarben, in Gold oder Perlmutt.

FARBATMUNG ZUR ENTSPANNUNG UND HEILUNG

Die kosmischen Farbstrahlen haben einen starken Einfluß auf das Drüsensystem und sein Äquivalent im Ätherkörper; Farbvisualisationen werden deshalb am besten täglich durchgeführt. Körperliche Schwachpunkte geben Hinweise auf den heilbedürftigen Bereich und die ihm entsprechende Farbe. Bei Magengeschwüren zum Beispiel sitzt die Spannung im Solarplexus fest.

Jeder Bereich entspricht einem Chakra, und Farbvisualisationen bauen Spannungen in diesen Teilen des Körpers ab.

Beim Farbatmen brauchen wir uns nicht auf die Regenbogenfarben zu beschränken. Oft tauchen spontan wechselnde Farbharmonien auf. Versuchen Sie, sich an diese Farben zu erinnern, denn sie sind wahrscheinlich derzeit für Sie wichtig.

Wenn Sie das Farbatmen mit Affirmationen (s. S. 236) kombinieren, können Sie sich auf die Qualität der eingeatmeten Farbe noch besser konzentrieren. Schließen Sie die Augen, während Sie eine Affirmation aussprechen und visualisieren. Atmen Sie dabei natürlich, tief und langsam, nehmen Sie die Farbe bewußt in sich auf, und lassen Sie zu, daß sie Ihr ganzes Wesen erfüllt.

Rot

Der rote Farbstrahl ist sehr stark; wenn Sie Bluthochdruck oder Kreislaufprobleme haben, nehmen Sie Rosarot, eine sanftere Version dieser Farbe.
Da Rot zu den »magnetischen« Farben gehört, sollten Sie sich vorstellen, daß das Rosarot durch die Fußsohlen in Ihren Körper hochsteigt.

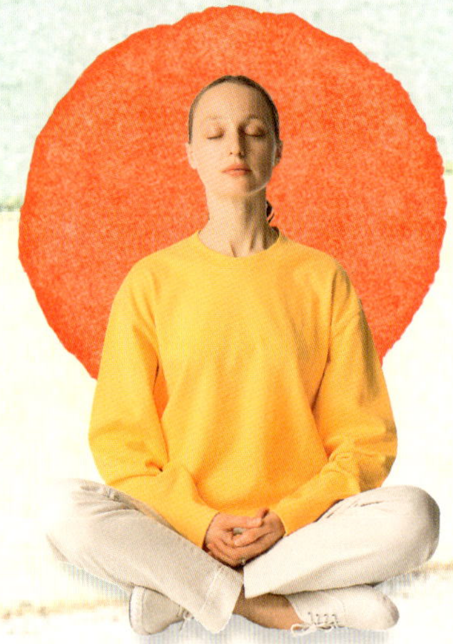

Rosa

Bei Fältchen, Akne, schlaffem Gewebe, Aufgedunsenheit und Leberflecken. Hilfreich auch bei Einsamkeit, Mutlosigkeit und Verzweiflung sowie Überempfindlichkeit gegenüber dem Einfluß anderer.

Rosarot

Für liebevolle Beziehungen und zur Organregeneration. Die »sexuelle Farbe« vermittelt ein positives Selbstbild und das Gefühl, attraktiv zu sein.

Lachsrosa

Für Liebe zur Menschheit und aufopferungsvolle Mutterliebe.

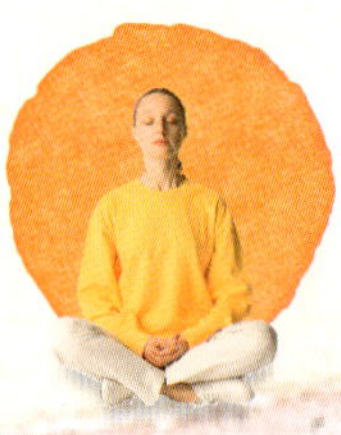

Orange

Orange wirkt vitalisierend und wird wie Rosarot durch die Fußsohlen eingezogen.

Apricot/Pfirsich

Beseitigt Schmerzen, heilt aber nicht deren Ursache. Wirkt belebend, aktiviert und stärkt die Drüsen. Gut bei nervöser Erschöpfung.

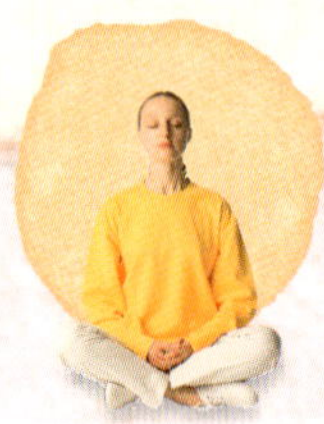

Gelb

Bei Niedergeschlagenheit und dem Gefühl, einsam zu sein. Wird ebenfalls durch die Fußsohlen eingezogen.

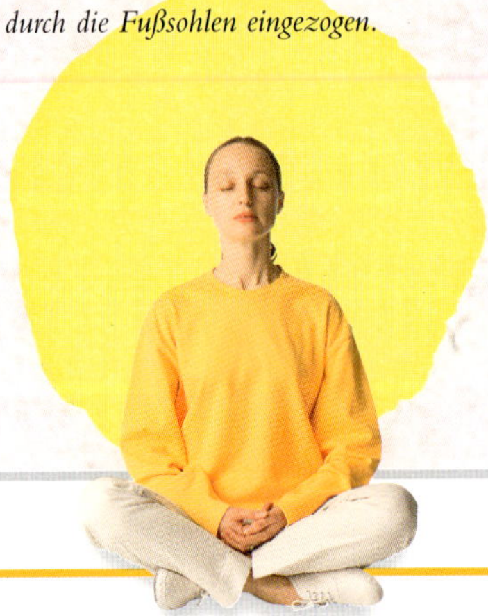

Gold

Gold ist eine »Allround-Heilfarbe«, die Sie von Kopf bis Fuß umstrahlen kann; verbindet mit dem Geist, restrukturiert die spirituellen Schichten der Aura; schützt das Energiefeld und lädt es mit Prana (Lebenskraft) auf. Hilfreich bei Beschwerden im Kopf, Wucherungen und Herzleiden sowie bei Angst, Unsicherheit und mangelndem Interesse an der Gegenwart.

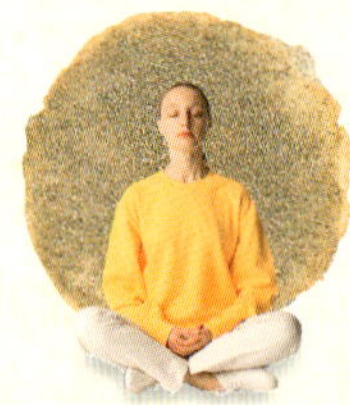

Blassgold

Regt Psyche und Gehirn, Wirbelsäule und Nervensystem an, wirkt »erleuchtend«. Ausgezeichnet bei Depression.

Grün

Der grüne Farbstrahl dringt horizontal in Höhe des Herzens in den Körper ein; wirkt sehr gut bei Schock und nervöser Anspannung.

Lindgrün

Zur Verbesserung der Sehkraft; bei Augenverletzungen und Krankheiten, die nichts mit dem Kreislauf oder den Nerven zu tun haben.

Mittelgrün

Gleicht Exzesse aus, beseitigt schlechte Gewohnheiten. Verbinden Sie es mit einem Bild von sich, wie Sie sein möchten. Grün bereichert – verwenden Sie es, um weiterzukommen.

Grasgrün

Stärkt die Nerven. Fördert finanziellen und materiellen Erfolg, aber Vorsicht: Gieriges Horten und illegale Gewinne werden Sie irgendwie bezahlen müssen.

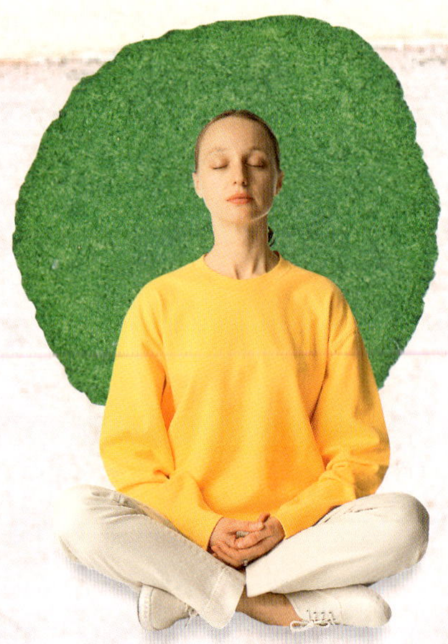

Dunkelgrün

Reinigt das Blut – bei Blutkrankheiten und Anämie anwenden. Hilfreich bei emotionaler Unsicherheit.

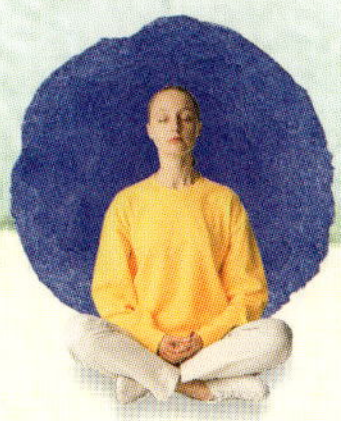

Blau

Saphirblau ist der erste »elektrische« Farbstrahl. Er betritt den Körper durch das Scheitelchakra, wirkt beruhigend, lindernd und kühlend. Die Farbe des Friedens.

HELLBLAU

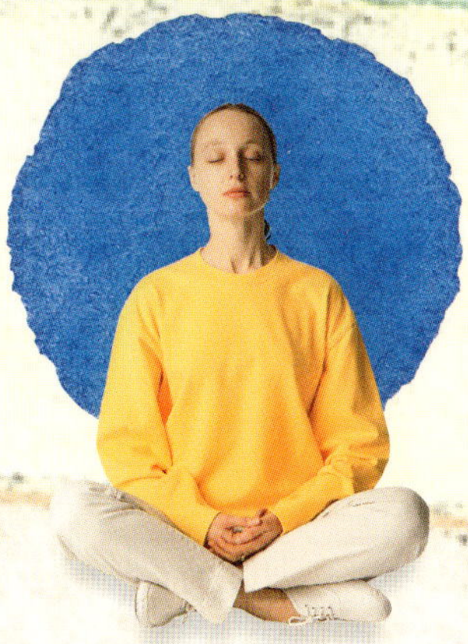

»Elektrisch«, kühlend und lindernd; entfernt Toxine aus den Geweben. Blau und Lavendel erleichtern das Einschlafen. Verbindet Sie mit Ihrer Kreativität.

SAPHIRBLAU

Allgemein schmerzlindernd.

DUNKELBLAU

Verbessert die Ausdrucksfähigkeit, für seelischen Schutz, gibt Autorität.

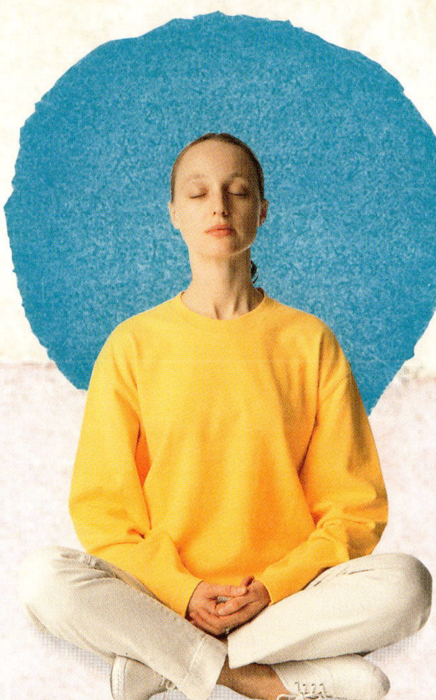

BLAUGRÜN

Heilt die Knochen, stärkt Haare, Nägel und Zähne.

Türkis

Wirkt transformierend, fördert den Neubeginn. Gut bei Einsamkeit, verbessert Kommunikation und Kreativität. Entfernt überschüssiges Fett, wenn es im Wechsel mit Rosa visualisiert wird. Lindert Atembeschwerden und Arthritis. Hilft Menschen, die sich um das Wohlergehen anderer zu viele Sorgen machen.

Indigo

Der Farbstrahl des Wissens und der Weisheit; wird durch das Scheitelchakra eingezogen. Hilft uns, mit Dingen in Kontakt zu kommen, die schon in uns sind, die wir aber zunächst oft nicht finden.

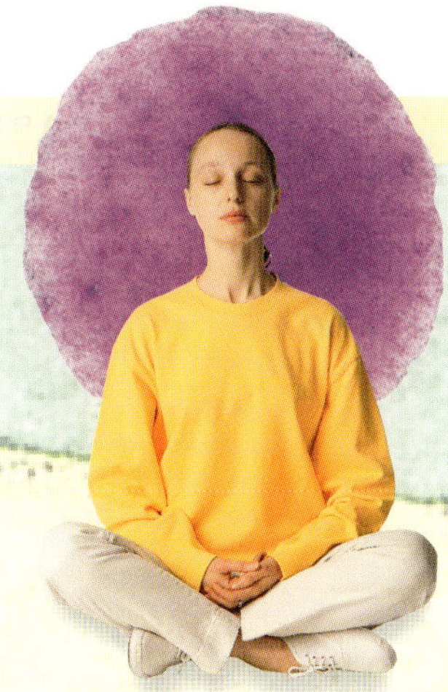

Violett

Der Farbstrahl mit der höchsten Schwingung; betritt den Körper durch das Scheitelchakra. Beeinflußt Hypophyse und Zirbeldrüse sowie den Ätherkörper. Reinigt, steuert das Wachstum, lindert Schmerzen. Gut bei Schock und Angst.

DUNKELVIOLETT

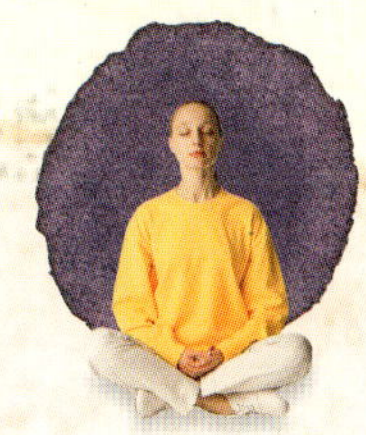

Reinigt die Zellen in infizierten Bereichen; bei physischen Schocks.

Purpur

Reinigend bei körperlichen und seelischen Störungen. In Gefahrensituationen aller Art können Sie sich vorstellen, wie purpurnes Licht sich von Ihren Füßen nach oben verbreitet und schließlich Ihren ganzen Körper umhüllt; bitten Sie dabei darum, daß die Störung verschwindet. Sehen Sie sich anschließend in einem Kokon aus weißem Licht (siehe unten).

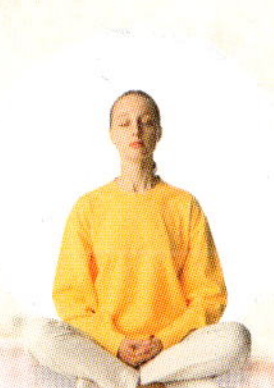

Weiß

Weiß ist eine »Allround-Schutzfarbe«. Ein Kokon aus weißem Licht vom Kopf bis zu den Füßen schützt vor allen Gefahren. Manche Menschen reinigen jeden Morgen ihr ganzes Haus, indem sie sich vorstellen, jeder Raum wäre von weißem Licht erfüllt. Bei emotionalen Schocks und Verzweiflung.

Silber

Klärt das Energiefeld, bringt den femininen Aspekt ins Gleichgewicht.

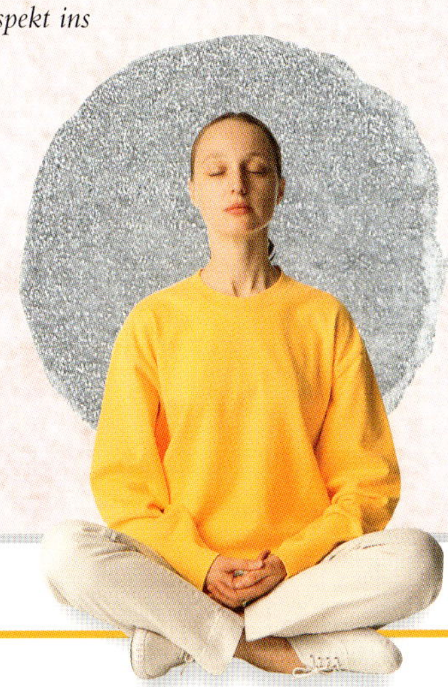

FARBVISUALISATIONEN, DIE ENTSPANNEN UND HEILEN

Das Herz

Andrew Watson stellt in seinem Buch *Healing Music* verschiedene wohltuende Visualisationen vor. Jede beschäftigt sich mit einem Chakra, dem Sie ein Symbol, eine Farbe und einen Duft zuordnen. Ich gebe hier die Visualisation für das Herzchakra wieder; es steuert das Immunsystem, ist also für Heilprozesse sehr wichtig. Das Herz verwandelt die universelle Energie in Heilkraft bzw. bedingungslose Liebe.

- Setzen oder legen Sie sich bequem hin, und entspannen Sie Körper und Geist. Stellen Sie sich die geschlossene Knospe einer Blume vor, von der Sie wissen, daß Sie zwölf goldene Blütenblätter und ein strahlendes blaues Zentrum hat.
- Während Sie sich dies vorstellen, geht über dem Horizont die Sonne auf und wärmt und belebt diese Pflanze. Die geschlossene Knospe beginnt sich zu öffnen. Sehen Sie, wie die Sonnenstrahlen auf die Erde fallen und die goldenen Blütenblätter sich nacheinander langsam öffnen, so daß allmählich das wunderschöne, leuchtendblaue Zentrum zum Vorschein kommt.
- Wenn die Sonnenstrahlen auf das blaue Zentrum fallen, bekommt dieses Energie und beginnt sich um sich selbst zu drehen.

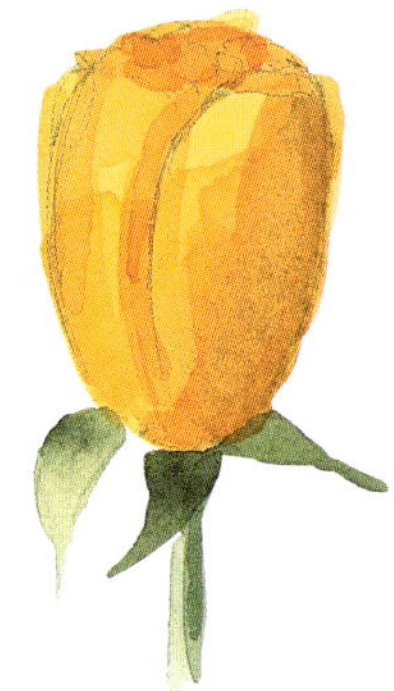

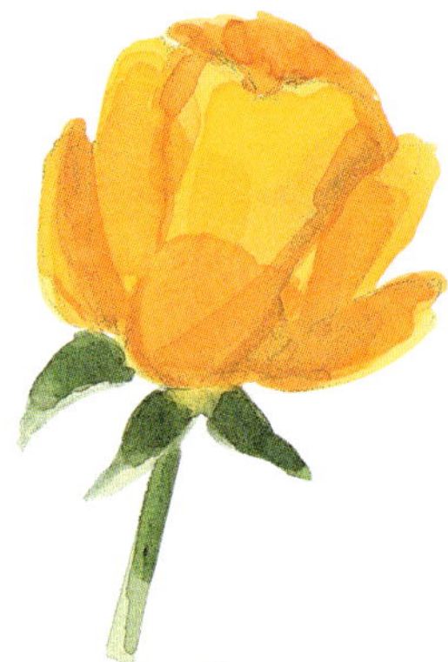

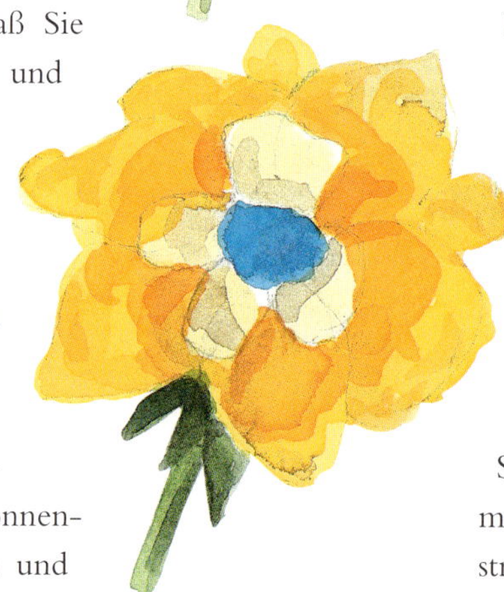

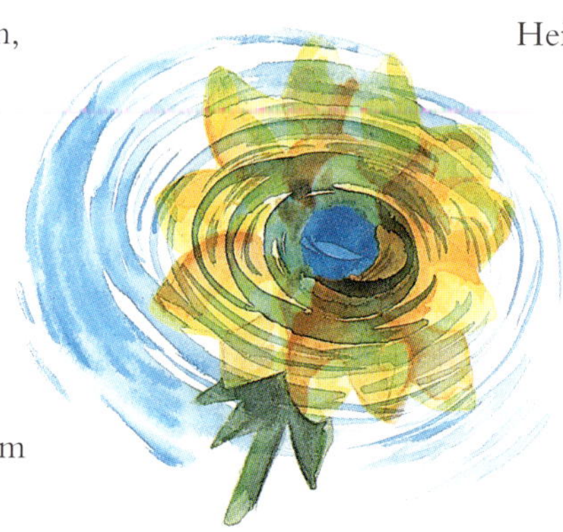

RECHTS: ***Stellen Sie sich zur Heilung des Herzchakras vor, wie eine blau-gelbe Blüte sich öffnet.***

- Während die zwölf goldenen Blütenblätter sich ganz nach außen öffnen, dreht das blaue Zentrum sich schneller und schneller, und es fängt an, sich über die goldenen Blütenblätter hinaus auszudehnen und allmählich den umgebenden Raum zu füllen.
- Sehen Sie sich an, wie das kreisende leuchtende Blau den Sie umgebenden Raum immer weiter ausfüllt.
- Das kreisende blaue Zentrum dehnt sich immer weiter aus und bedeckt nach und nach alles, was ihm begegnet, bis es sich wie eine wirbelnde blaue Sonne bis zum Horizont und weit darüber hinaus erstreckt.
- Auf seinem Weg über die Erde begegnet das strahlende Blau immer wieder Stellen, die nicht in Ordnung sind – Orte, an denen Konflikte oder Katastrophen herrschen.
- Die strahlendblaue Energie spürt den Schmerz der Menschen und das Leid der verwüsteten Erde. Während die Sonne die goldene Blume weiter mit Lebenskraft erfüllt, fließt die strahlendblaue Energie um die Erde und bringt Frieden, Harmonie und Heilung. Beim Anblick dieses Heilungsprozesses spüren Sie in Ihrem Herzen große Freude.
- Kommen Sie langsam wieder in die Gegenwart, und lassen Sie in sich ein Bild oder ein Symbol auftauchen, das die Energie repräsentiert, die Sie in Ihrem Herzen gefunden haben.

FARBEN EINATMEN

Strecken Sie im Stehen die Arme vor sich aus. Atmen Sie nacheinander alle Farben des Regenbogens ein. Fangen Sie mit Rot an, und hören Sie mit Violett auf. Dabei werden Rot und Orange durch die Füße eingezogen, Gelb durch den Solarplexus, Grün durch den Brustkorb und Blau und Violett durch das Scheitelchakra.

FARBEN AUSATMEN

Gehen Sie in die Knie, drücken Sie dabei die Arme nach unten, und winkeln Sie die Ellbogen an.

Atmen Sie gleichzeitig die eingeatmete Farbe durch den Mund aus. Wiederholen Sie dies, bis Sie alle Farben ein- und ausgeatmet haben.

UNTEN: ***Um Ihre Aura mit Farben aufzuladen, sollten Sie bei diesen einfachen Bewegungen visualisieren.***

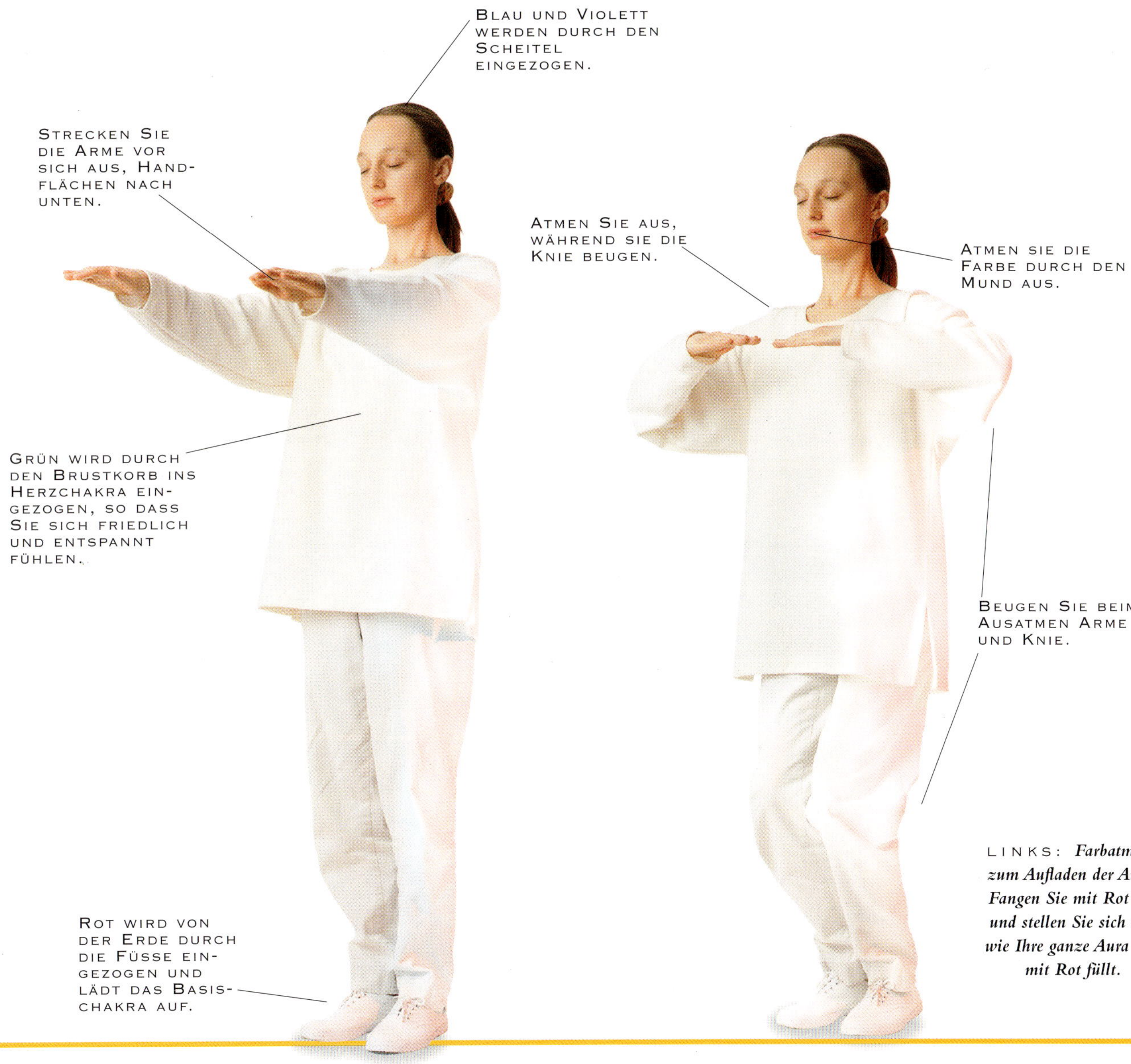
BLAU UND VIOLETT WERDEN DURCH DEN SCHEITEL EINGEZOGEN.
STRECKEN SIE DIE ARME VOR SICH AUS, HANDFLÄCHEN NACH UNTEN.
GRÜN WIRD DURCH DEN BRUSTKORB INS HERZCHAKRA EINGEZOGEN, SO DASS SIE SICH FRIEDLICH UND ENTSPANNT FÜHLEN.
ROT WIRD VON DER ERDE DURCH DIE FÜSSE EINGEZOGEN UND LÄDT DAS BASISCHAKRA AUF.
ATMEN SIE AUS, WÄHREND SIE DIE KNIE BEUGEN.
ATMEN SIE DIE FARBE DURCH DEN MUND AUS.
BEUGEN SIE BEIM AUSATMEN ARME UND KNIE.

LINKS: ***Farbatmung zum Aufladen der Aura. Fangen Sie mit Rot an, und stellen Sie sich vor, wie Ihre ganze Aura sich mit Rot füllt.***

Für die allgemeine Gesundheit

Diese Visualisation verjüngt und stärkt.

- Stellen Sie sich vor, Sie stünden auf einer Blumenwiese. Die Blumen haben wunderschöne Farben und Formen und erstrecken sich bis zum Horizont. Riechen Sie ihren süßen Duft. Visualisieren Sie, die Luft wäre von funkelndem weißem Licht erfüllt, das Sie einatmen.
- Stellen Sie sich beim Ausatmen die schmutzige Luft vor, die Ihren Körper verläßt. Spüren Sie bei jedem Atemzug, wie das saubere, funkelnde Licht alle Teile Ihres Körpers erreicht, und sehen Sie dann wieder den gräulichen Atem, den Sie von sich geben. Atmen Sie weiter so, bis die ausgeatmete Luft sauber ist.
- Stellen Sie sich dann vor, wie eine große schillernde Luftblase um Sie herum entsteht. Sie befinden sich im Zentrum der Luftblase und sehen, wie sie funkelt, wenn Licht auf sie fällt. Die Blase fängt an, sich zu bewegen, und hebt Sie über die Blumenwiese. Während Sie höher und höher getragen werden, spüren Sie, wie Ihr Körper mit neuem Leben erfüllt wird und vollkommen gesund ist.
- Lassen Sie die Luftblase langsam wieder auf die Erde zurücksinken. Spüren Sie, daß Sie gesund und vital sind. Lassen Sie ein Bild in sich entstehen, das darstellt, wie Sie sich fühlen. Öffnen Sie die Augen, wenn es für Sie an der Zeit dafür ist, und notieren Sie Ihr Symbol. Denken Sie daran, wenn Sie Kraft brauchen.

Sie können bei dieser Übung auch verschiedene Kristalle um sich herum plazieren. Nachher werden Sie feststellen, daß ein Stein Sie anzieht. Er hat die Schwingungen aufgenommen, die mit Gesundheit und Energie erfüllt sind.

Bei Nervosität und Angst

Nervosität, ein Zeichen von Angst, ist im Solarplexus »angesiedelt«. Wenn Sie angespannt sind, produzieren Leber und Bauchspeicheldrüse zuviel Galle, und Sie fühlen sich unwohl.

Stellen Sie sch die folgenden Bilder vor, wenn Sie ängstlich und nervös sind und einen Knoten im Magen spüren. Sie können sich nur selbst heilen, wenn Sie Ihre Angst abbauen, die im Grunde eine Projektion Ihres Verstandes ist.

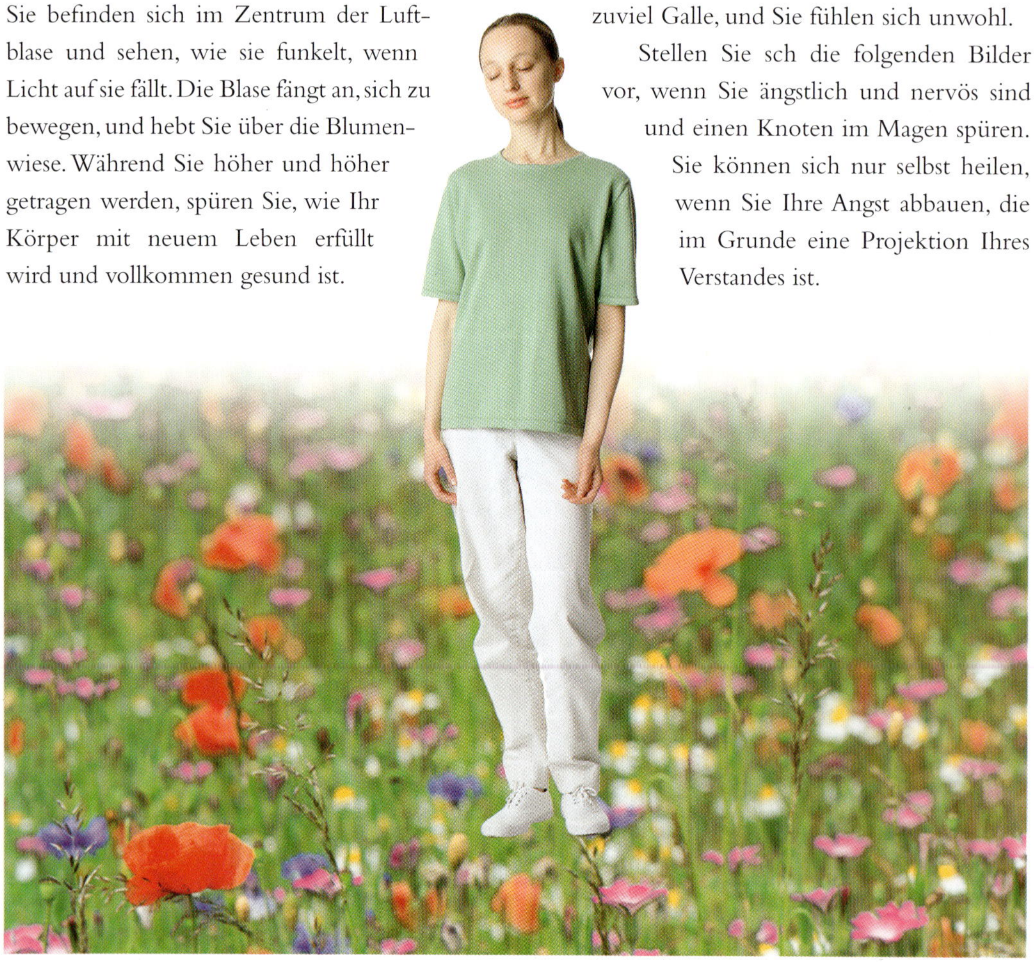

RECHTS: ***Sehen Sie sich auf einer farbenfrohen Blumenwiese. Dies verbessert Gesundheit und Vitalität.***

Sehen Sie sich durch einen Wald gehen. Leichter Wind raschelt in den Blättern, die Sonne scheint. Da ist ein Bach, dessen Ufer mit weichem, dunkelgrünem Moos bedeckt ist. Berühren Sie es, spüren Sie, wie weich und kühl es ist. Sehen Sie in das kristallklare Wasser, wie es über glatte runde Steine plätschert. Nehmen Sie die wunderschönen Farben der Steine wahr.

Lassen Sie Ihre Hand ins Wasser gleiten. Nehmen Sie einen Schluck, und stellen Sie sich vor, wie das klare, kühle Wasser durch Ihren Mund den Rachen hinunter in den Magen rinnt.

Legen Sie sich mit dem Rücken auf das grüne Gras, und schauen Sie in den lichtblauen Himmel. Hören Sie das Bächlein murmeln, und sehen Sie hoch oben in der Luft die Vögel fliegen. Spüren Sie den warmen Sonnenschein auf Ihrer Haut. Atmen Sie tief aus.

Atmen Sie noch einmal tief ein und aus; spüren Sie die angenehm frische Luft. Alle Ängste vergehen. Ihr Atem ist tief und ruhig. Es gibt nichts, um das Sie sich Sorgen machen müßten.

Alles geschieht zu seiner Zeit – Sie brauchen sich nicht zu beeilen. Die Geheimnisse des Universums werden sich offenbaren, wenn sie bereit dazu sind. Spüren Sie die warme Sonne auf Ihrem Körper. Eine Hülle aus goldenem Licht schützt Sie vor allem, vor dem Sie Angst haben. Denken Sie an die Farbe Gelb und ein Symbol, das darstellt, wie Sie sich jetzt fühlen.

Öffnen Sie die Augen, wenn Sie soweit sind. Sie fühlen sich ruhig und beschützt und bereit, auf das Leben zuzugehen. Notieren Sie Ihr Symbol; es kann Ihnen helfen, dieses Gefühl wieder wachzurufen.

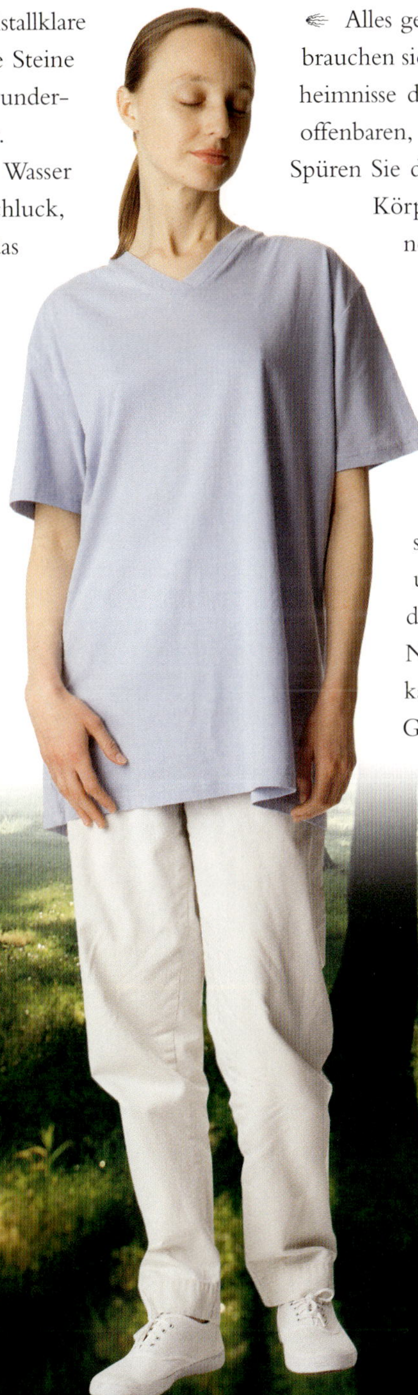

LINKS: ***Sehen Sie sich in einem üppigen grünen Wald, den weiches gelbes Sonnenlicht durchflirrt; dies baut Angst ab.***

FARBAFFIRMATIONEN

Farbstrahlen beeinflussen das Drüsensystem und seine Entsprechung im Ätherkörper; eine der besten Möglichkeiten, sich selbst eine Farbbehandlung zu geben, sind tägliche Farbaffirmationen.

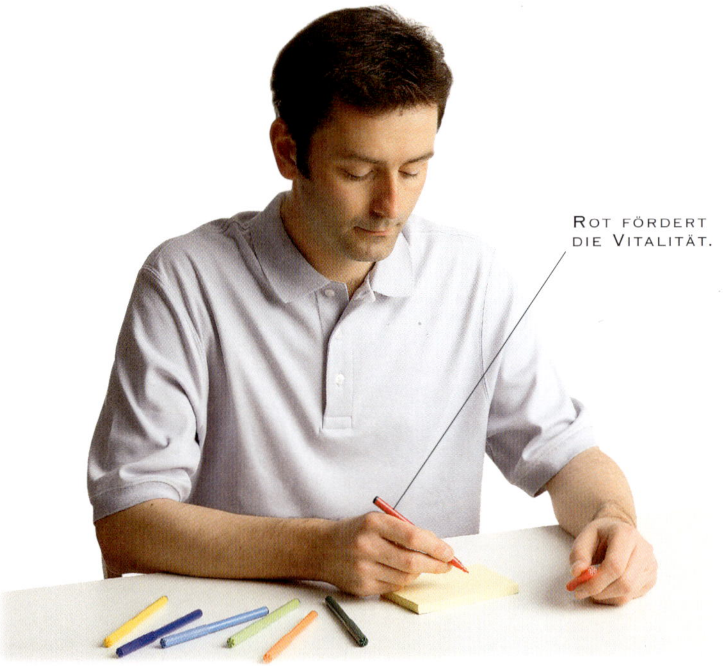

OBEN:
Schreiben Sie Ihre Affirmationen in einer Farbe, die dem angestrebten Ziel entspricht.

Eine Affirmation ist ein Satz, der uns auch optisch an ein erwünschtes Ziel oder Gefühl erinnern soll.

Ich arbeite seit Jahren mit Affirmationen, um Krisen besser zu bewältigen und meine kreative Energie anzukurbeln. Die Affirmationen werden am besten mit einem farblich zum Thema passenden Stift auf Zettel geschrieben, die sie dann zu Hause oder am Arbeitsplatz überall da anbringen, wo Sie mehrmals am Tag vorbeikommen. Gute Stellen sind beispielsweise der Badezimmerspiegel, das Telefon, die Geldbörse oder das Tagebuch.

Versuchen Sie einmal, sich mit diesen sinnvollen Botschaften zu überraschen, denn jedesmal, wenn Sie sie lesen, verstärken Sie den positiven Gedanken.

FARBEIGENSCHAFTEN

Im folgenden werden Eigenschaften aufgeführt, mit denen wir Farben assoziieren. Sie können separat oder in Kombination eingesetzt werden.

ROT

Warm, stark, geduldig, lebendig, entschlossen, freundlich, mutig, vital, durchsetzungsfähig.

ORANGE

Fröhlich, lebhaft, praktisch, humorvoll, kreativ, konstruktiv, willensstark.

GELB

Logisch, intelligent, geistig klar, ordentlich, glücklich, leicht, positiv, sprachgewandt, versöhnlich.

GRÜN

Ausgeglichen, effizient, aufrichtig, harmonisch, entspannt, frei, zufrieden, altruistisch.

TÜRKIS

Phantasievoll, jugendlich, sprühend, frisch, sensitiv, erhebend, sauber, verwandelnd.

BLAU

Friedlich, ruhig, still, hoffnungsvoll, vertrauensvoll, zuverlässig, flexibel, beruhigend, ehrlich, einend, tolerant, heilend.

VIOLETT

Würdig, prächtig, intuitiv, anmutig, schön, bescheiden, wertvoll, offen.

MAGENTA

Reif, authentisch, hilfreich, natürlich, nachgiebig, mitfühlend, unterstützend, freundlich, umsichtig.

FARBAFFIRMATIONEN FÜR IHR WOHLBEFINDEN

Rot

Der rosarote Farbstrahl durchströmt meine Adern und gibt mir Kraft und Mut; er erfüllt mich mit der Liebe Gottes.

Die magnetischen rubinroten Strahlen fließen durch meine Füße nach oben und erfüllen mich mit strahlender Energie und Kraft.

Orange

Der orangefarbene Strahl erfüllt mich mit Vitalität und Freude. Er lädt meinen Ätherkörper auf und verjüngt jede Zelle meines Körpers.

Der orangefarbene Strahl und seine Vitalität strömen durch meine Füße in den ganzen Körper und erfüllen ihn mit Kraft und Energie. Sie beseitigen alle Energieblockaden, die verhindern, daß die goldene Lebenskraft mich ganz erfüllt.

Gelb

Der goldgelbe Farbstrahl erfüllt meinen Körper, meine Seele und meinen Geist mit göttlicher Liebe und Weisheit.

Das goldgelbe Licht strömt in meinen Körper, erfüllt ihn und macht jeden Teil von ihm hell.

Grün

Der grüne Farbstrahl durchströmt mein Herz und mein Nervensystem und bringt meinem ganzen Wesen Gleichgewicht und Harmonie.

Ich nehme die smaragdgrünen Strahlen in mir auf und weiß, daß ich voll ausgewogener Kraft bin. Ich bin geborgen und frei.

Blau

Der saphirblaue Farbstrahl strömt in meine Adern und heilt meinen Körper, meinen Geist und meinen Ätherkörper.

Ich atme den elektrischen, himmlischen blauen Farbstrahl ein, der mir Kühlung und Ruhe bringt, so daß ich mich entspannt und vollkommen friedlich fühle.

Indigo

Der indigoblaue Farbstrahl hilft mir, die Einsichten und Kenntnisse aufzunehmen, die ich jetzt brauche.

Das nachtblaue Licht strömt in mich ein. Es reinigt meine Lunge und alle Zellen in meinem Körper.

Violett

Der violette Farbstrahl strömt in meine Drüsen; er heilt jede Zelle und jeden Teil meines Wesens.

FARBAFFIRMATIONEN SELBST FORMULIEREN

Sie können auch eigene Farbaffirmationen formulieren, etwa mit Hilfe der folgenden Worte:

- *Die Farbe … macht mich, (Name), jeden Tag stärker/freundlicher/entspannter/glücklicher etc.*
- *Durch die Farbe … werde ich, (Name), ruhig/glücklich/gesund etc.*

Ich habe bei jeder Farbe zwei Affirmationen genannt: eine für das körperliche und eine für das geistig-seelische Wohlbefinden. Wiederholen Sie die Farbaffirmation Ihrer Wahl siebenmal, damit sie optimal wirkt. Die Affirmationen können auch mit dem Einatmen und Visualisieren von Farben (s. S. 226–235) kombiniert werden; dies verstärkt die Konzentration auf die eingeatmete Farbe. Schließen Sie dabei am besten die Augen!

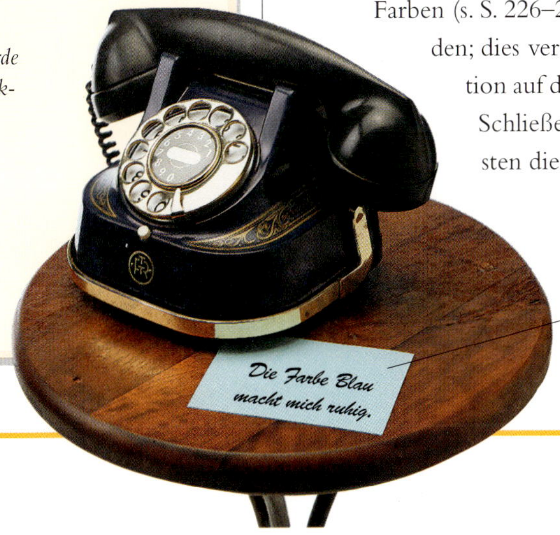

LEGEN SIE EINEN FARBIGEN ZETTEL MIT EINER AFFIRMATION NEBEN DAS TELEFON, UM GELASSEN ZU BLEIBEN.

LINKS: ***Im ganzen Haus verteilte Zettel mit Affirmationen erinnern Sie immer wieder daran, positiv zu denken.***

HEILEN MIT KRISTALLEN UND EDELSTEINEN

Kristalle und Edelsteine sind eine unerschöpfliche Quelle der Energie. Sie heilen, beleben und beruhigen auf völlig natürliche Weise.

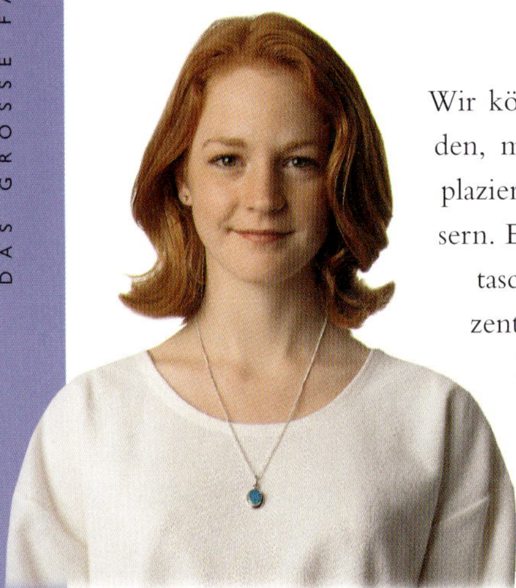

Wir können Edelsteine als Schmuck verwenden, mit uns tragen oder in der Wohnung plazieren, um unsere Lebensqualität zu verbessern. Ein Kristall in der Rock- oder Hosentasche zum Beispiel verbessert die Konzentration und stärkt das Selbstvertrauen. Kristalle, die in Wohnungen, Krankenhäusern und Büros plaziert werden, absorbieren die negativen Schwingungen, die durch Zigarettenrauchen, Umweltgifte und Elektrosmog entstehen. Zur Behandlung von Krankheiten werden die Steine auf entsprechende Chakras oder Akupunkturpunkte (s. S. 224) gelegt oder um den Körper herum verteilt. Einer Frau gelang es zum Beispiel, ihre chronische Bronchitis zu heilen, indem sie regelmäßig einen Amethyst auf den Brustkorb legte.

OBEN: ***Ein Anhänger mit einem »Heilstein« kann Ihr Wohlbefinden verbessern.***

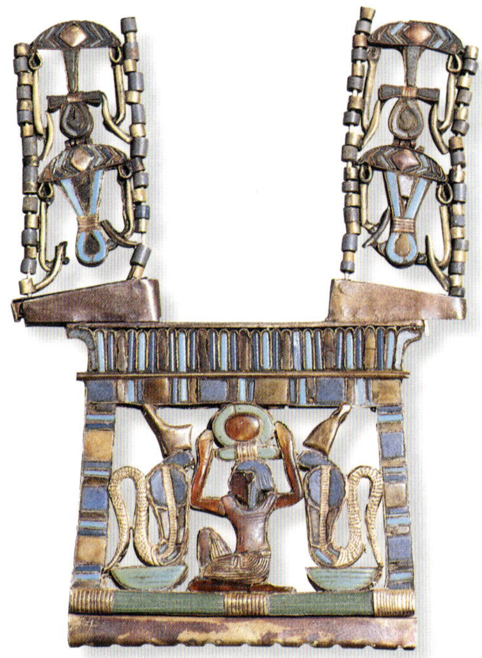

OBEN RECHTS: ***Edelsteinen wird seit alters spirituelle Kraft zugeschrieben. Die Ägypter verwendeten Türkise zur Abwehr böser Geister.***

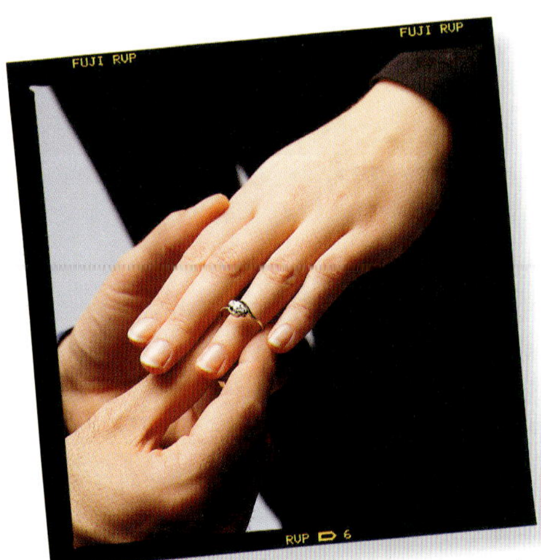

RECHTS: ***Der Austausch von Ringen ist eine alte Tradition.***

EDELSTEINE

Schon seit Urzeiten glauben die Menschen, daß Steine den Körper verschönern und heilen. Der Austausch von Verlobungs- und Hochzeitsringen beruht auf dieser alten Überzeugung. Die Ägypter, die tibetischen Buddhisten, die amerikanischen Indianer und viele mittelöstliche Völker verwendeten den Türkis wegen seiner Schutz- und Heilwirkung. Die moderne und die traditionelle Medizin sowie die Homöopathie nutzen die Heilkraft der Mineralien.

In vielen Kulturen, auch der unseren, glaubte man, manche Steine würden einen Fluch enthalten oder krank machen. Die Überzeugung, daß es Unglück bringt, Opale oder Perlen zu tragen, wenn sie nicht unser »Geburtsstein« sind, hat sich bis heute gehalten. Sie stammt von dem

Wissen, daß Edelsteine elektromagnetische Schwingungen absorbieren und festhalten, die sie später – mit guten oder bösen Folgen – wieder abgeben.

Wenn weißes Licht auf einen Edelstein fällt, werden einige Wellenlängen herausgefiltert; diejenigen, die er reflektiert, geben dem Stein seine Farbe. Der Edelstein enthält die Kraft des Farbstrahls, den er zurückwirft (s. S. 12f.). Manchmal erzeugt die Interaktion zwischen Licht und Edelstein nicht nur eine einzige Farbe, sondern mehrere. Diamanten etwa machen das ganze Spektrum des Lichts sichtbar. Auch andere Mineralien besitzen diese »Feuerqualität«, zum Beispiel der Feueropal. Weil solche Steine alle Energiezentren des Körpers beeinflussen, sollten sie nicht mit anderen Steinen zusammen getragen werden.

HALBEDELSTEINE

Statt teurer Edelsteine können Sie auch Halbedelsteine verwenden, die ebenfalls die Kraft und die Eigenschaften des benötigten Farbstrahls enthalten.

Unsere Reaktion auf Steine und Mineralien ist sehr individuell; die meisten von uns fühlen sich zu ganz bestimmten Edelsteinen oder Schmuckstücken hingezogen. Dies kann unter Umständen daran liegen, daß wir ihre Farbe brauchen.

Je dunkler ein Stein ist, desto dichter, kraftvoller und »erdhafter« ist er. Ein hellerer Ton wirkt in dieselbe Richtung, aber sanfter, denn seine Frequenz liegt (mindestens) eine Oktave höher. Rosa zum Beispiel verkörpert eine sehr viel sanftere, spirituellere Form der Liebe als das Knallrot, das für sexuelle Liebe steht.

Auch die Dichte eines Steins weist auf seine Eigenschaften hin. Je undurchsichtiger er ist, desto näher steht er der Erde, und desto größer ist seine Kraft. Je mehr er strahlt und funkelt, um so eher kann er Geist und Intellekt zu Höhenflügen anregen. Körperlich kräftige, seelisch stabile Menschen brauchen zum Ausgleich die inspirierende Wirkung von Diamanten oder anderen funkelnden Steinen. Wer dagegen leicht »abhebt«, braucht die stabilisierende Wirkung erdender Steine, zum Beispiel von Achat.

Edelsteine beeinflussen Lebewesen, weil sie eine ähnliche innere Struktur haben. Die gesamte Materie schwingt, und jede Substanz hat eine ihr eigene Frequenz. Edelsteine leiten Farbenergien sehr gut weiter. Wenn sie auf oder um den Körper herum gelegt werden, beseitigen sie negative Schwingungen. Die Steine haben dieselbe Frequenz wie die Farben, die innere Blockaden auflösen und das Energiereservoir wieder auffüllen.

UNTEN: ***Ein funkelnder Diamant kann Menschen beflügeln, die gut geerdet sind.***

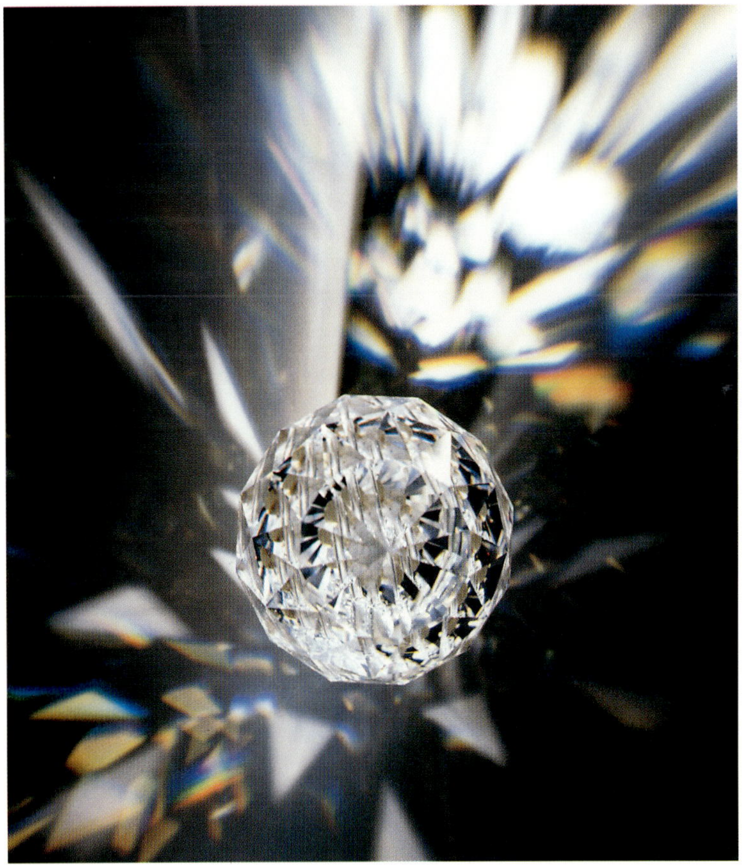

RECHTS: *Bergkristalle werfen Klänge und Farbschwingungen zurück und tragen dazu bei, Ihre Aura ins Gleichgewicht zu bringen.*

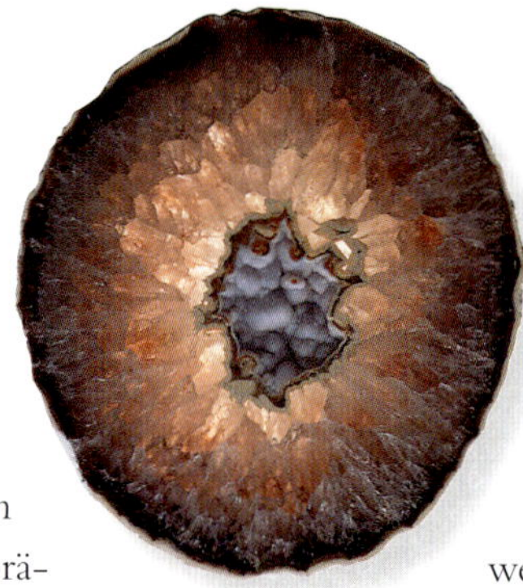

KRISTALLE

Die Wirksamkeit von Kristallen wird heute wiederentdeckt und nicht mehr ins Reich der Mystik und des Okkulten verbannt. Im Alltag werden sie vielfältig genutzt. Radio, Fernsehen und die Kommunikation per Satellit würde es ohne die präzisen Schwingungsfelder von Kristallen wahrscheinlich gar nicht geben. Die Computertechnologie und die Laserchirurgie nutzen ihre elektromagnetische Energie.

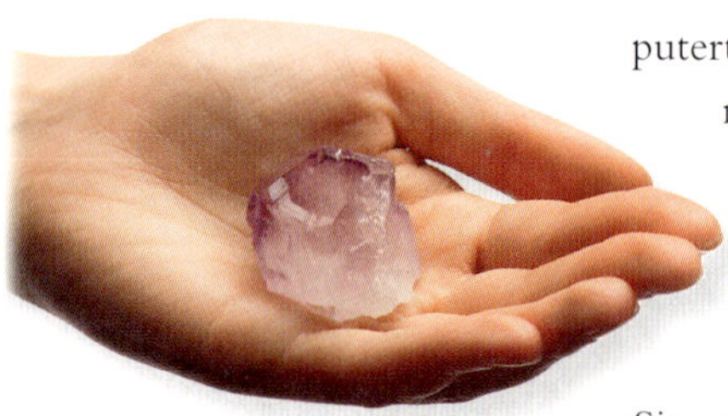

OBEN: *Rosenquarz wirkt heilend, weil er kosmische Strahlen weiterleitet.*

Welche Kraft Kristalle haben, kann jeder ganz einfach selbst nachprüfen; legen Sie einfach einmal einen in Ihre Handfläche; bei manchen Steinen werden Sie sofort Wärme empfinden, bei anderen ein Prickeln oder leichte Schläge.

Theo Gimbel (s. S. 250) meint, »daß Kristalle von ihrem Ursprung her Klangformen sind« und Klangschwingungen auffangen. Der IBM-Forschungswissenschaftler Marcel Vogel, der die Magnetcodierung für Computerbänder und die Verwendung von Phosphor bei Farbfernsehbildern entwickelte, entdeckte, daß Kristalle bei ihrer Entstehung starke Schwingungen auffangen, die sie festhalten, bis sie freigesetzt werden. Wie das funktioniert, kann man sich so ähnlich wie bei einem Videoband oder einer CD vorstellen. Kristalle verstärken außerdem den Ultraschall. Im Ersten Weltkrieg wurden Kristalle beispielsweise auch bei unterbrochenen Kommunikationskabeln genutzt.

Bergkristalle sind die besten Heilsteine, weil sie kosmische Strahlen weiterleiten. Sie bestehen aus Siliziumdioxyd und strahlen eine Energie ab, die als Piezoelektrizität bekannt ist: Wenn ein Ende des Quarzkristalls stimuliert wird, schickt er eine elektrische Ladung an das andere Ende. Auf ähnliche Weise kann auch die Aura ins Gleichgewicht gebracht werden.

Dem Wissenschaftler Marcel Vogel zufolge fangen Quarzkristalle nicht nur die physikalischen Klang- und Farbschwingungen

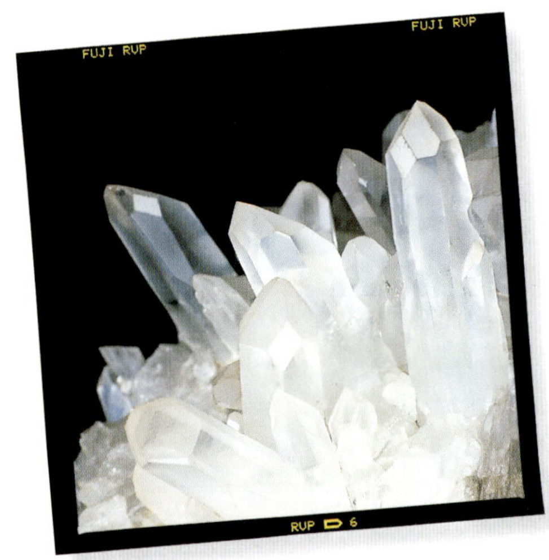

OBEN: *Der Bergkristall ist ein klarer Quarz aus Siliziumdioxyd.*

RECHTS: *Kristalle fangen Gedankenschwingungen auf, die sich ähnlich kreisförmig verbreiten wie die Wellen, die entstehen, wenn ein Stein ins Wasser geworfen wird.*

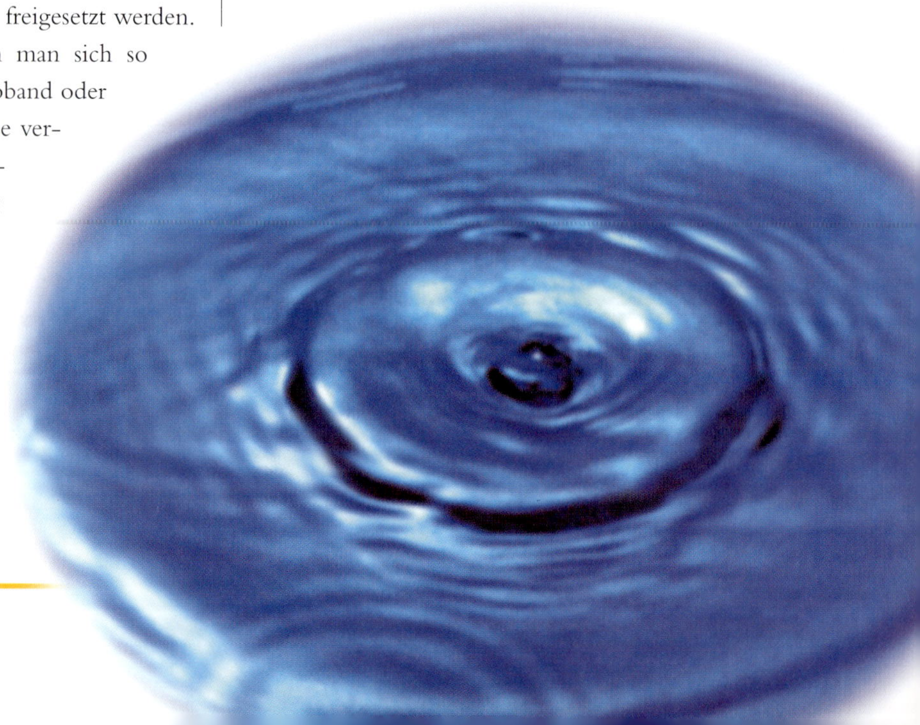

auf, sondern auch unsere Gedanken. Er meint, daß unsere Gedankenschwingungen wie ein Magnetfeld oszillieren. Die Gedanken sind in geometrischen Formen im Raum enthalten und bringen diesen zum Oszillieren. Dies beeinflußt die Materie, die ebenfalls anfängt, zu schwingen und Strukturen zu produzieren, die sich nach außen hin um den Körper herum bewegen. Sie gleichen den Kreisen, die entstehen, wenn wir einen Stein ins Wasser werfen.

Bei der experimentellen Beobachtung von Flüssigkristallen entdeckte Vogel, daß ein Kristall vor dem Festwerden die Form eines in ihn hineinprojizierten Gedankens annimmt. Wenn er zum Beispiel an eine Blume dachte, nahm der Kristall die Form einer Blume an. Indem wir »denken«, erzeugen wir eine Form.

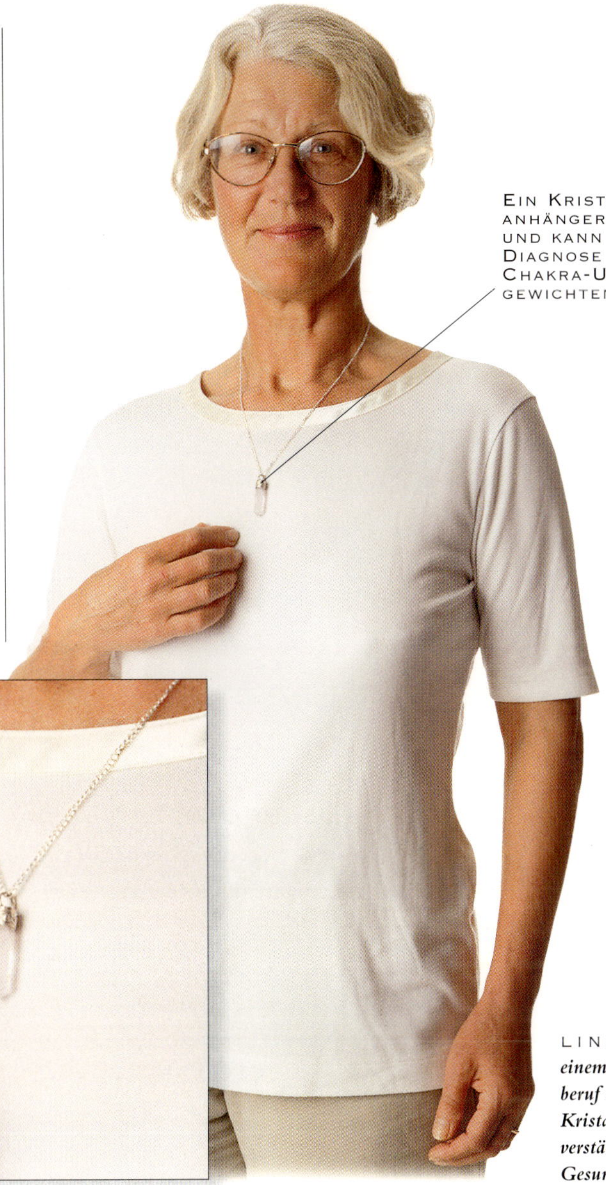

EIN KRISTALL-ANHÄNGER SCHÜTZT UND KANN ZUR DIAGNOSE VON CHAKRA-UNGLEICH-GEWICHTEN DIENEN.

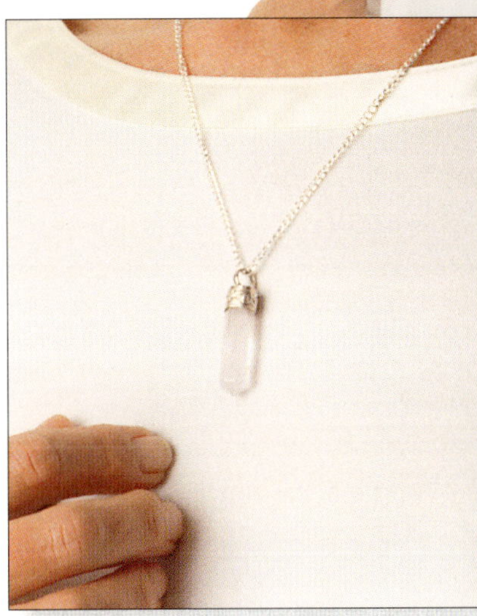

LINKS: ***Wenn Sie in einem Heil- oder Pflegeberuf arbeiten, kann ein Kristall Ihr Energiefeld verstärken und Ihre Gesundheit schützen.***

Dies ist »die Energie, die dem Gedanken folgt«. Man nimmt an, daß Kristalle auf Gedanken und Gefühle reagieren und über den Austausch mit den schwingenden Gedankenformen im Raum auch den Geist beeinflussen.

Da Kristalle bestimmte Schwingungen herausfiltern und andere verstärken, können sie eingesetzt werden, um uns zu schützen oder zu helfen. Angehörige der Heil- und Beratungsberufe sollten deshalb generell einen Kristall bei sich tragen, der ihr Energiesystem schützt und dafür sorgt, daß sie gesund bleiben.

Achten Sie darauf, daß der Kristall nicht zu stark für Sie ist und Sie »erschlägt«, sondern nur eine leicht höhere Schwingung als Ihr Energiefeld hat.

Ein regelmäßig über dem Solarplexus getragener klarer Quarz- oder Amethystkristall stärkt auf Dauer Ihr Energiefeld und macht es weniger durchlässig. Ein Rosenquarz über dem Herzchakra schützt das Herz.

Mit einem Kristallpendel können Sie mit einer gewissen Übung auch Verzerrungen in der Aura und Chakra-Blockaden diagnostizieren. Kristalle lassen sich darüber hinaus »programmieren«, so daß sie ganz bestimmte Aufgaben erfüllen: klären, reinigen, harmonisieren, schützen und heilen.

HEILENDE FARBFREQUENZEN

Die folgende Übersicht listet die Merkmale und Einflußbereiche der verschiedenen Farbfrequenzen und der entsprechenden Mineralien auf.

Oft kann ein Stein durch einen gleichfarbigen ersetzt werden; manche Steine haben jedoch eine sehr spezifische Wirkung.

Rot/Rosa

RUBIN, GRANAT, ACHAT, KARNEOL, KORALLE, ROSENQUARZ

Rot sorgt für Energie, Wärme, Vitalität und Regeneration. Rosa stellt bei Gefühlskonflikten die Harmonie wieder her.

- *Rote Steine helfen bei Herz- und Augenleiden, Kreislaufproblemen, Anämie und diversen psychischen Störungen.*
- *Koralle hilft bei Haut-, Leber- und Geschlechtskrankheiten, unreinem Blut, Bluthochdruck und Hämorrhoiden und ist gut zum Meditieren, weil sie Bilder und Formen festhält.*
- *Rosenquarz hilft bei psychischen Störungen und fördert Freundschaft, Selbstliebe und bedingungslose Liebe.*

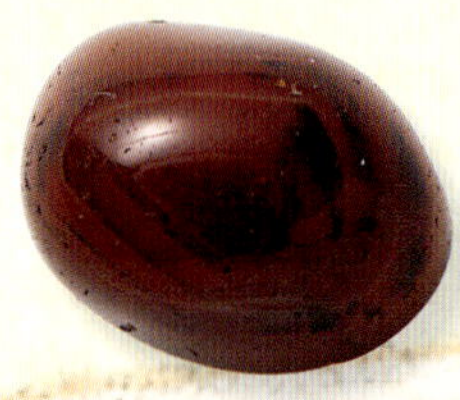

OBEN: ***Mit dunkelrotem Karneol werden Herzbeschwerden behandelt.***

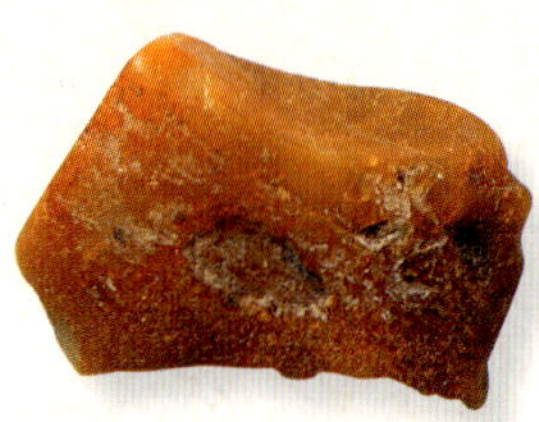

OBEN: ***Das subtile Orange von Bernstein fördert das seelische Wohlbefinden.***

Orange

BERNSTEIN, TOPAS

Orange bringt den Emotionalkörper und das Verdauungssystem ins Gleichgewicht, erhöht die sexuelle Leistungsfähigkeit und stärkt das Immunsystem. Es hilft bei Alkoholproblemen und beendet Selbstmitleid, baut das Selbstbewußtsein auf und fördert die Bereitschaft, zu verzeihen.

- *Bernstein hilft bei Rheuma, Asthma und Darmbeschwerden; gut für das Knochenmark und bei Depressionen; bringt das Drüsen- und das Verdauungssystem ins Gleichgewicht; absorbiert negative Energie.*

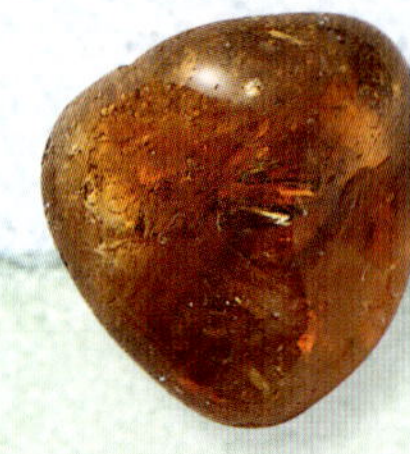

OBEN: ***Citrin regeneriert das Nervensystem; er setzt das spielerische Element in uns frei.***

Gelb

TOPAS, CITRIN, GELBER ZIRKON

Gelb lädt den Solarplexus auf, stärkt die Nerven und fördert die geistige Klarheit.

- *Topas hilft bei Rachenbeschwerden, Asthma, Kehlkopfentzündung, infektiösen Kinderkrankheiten, Schlaflosigkeit, Schock, Fieber, Verbrennungen, Insektenstichen, Juckreiz, Infektionen, Erschöpfung und nervösen Traumata.*

Grün

SMARAGD, JADE, TURMALIN, MOOSACHAT

Grün hilft bei Streß, bringt die Gefühle ins Gleichgewicht und wirkt allgemein heilend. Gut gegen Eifersucht und besitzergreifendes Verhalten.

- *Smaragd hilft bei träger Verdauung, Koliken, Krebs, Herz- und Hautproblemen, Bluthochdruck und Geschwüren.*
- *Jade hilft bei Problemen mit Nieren, Blase und Augen. Sie fördert die gefühlsmäßige Distanz und das klare Denken.*

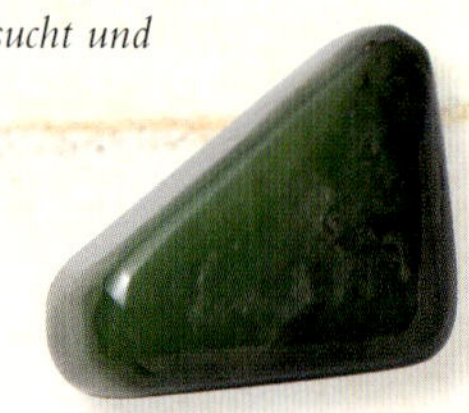

OBEN: ***Das entspannende Grün des Moosachats gibt der Seele neue Kraft.***

Blau

SAPHIR, AQUAMARIN, TÜRKIS, LAPISLAZULI, BLAUER BANDACHAT

Blau fördert die Herrschaft des Verstands, Klarheit, Kreativität, Verantwortungsgefühl, Idealismus und das Wirken zum Wohl anderer.

- *Saphir hilft bei Schlaflosigkeit und Nervosität. Er weckt das Mitgefühl.*
- *Aquamarin hilft bei Nervenschmerzen, Drüsenstörungen und Beschwerden, die Mund, Kehle und Nacken betreffen. Er bringt den physischen, den mentalen und den spirituellen Körper ins Gleichgewicht.*

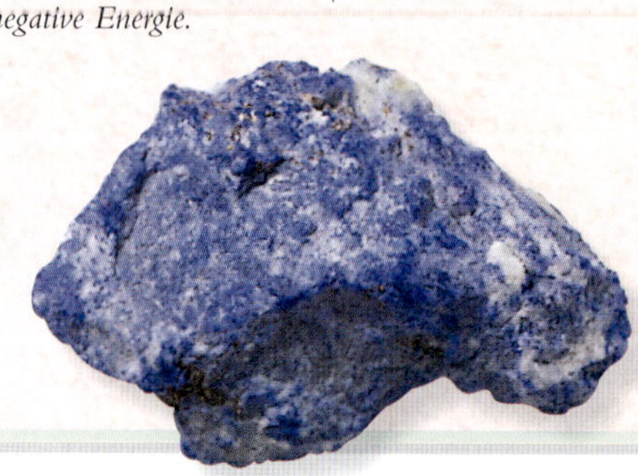

LINKS: ***Lapislazuli verkörpert Freundschaft und Liebe.***

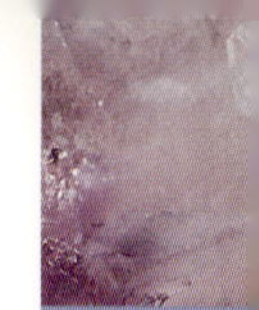

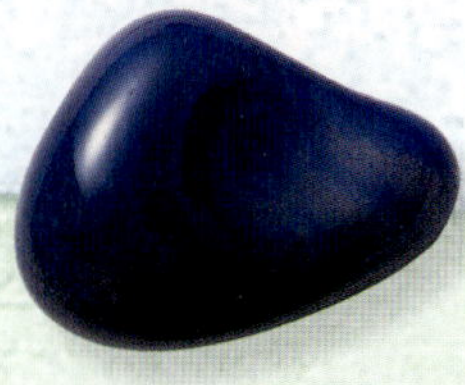

OBEN: **Die Intensität des indigoblauen Sodaliths weckt die Intuition.**

Indigo

SODALITH, AMETHYST

Indigo ist eine kraftvolle Farbe, die mit der rechten Seite des Gehirns assoziiert wird und Intuition und Phantasie anregt. Sie fördert die Öffnung des Dritten Auges, macht den Kopf frei, wirkt stark sedierend und regeneriert die Zellen.

Violett/Purpur/Lavendel

AMETHYST, SODALITH, SUGALITH

Violett ist die Farbe der Transformation. Purpur verbindet uns mit dem Geist, medialem Schutz, fördert Kreativität und spirituelles Bewußtsein, lindert Schmerzen im tiefen Gewebe. Lavendel reinigt das Energiefeld.

- *Amethyst hilft bei psychischen Symptomen, Schlaflosigkeit und Kopfschmerzen, Blutunreinheiten und Hämorrhagien. Er wirkt energetisierend, transformierend und inspirierend; hilft, alte Denk- und Verhaltensmuster zu durchbrechen; starker Einfluß auf alle Arten von Schmerzen.*

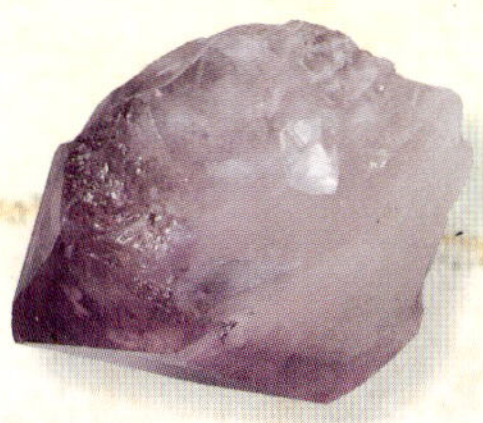

OBEN: **Ein Amethyst unterstützt die Loslösung von festgefahrenen Verhaltensmusterrn.**

Infrarot

TIGERAUGE

Infrarot wärmt und energetisiert, stärkt den Willen und hilft uns in Streßphasen, in denen wir Kraft und Ausdauer brauchen. Das Tigerauge wirkt aufgrund seiner orangebraunen Färbung sehr erdend und hat wegen seines hohen Eisengehalts auch eine Beziehung zur Farbe Rot. Hilft bei Hautkrankheiten, Kopfschmerzen und Verdauungsbeschwerden.

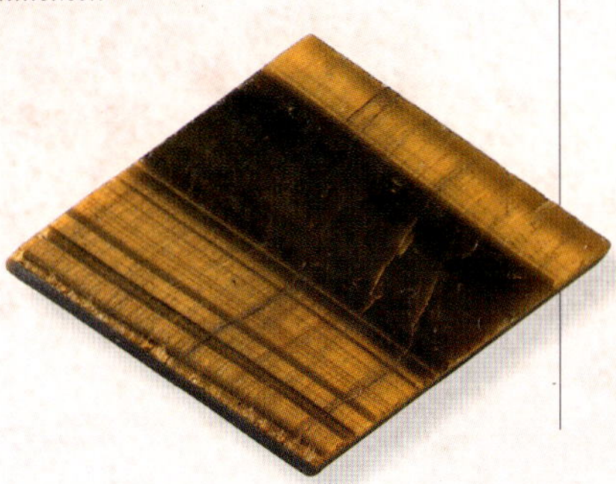

RECHTS: **Das warm schimmernde Tigerauge trägt dazu bei, daß wir mit beiden Beinen fest auf dem Boden stehen.**

Ultraviolett

ONYX

Die hohe Schwingung von Ultraviolett fördert die Konzentration.

- *Onyx gibt unserem Leben wieder Struktur, denn er verbindet uns mit der Energie der Erde. Bringen Sie ihn nach einer bakteriellen oder viralen Infektion auf dem ganzen Körper zur Anwendung.*

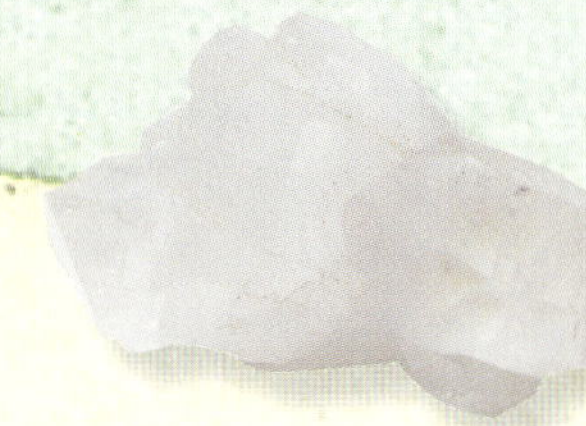

LINKS: **Das reine Weiß des Milchquarzes gibt uns einen starken Energieschub.**

Weiß

DIAMANT, PERLE, BERGKRISTALL

Weiß lädt das Energiefeld wieder auf, beseitigt Schmerzen und bringt stagnierende Energie in Fluß. Es gibt Mut und Vertrauen.

- *Der Diamant hat die höchste Schwingung und ist der härteste aller Edelsteine. Er gibt Mut und Zuversicht. Er hilft bei Augenproblemen, Lähmungen, vergrößerter Milz und Epilepsie.*
- *Perlen helfen bei Diabetes, Asthma, Verdauungs- und Wechseljahrbeschwerden, Gallensteinen und Durchfall. Sie fördern Veränderungen und seelisches Wachstum. Kombinieren Sie Perlen nie mit anderen Steinen – der Energiekonflikt überträgt sich auf Sie. Perlen absorbieren Energie und spiegeln sie zurück; deshalb heißt es, sie würden Unglück bringen. Sie fördern die Konfrontation mit dem eigenen Wesenskern, wenn Sie sich selbst gegenüber ehrlich sein müssen.*

Schwarz

RAUCHKRISTALL, JET (GAGAT), OBSIDIAN

Schwarz führt zu einem Zustand der Gnade, der Stille und des Friedens mit Gott und dem Unendlichen. Es schützt gegen negative Kräfte.

- *Rauchquarz erzeugt einen Schutzschild, wenn Sie sich von anderen Menschen oder Kräften angegriffen fühlen.*

RECHTS: **Schwarzer Obsidian kann uns vor Schaden schützen.**

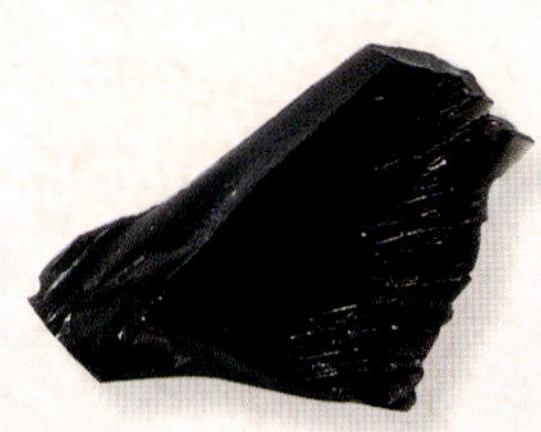

DIE BEHANDLUNG MIT KRISTALLEN UND EDELSTEINEN

Kristalle und Edelsteine auswählen

Die Auswahl von Kristallen und Steinen wird meist intuitiv erfolgen. Generell gesagt, hat der Stein eine um so höhere Schwingung, je heller er ist. Klare, lichtdurchlässige Steine stehen mit den Elementen Luft und Äther in Verbindung; sie ziehen die Energie nach oben und verbinden uns mit den höheren Mächten. Dunklere Steine enthalten mehr »Erde« und bringen uns wieder auf den Boden zurück.

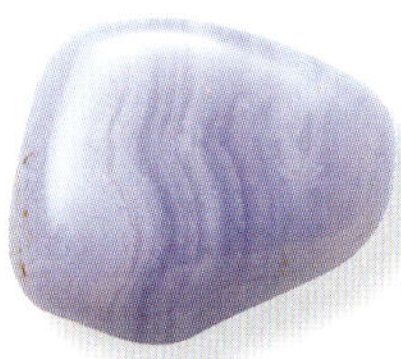

OBEN: *Blauer Bandachat ist sehr hell und hat eine hohe Schwingung.*

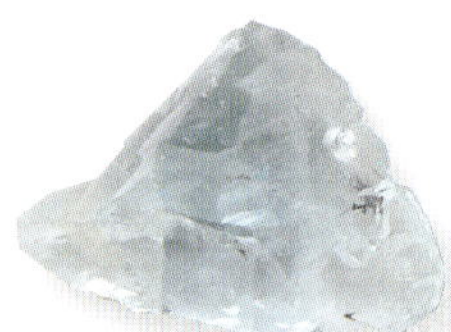

OBEN: *Der durchscheinende Aquamarin hat etwas Ätherisches.*

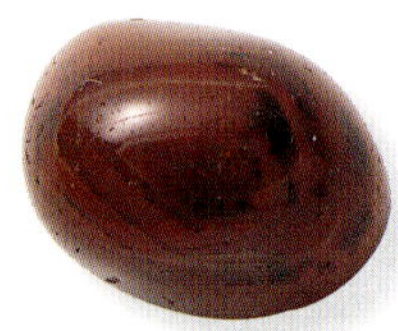

OBEN: *Der dunkelrote Karneol wirkt erdend.*

Vorbereitung

Steine sollten für die Arbeit, die sie ausführen sollen, sorgfältig gereinigt und programmiert werden. Denken Sie daran, daß sie negative Energie genauso aufnehmen und speichern wie positive und diese Energie auf den jeweiligen Benutzer übertragen. Durch das Reinigen werden unter Umständen vorhandene negative Schwingungen entfernt, die bisherige Programmierung wird gelöscht. Legen Sie dazu den Stein so lange in eine Schüssel mit Salzwasser, bis Sie das Gefühl haben, daß er »sauber« ist; die Zeitspanne variiert, deshalb sollten Sie intuitiv vorgehen. Sie können den Stein auch unter laufendes Wasser halten. Sobald er »sauber« ist, können Sie ihn programmieren. Legen Sie ihn dazu so in Ihre rechte Hand, daß seine Spitze von Ihnen wegweist. Sie sollten ganz ruhig und konzentriert sein. Bringen Sie Ihre Gedanken zur Ruhe, und bitten Sie um Hilfe, damit der Stein zum »höchsten Wohl« programmiert wird. Verwenden Sie dazu Worte wie »Bring Gleichgewicht und Harmonie«, »Bring Frieden und Liebe« oder »Bring Heilung«.

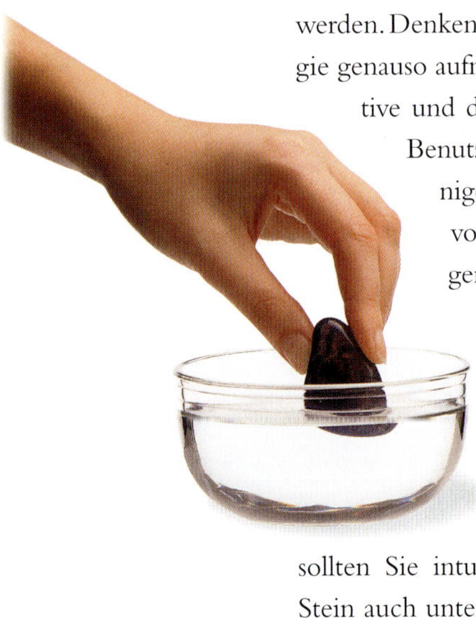

OBEN: *Waschen Sie den Stein in Salzwasser, um negative Energien zu entfernen.*

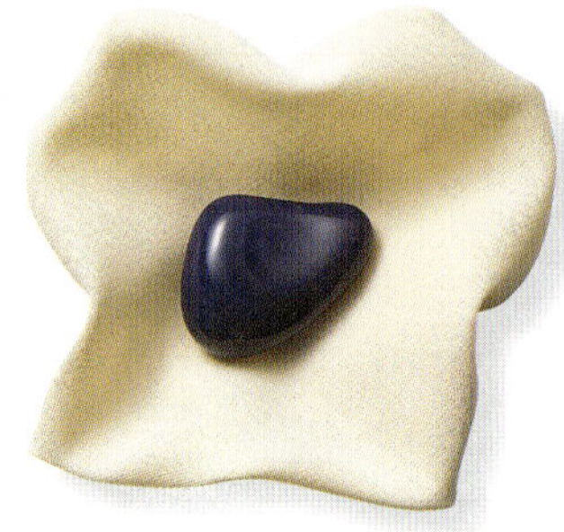

LINKS: ***Edelsteine können in weichem Stoff aufbewahrt werden, aber denken Sie daran, daß sie ihre Energie vom Sonnenlicht beziehen.***

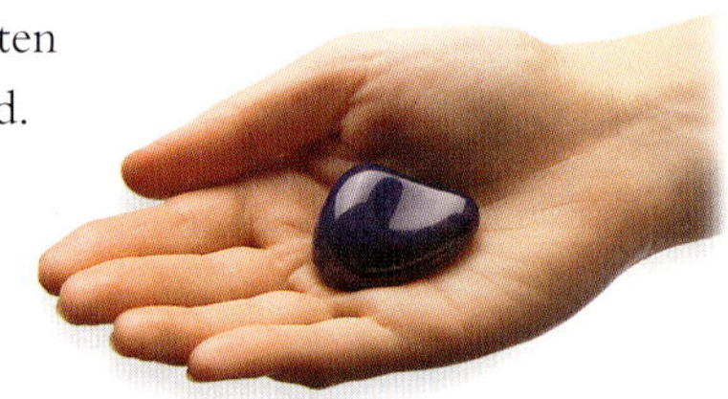

OBEN: ***»Bitten« Sie den Stein, eine bestimmte Aufgabe auszuführen.***

Jetzt können Sie den Stein tragen oder da plazieren, wo er am meisten Nutzen bringt. Wenn Sie ihn nicht sofort verwenden, sollten Sie ihn vorsichtig in weiches Material wickeln und weglegen. Lassen Sie Ihre Steine aber nicht zu lange im Dunkeln liegen, denn wie wir Menschen bekommen Edelsteine ihre Energie und ihre Kraft vom Sonnenlicht.

Behandlung

Vor einer Farbbehandlung mit Edelsteinen sollte der Patient ein Bad nehmen, damit negative Schwingungen, die er von anderen Menschen oder der Umgebung aufgenommen hat, neutralisiert werden. Die Kleidung ist am besten weiß, damit die Schwingung der Steine möglichst wenig verzerrt wird. Entspannungs- und Visualisierungsübungen fördern eine ruhige, ausgeglichene Atmosphäre (s. S. 232).

Spezifische Blockaden lassen sich mit Hilfe eines Quarzpendels erkennen (s. S. 197). Diese Methode hat auch den Vorteil, daß der Patient sieht, was passiert. Die Richtung des Pendelschwungs über einem Chakra hängt davon ab, ob ein Mann oder eine Frau behandelt wird;

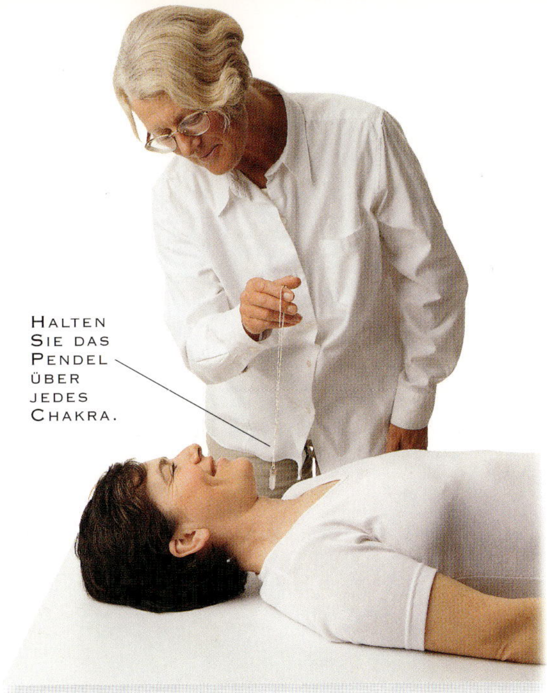

LINKS: ***Ein Quarzpendel ist ein nützliches Hilfsmittel zur Diagnose.***

über dem Scheitelchakra eines Mannes kreist es im Uhrzeigersinn, bei einer Frau dagegen. Je größer der vom Pendel beschriebene Kreis ist, desto offener ist das Chakra; unregelmäßige Bewegungen signalisieren Bereiche.

Sie können einzelne Bereiche oder den ganzen Körper behandeln. Gehen Sie wie folgt vor:

- Reinigen Sie zunächst die Aura, indem Sie einen klaren Quarzkristall ans Scheitelchakra (s. S. 214 f.) und zwischen die Beine legen.
- Legen Sie die Spitze des Kristalls am Scheitelchakra nach oben und die des Kristalls am Basischakra nach unten. Richten Sie die Kristalle auf die Stelle, in die Sie Energie leiten wollen.
- Fangen Sie am Scheitelchakra an und streichen Sie auf der einen Körperseite nach unten und auf der anderen nach oben, bis Sie wieder beim Scheitelchakra angekommen sind.

Die Steine können auch der Farbe des Chakras entsprechen: Legen Sie Rot auf das Basischakra, Orange auf das Milzchakra, usw. Sie können die Steine auf der Vorder- oder auf der Rückseite des Körpers anwenden.

Die Steine reinigen die Aura und bringen die Energiezentren ins Gleichgewicht bzw. laden Sie auf. Ihre Wirkung setzt auf einer sehr tiefen Ebene an. Wenn während der Behandlung ein Heilstein herunterfällt, sollte man ihn nicht zurücklegen, denn er hat seine Aufgabe erfüllt – der Empfänger der Anwendung braucht seine Energie nicht mehr.

UNTEN: ***Durch eine Heilbehandlung mit Steinen wird das Energiesystem eines Menschen ins Gleichgewicht gebracht und revitalisiert.***

ENERGIE TANKEN

Auf den Körper gelegte Quarzkristalle besitzen die Kraft, die Knoten aufzulösen, die den Energiefluß behindern.

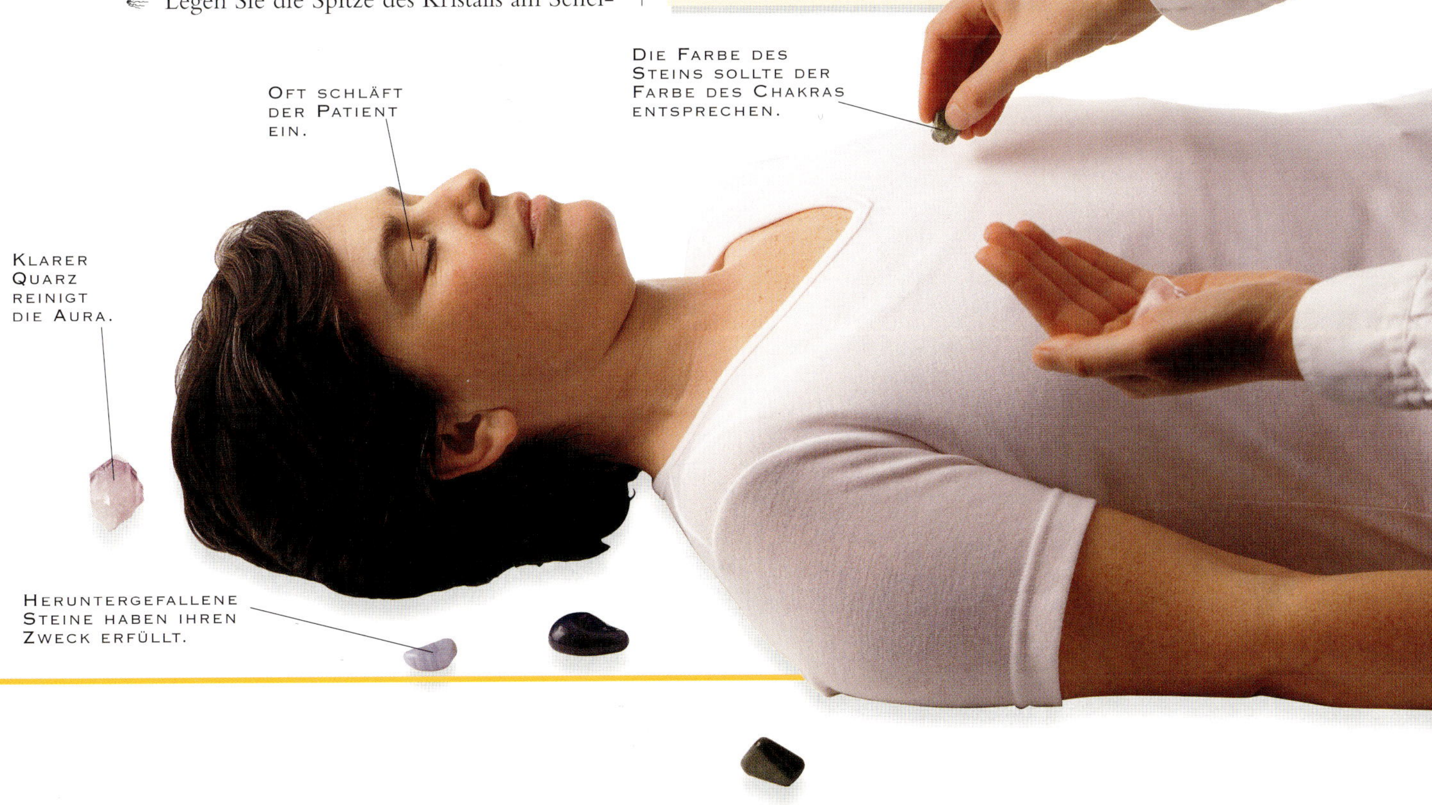
DIE FARBE DES STEINS SOLLTE DER FARBE DES CHAKRAS ENTSPRECHEN.
OFT SCHLÄFT DER PATIENT EIN.
KLARER QUARZ REINIGT DIE AURA.
HERUNTERGEFALLENE STEINE HABEN IHREN ZWECK ERFÜLLT.

SCHLUSSWORT

Unser Einrichtungsstil und die Farben, mit denen wir uns umgeben, werden stark durch Modetrends beeinflußt. Wir fühlen uns vielleicht ständig gedrängt, Ideen nachzuahmen, die wir in den Medien oder in Geschäften gesehen haben. Aber wenn wir Farben nicht sehr sorgfältig auswählen, kann es sein, daß sie uns schaden.

Wir sollten nur solche Stilelemente und Farben übernehmen, die unserer geistig-seelischen Gesundheit guttun. Jeder Mensch kann zum Geschmack und zu den Zielen der Gemeinschaft, in der er lebt, etwas beisteuern und sie so verändern. Solche Veränderungen können positiv sein und allen nutzen, wenn der einzelne ausgeglichen, entspannt und offen ist.

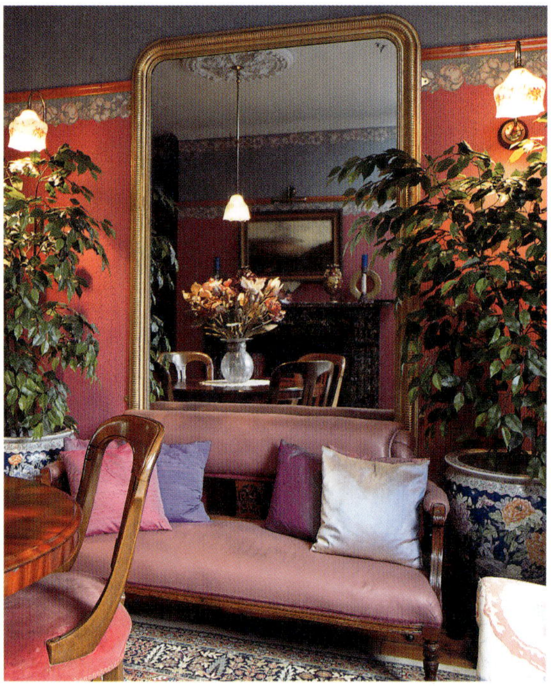

OBEN: ***Die Farben, mit denen wir uns einrichten, sind oft ein Spiegel gesellschaftlicher Zugehörigkeit.***

FARBEN FÜR DIE ZUKUNFT

Die jeweils aktuellen Farbtrends sind im Hinblick auf den Zustand der Gesellschaft sehr aufschlußreich. Ein Blick auf die Vergangenheit zeigt, daß Rot immer dann populär wird, wenn politische und soziale Spannungen sich aufbauen. Rot war schon immer ein Symbol für Krieg und Revolution. Im Krieg selbst dominieren dann die dunklen, schmutzigen Farben der Uniformen und Tarnanzüge. Wenn der Krieg seinen Blutzoll gefordert hat und die Moral auf dem Nullpunkt ist, kommen kräftige, idealistische Farben zum Vorschein. Flammende Purpur-, Fuchsia- und Magentatöne geben Auftrieb und Hoffnung; oft werden sie in Banner und Flaggen aufgenommen. Dasselbe Farbschema taucht in Zeiten großer Wirtschaftskrisen auf.

Nach konfliktreichen Phasen bauen liebliche Pastelltöne Körper und Seele sacht wieder auf; die Heilwirkung von mit Weiß vermischten Farben ist gefragt. Pudrige Blau- und Grüntöne kommen wieder, die für Heilung, erhabene Ziele und Ideale stehen. Hellblau setzt die kreative Energie frei, und weiche Grüntöne zeigen das wiedererwachende Mitgefühl für andere und die Umwelt.

In den letzten beiden Jahrzehnten hat Weiß bei der Gestaltung von Gebäuden eine dominante Rolle gespielt. Die Vorliebe für weiße Wände, Fliesen und Möbel war zum Teil eine Reaktion auf die dunkle, klobige Einrichtung der Nachkriegsjahre. Weiß reflektiert das Licht und macht Räume hell, luftig und weit, aber auch steril. Gebrochene Weißtöne – Elfenbein, Creme – sind ebenfalls hell und licht, allerdings ohne kalt zu wirken.

NATÜRLICHE FARBEN UND DIE UMWELT

Infolge des zunehmenden Umweltbewußtseins ging der Trend in den neunziger Jahren zu natürlicheren Farben. Sie zeigen, daß wir bewußter werden und unsere Liebe zur Erde nicht erloschen ist. Terrakotta, Türkis, Grün, Ocker und Altgold wurden populär. Sie nehmen die Farben der Natur wieder auf und vermitteln uns das Gefühl, mit der Erde verbunden zu sein. Auch die heute verwendeten hellen Töne – Elfenbein, Creme, Pfirsich, Blaugrau – sind weich und ähneln den organischen Pastelltönen der Blumen und Mineralien.

Am Horizont der Zukunft zeichnen sich Unruhen und Krisen ab. Alte Ordnungen und Ideale zerbrechen – für uns alle ein schmerzlicher, beängstigender Prozeß. Zarte, natürliche Pastelltöne, Silber, Perlmutt und Gold können unsere Seele heilen und uns hoffnungsvoll in ein neues Jahrtausend führen.

Wenn Ihr Herz und Ihre Augen für Farben bewußter werden, können sie Ihr Leben verändern. Beim sensiblen Umgang mit Farben berührt Sie ein göttlicher Funke, so daß jeder, dem Sie begegnen, sich froh und friedvoll fühlt. So verbreiten wir das Licht und tragen bei zu einer besseren Welt.

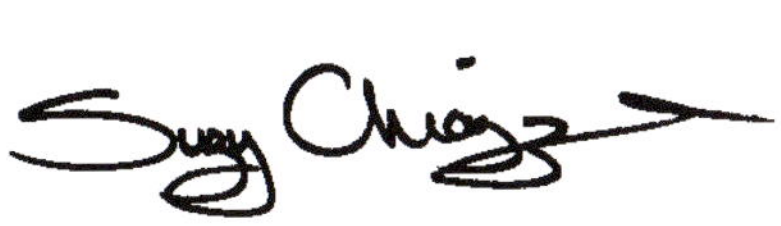

UNTEN: ***Suzy Chiazzari.***

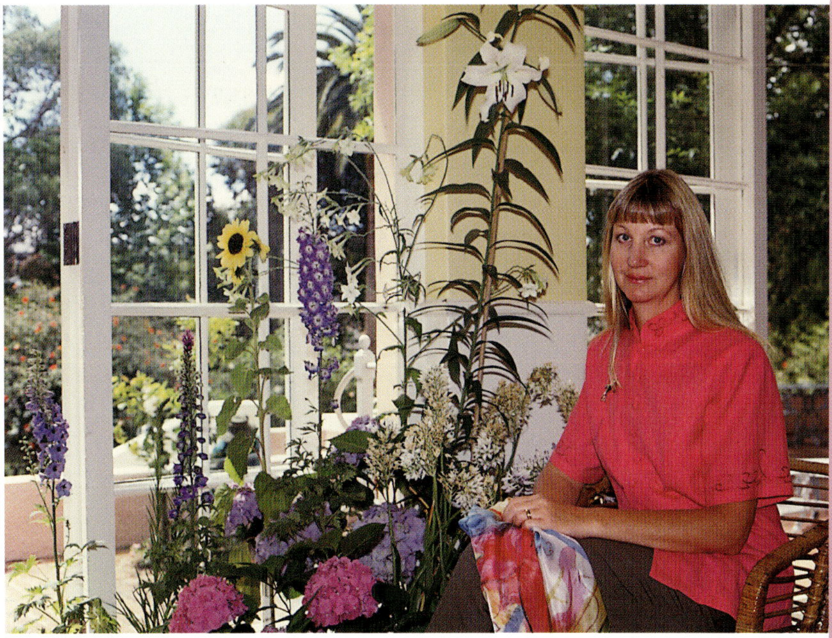

GLOSSAR

A

Additive Mischung
Die Übereinanderprojektion von zwei Lichtfarben, so daß eine neue Farbe entsteht.

Affirmation
Kurze, oft wiederholte Sätze, die den Geist positiv beeinflussen.

Astralkörper
Einer der den Augen unsichtbaren feinstofflichen Körper, der mit den von unseren Gefühlen ausgesandten Schwingungen erfüllt ist.

Ätherische Öle
Durch Destillation aus Pflanzenteilen gewonnene Öle, die das Wesen der Pflanze und das Schwingungsmuster des Sonnenlichts enthalten.

Ätherkörper
Die erste Auraschicht, die dem physischen Körper genau entspricht, aber schneller schwingt und dem Auge unsichtbar ist.

Aura
Energetische Schutzhülle aus Farben und Klängen, die jedes Lebewesen umgibt.

B

Bachblüten
Blütenessenzen, die je nach Farbe der Blüte unterschiedliche Lichtschwingungen enthalten.

Beta-Karotin
Der orangegelbe Farbstoff in Pflanzen (zum Beispiel Karotten und Kürbis).

Bikomplementäre Farben
Die Farben, die sich auf einem Farbenkreis rechts und links von einer Komplementärfarbe befinden.

Biorhythmus
Die natürliche Körperuhr, die die Schlaf- und Energierhythmen steuert.

C

Chakras
Energiezentren im feinstofflichen Ätherkörper; liegen auf der Wirbelsäule und fungieren als Leitbahnen für Licht. Die Farbe eines Chakras fließt in die Aura ein.

Choleriker
Körpertyp, bei dem das Element Feuer dominiert; Tendenz zu Überaktivität, schlechter Laune und Nervosität.

Chromotherapie
Eine Methode, zu Heilzwecken künstliches Licht auf den Körper zu richten.

E

Elektrische Farben
Die Farben Blau, Indigo und Violett, die sedierend, kühlend und beruhigend wirken und durch den Kopf in den Körper eindringen.

Elemente
Die Elementarkräfte des Universums; der Traditionellen Chinesischen Medizin zufolge gibt es fünf – Erde, Holz, Feuer, Metall und Wasser –, der griechischen Tradition zufolge vier – Erde, Luft, Feuer und Wasser.

F

Farbakupunktur
Einen Lichtstrahl auf Energiepunkte (Akupunkturpunkte) auf dem Körper richten, um die Energie in den verschiedenen Organsystemen zu regulieren.

Farbatmung
Eine Atemtechnik, bei der man sich mental auf eine Farbe konzentriert.

Farbbäder
Bäder, bei denen das Wasser mit einem Farbstoff gefärbt wurde.

Farbenergetisch aufgeladenes Wasser
Wasser, das durch die Farbe des Behältnisses, in dem es sich befindet, mit einer bestimmten Lichtschwingung aufgeladen wurde.

Farbkreis
Ein Kreis mit Segmenten aus den primären und sekundären (und eventuell weiteren) Farben, die auf bestimmte Weise angeordnet sind.

Farbschwingungen
Eine Schwingungsart, die alle Bereiche unseres Wesens stark beeinflußt. Jede Farbe hat eine bestimmte Wellenlänge, Frequenz und Wirkung

Farbtherapeut
Therapeut, der Farben zur Diagnostizierung der Ursachen von körperlichen und seelischen Beschwerden und zur Wiederherstellung der Harmonie in den Energiezentren einsetzt.

Farb- und Duft-Kräuterbäder
Blumen, Kräuter oder ätherische Öle, die einer bestimmten Farbfrequenz entsprechen, ins Badewasser gegeben.

Fernheilung
Farben in der Vorstellung oder durch das Herzchakra an einen Menschen schicken, der nicht anwesend ist.

Fluoreszenz
Die Aussendung elektromagnetischer Strahlung, insbesondere Licht; entsteht durch das Bombardement einer Substanz mit anderen Formen elektromagnetischer Strahlung.

G

Ganzheitliche Medizin
System der Medizin, das den ganzen Menschen und nicht nur die Symptome einer Krankheit behandelt.

H

HELLIGKEIT
Die Nähe einer Farbe zu Weiß oder Schwarz.

KANALISIEREN
Die Chakras öffnen, so daß ein Kanal entsteht, durch den die Lichtenergie fließen kann. Diese Energie kann zu Heilzwecken wieder mit den Händen nach außen gelenkt werden.

KOMPLEMENTÄRFARBEN
Farben, deren Übereinanderprojektion weißes Licht ergibt. Jede Farbe hat eine entgegengesetzte, aber sie ergänzende Partnerfarbe, die sie anzieht.

KRISTALLE
In der Erde vorhandene Substanzen mit starken elektrischen und magnetischen Eigenschaften, die Lichtwellen absorbieren und verstärken.

L

LEBENSMITTELBESTRAHLUNG
Die Bestrahlung von Lebensmitteln mit ultraviolettem Licht.

LYKOPIN
Ein roter Farbstoff in Pflanzen (etwa Tomaten).

M

MAGNETISCHE FARBEN
Die Farben Rot, Orange, Gelb und Magenta, die wärmend und anregend wirken und durch die Füße in den Körper eingezogen werden.

MELANCHOLIKER
Körpertyp, bei dem das Element Erde dominiert; neigt zu Depressionen und Lethargie.

MENTALKÖRPER
Feinstofflicher Körper, der sich vom Astralkörper aus nach außen erstreckt; ist mit der Energie unserer Gedankenwellen erfüllt.

NETZHAUT
Eine Schicht lichtempfindlicher Zellen an der Innenwand des Augapfels.

P

PASTELLTON
Die weiche, zarte, helle Nuance einer Farbe.

PENDELN
Mit Hilfe der Hände oder eines Pendels Energieveränderungen aufspüren (etwa im menschlichen Körper).

PHLEGMATIKER
Körpertyp, bei dem das Element Wasser dominiert; neigt zu Launenhaftigkeit und Emotionalität.

PRIMÄRFARBEN
Farben, die nicht aus anderen Farben hergestellt werden können und die andere Farben erzeugen.

S

SAD (SAISONABHÄNGIGE DEPRESSION)
Ein Komplex gesundheitlicher Probleme (zum Beispiel Schlafstörungen, psychische Störungen), die durch fehlendes Licht oder unpassende Lichtwellenlängen verursacht werden.

SANGUINIKER
Körpertyp, bei dem das Element Luft dominiert; normalerweise geröteter Teint.

SÄTTIGUNG
Die Intensität einer Farbe von hell nach dunkel.

SCHATTIERUNG
Die dunklere Version einer Farbe, die durch die Beimischung von Schwarz entsteht.

SCHWINGUNGSMEDIZIN
Eine Form der Medizin, die die Schwingungen des elektromagnetischen Spektrums nutzt.

SEELENFARBEN
Die Farben, die uns über lange Zeit, eventuell das ganze Leben, anziehen und unsere Persönlichkeit und unser Potential widerspiegeln.

SEKUNDÄRE FARBE
Eine Farbe, die durch die Mischung von zwei Primärfarben zu etwa gleichen Teilen entsteht.

SOLARSTRAHLENTHERAPIE
Ein Bad in einer Wanne, die mit einer farbigen Glasscheibe, mit farbiger Seide oder Baumwolle bedeckt wird, welche als Filter dienen.

STÄBCHEN
Lichtempfindliche Zellen auf der Netzhaut, mit denen wir bei Dämmerlicht sehen können; registrieren keine Farben, nur Grauschattierungen.

SUBTRAKTIVE MISCHUNG
Die Mischung von Materialfarben, so daß eine neue Farbe entsteht.

V

VISUALISATIONEN
Die Phantasie einsetzen, um mit den Gedanken den Heilungsprozeß zu unterstützen.

Y

YIN/YANG
In der chinesischen Philosophie die zwei Urkräfte des Universums. Yin ist weiblich und dunkel, Yang männlich und hell.

YOGA
Ganzheitliche Therapie auf der Grundlage einer alten Bewegungs- und Meditationsform, die Körper, Seele und Geist ins Gleichgewicht bringt.

Z

ZAPFEN
Farbempfindliche Zellen auf der Netzhaut.

ZIRBELDRÜSE
Lichtempfindliche Drüse im Gehirn, die die jahreszeitlichen Körperrhythmen steuert.

LITERATUR

Andrews, Ted, **Sacred Sounds,** Llewellyn Publications, 1995

Birren, Faber, **Colour Psychology and Colour Therapy,** Citadel Press, 1950

Brennan, Barbara Ann, **Licht-Arbeit,** Goldmann, München 1990

Brennan, Barbara Ann, **Licht-Heilung,** Goldmann, München 1994

Chancellor, Philip, **Handbook of the Bach Flower Remedies,** Keats Publishing, New Canaan CT, 1971; C.W. Daniel, Saffron Walden, UK, 1985

Clark, Linda, und Yvonne Martine, **Health, Youth and Beauty through Colour Breathing,** Celestial Arts, Millbrae CA, 1976

Chiazzari, Suzy, **Harmonisch Wohnen – Glücklicher leben,** Christian, München 1998

Cousins, David, **A Handbook for Light Workers,** Barton House Publishing, UK, 1993

Dalichow, Irene, und Mike Booth, **Auro-Soma. Heilung durch Farbe, Pflanzen- und Edelsteinenergie,** Knaur, München 1994

David, W., **The Harmonics of Sound, Colour and Vibration,** Devors Publications, Marina del Ray CA, 1980

Downer, John, **Supersense,** BBC Books, London 1988

Farber, Stephanie, **Mein Farbenbuch,** Goldmann, München 1987

Garland, Sarah, **The Herb Garden,** Frances Lincoln, UK, 1984

Gimbel, D.C.E. Theo, **Healing through Colour,** C.W. Daniel, Saffron Walden, UK, 1980

Grieve, A., **Modern Herbal (2 Bde.),** Dover Publications, New York 1931; Hafner Press, New York 1974

Hay, Louise L., **Das Leben lieben. Heilende Gedanken für Körper und Seele,** Heyne, München [8]1998

Hillier, Malcolm, **Farbgestaltung im Garten,** DuMont, Köln 1996

Itten, Johannes, **Kunst der Farbe,** Seemann, Wiesbaden [24]1997

Jackson, Carole, **Colour me beautiful. Entdecken Sie ihre natürliche Schönheit durch Farben,** Hallwag, Bern [9]1997

Jekyll, Gertrude, **Colour Schemes for the Flower Garden,** (1st edn 1896) Antique Collectors Club UK, 1982

Jekyll, Gertrude, **On Gardening,** Studio Vista, London 1966

Lacy, Marie Louise, **Know Yourself Through Colour,** Aquarian Press, Wellingborough, UK, 1989

Lacy, Marie Louise, **The Power of Colour to Heal the Environment,** Rainbow Bridge Publications, 1996

Lansdowne, Zachary F., **Ray Methods of Healing,** Samuel Weiser, New York 1993

Lüscher, Dr. Max, **Der 4-Farben-Mensch,** Goldmann, München 1991

Mella, Dorothee, **Self-image Colour Analysis,** Michael Joseph, UK, 1990

Pearson, David, **The Natural House Book,** Conran Octopus, London 1989

Sellar, Wanda, **Directory of Essential Oils,** C.W. Daniel, Saffron Walden, UK, 1992

Steiner, Rudolf, **Das Wesen der Farben,** Steiner Verlag, Dornach 1991

Wills, Pauline, **Colour Therapy,** Element Books, Shaftesbury, UK, 1993

Wills, Pauline, **The Reflexology of Colour Therapy Workbook,** Element Books, Shaftesbury, UK, 1992

Wilson, Annie, und Lilla Bek, **Farbtherapie,** Scherz, Bern u.a. 1988

NÜTZLICHE ADRESSEN

FARBTHERAPIE

Internationales Licht- und Farbeninstitut
Ingrid S. Kraaz von Rohr
Josef-Brückl-Weg 3
D-82031 Grünwald
Tel. +49 (0) 89/6 41 11 10
Fax + 49 (0) 89/6 41 40 10

Rina Schudel
Davo Stron 253
CH-7554 Sent/GR
Tel. +41 (0) 81/8 64 02 70

Institut für Farbendynamik
Theodor-Heuss-Straße 10
D-74626 Bretzfeld-Adolsfurt
Tel. + 49 (0) 79 46/16 48

FARB-, EDELSTEIN-U. Ä. THERAPIEN

Internationales Zentrum für Neue Therapien (C.I.N.T.)
Postfach 17 12
D-63407 Hanau
Telefax +49 (0) 61 81/2 46 40
E-Mail Dietmar.Kraemer
@t-online.de
www.sanfte-therapien.de

Hygeia College of Colour Therapy
Brook House
Minchinhamptonhill
Avening
Tetbury GLS 8NS
England
Tel. +44 (0) 14 53/83 21 50
(Hier wurden auch viele deutsche Farbtherapeuten ausgebildet.)

BACHBLUTEN

Institut für Bach-Blütentherapie Forschung und Lehre Mechthild Scheffer GmbH
Lippmannstraße 57
D-22769 Hamburg
Tel. +49 (0) 40/43 25 77 10
Fax + 49 (0) 40/43 52 53

Dr. Edward Bach Centre
Mount Vernon
Sotwell
Wallingford
Oxon OX10 0PZ
England

FARB(AKU)PUNKTUR

Mandel Institut
Hildastraße 8
D-76646 Bruchsal
Tel. +49 (0) 72 51/80 01 40

AURA-SOMA

Aura-Soma Zentrum Germany
Iris Rebilas und Constanze Sträter
Gohrstraße 24
D-42579 Heiligenhaus
Tel. +49 (0) 20 56/9 31 40

Avalon
Sieghilde Kirchmayer
Franz-Josef-Straße 25 b
A-5020 Salzburg
Tel./Fax +43 (0) 6 62/87 10 90
www.austria.at/avalon

ALTERNATIVE MEDIZIN

Deutsche Gesellschaft für alternative Medizin e. V.
Drostestraße 14
D-30161 Hannover
Tel. +49 (0) 5 11/3 94 04 97

Arbeitsgemeinschaft für Klassische Akupunktur und Traditionelle Chinesische Medizin e. V.
Starnberger Straße 3
D-82131 Gauting
Tel. +49 (0) 89/8 50 72 35

media perform
Postfach 11 63
D-27628 Hagen
E-Mail info@deam.de
www.deam.de
(Datenbank »Die etwas andere Medizin«)

Deutsche Gesellschaft für Naturheilanwendungen e. V.
Winzerer Straße 47 d
D-80797 München
Tel. +49 (0) 89/3 00 13 11

FARBBERATUNG

Indigo Ganzheitliche Farbberatung
Karin Hunkel
Schillerstraße 76
D-63263 Neu-Isenburg
Tel. +49 (0) 61 02/78 62 62
(Hier erfahren Sie Adressen von ganzheitlich arbeitenden FarbberaterInnen in Ihrer Nähe.)

Colco-Seminare für Farb- und Stilberatung
Ismaninger Straße 4
D-85609 Aschheim bei München
Tel. +49 (0) 89/9 03 85 91
Fax +49 (0) 89/9 04 55 90

VERSAND VON ZUBEHOR FUR FARBTHERAPEUTISCHE ANWENDUNGEN ETC.

Wrage Versandservice
Schlüterstraße 4
D-20146 Hamburg
Tel. +49 (0) 40/45 52 40
Fax +49 (0) 40/44 24 69

Isotrop-Versand
Frankfurter Straße 155
D-65520 Bad Camberg
Tel./Fax +49 (0) 64 34/54 55
E-Mail
isotrop@compuserve.com
www.isotrop.de

CosMed Concept Krauss GmbH
Postberg 20
D-94086 Griesbach im Rottal
Tel. +49 (0) 85 32/92 05-16
Fax +49 (0) 85 32/92 05-17
(u. a. Farbbäder)

INDEX